"十四五"职业教育国家规划教材

国家卫生健康委员会"十三五"规划教材

全国高等职业教育教材

供康复治疗技术专业用

中国传统康复技术

第3版

主　编　陈健尔　李艳生

副主编　吕美珍　朱小虎　刘晓辉

编　者（以姓氏笔画为序）

丁　刚（岳阳职业技术学院）　　　　　张立峰（大庆医学高等专科学校）

马　红（滨州医学院）　　　　　　　　张艳艳（黑龙江护理高等专科学校）

王　军（大庆市中医医院）　　　　　　陈健尔（浙江中医药大学附属第三医院）

吕美珍（山东中医药高等专科学校）　　林　清（苏州卫生职业技术学院）

朱小虎（湖北医药学院十堰太和医院）　单正根（四川卫生康复职业学院）

刘晓辉（河南护理职业学院）　　　　　赵守彰（辽宁医药职业学院）

安建武（渭南市骨科医院）　　　　　　洪明星（承德护理职业学院）

杜立英（沈阳医学院）　　　　　　　　郭彬兵（赣南卫生健康职业学院）

杨志伟（雅安职业技术学院）　　　　　曹　月（许昌学院医学院）

李丽英（山东医学高等专科学校）　　　梁　康（浙江中医药大学附属第三医院）

李艳生（黄冈职业技术学院）　　　　　潘红发（大理护理职业学院）

吴雷波（邢台医学高等专科学校）

秘　书　梁　康

人民卫生出版社

图书在版编目（CIP）数据

中国传统康复技术/陈健尔,李艳生主编. —3 版.
—北京:人民卫生出版社,2019
ISBN 978-7-117-28473-8

Ⅰ.①中… Ⅱ.①陈…②李… Ⅲ.①中医学-康复
医学-医学院校-教材 Ⅳ.①R247.9

中国版本图书馆 CIP 数据核字(2019)第 130838 号

人卫智网	www.ipmph.com	医学教育、学术、考试、健康,
		购书智慧智能综合服务平台
人卫官网	www.pmph.com	人卫官方资讯发布平台

中国传统康复技术
第 3 版

主　　编:陈健尔　李艳生
出版发行:人民卫生出版社(中继线 010-59780011)
地　　址:北京市朝阳区潘家园南里 19 号
邮　　编:100021
E－mail:pmph @ pmph.com
购书热线:010-59787592　010-59787584　010-65264830
印　　刷:三河市君旺印务有限公司
经　　销:新华书店
开　　本:850×1168　1/16　印张:19　插页:8
字　　数:601 千字
版　　次:2010 年 6 月第 1 版　　2019 年 8 月第 3 版
　　　　　2024 年 10 月第 3 版第 12 次印刷(总第 27 次印刷)
标准书号:ISBN 978-7-117-28473-8
定　　价:56.00 元

修 订 说 明

《"健康中国2030"规划纲要》指出:"加强康复、老年病、长期护理、慢性病管理、安宁疗护等接续性医疗机构建设","加大养老护理员、康复治疗师、心理咨询师等健康人才培养培训力度"。近年康复治疗技术专业和康复治疗师职业显示了强劲的发展势头和成长的活力,反映了医疗和康复领域对专业人才培养及人力资源的迫切需要。为了认真贯彻落实党的二十大精神,更好地服务康复专业教育的发展,提升康复人才培养水平,人民卫生出版社在教育部、国家卫生健康委员会的领导下,在全国卫生职业教育教学指导委员会的支持下,成立了第二届全国高等职业教育康复治疗技术专业教育教材建设评审委员会,并启动了第三轮全国高等职业教育康复治疗技术专业规划教材的修订工作。

全国高等职业教育康复治疗技术专业规划教材第一轮8种于2010年出版,第二轮主教材17种于2014年出版。教材自出版以来,在全国各院校的支持与呵护下,得到了广泛的认可与使用。本轮教材修订经过认真的调研与论证,在坚持传承与创新的基础上,积极开展教材的立体化建设,力争突出实用性,体现高职康复教育特色:

1. **注重培育康复理念** 现代康复的核心思想是全面康复、整体康复。整套教材在编写中以建立康复服务核心职业能力为中心,注重学生康复专业技能与综合素质均衡发展,使其掌握康复治疗技术的特点,增强实践操作能力和思维能力,能够适应康复治疗专业的工作需要。

2. **不断提升教材品质** 编写遵循"三基"、"五性"、"三特定"的原则,坚持高质量医药卫生教材的一贯品质。旨在体现专业价值的同时,内容和工作岗位需求紧密衔接,并在教材中加强对学生人文素质的培养。本轮教材修订精益求精,适应需求,突出专业特色,注重整体优化,力争打造我国康复治疗技术专业的精品教材。

3. **紧密围绕教学标准** 紧紧围绕高等职业教育康复治疗技术专业的教学标准,结合临床需求,以岗位为导向,以就业为目标,以技能为核心,以服务为宗旨,力图充分体现职业教育特色。坚持理论与实践相结合,实践内容并入主教材中,注重提高学生的职业素养和实践技能,更好地为教学服务。

4. **积极推进融合创新** 通过二维码实现教材内容与线上数字内容融合对接,让学习方式多样化、学习内容形象化、学习过程人性化、学习体验真实化。为学习理解、巩固知识提供了全新的途径与独特的体验,体现了以学生为中心的教材开发和建设理念。

本轮教材共17种,均为国家卫生健康委员会"十三五"规划教材。

教 材 目 录

序号	教材名称	版次	主编
1	人体解剖学	第1版	陈 尚 胡小和
2	基础医学概要	第2版	杨朝晖 倪月秋
3	临床医学概要	第2版	胡忠亚
4	运动学基础	第3版	蓝 巍 马 萍
5	人体发育学	第1版	江钟立 王 红
6	康复医学导论	第1版	王俊华 杨 毅
7	康复评定技术	第3版	王玉龙 周菊芝
8	运动治疗技术	第3版	章 稼 王于领
9	物理因子治疗技术	第3版	张维杰 吴 军
10	作业治疗技术	第3版	闵水平 孙晓莉
11	言语治疗技术	第3版	王左生 马 金
12	中国传统康复技术	第3版	陈健尔 李艳生
13	常见疾病康复	第3版	张绍岚 王红星
14	康复辅助器具技术	第2版	肖晓鸿 李古强
15	社区康复	第3版	章 荣 张 慧
16	康复心理学	第3版	周郁秋
17	儿童康复	第1版	李 渤 程金叶

第二届全国高等职业教育康复治疗技术专业教育教材建设评审委员会名单

数字内容编者名单

主　编　陈健尔　李艳生

副主编　吕美珍

编　者（以姓氏笔画为序）

丁　刚（岳阳职业技术学院）

马　红（滨州医学院）

王　军（大庆市中医医院）

冯智龙（黄冈职业技术学院）

吕美珍（山东中医药高等专科学校）

朱小虎（湖北医药学院十堰太和医院）

安建武（渭南市骨科医院）

杜立英（沈阳医学院）

杨志伟（雅安职业技术学院）

李丽英（山东医学高等专科学校）

李艳生（黄冈职业技术学院）

吴雷波（邢台医学高等专科学校）

张立峰（大庆医学高等专科学校）

张艳艳（黑龙江护理高等专科学校）

陈健尔（浙江中医药大学附属第三医院）

林　清（苏州卫生职业技术学院）

单正根（四川卫生康复职业学院）

赵守彰（辽宁医药职业学院）

郭彬兵（赣南卫生健康职业学院）

曹　月（许昌学院医学院）

梁　康（浙江中医药大学附属第三医院）

潘红发（大理护理职业学院）

秘　书　冯智龙

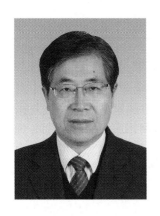

陈健尔，教授，中国康复医学会康复医学教育专委会主任委员，全国卫生职业教育教学指导委员会专家委员会委员，全国高等职业教育康复治疗技术专业教育教材建设评审委员会主任委员，浙江中医药大学附属第三医院特聘教授，浙江康复医疗中心、浙江中医药大学附属康复医院学术委员会主任。主持制订教育部《高等职业院校康复治疗技术专业教学标准》（国家标准 2012 版）。

寄语：

　　中国传统康复医学历史悠久，博大精深，融合了中国传统医学的优秀文化与康复技术的深刻内涵。中国传统康复技术是深受人民群众欢迎的、与现代康复技术优势互补的、有效的康复治疗方法，其立足于身体结构与功能、活动和社会参与能力的整体康复，充分体现了中医的整体观和现代康复医学的理念。希望同学们在学习中，以如切如磋、如琢如磨的态度，追求精湛的康复技术；以心怀至诚、诚笃端方的心境，追求卓越的康复医者人格；以仁者爱人、生命至上的胸怀，追求仁爱的康复医学人文精神。不管未来我们飞得多高，行得多远，都不要忘记我们的责任，敬畏生命，康复患者，守护健康，始终如一。

主编简介与寄语

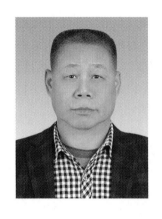

李艳生,主任医师。黄冈职业技术学院医药学院教师,康复治疗技术专业主任,黄冈市及黄冈职业技术学院骨干教师。毕业于湖北中医学院中医专业,医学学士学位。从事中医、康复教育和临床工作三十余年,曾先后任教过针灸推拿、中医、临床医学、护理、康复治疗技术等专业的《针灸学》《推拿学》《中医学》《中医护理》《中国传统康复技术》多门课程。现为中国康复医学会康复医学教育专业委员会康复治疗技术职业教育学组委员,黄冈市康复医学会常务理事,黄冈市中医药管理学会理事。主持和参与校级科研课题 4 项,参编全国中职院校教材 3 本,撰写并发表中医、针灸专业及教育教学研究论文 20 余篇。

寄语:

中医学是中华民族的传统医学,越来越受到人们的青睐,已成为世界医学的一部分。学好传统康复,传承中医精髓,牢记职责使命,誓做时代"大医",祛除万民疾厄,造福四方苍生。

前　言

中国传统康复医学是中国传统医学的重要组成部分,也是我国康复医学临床和教育的重要学科之一。2016 年国家颁布了《"健康中国 2030"规划纲要》(以下简称《规划纲要》),健康中国成为了国家战略。《规划纲要》首次提出"大力发展中医非药物疗法"和"发展中医特色康复服务",明确要求"到 2030 年,中医药在治未病中的主导作用、在重大疾病治疗中的协同作用、在疾病康复中的核心作用得到充分发挥。"中国传统康复医学是在中国传统医学的理论指导下,具有独特的康复理论、技术和方法的一门应用型学科。中国传统康复技术是传统康复医学体系中的具体康复手段和方法。中国传统康复技术历史悠久,内容丰富,在康复治疗中有着良好的效果。我国的针灸、推拿、太极拳等已在多个国家的康复治疗中得到认可和应用。传统康复医学与传统康复技术在康复医学的临床、教育和学术研究等领域都不断取得了新的进展。

近年来我国康复医学教育得到了快速发展,已形成了专科、本科和研究生等不同层次的康复医学和康复治疗专业教育体系。我国高职高专康复治疗技术专业主要培养面向基层的、掌握康复医学基本理论知识和康复评定与康复治疗基本技术的高素质康复治疗应用型人才。2012 年 12 月,教育部发布了第一批《高等职业学校专业教学基本标准》。《康复治疗技术专业教学基本标准》(以下简称《标准》)正式发布实施。《标准》中规定了康复治疗技术专业学生应当具备中国传统康复技术知识与技能,把中国传统康复技术列为本专业的核心课程之一,并对本课程的相关知识、技能的教学内容提出了明确的要求。2017 年教育部启动《标准》的修订工作,同年,全国康复治疗技术专业教材建设与评审委员会(以下简称评委会)开始组织高职高专康复治疗技术专业规划教材的修订工作。

本次教材修订的原则:一是充分体现教材作为贯彻《标准》的载体作用,在教材内容安排上贯彻《标准》规定的职业素质、知识和能力的培养和教学内容的要求;二是在教学方法上贯穿"做中教,做中学"的要求,引导理实一体教学;三是在评价考核方式上,有利于学生自主学习、有利于综合能力评价的要求;四是探索融合教材数字资源建设,以纸质教材为载体,实现纸数内容融合,实现教学资源的多元化和立体化。

本教材是"全国高职高专康复治疗技术专业规划教材"的系列教材之一,是专门为专科层次的康复治疗技术专业学生设计编写的介绍中国传统康复技术知识和技能的实用性教材。教材编写认真贯彻落实党的二十大精神,从专科学生的岗位职业素质能力培养目标要求出发,在坚持"三基五性"原则的基础上,突出康复治疗岗位所要求具备的专业知识和操作技能的内容,使课程和教材更符合基层康复治疗岗位工作实践的要求,力求培养学生良好的职业素质和较强的岗位适应能力。本教材的显著特点之一是强调了内容的实用性和操作性,全书除必要的理论部分外,强调学生对传统康复技术的技能掌握及实际应用,在各章节中重点介绍实用传统康复技术及其应用的内容,在常见疾病传统康复应用章节中,注重各种传统康复技术的综合运用,使学生能形成整体康复和辨证康复的临床康复思维,具备综合运用传统康复基本技术帮助和指导患者进行功能康复的能力。

本次修订对章节和内容进行了适当的调整,为了体现《规划纲要》提出的"大力发展中医非药物疗法"和"发展中医特色康复服务"的要求以及专业面向基层的定位,增加了其他传统康复技术一章,内容包括足部按摩疗法、中药熏蒸技术、中药药浴技术等基层康复机构和社区卫生机构有实用价值的中医特色康复治疗方法。教材中继续安排了三个章节,介绍常见疾病的传统康复治疗内容,使学生能掌握常见疾病的实用传统康复治疗技术的综合应用。同时,对理论部分和文字也进行了精简完善。这次教材修订的一个重要内容是增加了数字资源模块。在文字教材中设置随文二维码融合数字教学内容,包括"章首 PPT""扫一扫,测一测""思路解析"等。同时,附有本课程教学大纲(参考),供各院校制订教学计划时参考。

在资料收集和内容编写中,我们继承了相关教材中经实践证明是正确稳定的知识结构和内容,并注意吸收近年来传统康复技术发展的成熟成果。在编写中,我们力求概念准确、技术实用、图文并茂,注重应用性、实践性、操作性和可读性。我们希望通过我们的努力能为师生和读者提供一本具有特色的实用专业教材。由于我国传统康复医学理论体系和实践应用正在发展完善,特别是与现代康复医学的整合尚处在探索阶段,目前各院校对中国传统康复技术的课程设置和教学内容的安排差别比较大,加之编者的水平有限,因此教材中的问题和不足在所难免。真诚希望有关专家、教师、同学们在教材使用过程中给予反馈和批评指正,使教材能不断改进完善。

本教材的编委会由全国 22 所院校和医院的 23 位专业教师组成,在各位编委的通力协作下编写而成,是集体智慧的结晶。在教材的编写过程中,得到了本套教材专家评审委员会和中国康复医学会有关专家的指导,在此谨向各位专家、编委和为本教材编写出版提供帮助的各位人士致以衷心的感谢!

陈健尔　李艳生

2023 年 10 月

教学大纲
(参考)

目　录

第一章　中国传统康复技术概论 ……………………………………………………… 1
　第一节　中国传统康复技术的概念和发展简史 ……………………………………… 1
　　一、中国传统康复技术的概念 ……………………………………………………… 1
　　二、中国传统康复治疗技术的发展简史 …………………………………………… 2
　第二节　中国传统康复技术的理论基础 ……………………………………………… 5
　　一、建立在传统哲学基础上的理论体系 …………………………………………… 5
　　二、人体结构与生理功能 …………………………………………………………… 7
　　三、独特的发病机制认识、康复评定方法与康复治疗原则 ……………………… 9
　　四、中国传统康复技术的基本特点 ……………………………………………… 12
　第三节　中国传统康复技术的原理 ………………………………………………… 14
　　一、中医学对传统康复技术作用原理的认识 …………………………………… 14
　　二、现代医学对传统康复技术作用原理的认识 ………………………………… 15
　第四节　中国传统康复技术在康复医学中的地位 ………………………………… 17
　　一、传统康复技术与现代康复技术的互补性 …………………………………… 17
　　二、传统康复技术在康复治疗中的特色与优势 ………………………………… 18
　第五节　实训 ………………………………………………………………………… 20
　　中国传统康复技术工作概貌 ……………………………………………………… 20

第二章　经络与腧穴 …………………………………………………………………… 22
　第一节　经络总论 …………………………………………………………………… 22
　　一、经络概念 ……………………………………………………………………… 22
　　二、经络系统的组成 ……………………………………………………………… 22
　　三、经络的功能及应用 …………………………………………………………… 25
　第二节　腧穴总论 …………………………………………………………………… 26
　　一、腧穴的概念 …………………………………………………………………… 26
　　二、腧穴的分类 …………………………………………………………………… 27
　　三、腧穴的作用 …………………………………………………………………… 27
　　四、腧穴的主治规律 ……………………………………………………………… 27
　　五、腧穴的定位方法 ……………………………………………………………… 28
　　六、特定穴 ………………………………………………………………………… 30
　　七、选穴原则 ……………………………………………………………………… 36
　　八、配穴方法 ……………………………………………………………………… 36
　第三节　经络腧穴各论 ……………………………………………………………… 37

一、手太阴肺经 ……………………………………………………………………………… 37

二、手阳明大肠经 ………………………………………………………………………… 39

三、足阳明胃经 ……………………………………………………………………………… 41

四、足太阴脾经 ……………………………………………………………………………… 45

五、手少阴心经 ……………………………………………………………………………… 47

六、手太阳小肠经 ………………………………………………………………………… 49

七、足太阳膀胱经 ………………………………………………………………………… 51

八、足少阴肾经 ……………………………………………………………………………… 56

九、手厥阴心包经 ………………………………………………………………………… 58

十、手少阳三焦经 ………………………………………………………………………… 59

十一、足少阳胆经 ………………………………………………………………………… 61

十二、足厥阴肝经 ………………………………………………………………………… 65

十三、任脉 …………………………………………………………………………………… 66

十四、督脉 …………………………………………………………………………………… 69

十五、经外奇穴 ……………………………………………………………………………… 71

第四节　实训 ………………………………………………………………………………… 74

实训一　腧穴的定位方法 ………………………………………………………………… 74

实训二　手太阴肺经 ……………………………………………………………………… 75

实训三　手阳明大肠经 …………………………………………………………………… 75

实训四　足阳明胃经 ……………………………………………………………………… 76

实训五　足太阴脾经 ……………………………………………………………………… 76

实训六　手少阴心经 ……………………………………………………………………… 77

实训七　手太阳小肠经 …………………………………………………………………… 77

实训八　足太阳膀胱经 …………………………………………………………………… 77

实训九　足少阴肾经 ……………………………………………………………………… 78

实训十　手厥阴心包经 …………………………………………………………………… 78

实训十一　手少阳三焦经 ………………………………………………………………… 79

实训十二　足少阳胆经 …………………………………………………………………… 79

实训十三　足厥阴肝经 …………………………………………………………………… 80

实训十四　任脉 …………………………………………………………………………… 80

实训十五　督脉 …………………………………………………………………………… 81

实训十六　经外奇穴 ……………………………………………………………………… 81

第三章　推拿技术 …………………………………………………………………………… 83

第一节　概述 ………………………………………………………………………………… 83

一、推拿技术原理和特点 ………………………………………………………………… 83

二、推拿治疗原则 ………………………………………………………………………… 85

三、手法的基本要求 ……………………………………………………………………… 85

第二节　常用推拿手法 ……………………………………………………………………… 86

一、摆动类手法 …………………………………………………………………………… 86

二、摩擦类手法 …………………………………………………………………………… 88

三、挤压类手法 …………………………………………………………………………… 91

四、振动类手法 …………………………………………………………………………… 94

五、叩击类手法 …………………………………………………………………………… 95

六、运动关节类手法 ……………………………………………………………………… 97

　　七、复合推拿手法 ··· 105
　第三节　推拿技术临床应用 ·· 109
　　一、适应证和禁忌证 ··· 109
　　二、推拿介质 ··· 109
　　三、推拿意外的预防及处理 ·· 109
　　四、推拿操作的注意事项 ·· 110
　第四节　小儿推拿 ·· 111
　　一、小儿推拿手法 ··· 111
　　二、小儿推拿常用穴位的特点 ··· 116
　　三、小儿推拿常用穴位 ·· 117
　　四、小儿推拿的临床应用 ·· 129
　第五节　实训 ··· 131
　　实训一　摆动类手法 ·· 131
　　实训二　摩擦类手法 ·· 131
　　实训三　挤压类手法 ·· 132
　　实训四　振动类手法 ·· 133
　　实训五　叩击类手法 ·· 133
　　实训六　运动关节类手法 ·· 134
　　实训七　复合类手法 ·· 135
　　实训八　小儿推拿手法 ·· 135

第四章　针刺技术 ··· 138
　第一节　概述 ··· 138
　　一、针刺技术原理和特点 ·· 138
　　二、针刺治疗原则 ··· 139
　第二节　操作方法 ··· 140
　　一、毫针刺法 ··· 140
　　二、头皮针法 ··· 146
　　三、电针法 ·· 149
　　四、水针疗法 ··· 151
　第三节　临床应用 ··· 152
　　一、针刺技术的适应证和禁忌证 ·· 152
　　二、针刺意外的预防与处理 ·· 153
　第四节　实训 ··· 155
　　实训一　毫针的练针方法、进针方法 ·· 155
　　实训二　毫针行针方法、针刺补泻方法 ·· 156
　　实训三　头皮针法 ··· 158
　　实训四　电针法 ·· 159
　　实训五　水针疗法 ··· 160

第五章　灸法技术 ··· 162
　第一节　概述 ··· 162
　　一、施灸原料 ··· 162
　　二、灸法的作用原理 ·· 162
　　三、灸法的特点 ·· 163

第二节　操作方法 …………………………………………………………………… 163
　　一、艾柱灸 ………………………………………………………………………… 163
　　二、艾条灸 ………………………………………………………………………… 165
　　三、温针灸 ………………………………………………………………………… 166
　　四、温灸器灸 ……………………………………………………………………… 166
　　五、天灸 …………………………………………………………………………… 166
第三节　临床应用 …………………………………………………………………… 167
　　一、灸法的适应证和禁忌证 ……………………………………………………… 167
　　二、灸法的注意事项 ……………………………………………………………… 167
第四节　实训 ………………………………………………………………………… 168
　　艾灸 ………………………………………………………………………………… 168

第六章　拔罐技术 ……………………………………………………………………… 171
第一节　概述 ………………………………………………………………………… 171
　　一、拔罐法原理和特点 …………………………………………………………… 171
　　二、罐具的种类 …………………………………………………………………… 172
第二节　操作方法 …………………………………………………………………… 172
　　一、火罐 …………………………………………………………………………… 172
　　二、水罐 …………………………………………………………………………… 173
　　三、抽气罐 ………………………………………………………………………… 173
第三节　临床应用 …………………………………………………………………… 174
　　一、应用方法 ……………………………………………………………………… 174
　　二、拔罐法的适应证和禁忌证 …………………………………………………… 174
　　三、拔罐意外的预防与处理 ……………………………………………………… 175
　　四、拔罐的注意事项 ……………………………………………………………… 175
第四节　实训 ………………………………………………………………………… 176
　　拔火罐 ……………………………………………………………………………… 176

第七章　传统运动疗法 ………………………………………………………………… 178
第一节　概述 ………………………………………………………………………… 178
　　一、传统运动疗法的概念和特点 ………………………………………………… 178
　　二、传统运动疗法的作用 ………………………………………………………… 179
　　三、传统运动疗法的应用原则与注意事项 ……………………………………… 179
第二节　常用传统运动疗法 ………………………………………………………… 180
　　一、太极拳 ………………………………………………………………………… 180
　　二、八段锦 ………………………………………………………………………… 187
　　三、易筋经 ………………………………………………………………………… 190
　　四、五禽戏 ………………………………………………………………………… 194
　　五、少林内功 ……………………………………………………………………… 199
　　六、六字诀 ………………………………………………………………………… 202
第三节　实训 ………………………………………………………………………… 205
　　实训一　太极拳 …………………………………………………………………… 205
　　实训二　八段锦 …………………………………………………………………… 205
　　实训三　易筋经 …………………………………………………………………… 206
　　实训四　五禽戏 …………………………………………………………………… 206

　　实训五　少林内功 ·· 207
　　实训六　六字诀 ·· 207

第八章　其他传统康复技术 ··· 209
　第一节　刮痧技术 ·· 209
　　一、概述 ·· 209
　　二、操作方法 ·· 211
　　三、临床应用 ·· 215
　第二节　足部按摩疗法 ··· 217
　　一、概念与作用原理 ·· 217
　　二、足部反射区 ·· 218
　　三、操作方法 ·· 223
　　四、临床应用 ·· 225
　第三节　中药熏蒸技术 ··· 225
　　一、概念及作用原理 ·· 225
　　二、操作方法 ·· 226
　　三、临床应用 ·· 227
　第四节　中药药浴技术 ··· 228
　　一、概念及作用原理 ·· 228
　　二、操作方法 ·· 228
　　三、临床应用 ·· 229
　第五节　实训 ··· 230
　　实训一　刮痧技术 ··· 230
　　实训二　足部按摩疗法 ··· 232
　　实训三　中药熏蒸与药浴技术 ·· 233

第九章　神经系统常见疾病的传统康复治疗 ··· 236
　第一节　脑卒中的传统康复治疗 ··· 236
　　一、概述 ·· 236
　　二、康复评定 ·· 237
　　三、康复治疗 ·· 238
　　四、注意事项 ·· 241
　第二节　脊髓损伤的传统康复治疗 ··· 241
　　一、概述 ·· 242
　　二、康复评定 ·· 242
　　三、康复治疗 ·· 243
　　四、注意事项 ·· 248
　第三节　吉兰-巴雷综合征的传统康复治疗 ·· 248
　　一、概述 ·· 248
　　二、康复评定 ·· 249
　　三、康复治疗 ·· 249
　　四、注意事项 ·· 251
　第四节　小儿脑性瘫痪的传统康复治疗 ··· 251
　　一、概述 ·· 251
　　二、康复评定 ·· 252

　　三、康复治疗 ……………………………………………………………………………… 253
　　四、注意事项 …………………………………………………………………………… 254
　第五节　实训 ……………………………………………………………………………… 255
　　实训一　脑卒中的传统康复治疗 ……………………………………………………… 255
　　实训二　脊髓损伤的传统康复治疗 …………………………………………………… 256
　　实训三　吉兰-巴雷综合征的传统康复治疗 ………………………………………… 259
　　实训四　小儿脑瘫的传统康复治疗 …………………………………………………… 260

第十章　运动系统常见疾病的传统康复治疗 …………………………………………… 263
　第一节　颈椎病的传统康复治疗 ………………………………………………………… 263
　　一、概述 ………………………………………………………………………………… 263
　　二、康复评定 …………………………………………………………………………… 264
　　三、康复治疗 …………………………………………………………………………… 264
　　四、注意事项 …………………………………………………………………………… 267
　第二节　肩关节周围炎的传统康复治疗 ………………………………………………… 267
　　一、概述 ………………………………………………………………………………… 268
　　二、康复评定 …………………………………………………………………………… 268
　　三、康复治疗 …………………………………………………………………………… 269
　　四、注意事项 …………………………………………………………………………… 271
　第三节　腰腿痛的传统康复治疗 ………………………………………………………… 271
　　一、概述 ………………………………………………………………………………… 271
　　二、康复评定 …………………………………………………………………………… 271
　　三、康复治疗 …………………………………………………………………………… 272
　　四、注意事项 …………………………………………………………………………… 275
　第四节　急慢性软组织损伤的传统康复治疗 …………………………………………… 275
　　一、概述 ………………………………………………………………………………… 276
　　二、康复评定 …………………………………………………………………………… 276
　　三、康复治疗 …………………………………………………………………………… 277
　　四、注意事项 …………………………………………………………………………… 279
　第五节　实训 ……………………………………………………………………………… 280
　　实训一　颈椎病的传统康复治疗 ……………………………………………………… 280
　　实训二　肩关节周围炎的传统康复治疗 ……………………………………………… 281
　　实训三　腰腿痛的传统康复治疗 ……………………………………………………… 283
　　实训四　急慢性软组织损伤的传统康复治疗 ………………………………………… 284

第十一章　内科常见疾病的传统康复治疗 ……………………………………………… 287
　第一节　糖尿病的传统康复治疗 ………………………………………………………… 287
　　一、概述 ………………………………………………………………………………… 287
　　二、康复评定 …………………………………………………………………………… 287
　　三、康复治疗 …………………………………………………………………………… 288
　　四、注意事项 …………………………………………………………………………… 289
　第二节　慢性阻塞性肺疾病的传统康复治疗 …………………………………………… 289
　　一、概述 ………………………………………………………………………………… 290
　　二、康复评定 …………………………………………………………………………… 290
　　三、康复治疗 …………………………………………………………………………… 291

四、注意事项 ……………………………………………………………………………… 292
第三节　冠心病的传统康复治疗 ………………………………………………………… 293
一、概述 …………………………………………………………………………………… 293
二、康复评定 ……………………………………………………………………………… 293
三、康复治疗 ……………………………………………………………………………… 294
四、注意事项 ……………………………………………………………………………… 295
第四节　实训 ……………………………………………………………………………… 295
实训一　糖尿病的传统康复治疗 ………………………………………………………… 295
实训二　慢性阻塞性肺疾病的传统康复治疗 …………………………………………… 296
实训三　冠心病的传统康复治疗 ………………………………………………………… 297

中英文名词对照索引 ……………………………………………………………………… 299

参考文献 …………………………………………………………………………………… 300

1. 掌握：中国传统康复技术的概念、理论特点和治疗原则。
2. 熟悉：中国传统康复技术的原理、特色和优势。
3. 了解：中国传统康复技术的发展历史。
4. 具有整体康复和辨证康复的临床康复思维。
5. 树立综合运用现代和传统康复技术指导、帮助患者进行功能康复的观念。

第一节　中国传统康复技术的概念和发展简史

一、中国传统康复技术的概念

康复（rehabilitation）一词的原意为"复原"，有"恢复正常的、良好的功能状态""重新获得能力"等含义。在康复医学中，康复是指通过积极地综合运用各种有效措施，消除或减轻病伤残者的各种功能障碍，恢复和保持机体的结构功能、活动和社会参与能力，并努力使之达到最佳状态，从而提高病伤残者生存和生活质量并重返社会的治疗过程。康复的主要目的不是着眼于解决病理问题，而是着眼于解决功能障碍问题，强调通过康复过程，恢复病伤残者的机体功能，提高其独立生活和回归社会的能力。康复技术（rehabilitation technique）是从事康复的专业人员在康复治疗过程中所应用的帮助病伤残者功能康复的具体方法与技术。

"康""复"二字的含义最早分别见于《尔雅》，据《尔雅·释诂》："康，安也。"另据《尔雅·释言》："复，返也。""康复"一词，最早见于明朝龚廷贤《万病回春·后序》所载"复沉潜诊视，植方投剂，获效如响，不旬日而渐离榻，又旬日而能履地，又旬日而康复如初"。但康复的思想、方法，可追溯至先秦时期。要说明的是我国古代的"康复"与现代医学的"康复"的概念与内涵不尽相同。中医学中并没有形成独立的传统康复医学体系与传统康复技术体系，丰富的传统康复医学与康复技术的理论和方法，散见于历代医学典籍与各科著述之中。"中国传统康复医学"概念是在二十世纪八十年代现代康复医学开始在我国普及与发展之后，在"现代康复医学"理论体系的影响下而提出和发展起来的。而"中国传统康复技术"也是在现代康复治疗技术的内涵的影响下，在我国康复治疗师的培养教育与临床康复治疗的开展过程中提出并发展起来的。因此，发展和完善中国传统康复技术的学术体系既是对中医学的继承与创新，也是对现代康复医学的发展和丰富。

中国传统康复医学是中医学的重要组成部分，是在中医学的理论指导下，具有独特功能的康复理论、技术和方法的一门应用型学科。中国传统康复技术（Chinese traditional rehabilitation technique）是中国传统康复医学体系中所应用的具体的康复手段和方法，包括针灸、推拿、中药内外治法，以及以太极拳、气功、八段锦为代表的传统康复功法等技术与方法。中国传统康复医学的目标与现代康复医学是一致的，即不是立足于疾病的"痊愈"，而是旨在恢复和提高病伤残者的机体功能和潜在能力，立足于身体结构与功能、活动和社会参与能力的整体康复，从而提高生活自理能力和生存质量，重新回归社会。中国传统康复医学历史悠久，内容丰富，许多传统康复技术对各类病伤残者的康复有着良好的效果。中国传统康复医学是世界康复医学体系的重要组成部分，从 20 世纪 80 年代以来，综合运用现代康复治疗方法和传统康复技术方法，利用两者之间的优势互补，对各种功能障碍进行临床康复治疗取得了良好的疗效，并在此基础上发展了具有中国特色的现代与传统康复相结合的康复疗法，为康复医学的发展做出了积极的贡献。

二、中国传统康复治疗技术的发展简史

中国传统康复医学的理论与方法，是随着中医学的发展而发展的，其理论与方法蕴藏在历代临床各科医籍和养生康复典籍之中。其发展过程，大体可以分为以下几个阶段。

（一）先秦、秦、汉时期——传统康复医学理论与康复技术的起源

传统康复技术是人类为了自身的生存和繁衍，在生产劳动和与疾病抗争过程中逐渐产生和发展的。早期人类在采集植物与狩猎以获取食物的生产与生活实践过程中逐渐认识了传统药物。远古时期人类发明了火，逐渐衍生了热熨法和灸法等传统康复方法。新石器时代，人类开始制作各种生产工具，大约与此同时也开始出现砭石、石针、骨针等可用于治疗与康复的针刺工具。伴随着各种祭祀、庆祝活动的出现，如音乐、舞蹈、导引、按跷等古代运动康复方法也逐渐产生与发展。

我国早期的文字记载了早期人们的医疗康复活动。如甲骨文记载有疾首、疾目、疾腹等按部位命名的疾病 20 余种。《山海经》中已有瘕、痹等 38 种病名，同时开始有除虫、洗澡、洗脸等卫生保健活动知识。

春秋战国时期，中国古代哲学思想的繁荣与发展促进了中医学理论的丰富与发展，推动了医学实践的发展进步。如《左传》中有折肱、伤疾、佝偻等疾病名称，同时用"阴阳、风雨、晦明"解释病因，说明当时已开始用中国古代朴素的哲学思想解释医学现象。《周礼·天官》记载有周朝的医事制度和食养、药物、酒剂、针刺、火灸等康复治疗手段，疾病与治疗的概念与手段进一步丰富。《庄子·刻意》载："吹呴呼吸，吐故纳新，熊经鸟申，为寿而已矣。此道引之士，养形之人，彭祖寿考者之所好也。"说明当时人们就开始运用吐纳、导引等气功或运动疗法进行养生和康复。据史载，扁鹊是中医学诊断基础方法的创立者，同时也是擅长使用针刺和艾灸用于患者治疗与康复的名医。《管子·入国》："入国四旬，五行九惠之教。一曰，老老；二曰，慈幼；三曰，恤孤；四曰，养疾……所谓养疾者，凡国都皆有掌养疾，聋、盲、喑、哑、跛躄、偏枯、握递不耐自生者，上收而养之疾官，而衣食之。殊身而后止。"说明当时诸侯各国中已有将对病伤残者之康复纳入国家管理的思想和做法。

秦、汉时期，中医学理论逐渐形成。据帛书《五十二病方》记载："内外妇儿，药砭灸等。无五行之印痕，少阴阳之踪迹。"《黄帝内经》以阴阳学说和五行学说作为中医学的两大哲学基础，在此基础上构建与发展了中医学的理论体系，从而奠定了中医学的理论基础。《黄帝内经》不仅提出了中国传统康复的理论依据与治疗原则，而且记载了许多慢性疾病的具体康复方法。在论述瘫痪、麻木、肌肉挛缩等病证的治疗时提出运用针灸、导引、按摩、热熨等物理方法进行功能康复。《素问·五常政大论》载："无代化，无违时，必养必和，待其来复"，反映了传统康复重视扶护人体正气，调养机体自我康复能力的思想。《神农本草经》是现存最早的完整的中药学著作，总结了当时的用药经验，共载药物 365 种，对药性、功能等已有概述。由此可见，早在 2000 多年前，我国古代就已经出现有关康复医学的思想、功能康复的概念和康复治疗方法。东汉时期我国医学大家张仲景所著的《伤寒杂病论》奠定了中医学辨证论治体系。《黄帝岐伯按摩十卷》《神农黄帝食禁》《食经》等传统康复治疗著作也出现于这一时期。马王堆出土的帛书《医经方》中记载有关关节运动功能障碍中的关节强直采用针灸治疗的方法，帛书《导引图》中绘有多种医疗体操，并注明了各种体操的名称及其主要治疗的疾病。三国时期的名医华佗，不仅开创了中药麻醉法，而且通晓养生之术，创立了用于养生康复的"五禽戏"，被认为是中国传统

运动康复疗法的奠基人。以上这一切都说明了在当时的中国,传统康复技术已相当丰富,并且得到了比较广泛的应用。

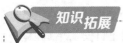 知识拓展

《黄帝内经》

《黄帝内经》简称《内经》,是我国现存的最早医学典籍之一,成书于战国至秦汉时期。《黄帝内经》总结了春秋战国以前的医疗成就和治疗经验,确立了中医学独特的理论体系。《黄帝内经》系统地阐述了人体生理、病理,疾病的诊断、治疗和预防等问题,包括藏象、经络、病机、诊法、辨证、治则以及针灸、汤液治疗等内容。奠定了两千多年来中医学的理论基础。

（二）魏晋、隋、唐时期——传统康复医学理论与康复技术的发展

在魏晋、隋、唐时期,中医学家在倡导药物康复治疗的同时,发展了许多非药物的康复技术,如针灸、饮食、气功、熨疗、导引、按跷、按摩等,相关康复治疗著作相继出现。晋代皇甫谧著《针灸甲乙经》是现存最早的针灸疗法专著,归纳总结了晋之前有关针灸、按跷、导引的经验,并进一步扩大了它们的使用范围。葛洪的《肘后备急方》是我国第一部临床急救手册,其中也记载了饮食康复与药物康复的许多内容。南北朝时期的陶弘景著《养性延命录》载:"心脏病者体有冷热,吹呼二气出之……已上……以鼻引气,口中呼气……无有不差",又说"又法,摩手令热,雷摩身体,从上至下,名曰干浴。令人胜风寒时气,热头痛,百病皆除"。对气功和按摩康复方法都有所涉及。隋代巢元方所著《诸病源候论》是我国现存最早的病因证候学专著,全书记载了200余种导引运动疗法,治疗偏枯、麻木、风湿痹痛、眩晕、消渴等疾患。在唐代,中央政府设立"太医署",开始设立分科,开展医学教育,设立医博士、针博士、按摩师等专门岗位。综合运用药物和针灸、按摩、导引等康复治疗方法于临床。此时期出现了由政府出面专门为残疾人设立的"养疾坊",类似于现代社会福利与康复相结合的机构。唐代孙思邈所著《备急千金要方》《千金翼方》是我国第一部医学百科全书,内容包括中医学的理论、医方、诊法、治疗、食养及导引等多方面。王焘的《外台秘要》详细描述了多种老年病的康复治疗方法,包括精神疗法、磁疗、光疗、冷疗、热疗和熨法、美容法、药熏法、贴敷法、导引法、泥疗法、水疗法等,对唐朝及其以前的康复治疗方法进行了总结,是我国古代一部有丰富内容和方法的传统康复技术著作。

（三）宋、金、元时期——传统康复医学理论与康复技术的学术繁荣

在这一时期,传统康复医学及其治疗技术发展很快,官方设立安济坊、养济院等收治老弱病残者的康复疗养机构。宋代《太平圣惠方》《圣济总录》收录了大量的方剂,而且对推拿疗法进行了总结。北宋王惟一主持设计制造针灸铜人,著《铜人腧穴针灸图经》,详述手足三阴三阳经脉及任、督二脉的循行路线和腧穴,对于中医学和康复治疗技术教学和临床实践指导有着重要的意义。王执中所著的《针灸资生经》首创以因证配穴来指导临床针灸治疗。陈直撰写的《寿亲养老新书》收录了四时摄养方药和食疗方共160余首,论述了老年人的生理、病理特点,整理提出了许多独特的康复方法,是有关老年人养生和疾病康复的专著。宋朝时期整理出版的《正统道藏》及其辑要本《云笈七签》,赵自化的《四时养颐录》,张锐的《鸡峰普济方》,无名氏的《四段锦》《八段锦》《百段锦》,托名达摩的《易筋经》《洗髓经》等,都是养生、气功、导引专著,这些著作大大丰富了传统康复技术和方法,对传统康复技术的推广应用与发展起到了重要的作用。

金元时期的忽思慧撰《饮膳正要》,是我国古代最完备的饮食康复专著。危亦林所著的《世医得效方》,设有骨折脱位的整复及固定专论,对骨伤科康复有着重要的贡献。另外,金元四大家对传统康复方法的发展也各有贡献。刘完素撰《素问玄机原病式》,注重药物康复。张子和撰《儒门事亲》,将许多具体的康复方法融入临床实践之中,尤其对调摄情志的康复方法更有独创之处。李杲所著《脾胃论》,指明了脾胃功能对疾病康复的重要作用,"人以胃土为本"的理论成了后世医家慢性病康复医疗的原则。朱丹溪著《格致余论》,认为人体"阳常有余,阴常不足",主张在临床中以滋阴潜阳为主,强调药食并重,对康复治疗方法在实践中的应用有着重要的指导意义。

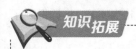

金元四大家

中国金元时期中医学高度发展，产生了许多医学流派，在学术上争鸣，其中刘完素认为六气皆可从火化，善用寒凉药物，后世称为寒凉派。张从正认为病皆由邪致，"邪去则正自安"，治病以攻邪祛病为主，后世称为攻下派。李杲提出了"内伤脾胃，百病由生"的论点，治疗以补益脾胃为主，后世称为补土派。朱震亨则认为"阳常有余而阴不足"，治疗上以滋阴降火为主，因此后世称为滋阴派。他们的学术思想对后世中国传统医学的发展产生了深远的影响。

（四）明清时期——传统康复医学理论与康复技术的深化与普及

此时期中医学理论和实践进一步发展和深化，医学诸科开始分化。康复治疗范围已扩展至临床内、外、妇、儿各科。传统康复理论与治疗方法逐渐成熟，出现了众多集大成类的医学与康复著作。如徐春甫著《古今医统大全》，辑录230余部医籍，其中包括了传统康复治疗理论和方法。高武著《针灸聚英发挥》，汇集了16世纪初以前，十余种针灸文献的理论与治疗经验。杨继洲著《针灸大成》，综合介绍了明代之前针灸与部分药物治疗经验。张景岳著《景岳全书》，是论述中医学理论与临床各科诊治的全书，其中也记载了大量的康复技术与方法。明代李时珍编写的《本草纲目》是世界公认的医药学的伟大著作。在此时期，社会康复事业也普遍得到发展。《明会要》记载了天下郡县设立养济院，以收养鳏寡孤独废疾者。明成祖朱棣还在北京兴建安乐堂，是官办的比较完整的康复疗养机构。

清代，龚云林著《小儿推拿秘旨》，总结了前人有关小儿按摩疗法的成就，并加入了作者自己的实践经验。冷谦的《修龄要旨》是一部内容丰富的气功与养生保健专书。薛己的《正体类要》记载正骨手法19种及外科方剂等，技术与方法简明实用。夏鼎的《幼科铁镜》中重视对儿科推拿疗法的应用。沈子复的《养病庸言》则是清代出版的有关传统康复技术的专著，内容丰富。总之，清代是中医学与传统康复技术发展的鼎盛时期，传统康复治疗无论是理论还是技术的应用，都已形成了一个比较完整的体系。

（五）近现代——传统康复医学理论与康复技术在曲折中发展

1840年鸦片战争爆发，1842年中英签订不平等的"南京条约"。条约允许英国人可以在五个通商口岸设置医馆，从此西医开始传入中国并迅速普及，形成了中西医并存的局面。当时对中医学的错误认识在客观上对中医学形成了较大的冲击。民国时期，视中医学不科学的观点一度喧嚣尘上，中医学甚至险遭错误地摧残和消灭。然而即使在此时期，中医学和传统康复技术仍然顽强地生存和发展。如吴尚先著《理瀹骈文》，利用外治法通治内、外诸病，不但广泛吸取了前人的外治论述，而且收集了民间外治法经验。周松龄著《小儿推拿辑要》发展了传统按摩疗法在儿科杂病方面的应用。张振鋆的《厘正按摩要术》也介绍了各种按摩手法，并附有儿科推拿的取穴及手法图说。唐宗海著《中西汇通医书五种》尝试汇通中医与西医学。

中华人民共和国成立后，党的卫生工作方针明确提出要"团结中西医"。改革开放以后，新时期卫生工作方针提出了"中西医并重"。1982年全国人大通过的新的《中华人民共和国宪法》中写入了"发展现代医药和我国传统医药"，在法律上确定了中医学的合法地位。中医学的宝贵遗产得到不断挖掘和整理，中医学在康复治疗方面的独特理论、技术与方法以及临床经验也越来越受到重视。目前，我国的针灸、推拿、太极拳、中药等在康复领域上的显著作用和特色已为世界康复医学界所瞩目。现代康复医学在中国的普及发展并与传统康复医学的交流融合，促进了中国传统康复医学与康复技术的发展进步，我国的传统康复医学与康复技术进入了一个良好的发展时期，在临床、教育、学术研究等领域都得到了快速的发展。2016年国家颁布了《"健康中国2030"规划纲要》，健康中国成为了国家战略。《"健康中国2030"规划纲要》首次提出"大力发展中医非药物疗法"和"发展中医特色康复服务"，明确要求"到2030年，中医药在治未病中的主导作用、在重大疾病治疗中的协同作用、在疾病康复中的核心作用得到充分发挥。"奠定了中国传统康复技术在疾病康复中的重要地位和作用。进入21世纪以来,我国康复医学教育也得到了快速发展,已形成了专科、本科和研究生等不同层次的高等康复医学和康复治疗专业教育体系,中国传统康复治疗的理论和方法已成为康复医学和康复治疗专业必修的课程内容。我国高职高专康复治疗技术专业教育也得到了快速的发展。2009 年,成立了教育部高职高专相关医学类专业教学指导委员会康复治疗技术专业分委会,着手开展全国专业教学基本标准和教学规范的研究制定工作。2011 年中国康复医学会康复医学教育委员会成立了康复职业教育学组。2012 年 12 月教育部颁布了我国第一部《高等职业教育康复治疗技术专业教学基本标准》(以下简称《基本标准》),首次将《中国传统康复技术》列为康复治疗技术专业的核心课程。《基本标准》明确提出,高职高专康复治疗技术专业主要是培养面向基层的掌握康复医学基本理论知识和康复评定与康复治疗基本技术的高素质康复治疗技术应用型人才。中国传统康复技术是本专业学生应当具备的必要的知识和技能,是康复治疗技术专业的核心课程之一。中国传统康复技术作为一门古老的学科和年轻的专业,其专业学科体系、理论与实践研究以及临床应用不断得到深化,在教学、临床与研究的交叉渗透中不断得到丰富与发展,在康复医学教育与治疗师的培养中正在发挥越来越重要的作用。

第二节　中国传统康复技术的理论基础

一、建立在传统哲学基础上的理论体系

中国传统康复技术理论属于中医学的组成部分,但侧重点有所不同,有其特殊性和系统性。有着悠久历史的中医学,它的理论基础是中国古代哲学。建立在古代朴素的辩证唯物主义哲学基础之上的医学理论,对中医学与中国传统康复医学产生了深远的影响。中国古代的哲学思想对中医学影响最深刻的主要是阴阳学说和五行学说。

(一)阴阳学说

阴阳,是中国古代哲学的一对范畴,是对自然界相互关联的某些事物和现象对立双方的属性概括,并不是指具体的事物。中国古代哲学将自然界的所有事物都划分阴阳,用阴阳之间的关系及其发展变化来解释事物之间的关系及其运动变化。阴阳最初的含义是指日光的向背,即向日为阳,背日为阴。后来人们将阴阳的含义引申为气候的寒暖,方位的上下、左右、内外,运动状态的动静和升、降、出、入等。一般来说,凡是剧烈运动的、外在的、上升的、温热的、明亮的,都属于阳;凡是相对静止的、内在的、下降的、寒冷的、晦暗的,都属于阴。《黄帝内经》始将阴阳与医学理论结合,用来阐释天人之间的相互关系,论述人体脏腑的生理功能、病理变化,指导临床诊疗、康复等医学问题,从而形成了具有中医特色的阴阳学说。

1. 阴阳学说的基本内容

(1) 对立制约:阴阳学说认为自然界的一切事物都存在着相互对立的阴阳两个方面,如上与下、左与右、内与外、升与降、出与入、寒与热、明与暗等。制约是指属性相反的两个方面,共同处于一个统一整体中,存在着相互制约的动态联系,如温热可驱散寒冷,寒冷可降温热等。

(2) 互根互用:所谓阴阳互根互用是指阴与阳相互依存,阳依存于阴,阴依存于阳,任何一方都以对方的存在为自己存在的条件,任何一方不能脱离对方而独立存在。如上为阳,下为阴,没有上就无所谓下;热为阳,寒为阴,没有热就无所谓寒等。《医贯论·阴阳论》说:"阴阳又各互为其根,阳根于阴,阴根于阳;无阳则阴无以生,无阴则阳无以化。"

(3) 消长平衡:所谓阴阳消长平衡是指阴阳双方不是一成不变的,而是处于"阴消阳长"或"阳消阴长"的阴阳消长动态平衡之中。如一年四季的气候变化,由冬到春再到夏,气候由寒变温再变热,这是一个"阴消阳长"的过程;由夏到秋再到冬,气候由热变凉再变寒,这是一个"阳消阴长"的过程。

(4) 相互转化:所谓阴阳的相互转化是指在一定条件下,阴阳可以各自向其相反的方面转化,即阴可以转化为阳,阳可以转化为阴。如《素问·阴阳应象大论》中所谓"重阴必阳,重阳必阴""寒极生

5

热,热极生寒"。

2. 阴阳学说在中医学中的应用

（1）说明人体的组织结构：就人体部位来分,体表为阳,内部脏腑为阴;背为阳,腹为阴;四肢外侧为阳,内侧为阴。以脏腑来分,五脏为阴,六腑为阳。就经脉而言,也分阴经和阳经。具体到每一个脏腑也有阴阳,如心有心阴、心阳,肾有肾阴、肾阳等。总之,人体组织结构的上下、表里、前后各部分之间,脏腑之间,以及一个脏腑本身,无不包含着阴阳的对立统一。

（2）说明人体生理功能：人体正常的生理活动,是阴阳双方保持着平衡协调的结果。以功能与物质相对而言,功能属阳,物质属阴。功能活动以物质为基础,没有阴精就无以产生阳气;物质的新陈代谢又以功能活动为动力,即阳气又推动脏腑的功能活动,不断化生阴精。功能活动的进行要消耗一定的物质,而物质的产生也要消耗一定的功能。正由于功能与物质的对立制约、互根互用、消长平衡,从而维持了人体生命活动的正常进行。

（3）说明人体的病理变化：虽然疾病的病理变化复杂纷繁,但都可以用阴阳失调来概括说明。一般来说,外感邪盛,多使机体阴阳出现某一方面偏亢,而使另一方面受到耗损;内伤体衰,往往导致机体阴阳某一方面不足,而形成另一方面相对的偏亢。疾病的发生及其病理过程,就是由于某种原因使体内阴阳失衡出现偏盛偏衰的结果。

（4）用于疾病的诊断：在临床辨证中,首先要分清阴阳,才能掌握疾病的本质,做到执简驭繁。故《内经》曰："善诊者,察色按脉,先辨阴阳。"如脉诊中,浮、数、洪等属阳,沉、迟、细等属阴;望诊中,以色泽分阴阳,鲜明者属阳,晦暗者属阴。

（5）用于疾病的治疗与康复：调整阴阳,补其不足,泻其有余,恢复阴阳的相对平衡,是治疗的基本原则。阴阳偏盛,为阴或阳的一方有余之实证,治疗当损其有余,即"实者泻之"。其阳盛则热,属实热证者,当治热以寒,宜用寒凉药以制其阳盛,即"热者寒之";阴盛则寒,属实寒证者,当治寒以热,宜用温热药以制其阴盛,即"寒者热之"。阴阳偏衰,阴或阳的一方不足之虚证,治疗当补其不足,即"虚者补之"。其中阴虚不能制阳而阳亢者,属虚热证,宜滋阴以制阳,即"阳病治阴";阳虚不能制阴而阴盛者,属虚寒证,宜扶阳以化阴,即"阴病治阳"。阴阳也常用来归纳药物的性能。药物的"四气",温热属阳,寒凉属阴。五味辛、甘属阳,酸、苦、咸属阴。阴盛的寒证,应选择气味属阳的药物;阳盛的热证,应选择气味属阴的药物。总之,根据病证的阴阳偏盛偏衰,利用药物的偏性,来调整人体阴阳的偏盛偏衰,以恢复阴阳的相对平衡,从而达到治愈疾病的目的。

（二）五行学说

五行,即指木、火、土、金、水五种物质的运动变化。其中五行中的五,指上述五种物质;行,指运动变化。五行学说的基本含义是指世界上的一切事物皆由木、火、土、金、水五种物质的运动变化而成,五行之间的生、克关系代表事物之间的相互联系,事物在不断的相生、相克之中维持着动态平衡（表1-1）。

1. 五行学说的基本内容

（1）五行的特性：五行的特性,是古人在长期的生活和生产实践中,通过对木、火、土、金、水五种物质的朴素认识的基础上,进行抽象概括而逐渐形成的理性概念。《尚书·洪范》说："水曰润下,火曰炎上,木曰曲直,金曰从革,土爰稼穑。"这是对五行的五种特性作了经典的阐述。

木曰曲直：引申为凡具有生长、升发、条达、舒畅等性质或作用的事物,均归属于木。

火曰炎上：引申为凡具有温热、向上等性质或作用的事物,均归属于火。

土爰稼穑：引申为凡具有生化、承载、受纳等性质或作用的事物,均归属于土。

金曰从革：引申为凡具有沉降、肃杀、收敛等性质或作用的事物,均归属于金。

水曰润下：引申为凡具有滋润、下行、寒凉、闭藏等性质或作用的事物,均归属于水。

（2）事物五行属性推演和归类：五行学说是以五行的特性为依据,运用"取象比类"和"推演络绎"来推演和归类事物的五行属性的。用"取象比类"的方法对事物的五行属性进行分类,是指将事物的性质和作用与五行的特性相类比,如果与五行的某一特性相类似,那么该事物归属于五行中的这一特性。如事物与水的特性相类似,则归属于水;与火的特性相类似,则归属于火等。还可以用"推演络绎"的方法对事物的五行属性进行分类,如:肝属于木,且肝主筋,开窍于目,故筋和目亦属于木。

表 1-1　自然界、人体五行属性归类表

自然界						五行	人体					
五味	五色	五化	五气	五方	五季		五脏	六腑	五官	五体	五志	五液
酸	青	生	风	东	春	木	肝	胆	目	筋	怒	泪
苦	赤	长	暑	南	夏	火	心	小肠	舌	脉	喜	汗
甘	黄	化	湿	中	长夏	土	脾	胃	口	肉	思	涎
辛	白	收	燥	西	秋	金	肺	大肠	鼻	皮	悲	涕
咸	黑	藏	寒	北	冬	水	肾	膀胱	耳	骨	恐	唾

　　（3）五行的生克乘侮：五行相生，是指木、火、土、金、水之间存在着某"一行"对另外"一行"具有资生和促进作用。五行相生的次序是：木生火，火生土，土生金，金生水，水生木。五行相克，是指木、火、土、金、水之间存在着某"一行"对另外"一行"具有制约和抑制作用。五行相克的次序是：木克土，土克水，水克火，火克金，金克木。五行相乘，是指五行中某"一行"对被克的"一行"克制太过。如：木过于强盛，则克制土太过，造成土的不足，称为"木乘土"；木本身不强盛，但由于土本身不足，造成木的相对强盛，从而使土更加不足，称为"土虚木乘"。五行相侮，是指五行中的某"一行"过于强盛，从而对原来"克我"的"一行"进行反克。如：金本来克木，但当木特别强盛或金本身不足时，木不仅不受金的克制，反而对金进行反克，从而造成金受到木的反侮，分别称为"木侮金"和"金虚木侮"。

　　2. 五行学说在中医学中的应用

　　（1）说明五脏的生理功能及相互关系：五行学说分别将人体的五脏分属于五行，以五行的属性来说明五脏的生理功能。如：肝属木，木曰曲直，有枝叶条达和升发之性，故而推之肝性条达，恶抑郁，有疏泄的功能。五脏分属于五行，五脏之间的相互资生和制约的关系也可以用五行来说明。如：肝属木，心属火，木生火就是肝生心，肝藏血以济心；肺属金，心属火，肺金制于心火，故心为肺之主。

　　（2）说明五脏病变的相互影响：五脏在生理上相互联系，其在病理上也必然相互影响。五行学说可以说明病理情况下五脏之间的相互影响，这种相互影响称之为传变。以五行学说来说明五脏疾病的传变，可以分为相生关系的传变和相克关系的传变。相生关系的传变包括"母病及子"和"子病及母"两个方面。所谓"母病及子"，是指疾病的传变从母脏传及子脏，如：肾属水，肝属木，水能生木，故肾为母脏，肝为子脏，肾病累及肝，即为母病及子。所谓"子病及母"，是指疾病的传变从子脏传及母脏，如：肝属木，心属火，木能生火，故肝为母脏，心为子脏，心病可累及肝。相克关系的传变包括相乘和相侮两个方面。相乘是指相克太过为病。以肝和脾之间的相克关系举例，肝属木，脾属土，"木旺乘土"和"土虚木乘"时都会出现临床上常见的肝气横逆犯脾，属于相乘致病的范围。相侮是指反向克制而为病。以肺与肝之间的关系举例，肺属金，肝属木，"木侮金"和"金虚木侮"时都会出现肝气、肝火犯肺的反克病理变化，属于相侮致病的范围。

　　（3）用于疾病的诊断治疗与康复：人体是一个有机的整体，内脏有病可以反映到体表，故《灵枢·本脏》曰："有诸内者，必形诸外""视其外应，以知其内脏，则知所病矣"。五行学说用于疾病的诊断，主要是根据五行的配属关系及其生克乘侮规律，来确定五脏病变的部位，及早控制传变和指导治疗。五行学说用于疾病的治疗不但适用于中药治疗方面，也同样适用于针灸治疗和精神疗法方面。如：中药的五色和五味都可归属于五行，五脏也可归属于五行，故可根据五行学说来指导中药进行五脏疾病的治疗；又如十二正经分布于四肢末端的井、荥、输、经、合五种穴位分属于五行，临床可根据五行生克乘侮规律进行选穴治疗；情志生于五脏，也有五行归属，故可用五行学说来进行情志病的治疗。

二、人体结构与生理功能

（一）藏象学说

　　藏象学说，即是通过对人体生理、病理等现象的观察，研究各个脏腑的生理功能、病理变化及其相互关系的学说。藏象学说认为，人体主要由五脏、六腑、奇恒之腑组成。五脏，是心、肝、脾、肺、肾的合称。六腑，是指胆、胃、小肠、大肠、膀胱、三焦。奇恒之腑，是指脑、骨、髓、脉、胆、女子胞六个特别的脏器。形体、五官、五志、五液是与脏腑密切相关的附属内容。气、血、津液是脏腑组织间交换的基本物质，它们既是脏腑功能活动的基础，又是脏腑功能活动的产物。而经络则是脏腑组织间物质交换的通路，沟通上下表里，联络脏腑五官九窍，通行气血。藏象学说除了把机体各部分联结在一起，阐述了人体各部分的形态结构、生理特点和功能活动规律，在充分体现了人体的整体性之外，也阐述了人体与外在环境之间相互联系的统一性。藏象学说是中医学基础理论的核心之一，是中医学诊断、治疗与康复的临床思维依据。

文档：五脏

文档：六腑

藏象学说的主要特点，是以五脏为中心的整体观。其整体观体现在以下几个方面：其一，是以脏腑分阴阳，腑在表为阳，脏在里为阴，脏与腑是一个整体；其二，五脏与形体诸窍形成一个整体，五脏各有外候，与形体诸窍各有特定的联系；其三，五脏的生理活动与精神情志密切相关，从而逐步形成了一脏一腑一体一窍一液一志的藏象学说内容。心脏的内容为：脏为心，腑为小肠，在体合脉，开窍于舌，其华在面，在液为汗，在志为喜，五行配属上均属于火；肝脏的内容为：脏为肝，腑为胆，在体合筋，其华在爪，开窍于目，在液为泪，在志为怒，五行配属上均属于木；脾脏的内容为：脏为脾，腑为胃，在体合肉，主四肢，其华在唇，开窍于口，在液为涎，在志为思，五行配属上均属于土；肺脏的内容为：脏为肺，腑为大肠，在体为皮，其华在毛，开窍于鼻，在液为涕，在志为悲，五行配属上均属于金；肾脏的内容为：脏为肾，腑为膀胱，在体合骨，其华在发，开窍于耳与前后二阴，在液为唾，在志为恐，五行配属上均属于水。

中医学用五行的相生、相克关系来说明不同系统的脏腑组织间的关系，即五脏之间既具有相互资生关系，又有相互克制、制约关系。相生，是指一个系统对另一系统具有促进、助长和资生的作用。五行相生的次序是：木生火，火生土，土生金，金生水，水生木。相克，是指一个系统对另一系统具有抑制、制约的作用。五行相克的次序是：木克土，土克水，水克火，火克金，金克木。正常情况下，人体各系统之间通过生中有克，克中有生，维持着动态平衡。比如，生理情况下，肾（水）之精可以养肝（木），肝（木）之血可以济心（火），心（火）之阳可以温脾（土），脾（土）运化水谷之气可以充养肺（金），肺（金）气肃降可以助肾（水），这是用五行的相生关系，说明五脏之间的相互资生。相反，如肺（金）的清肃下降可以抑制肝（木）的上亢，肝（木）的条达可以疏泄脾（土）的壅滞，脾（土）的运化可以制止肾（水）的泛溢，肾（水）的滋润可以拮抗心（火）的阳热，心（火）的阳热可以制约肺（金）清肃太过，这是运用五行相克关系，说明五脏之间的相互制约。在病理上，五脏之间也可按照相生关系或相克（相乘、相侮）关系发生相互影响，或称之为传变。相乘与相侮，是在某一行有余或不及的情况下发生的异常相克现象，与相克次序一致的过强克制为相乘，与相克次序相反的克制现象为相侮。

文档：脏腑之间的关系

中医学的脏腑理论，之所以称为藏象学说，是因为中医学的理论基础并不是建立在解剖和实验基础之上，而是古代医家在中国古代哲学思想的指导甚至直接补充下，通过长期的临床实践，分析形之于外的生理病理现象，进而推测藏之于内的脏腑功能而来的。这种思维方式，同样运用于传统康复医学临床中。在临床诊治疾病时，可以综合望、闻、问、切四诊得到的资料，根据五行的归属及其生克乘侮的变化规律，来推断病情。比如，面见赤色，口味苦，脉象洪，可以诊断为心火亢盛；面见青色，嗜食酸味，脉弦，可以诊断为肝病；脾虚的患者，面色青，为木乘土等。掌握五脏疾病传变规律后，在疾病的治疗康复时，除对所病本脏进行治疗康复外，还应根据五行生克乘侮规律，注意其可能传及的脏腑，采取预防性治疗和康复措施，控制其传变。如若肝气太过，木旺克土，肝病传脾，则应先健脾胃以防传变。如肾阴不足，不能滋养肝木，而致肝阴不足，以及肝阳偏亢者，可用滋养肾阴以养肝阴的方法治疗，称为"滋水涵木"法。

（二）气、血、津液学说

气、血、津液，是构成人体的基本物质，是脏腑、经络等组织器官进行生理活动的物质基础。气，是不断运动着的具有很强活力的精微物质。血，基本上是指血液，是循行于脉管内对全身起营养作用的红色液态物质。津液，是人体内一切正常水液的总称。从气、血、津液的相对属性来分阴阳，则气具有推动、温煦的作用，属于阳；血和津液具有濡养、滋润等作用，属于阴。气血津液学说，就是阐述人体生命活动基本物质的生成、输布、生理功能及其与脏腑经络等相互关系的学说，对临床辨证论治具有十分重要的指导意义。

文档：气、血、津液

笔记

（三）经络学说

经络学说，是研究人体经络的生理功能、病理变化及其与脏腑之间相互关系的学说。经络学说是中医学理论体系的重要组成部分。经络学说不仅是针灸、推拿、气功等中国传统康复技术的理论基础，而且对指导临床各科有十分重要的意义。《医学入门》中引张子和语曰："不诵十二经络，开口动手便错。"经络学说的具体内容详见后面章节所述，这里简述经络的临床意义。

1. 说明病理变化　经络是病邪由表传里的途径，同时是内脏病变反映于体表的途径，也同时是脏腑病变传导的途径。如：外邪侵袭肌表，影响了卫表的功能，可见恶寒发热、鼻塞、流涕等症，若循经传于肺，则导致肺的宣降功能失常，出现咳喘痰多、胸闷等症。

2. 指导疾病的诊断和治疗　经络有一定的循行部位和络属脏腑，因而可以根据症状出现的部位，结合经络循行的部位和络属脏腑，作出疾病的诊断。如：两胁疼痛，多为肝胆疾病；头痛在前额，多与阳明经有关，痛在两侧，则与少阳经有关。经络学说指导临床治疗时，主要在病变的邻近部位或循经远取部位上取穴，通过针灸或推拿等中国传统康复治疗技术，调整经络气血的功能，从而达到治疗疾病的目的。

三、独特的发病机制认识、康复评定方法与康复治疗原则

（一）独特的发病机制认识——病因病机

1. 病因　中医学认为疾病的发生、发展和变化，与患病机体的正气强弱和致病邪气的性质密切相关。正气是存在于人体内的具有抗邪愈病作用的各种物质的总称，主要是气、血、津液，是人体各组织器官功能活动的物质基础。正气的作用一是抗御外邪，预防疾病或疾病发生后祛邪外出；二是自身调节控制，以适应环境的变化，维持生理平衡或病后自我修复，恢复健康。邪气是存在于外在环境中的或人体内部产生的具有致病作用的各种因素的总称，包括六淫七情、饮食失宜、劳逸失度、痰饮瘀血、虫兽外伤等方面。不同原因所导致的疾病的病理机制不同，所导致的疾病和功能障碍的类型、程度也不同，因而，康复治疗原则和方法也就不同。

六淫是指风、寒、暑、湿、燥、火六种外来的邪气。在临床上常数邪兼夹致病，如康复临床上常见的风湿性关节炎，其致病因素主要为风寒湿或风湿热，但具体到某个患者身上，风、寒、湿、热的比重不尽相同。如由于风邪为主引起的，主要表现为肌肉关节酸痛，呈游走性，痛无定处，称为"行痹"；若由于寒邪为主引起的，则以较重的关节疼痛为主要表现，称为"痛痹"；若由于湿邪为主引起，常见肢节酸痛沉重，痛有定处，肌肤麻木，或者肢体肿胀，称为"着痹"。

有一些疾病，并不是外感引起，而是由于脏腑功能失调，也可出现有类似六淫致病的某些证候。临床上称为内风、内寒、内湿、内燥、内火，合称"内生五邪"。外感六淫与内生五邪发病特点类似，常相互影响。康复临床上常见疾病如急性脑血管意外，便是肝血不足，肝风内动引起，故又称"中风"。又如癫痫，古称"羊痫风"，也是由内风引起的。

"七情"即喜、怒、忧、思、悲、恐、惊七种情志活动。中医学认为"七情"与五脏六腑的生理功能和病理变化关系密切。愉快的心情，乐观的情绪，坚强的意志能使机体气血流通，脏腑和谐，使人精力充沛，身体健康，有利于机体功能的康复。反之，不良的情志活动如过喜、大怒、大悲则会致使机体阴阳失调，气血不和，经络阻塞，脏腑功能紊乱，诱发疾病或导致疾病加重。其基本规律为"喜伤心，忧伤肺，恐伤肾，怒伤肝，思伤脾"。临床上还常见"因郁而致病，因病而致郁"的恶性循环。因此，情志因素不仅可以直接导致多种疾病的发生，而且对所有疾病的转归起着重要作用，所以在康复临床上，各种疾病都要重视情志调摄。

饮食也是导致疾病的重要原因。饮食无规律、不清洁以及偏嗜肥甘、烟酒或五味中的任何一味，均会损伤脾胃功能，或酿生痰湿，或导致体内阴阳失调，或导致某些营养物质缺乏而发生疾病。

过度劳累（包括脑力、体力、房事）和过度安逸（既不劳动又不锻炼）也会导致疾病或不利于疾病康复。古人云："久卧伤气""久坐伤肉""久行伤筋""久立伤骨"。积极的康复锻炼，能促进脏腑的生理功能，有助于气血流通，增强体质。而合理的休息，可以消除疲劳，使体力和脑力得以恢复，有利于机体康复。所以动静结合、劳逸相兼，是传统康复的一个法则。

痰饮、瘀血本为气血津液代谢障碍所形成的病理产物，也会阻滞气血运行，成为继发的致病因素，也是许多功能障碍的病理因素。在康复临床上针对一些复杂的疑难杂病，使用常法效果不佳时，采用化痰、祛瘀的方法治疗往往能取得较好的效果。

文档:病因

中医学认为,不管哪种病因引起的疾病,其基本病理变化为邪正盛衰、阴阳失调和精、气、血、津液代谢失常等,使机体"邪气盛则实,精气夺则虚",产生气虚、血虚、阴虚、阳虚等虚证,或产生痰涎壅盛、食积不化、水湿泛滥、气滞血瘀等实证,使机体产生阴阳偏盛、偏衰,或阴不制阳、阳不制阴的病理状态。而正气在人体的抗邪防病方面起着主导的作用。《素问·刺法论》指出:"正气存内,邪不可干",所以中国传统康复十分强调从整体出发,在辨证论治思想的指导下,采取积极主动康复措施,充分调动患者机体的内在修复能力,以达到功能康复的目的。

2. 病机　指疾病发生、发展及演变的机制。它着重于研究疾病发生和人体产生病理反应的全过程及其规律,揭示了疾病发生发展与演变过程中的本质特性。因此,研究病机,是认识疾病、指导诊断和治疗的前提。正如唐代王冰所说"得其机要,则动小而功大,用浅而功深"。各种致病因素作用于人体,正气抗邪,正邪相争,破坏了机体的阴阳相对平衡,导致脏腑功能失调,气血津液代谢紊乱,可产生全身或局部多种多样的病理变化。尽管临床上疾病的种类繁多,病理变化多样,但其基本病机不外乎邪正盛衰、阴阳失调、气血失常、津液代谢失常,以及"内生五邪"等内容。

文档:病机

（二）独特的康复评定方法——四诊与辨证

中国传统康复技术独特的康复评定方法主要包括四诊和辨证,四诊和辨证也是中医学理论体系的精髓之一。

1. 四诊　是指望、闻、问、切四种诊察疾病的基本方法。四诊是从不同的角度来检查病情和收集临床资料,各有独特的方法和意义,不能相互取代。如《医门法律》说:"望闻问切,医之不可缺一。"

望诊是医生通过视觉来观察病人的神色形态、局部表现、舌象、分泌物和排泄物色、质的变化来诊察病情的变化的方法。望诊在中医诊断学中占有重要地位,被列为四诊之首,并有"望而知之谓之神"的说法。但望诊也有一定的局限性,不能代表其他诊法,故诊病时还需四诊合参,才能全面地了解病情。望诊应在充足的天然光线下进行,并注意诊室内温度适宜。诊察时充分暴露受检部位,以便能清楚地进行观察。望诊包括望神、望面色、望形态、望局部情况、望皮肤、望分泌物与排泄物、望舌等方面。

闻诊是医生通过听声音和嗅气味等方法了解病体发出的各种异常声音和气味,以诊察病情的方法。

问诊是医生通过询问病人及家属,了解疾病发生、发展、诊断、治疗经过等与疾病相关的情况,以诊察疾病的一种方法。明代医家张景岳的"十问歌诀",较全面地归纳和总结了问诊的内容、顺序。《景岳全书·十问篇》说:"一问寒热二问汗,三问头身四问便,五问饮食六胸腹,七聋八渴俱当辨,九问旧病十问因,再兼服药参机变。妇人尤必问经期,迟速闭崩皆可见。再添片语告儿科,麻痘惊疳全占验。"

文档:四诊

切诊是指医生用手在病人体表进行触摸按压以诊察疾病的方法。它包括切诊和按诊两方面。

2. 辨证　是中医学认识和诊断疾病的方法。中医学在长期的医疗实践中创立了八纲辨证、脏腑辨证、经络辨证、六经辨证、卫气营血辨证、三焦辨证及气血津液辨证等多种辨证方法。一般来说,八纲辨证是辨证的基本纲领,可以从总体上反映证候的部位和性质。脏腑辨证是各种辨证的基础,主要应用于内伤杂病。气血津液辨证是与脏腑辨证密切相关、互相补充的一种辨证方法。卫气营血、六经和三焦辨证主要应用于外感热性病。

八纲,即指阴、阳、表、里、寒、热、虚、实八类证候。根据四诊所收集的病情资料,运用八纲进行综合分析,从而辨别疾病现阶段病变部位、性质、邪正盛衰和病证类别的辨证方法,称为八纲辨证。由于八纲辨证是从各种辨证方法中概括出来的,所以,它带有普遍性,在诊断疾病过程中具有执简驭繁、提纲挈领的作用,它是各种辨证的总纲。尽管疾病的表现错综复杂,但疾病的类别不外乎阴证、阳证两大类;病位的深浅不在表就在里;疾病的性质不是热证便是寒证;邪正的盛衰,邪气盛为实证,正气衰为虚证。因此,八纲辨证可以把各种病证归纳为表与里、寒与热、虚与实、阴与阳这四对纲领性证候,其中阴阳两纲又可以概括其他六纲,即表、实、热证属阳,里、虚、寒证属阴,所以阴阳又是八纲中的总纲。

文档:八纲辨证

脏腑辨证,是根据脏腑的生理功能、病理表现,对疾病证候进行分析归纳,以推究病机,判断病变的部位、性质、邪正盛衰的一种辨证方法。它是临床各科的诊断基础,是辨证体系中的重要组成部分。

病证是内脏功能失调的反映。由于各个脏腑具有不同的生理功能,所以它反映出的病证也就不同。根据不同脏腑的生理功能及其病理变化来辨别病证,是脏腑辨证的理论依据。因此要熟练掌握各脏腑的生理功能、病理变化,以及它们之间的相互联系、相互影响,在辨证时,还要注意从整体观念出发,不能只局限于某一脏腑的病理变化,这样才能全面地把握病情,作出正确的诊断。脏腑辨证,包括脏病辨证、腑病辨证、脏腑兼病辨证三个部分。其中脏病辨证是脏腑辨证的主要内容。由于在临床上单纯的腑病极少见,其多与相关的脏病有关,所以将腑病的部分病变归纳到脏病中。

在康复实践中,多种辨证方法的使用可以增强传统康复的有效性。以脑卒中恢复期的康复评定治疗为例,从脏腑辨证看,绝大多数都属于气虚血瘀或阴虚阳亢,同时还可以对患者的肢体局部肌张力过高、肌力下降或有病理性的腱反射亢进等出现的部位和表现进行经络辨证,在经络辨证的基础上采用个体化的针灸、推拿、运动或中药等传统康复治疗方法。

康复评定是通过收集评定对象的病史和相关资料,进行检查和测量,对结果进行比较、综合、分析、解释,最后形成功能障碍诊断的过程。通过康复评定,可以明确功能障碍的原因、性质、部位、严重程度、发展趋势、预后和转归,为预防和制订康复目标和康复治疗计划提供依据。与现代康复评定的内涵和方法不同,中国传统康复医学是在中医学理论的指导下,以其特有的辨证方法为康复治疗方案提供依据。中国传统康复治疗的核心思想之一是辨证康复观,四诊技术、辨证方法是中国传统康复评定的主要内容。中国传统康复治疗以四诊、辨证为依据,根据辨证结果,确定相应的康复治疗原则,再选择适当的康复治疗技术和方法帮助患者康复。中国传统康复过程首先就是要对康复对象进行辨证,就如同现代康复医学中首先要对残障者进行康复评定一样。证候是对疾病过程某一阶段的病理概括,反映的是机体内在脏腑、经络、气血等的状态。在传统康复实施过程中,要对患者机体的整体状况进行综合辨证,明确证候类型。根据辨证结果和证候类型,运用相应的康复方法调整机体的脏腑气血盛衰,加快患者整体功能的恢复,促进局部功能的改善。注重对患者证候的评定以及以此为依据采用相应的传统康复治疗方法是中国传统康复有良好而独特疗效的重要保证。

以脑卒中后遗症之偏瘫患者为例,在现代康复治疗过程中,康复评定方法注重其患侧肢体的神经与肌肉功能状况的检查与评价、患者日常生活自理情况的评价等,并以此为依据来制订康复治疗的计划。而中国传统康复则通过四诊、辨证方法对患者进行证候学评定,根据对患者整体情况的不同辨证结果确定其为肝肾亏虚证或者气虚血瘀证。以辨证的结果为依据制订相应的传统康复计划,对患者采用补益肝肾或补气活血祛瘀等康复治疗方法,注重调整机体的整体情况,促进患肢功能恢复。这种建立在辨证康复基础上的针对偏瘫患者的传统康复治疗常常可以收到良好的疗效。当然,证候学评定在康复治疗中也有它的局限性,还是以偏瘫患者为例,对于同样为脑卒中偏瘫、肝肾亏虚证的患者,则很难用肝肾亏虚这一证候反映偏瘫功能障碍的程度,也不能仅仅用肝肾亏虚的证候变化来评定康复疗效。所以现代康复医学对患者外在的局部的功能障碍的评定与中国传统康复医学对内在的全身证候类型的辨证各有所长,在康复实践中应当将两者有机结合起来加以运用。

(三)独特的康复治疗原则

中国传统康复技术在长期的康复临床实践中形成并确立了一系列治疗原则,这些治疗原则是在整体康复和辨证康复精神指导下制定的基本原则,遵循这些基本原则,对于传统康复技术方法的选择与应用,具有重要的意义。

1. 调和阴阳 阴阳之间的动态平衡是正常生命活动的基本条件。疾病的发生,从根本上讲都为阴阳失调所致。所以,调整阴阳,补偏救弊,维持和恢复机体阴阳的相对平衡是康复治疗的基本法则之一。调和阴阳原则从方法上可以概括为损其偏盛和补其偏衰两个方面,在康复临床上具体应用范围颇广。如药物调治中的疏表解里、补虚泻实、清热温寒、调补气血和调节脏腑功能等,又如保持内外环境的平衡,形神共养,动静适度,劳逸结合等均属于调和阴阳的范畴,因为虚与实、寒与热、内与外、形与神、动与静、劳与逸等等,都有其阴阳的相对性。由于阴阳是辨证的总纲,所以调和阴阳是康复治疗的首要原则。

2. 协调脏腑 脏腑的正常活动及其相互之间的平衡协调,对于疾病康复具有重要作用。其中尤为强调五脏功能的协调。而五脏又以脾肾为本。肾为先天之本,肾阴肾阳是五脏六腑阴阳之根本,

"五脏之伤,穷必及肾",故一般慢性病之重疾沉疴,虚损不足,大多与肾与关。又曰,人的生长发育由乎肾,人的衰老亦是从肾开始。所以,补肾是康复治疗的重要原则,欲使儿童生长发育恢复正常,壮年者机体功能获得康复,培补肾脏具有重要意义。脾为后天之本,气血生化之源,"内伤脾胃,百病由生"(《脾胃论》)。健脾胃,补气血,能濡养经脉、筋骨、肌肉,能充养神气,能使先天不足之精气不断充壮,古人甚至有"治痿独取阳明"的说法,所以健脾胃也是康复治疗的重要法则。

3. 调理气血　气血是各脏腑及其他组织功能活动的主要物质基础。《素问·调经论》云:"血气不和,百病乃变化而生。"气血各有其功能,又相互为用。气血之中,又以气为主导。气之中,又以元气为要。气血各自功能正常以及二者之间的协调,对养生、康复具有重要意义。康复临床中调理气血应以"有余泻之,不足补之"为原则,使它们的关系恢复协调,尤其要重视元气的维护与补养。

4. 扶正祛邪　疾病的过程,是正气与邪气矛盾双方相互斗争的过程。因而治疗疾病,就要扶助正气,祛除邪气,改变邪正双方的力量对比,使之向有利于疾病痊愈方向转化。在康复临床中,扶正的方法除药物外,更强调生活起居有规律,运用太极拳等各种传统运动疗法调摄精神、锻炼身体,甚至包括通过足底按摩促进健康等。祛邪的方法有直接祛邪法,如运用药物、针灸等手段,还有间接祛邪法,即通过饮食调养、心身调摄等扶正手段达到正气复而邪气自去的目的。

5. 三因制宜　是指因时制宜、因地制宜和因人制宜。疾病的发生、发展和转归,受多方面因素如时令气候、地理环境以及个体的体质等因素影响。因此,在实施康复时,应当把这些因素考虑进去,对具体情况做具体分析,区别对待,制订出适宜的康复治疗方法,以达到最佳的康复效果。因时制宜具体可分为四气调神、四时调起居、四时调饮食等方面。四气调神是指人体应当顺应四时变化,调摄精神活动,以合于自然界生、长、化、收、藏规律。如春夏季阳气升发,万物生长,人的精神应舒畅不抑郁;秋冬季阳气潜藏,万物肃杀,宜使神气内敛,志意内藏不外露而保养阳气。四时调起居指起居作息应符合自然规律,《素问·四气调神大论》指出,春季宜"夜卧早起,广步于庭",夏季宜"夜卧早起,无厌于日",秋季宜"早卧早起,与鸡俱兴",冬季宜"早卧晚起,必待日光",对体弱有病的康复者有一定指导意义。四时调饮食指应当根据不同气候特点来考虑饮食宜忌。如温热之春夏季节不宜用温热动火之品,寒冷之秋冬季节不宜贪凉饮冷。又如对于慢支、哮喘、关节炎等疾病,可依据"夏令祛邪,冬令进补"的原则进行冬病夏治。因地制宜主要根据不同地区的地势高低、气候条件及生活习惯各异而制定出不同的康复治疗方法。比如:我国西北高原地区,气候干燥、寒冷,其民常处于风寒的环境中,习惯食用牛羊肉及乳汁,体质壮而不易受外邪侵犯,其病多为内伤。再如:我国东南地区,气候温热多雨,其民食鱼而嗜咸,肌肤腠理疏松而易受外感痈疡。因人制宜则主要根据人的年龄、性别、生活习惯及体质等特点,来制定不同的康复治疗方法。年龄有老少之分,性别有男女之别,体质有阴阳寒热偏盛之分。

6. 形神共养　形,即形体;神,广义指人体生命活动的外在表现,狭义指人的精神意识思维活动。形神关系即物质与精神、形态结构与功能的关系,两者之间相互依存、相互为用。形盛则神旺,形衰则神衰,形毁则神灭。反之,神的昌盛与否也直接影响形的盛衰存亡,若欲健全形体必先养神。所以在康复临床中,主张形神共养。强调动以养形,以形劳而不倦为度,用劳动、舞蹈、导引、按摩等以运动形体,调和气血,疏通经络,通利九窍,促进康复。主张静以养神,但并非消极地卧床、静坐,而是注意采用修身养性、气功或情志相胜等方法,把对人体有害的精神情志刺激排除于人体之外或消融于体内,调畅气机,协调脏腑气血运行。或通过心理治疗,"告之以其败,语之以其善,导之以其便,开之以其苦。"对于情绪低落、失去信心或悲观绝望,不愿配合或拒绝治疗者,采取积极的心理辅导,耐心帮助患者了解自身功能障碍的特点,熟悉各种有利于疾病康复的积极因素,了解康复的原理和治疗措施,掌握自我康复的方法;通过鼓励与安慰,减轻或解除顾虑和烦恼,改善患者的情绪,增强康复的信心,以取得患者积极、主动的配合,为康复治疗创造有利条件。可见,中国传统康复治疗既重视养形康复,又注意养神康复,形神共养,形与神俱,以期达到整体康复的目的。

四、中国传统康复技术的基本特点

中医学的理论体系有两个基本特点:一是整体观念,二是辨证论治。这两个特点同样体现在传统康复治疗之中,即整体康复和辨证康复。

知识拓展

辨 证 论 治

辨证论治又称辨证施治,是中医学的的基本特点之一。所谓辨证是指通过望、闻、问、切四诊所收集的症状及体征等基本临床资料,通过分析、综合,辨清疾病的原因、性质、部位,以及邪正之间的关系,概括、判断为某种性质的证。论治,又称施治,则是根据辨证的结果,确定相应的治疗方法。辨证论治的过程就是认识疾病和解决疾病的过程。

（《中医基础理论》,印会河主编,上海科学技术出版社）

1. **整体康复** 整体,就是完整性和统一性。中医学非常重视人体本身的统一性、完整性,认为人体是一个有机的整体。同时,也强调人体与自然环境的相互关系,认为人体与外界环境也是一个密切相关的整体。这种将机体自身的统一性和内外环境的统一性综合在一起的整体康复思想,称之为整体康复。

（1）人体内部的统一性：中医学认为人体是一个有机整体,脏腑、组织器官在生理上相互联系,保持协调平衡。人体正常的生理活动一方面有赖于脏腑组织发挥自身的功能,另一方面又要通过它们之间相辅相成的协同作用和相反相成的制约作用来维持生理平衡。人体各个部分是以五脏为中心,协调六腑,通过经络系统有机地联系起来,构成一个表里相连、上下沟通、协调共济、井然有序的统一整体。因此,人体局部的病理变化往往与全身脏腑、气血、阴阳的盛衰有关。诊断时,可以通过机体外在的变化来判断内在的病变。治疗时,对于机体局部的病变,也应当从整体出发,制订和采用相应的康复治疗方法。

（2）人与自然界的统一性：人类生活在自然界中,人类赖以生存发展的必要条件都存在于自然界里。同时,自然界的变化如季节气候、昼夜晨昏、地域方位等又可以直接或间接地影响人体,使机体相应地产生不同反应。这种反应属于生理范围内的,即是生理的适应性;超越了这个范围,即是病理性反应。中医学认为人与天地相应是积极和主动的。人能主动地适应和改造自然,从而提高健康水平,减少疾病。如《素问·移精变气论》中所述"动作以避寒,阴居以避暑。"《备及千金要方》中所述"凡人居住之室,必须固密,勿令有细隙,有风雨得入。"这些都是适应和改造自然的具体措施。因此,从人与自然界的统一性出发,因时、因地、因人制宜成为中医学与传统康复的重要治疗原则。

整体观念是中国传统康复医学理论体系的核心思想之一。在整体观念的指导下,人的自身被看成一个整体,形体与神情是统一的,形态与功能是统一的,五脏、四肢、百骸也都是统一的。因此,形神并重,形气并重,五脏相关,就成为传统康复的基本原则。这一基本原则要求在进行传统康复治疗时,就患者的某一功能障碍来说,不仅要考虑某一肢体或组织器官的问题与影响,而且要充分考虑与此相应的脏腑乃至机体全身的状态。神是形的产物,而形为神的物质基础;反之,形的功能又受制于神,神在协调脏腑、气血、阴阳的变化,不仅能维持人体内环境平衡,同时又能调节组织并使之适应自然界和社会的变化。因此在进行机体功能康复同时,还要针对患者的情况进行认知功能、语言功能以及相应的精神心理康复,以达到"整体康复"的目的。人是大自然的组成部分,人是社会的成员,顺应自然,适应社会,也是传统康复医学的基本观点。在进行康复治疗时也应当充分考虑到,每一个康复对象不仅存在着身体上的障碍和精神上的障碍,还往往存在着许多家庭、婚姻、职业、经济、教育等各种社会方面的问题。在进行康复治疗时,应当从"整体康复"观念出发,积极采用综合的技术和方法,充分运用各种资源和手段,包括医学与非医学的手段,帮助患者达到形神功能、社会功能的"全面康复"。

2. **辨证康复** 是基于中医学中辨证论治的基本原则发展而来的,是中国传统康复医学理论体系的另一个重要的核心思想,是对疾病及其功能障碍的一种独特的研究和处理方法,是中医学理、法、方、术在康复临床上的具体运用。

证,是机体在疾病发展过程中的某一阶段的病理概括。它包括了病位、病因、病性以及正邪关系,反映出疾病发展过程中某一阶段的病理变化的本质,因而它比症状更全面、更深刻、更正确地揭示了疾病的本质。辨证,就是将四诊（望、闻、问、切）所收集的资料,包括症状和体征,通过分析和综合,最后判断为某种性质的证。论治,则是根据辨证的结果,确定相应的治疗方法。辨证和论治,是诊治疾病过程中不可分割的两个方面,是指导中医临床工作的基本原则。

中医学认识和治疗疾病,不仅辨证而且辨病。一种疾病在发展过程中可以出现几种不同的证,一种证可以出现在不同疾病的发展过程中。因此,在辨证论治的时候,可以采取"同病异治"和"异病同治"的方法。所谓"同病异治",是指同一种疾病,由于所处阶段不同,或不同患者机体出现不同的反应,所以出现不同的证,因而治法就不同。比如:麻疹因病变发展的阶段不同,治法也不同,初起麻疹未透,宜解表透疹为主;中期肺热明显,宜清肺为主;后期肺胃阴伤,宜养阴清热为主。不同的疾病在其治疗过程中,由于出现了相同的证,因而也可以采用同一治法。比如:子宫下垂、久泻脱肛等不同的病,如果均表现出中气下陷证,就都可以用升提中气的方法治疗。

传统康复医学强调通过观察和分析患者的各项资料,判断出各种功能障碍中出现的证,最后针对这些证采取相应的传统康复技术方法,这就是辨证康复的原则。贯彻这一原则时,除了强调要辨明阴阳虚实寒热、进行同病异治或异病同治之外,还要考虑到对患者进行康复治疗时的季节气候、地域方位、生活环境、职业特点、个体体质等不同,因人、因时、因地制宜,采用不同的传统康复技术方法,这样才能取得最佳的康复效果。

第三节　中国传统康复技术的原理

中国传统康复技术历史悠久,具有简、便、验、廉等特点,是多种功能障碍的有效康复方法,几千年来为维护中华民族的健康发挥了重要的作用。中国传统康复技术主要有:推拿、针灸、传统运动疗法(含太极拳、八段锦、易筋经、少林内功、六字诀等)、气功、中药内外治以及中国特色的饮食、心理(情志)、音乐、物理和自然康复等。在康复临床中传统康复技术受到越来越多的重视并取得了良好的效果。对于其作用原理,中医学的理论早有明确阐述。近年来,随着医学科学研究与临床实践的进展,人们正不断运用现代康复医学观点与研究成果加以分析和探讨。

一、中医学对传统康复技术作用原理的认识

(一)疏通经络、活血祛瘀

经络有运行气血、濡养周身之作用,经络不通,必然导致气血运行不畅,"不通则痛"。康复临床上常见各种经络不通,气滞血瘀的病证,比如外邪侵袭留滞经络、筋骨、关节引起的痹证;各种急慢性损伤导致经络受损,气血不通引起的痛证;以及脏腑功能失调滋生痰浊、瘀血留滞经络,引起的偏瘫等症。通过针灸、推拿、气功、各种传统康复功法练习以及中药内服外用均可使经络畅通,瘀血得去,新血得生,气血正常运行,"通则不痛",从而产生良好的镇痛作用。经络通畅,则气血濡养,有利于损伤修复和肢体运动功能的恢复。传统康复技术可用于脑损伤引起的运动功能障碍、感觉功能障碍、失语症等,都是与疏通经络、活血祛瘀的作用分不开的。针灸、练气功时身体某些部位往往会出现酸、麻、胀、热等感觉,有些患者还会感觉到有冷暖流或蚁走感沿着经络路线流动,这都是机体内发生"经络疏通"的反应。

(二)调和阴阳、补虚泻实

中医学理论认为,疾病的产生是因为阴阳失调,出现阳虚、阴虚、阳亢等证候,通过康复治疗后,可使阴阳平衡,恢复健康。针灸调和阴阳、补虚泻实的作用主要是通过经络、腧穴配伍和针刺手法来实现的。如肾阴不足,肝阳上亢引起的眩晕,属阴虚阳亢证,治宜育阴潜阳,取足少阴经穴太溪补之,取足厥阴肝经穴行间泻之,以协调阴阳。又如关元、气海、足三里等穴性偏补,中极、次髎、十二井穴等穴性偏泻。手法上,针刺泻法和放血有祛邪作用,属于泻法范畴;而针刺补法和灸关元、神阙等穴则属于补法。补虚泻实是调整阴阳的一个重要方面。通过补虚泻实从而调整各脏腑功能,纠正机体各种病理状态,促进伤病的康复。推拿疗法也有明显的调节脏腑阴阳平衡的作用等。古代按摩八法分阴阳两大类。手法较轻、刺激性小、比较柔和,有补益作用的抚、摩、运等手法属阴性手法,而手法较重、刺激性大、比较刚劲,有泻下作用的掐、拿、点等手法为阳性手法,可分别适用于不同病证。饮食疗法中通过五味滋补五脏,补益气血,也是调和阴阳,补虚泻实的重要方法。

(三)舒筋健骨、滑利关节

在传统康复治疗中常会碰到聚筋、筋转、筋结、骨错缝等症。采用相应手法,使筋结、筋转得散,骨

错缝得以还原。如肌肉的牵拉伤后筋紧，可通过传统康复手法治疗使紧筋疏散放松。又如颈、腰椎骨错缝，可通过扳法恢复正常的解剖位置和形态结构。推拿手法中的揉法、拿法和各种摇法，可以使肌肉充分放松，以发挥松解粘连、解除嵌顿、滑利关节的作用，使筋骨、肌肉、关节恢复正常的活动功能。各种传统运动疗法也可起到舒筋健骨、滑利关节的作用。

（四）祛风散寒、除湿通络

因感受风、寒、湿邪而导致各种病证，其机制亦是经络气血不通而出现疼痛。针灸推拿手法不仅有祛风散寒之效，更有疏通经络之功，使风寒湿三邪皆去。如背部感受风寒湿邪后出现疼痛，可通过推拿手法治疗使之症状消失。风湿性关节炎，中医称为痹证，主要病因为风寒湿侵犯机体，停留于肢体关节经络，痹阻气血，不通则痛，可以通过针灸、推拿、传统功法和中药内外治获得良好疗效。

二、现代医学对传统康复技术作用原理的认识

随着现代医学科学与临床研究的进展，人们对传统康复技术的作用原理认识越来越深入。医学研究与临床应用表明，传统康复技术对人体的不同组织系统均有治疗作用，其原理是通过多种途径作用于人体，引起人体生理、病理的变化与恢复从而达到临床康复的目的。

（一）对运动系统的作用

1. 调节肌肉张力　推拿可提高肌肉的张力和弹性，增强其收缩功能，增加肌力。临床上有人通过对一些因外伤所致的"失用性"肌肉萎缩病例的治疗观察，发现推拿不仅能防止或减轻肌肉萎缩，并且还能促进其形态和功能的恢复。推拿也能通过消除由肌肉损伤后出现的肌肉痉挛所导致的疼痛来治疗落枕、急性腰扭伤等。推拿也常用于治疗脑卒中后上运动神经元损伤后的肌张力增高等。针灸、太极拳对肌张力也发挥着双向的调节作用，近年来也越来越受到关注和应用。

2. 恢复关节功能　关节功能障碍是骨伤科常见症状，与椎间盘突出、小关节半脱位（骨错缝）、关节囊挛缩、关节肌肉韧带之间的粘连等因素有关。推拿手法可使腰椎间盘突出症患者的突出髓核产生回纳、部分复位或左右移位，以改变突出物与神经根的空间关系，可解除关节、肌肉、韧带之间的粘连，使疼痛等症状得到减轻。脊椎小关节、椎肋关节、足跗关节、骶髂关节错缝，肱二头肌长腱滑脱等有关组织解剖位置异常而致的病症，可根据其不同情况，采用相应的推拿手法，使其错动和移位得以还原。八段锦、易筋经等传统功法对脊柱的关节活动度障碍的康复有明显作用。

3. 促进无菌性炎症的吸收　骨伤科的许多疼痛症状是由于无菌性炎症所致。针灸、推拿可以改善局部血液循环，促进无菌性炎症的吸收。如通过推拿手法治疗"网球肘"可以改善关节周围血液循环，使疼痛缓解或消失，还可使韧带的活动性与弹性增强，消除关节滑液凝滞、淤积及关节囊肿胀、挛缩的现象。灸法、推拿可使关节局部的温度上升，消除关节寒冷的主观感觉，有利于关节功能的恢复。推拿还可以促进淋巴液回流，加快淋巴循环，有助于水肿的吸收。

（二）对神经系统的作用

推拿、针灸、气功和太极拳等各种传统运动疗法都对神经系统有一定的调节作用，可以选择应用于神经系统疾病的康复方法。

1. 调节神经的兴奋性　针灸推拿根据其手法的特点和不同对神经系统具有双向调节作用。一般而言，轻柔缓慢而有节律的手法，对神经有镇静抑制的作用，而相对急速且无节律的手法，对神经有兴奋作用。这种兴奋和抑制的变化，对神经肌肉的康复具有重要意义：既可用于中枢神经损伤引起的偏瘫、截瘫，也可用于外周骨组织、软组织病损的康复。针灸推拿的镇静抑制作用还表现在镇痛效应上。推拿常应用于颈肩腰腿痛、截瘫后的神经痛等各种痛症。针刺的镇痛作用更明显，内脏痛、肌肉痛和神经痛均可用针刺治疗，甚至还可用于针刺麻醉。其作用机制与"闸门学说"、降低各种疼痛因子浓度等多种神经-体液机制有关。气功和太极拳等传统运动疗法能帮助患者放松或消除精神紧张状态，排除负性情绪的干扰，降低大脑皮质对外界刺激的不良应激反应，使人体的生理、心理过程处于最佳状态，为机体和组织器官得到修复提供有利的整体条件。"入静"锻炼还可以纠正大脑皮质过度兴奋所引起一些功能紊乱性疾病。太极拳要求思想集中，气沉丹田，用意不用力，在动作上要求完整一气，上下相随，前后连贯，一动百动，绵绵不断，这些都对中枢神经系统有良好的锻炼康复作用。

2. 神经修复作用　研究证实针灸能促进周围神经的修复和生长，在临床应用中，也早已是周围神

经损伤、吉兰-巴雷综合征、带状疱疹后遗症等神经系统疾病的重要治疗手段。近几十年来，运用头皮针治疗脑血管病、脑外伤后各种神经功能障碍取得了突出成就。近年已研究证实针灸能减轻脑部水肿，改善脑血液循环，促进脑部神经元的生长，尤其在促进突触数量增加上有明显作用。有研究发现中药如补阳还五汤能够改善脊髓损伤微环境、促进神经修复，并揭示了其作用机制。传统康复的镇痛镇静作用，也可以增强神经系统的自我调整和修复功能。

（三）对循环系统的作用

1. 改善局部及周身血液循环，促进组织修复 实验研究证明推拿可引起部分细胞内蛋白质分解，产生组胺和类组胺物质，能使毛细血管扩张开放，使肌肉断面中的毛细血管数明显增加，管径增大，改善机体的血液循环。推拿还通过有节律的机械刺激，挤压血管，提高血液流速，而且由于动脉内压力很高，不易压瘪，静脉内又有静脉瓣的存在，不能逆流，因此在实际上是微循环受益比较大。微循环血液流动的加大，可加快局部代谢，改善和消除局部炎症、肿胀，对组织修复与功能康复具有积极作用。针灸、拔罐疗法对机体的修复作用也与降低肌痉挛、改善局部血液循环有关。

2. 对全身血液循环的影响 推拿对体表产生的各种作用力，可消耗和去除血管壁上的脂类物质，减缓血管的硬化，对恢复血管壁的弹性，改善管道的通畅性，降低血液流动的摩擦力，都具有一定的作用。因此已被广泛地用于高血压、冠心病、动脉硬化等疾病的临床治疗与康复。长期练气功的人，在练功时会感到手足发热，全身暖和。有的学者用仪器观察练功入静时的肢体容积曲线变化，发现周围血管明显扩张；用同位素磷测定，发现毛细血管的通透性增加，这些变化与练功时出现的感觉是一致的。

3. 对心脏的影响 有研究表明，针刺手厥阴经内关等腧穴，可使心率快者减慢，心率慢者增快，恢复到正常水平。针刺心俞、厥阴俞、内关、足三里等穴，可改善心脏的供血状态，并使冠心病患者心电图部分恢复正常，缓解心绞痛的发作。原血压较高者，通过针刺可降低血压，原血压较低者，针刺可使之升高。推拿能使冠心病患者的心率减慢，心脏做功减少，氧耗减少，同时还可使冠心病患者左心室收缩力增加，冠脉灌注增加，从而改善冠心病患者的心肌缺血缺氧状态。在第1～2胸椎部，用振动和叩击的手法，能引起心脏反射，表现为心肌收缩。中国传统运动疗法和气功疗法要求气沉丹田，呼吸深沉绵长，这是横膈运动与腹肌运动相结合的有规律的均匀的呼吸运动。这样的呼吸运动可以使冠状动脉反射性地扩张，氧化与还原作用加强，增加心肌的营养。一般而言，深吸气时心脏搏出量增加，深呼气时，心脏回血量增加，故练功后心率减慢，脉搏跳动有力，心脏负荷减轻，降低了心肌耗氧量，从而保护了心脏。在心电图下，可见到练气功后心率变慢，心律不齐者变得均匀整齐，对心律失常者有一定疗效。

4. 对血压的影响 日本学者对高血压患者进行腹部推拿后，观察到收缩压下降0.7～2.0kPa，舒张压下降2.8kPa，患者经过多次推拿后，血压可恒定在一定水平。根据脊髓节段反射，按摩颈部，可以调节脑内血液循环，降低颅内压，并有降低血压的作用。练气功时，意守部位不同，对血压有不同影响。意守丹田，可使血压下降；而意守上丹田（印堂或百会），可使血压上升，而且升压作用的出现也较快。练功时，还由于呼吸的调整，可引起自主神经系统的功能改变。当延长呼气时，血管扩张，血压下降；延长吸气时，血管收缩，血压就上升。因此，气功锻炼可以调节血管张力，有利于高血压和低血压病的防治。

（四）对呼吸系统的作用

针刺、推拿及六字诀等功法常用于慢性阻塞性肺疾病、哮喘等疾病的康复。针灸疗法除了应用针刺手段之外，还常用穴位发疱、穴位埋线等方法，取穴常用大椎、肺俞、天突、膏肓俞、中府、气户等穴，取得了较好的效果，其机制与调节支气管平滑肌的交感神经和迷走神经状态等因素有关。推拿还可以通过直接刺激胸壁并引起神经反射而使呼吸加深，对肺的通气、换气、肺活量均有影响。练气功时呼吸减慢而加深，长期练习可把呼吸锻炼得柔和、有力而均匀。实验证明，一个练功效果好的人，膈肌上下活动的幅度比一般人增大3～4倍，肺活量增大，每分通气量较练功前减少，潮气量增加，呼出的二氧化碳含量增加，因此，对患有呼吸道疾病，如支气管炎、哮喘、硅沉着病和阻塞性肺气肿等疾病的患者有较好的效果。呼吸功能还与自主神经系统功能有密切关系，在吸气中枢兴奋或呼气中枢抑制时，能广泛向交感神经系统扩散，在呼气中枢兴奋或吸气中枢抑制时，能广泛使副交感神经系统兴奋，从而对人体其他系统发挥重要作用。

（五）对其他系统的作用

推拿治疗消化系统疾病，如胃肠痉挛性疼痛，包括幽门痉挛、肠道痉挛、胃炎等，疗效显著。治疗时用较重的刺激手法，按 T_{6-12} 旁的压痛点持续刺激 2min 以上，可起到立即止痛的效果。这是因为重刺激对中枢起兴奋作用，中枢在兴奋状态下交感神经处于优势，而且选取的部位又是支配病变脏器的脊髓节段，通过植物中枢反射，使胃肠交感神经兴奋性提高，从而缓解症状。推拿还可加快胃肠的蠕动，可应用于脊髓损伤瘫痪者的便秘、消化功能不良等症。练气功时，腹肌活动范围比平时增加 3~4 倍，腹腔内压周期性的变动能"按摩"胃、肠、肝、胆、胰，促进肠胃蠕动，使消化液增多，减轻腹部瘀血，从而改善消化和吸收功能。推拿加盆底肌训练对老年人便秘有良好的效果。逆呼吸法和停闭呼吸法在这方面所起的作用最为显著。各种传统运动疗法也强调腹式呼吸，八段锦中还有"调理脾胃须单举"等动作，对消化道功能有明显促进作用。

针刺、推拿、传统运动疗法和食疗还可以通过多种途径调节功能免疫能力、调节血糖。有研究表明，针刺大椎、命门、足三里等穴可以使肝脏单核-巨噬细胞系统中的吞噬细胞活动显著增强，细胞总数增加，白细胞分类中淋巴细胞比例升高，而中性粒细胞的比例相对减少，白细胞的吞噬能力及血清中补体效价亦有所增加。针灸、中药具有一定的调节血糖作用，近年已获得较多临床和实验证据。糖尿病患者运用推拿手法后血糖可有不同程度的下降。练气功良好者，在服糖练功后的各个时间点测定，血糖的增高都少于静息状态下相同时间的数值，说明练气功有提高血糖调节功能的作用。

第四节 中国传统康复技术在康复医学中的地位

20 世纪 80 年代以来，特别是近十年以来，康复医学在我国得到快速发展，同时传统康复医学的独特优势也日益彰显，它的一些独特的治疗技术逐渐为国内国际康复医学界所认识并接受，在康复实践中得到广泛应用并取得了良好的疗效。原卫生部 2011 年印发的《综合医院康复医学科基本标准（试行）》和 2012 年印发的《康复医院建设基本标准》中，把传统康复治疗列为二级和三级综合性医院康复医学科和康复专科医院开展的标准项目之一。目前，我国各级医院的康复医学科和各类康复机构在运用现代康复治疗技术的同时，越来越多地采用传统康复技术与方法，同时现代与传统康复技术结合运用的康复治疗方案也被临床广泛应用，相应的研究课题及其成果也越来越多地见诸于会议和文献，康复临床和康复医学教育呈现出现代康复与传统康复相结合的我国康复医学和康复治疗新模式的发展趋势。

一、传统康复技术与现代康复技术的互补性

（一）理论基础的互补性

"中国传统康复医学"的康复对象、康复目标与现代康复医学是相一致的。这就决定了在康复治疗过程中可以将传统康复技术纳入整体康复治疗方案中去。现代康复医学的理论基础是神经生理学、运动生理学、功能解剖学、人体发育学等，而随着医学科学的发展和中医现代化研究进展，传统康复技术的理论基础也逐渐可以用现代医学科学来解释。在基础理论上可以相互解释的可能性，为两者在临床治疗上的互补运用提供了可能。

（二）评定技术的互补性

评定是治疗的前提，对患者功能障碍的准确评定，是取得良好康复疗效的关键。现代康复医学主要通过量表的方法对患者外在的形体及行为等功能障碍进行量化评定。而传统康复更注重对功能障碍所同时伴随的内在的病理状态进行评价，即辨证分型，两者各具优势和作用，具有互补性。传统康复是根据辨证的结果，选择和制订相应的康复技术和治疗方案。康复治疗的对象是功能障碍，通过四诊评定所得证候目前还难以反映功能障碍的性质和程度，以及由此而引起的社会参与方面的障碍。对功能障碍的现代康复评定结果也难以指导针灸、推拿、中药内外治等康复临床实践，所以两者各具优势和作用。只有将两者有机结合，才能在康复临床上既对外在的局部功能障碍进行康复治疗，也能从内在调整患者的整体功能状态，从而取得更好的康复效果，这也是现代与传统康复技术相结合的内

涵和优势之一。

（三）治疗技术的互补性

中国传统康复技术主要运用中医学的理论与方法，着眼于内在整体功能上的改善是它的特点。而现代康复医学除了运用医学的手段外，还吸纳了生物力学、教育学、工程学、社会学等手段，通过改善、代偿、替代的途径，在解决康复对象个体水平上的独立生活能力、社会参与能力等方面具有优势。传统康复医学主要运用中药内外治和非中药疗法，包括针灸、推拿、拔罐、刮痧、太极拳、八段锦、少林内功等传统功法等各种简易、方便、价廉、有效的方法以动静结合的形式而被广大群众普遍接受，而现代康复治疗技术以物理治疗（physical therapy, PT）、作业治疗（occupational therapy, OT）和言语治疗（speech therapy, ST）等有针对性的功能训练的方式提高患者的相关运动、言语等功能。两者各具特色和优势，具有较大的互补性。

将中国传统康复技术与现代康复技术融合应用，是对现代康复治疗模式的一种丰富和发展，应当是我国康复医学及其治疗技术发展的方向。在康复医疗的工作中，只有充分发挥传统康复技术和现代康复技术的双方优势，取长补短，才能不断提高康复临床、康复教育、康复研究的水平，共同推动我国康复医学事业的蓬勃发展。无论在我国医院康复医学科，还是在各类康复中心或社区康复机构建设中，包括人员配备、康复设施配置、康复技术的应用等方面，都应当把传统康复治疗及其技术应用作为重要的组成部分，以促进传统康复技术与其他康复治疗技术综合、协调运用，优势互补，发挥更加有效的作用。在医学教育方面，应当把中国传统康复技术作为康复治疗专业的核心课程之一，作为康复治疗技术人才的知识和能力的重要组成部分加以学习掌握，努力形成具有中国特色的康复治疗专业教育体系。在医学研究方面，把现代康复与传统康复研究结合起来，在康复理论、康复技术与方法、康复机制、临床应用与疗效等方面深化研究，探索新的成果，丰富康复理论与实践，以促进具有中国特色的康复医学体系的建设与发展。现代康复与传统康复相结合的康复医学模式应当成为我国康复医学发展的优势和特色，并为推动和丰富世界康复医学事业做出重要贡献。

二、传统康复技术在康复治疗中的特色与优势

作为中医学的组成部分，传统康复医学继承了中医学良好的学术思想与观点，如整体观念、辨证论治、正气为主、治未病的观点等，运用了中医学一切独特的基本理论，如阴阳五行、藏象（脏腑）、经络、气血津液、精气神和六淫、情志、痰饮瘀血致病等理论，使用了独具特色的治疗方法，如推拿、针灸、气功、按摩、中药、食疗等。可以说，传统康复医学具有中医学的一切特色。与现代康复医学相比较，传统康复技术还有以下的特点和优势。

（一）养生与康复结合

注重养生保健是中医学的特色，中医称"治未病"。养生保健与康复的结合，能有效地实现康复的目标。机体的功能障碍可以是现存的，也可以是潜在的。因此，康复技术运用的时间不应局限在功能障碍出现之后，而应当在此之前，亦即在发病之前或发病过程中就应采取一定措施，以防止病残的发生，或将病残降低到最低程度；已经发生病残后，应采取积极治疗措施，预防功能障碍的加重和新的功能障碍的产生。"未病先防、既病防残和已残防障"，符合现代康复预防的"三级预防"思想。

传统康复的很多治疗技术来自于中医养生学。如自然康复法中的香花、森林、空气、日光、泉水、声疗等，对常人保健和已病康复，都有良好的作用。同时，许多传统康复技术，如针灸、气功、推拿、体育运动、情志、饮食、药物调养等，也常用于中医养生。这些方法的优点既能养生防病，也可用之于已病治病和病后养生，即能防、能治、能养。这也是传统康复的特点之一。

治　未　病

治未病的思想就是疾病预防的思想。治未病概念的提出最早见于《黄帝内经》，"是故圣人不治已病治未病"。治未病包括未病先防和既病防变两个方面。这种防重于治的思想对于疾病的防治具有重要的指导意义。

（二）内治与外治结合

中医学在漫长的发展过程中，经过历代医家的发展和完善，创造了多种多样的康复治疗和养生康复的方法。各种方法均具有不同的治疗范围和优势，将这些办法综合运用，发挥各自的优势，以取得较好疗效是中国传统康复的特色之一。康复治疗的对象主要是残疾者、老年人、慢性病者等，其病程长，久病必虚，精气不足，单一的治疗方法难以取得较好的疗效，只有"内外相扶""药食并举"，综合内外治法，充分调动人体自我康复能力，才能取得更好效果。在康复实践中往往是突出运用外治法，结合内治法，重在培补元气，调整脏腑功能，促进功能恢复。在内治方面，首重食治，然后药治。调、养、治并举，促使功能障碍者形神功能最大限度的恢复。

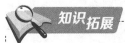

内治和外治

中医治法中，用口服药物治疗疾病的方法称为内治法；与此相对，口服药物以外治疗疾病的方法统称为外治法。其中外治法包括药物外治、针灸等运用器械的治疗方法、推拿等运用手法治疗的方法、气功、导引、功法及情志治疗等方法。

（《中医常用外治法》人民军医出版社　靳士英）

（三）自然康复与自疗康复相结合

传统康复医学认为，康复不仅要积极利用自然界赋予的客观条件，而且还要充分调动人体自身的主观积极性。只有自然康复与自疗康复相结合，才能取得良好的康复效果。

自然康复是指除针灸、推拿、药物治疗以外，利用自然界的日光、空气、泉水、花草、高山、岩洞、森林等各种物理因子促进人体身心康复。不同自然物理因素对人体有不同作用，恰当利用就可起到康复的作用与目的。日光疗法、空气疗法、泥土疗法、高山疗法、海水疗法、岩洞疗法、森林疗法等就是诸多的自然康复方法。

自疗康复是指康复对象在康复治疗的过程中，不应当仅仅是被动接受医务人员的康复技术服务，而且还应当在医务人员的指导下，外避虚邪贼风，内重恬淡虚无，注意饮食起居，运用太极拳、气功等传统运动康复技术积极主动地开展自我保健和锻炼，促进机体功能的恢复。

（四）整体康复与辨证康复相结合

整体康复和辨证康复是中医学整体观念和辨证论治在传统康复治疗方法中的具体体现，也是传统康复治疗获得良好疗效的关键。在康复过程中，对局部的功能障碍应从整体出发，采取全面的康复措施。强调充分调动内在的机体与脏腑功能，以促进某一外在的功能障碍的康复。在方法上要求充分利用人体自身恢复能力和自然、社会的力量促进康复，努力达到残障后人体内在功能的最佳状态，人与自然环境、社会环境的良好适应与协调和谐。

与中医临床各科强调辨证论治一样，传统康复治疗过程贯穿着辨证康复的思想。辨证包含有对功能障碍的内在生理病理的辨识，而生理病理的改善与外在形体及行为障碍的改善有因果关系。通过辨证论治消除造成各种功能障碍的内在原因，体现了中医学"治病求本"和整体康复的原则。因此，辨证是决定康复治疗技术选择的前提和依据。辨病与辨证相结合，采用因人而异、因证而异的个体化辨证治疗，能使康复治疗更有针对性，从而提高疗效。

（五）经济、简易、实用

传统康复技术经济方便、容易掌握、适用范围广、不需要复杂的场所和设施就能开展，且疗效独特、确切，又适合我国城乡居民的传统观念、生活习惯和风土人情，群众容易接受。在老年康复、慢性病康复、社区康复、家庭康复中尤其适宜推广应用。运用传统康复技术可以以较少的人力、物力、财力投入，达到为更多的康复对象提供基本康复需求的目的。在实现我国"人人享有基本康复服务"的目标过程中，应当大力推广和应用传统康复技术。

总之，中国传统康复具有独特的理论基础、实用的技术方法和良好的治疗效果，在康复领域中发挥着重要作用，体现了中医学的特色和优势，是适合我国国情的康复治疗方法。将传统康复技术与现代康复技术相结合,综合运用,探索创建传统与现代结合的具有我国特色的康复治疗模式,无论对中国传统康复医学的发展,还是对现代康复医学的发展,都具有积极的意义。

第五节 实 训

中国传统康复技术工作概貌

【目的要求】

1. 掌握:常见中国传统康复技术的治疗形式。

2. 熟悉:传统康复与现代康复的关系,以及在康复治疗中的地位和作用;传统康复技术的适应证。

3. 了解康复治疗师要掌握的传统康复技能要素。

【标本教具】

教学光盘、各级医院康复医学科或针灸科、推拿科、康复专科医院等。

【实训方式】

看录像、讲授、参观:

1. 教师可先结合教学光盘进行讲授,让学生了解整个传统康复的治疗形式和工作概貌。

2. 参观医院康复医学科、针灸科、推拿科或康复专科医院。

3. 临床教师带教讲解作为一个康复治疗师应掌握的传统康复技能及要求。

【实训内容、方法】

1. 观看录像 观看相关传统康复的教学光盘,诸如传统康复的发展历史,传统康复在现代康复中的作用及地位,传统康复的治疗方法,适用于传统康复治疗的疾病介绍、预后与转归等内容。

2. 参观传统康复工作概貌 组织学生分组参观医院或康复中心的康复病区和各治疗室,或针灸科、推拿科,要求临床老师带教并向学生介绍以下几点:①传统康复在现代康复治疗中常用的主要有哪几种治疗手段;②哪些功能障碍问题用传统康复的治疗方法比较有效;③传统康复技术与现代康复技术各自优势、特色,有哪些优势互补的康复治疗方法;④作为一个康复治疗师必须掌握的传统康复技能有哪些;⑤传统康复技术中哪些技术在康复治疗中有较大的发展空间;⑥如何学习传统康复技术;⑦传统康复技术治疗的典型病例的介绍分析,包括康复效果、预后及转归。

【思考题】

结合录像和参观,请你就对传统康复技术工作概貌的认识和理解,写一篇观后感。

本章小结

中国传统康复技术是传统康复医学体系中所应用的具体的康复手段和方法。中国传统康复技术历史悠久、内容丰富,对各类病伤残者的康复有着良好的效果。中国传统康复医学有着独特的发病机制认识、康复评定方法和康复治疗原则。整体康复和辨证康复是指导传统康复治疗的核心思想。

中国传统康复技术具有自身显著的特色和优势,在临床康复治疗中与现代康复技术有着良好的互补性。作为中医学的组成部分,在中医学理论的指导下,运用了包括针灸、推拿、中药内外治法以及太极拳、气功、八段锦等独具特色的传统康复治疗方法。

学习本章的目的是使本专业学生掌握中国传统康复技术的基本概念、核心思想、治疗原则以及特色和优势,以树立应用传统康复技术的临床思维,为学习本课程的以下章节以及为今后在临床康复治疗工作中运用传统康复技术打下基础。

(陈健尔 梁康)

扫一扫,测一测

思考题

1. 传统康复技术在康复治疗中有哪些特色和优势?
2. 传统康复技术的作用原理是什么?
3. 如何通过四诊资料对病人进行辨证分析?
4. 中国传统康复技术的治疗原则有哪些?
5. 中国传统康复技术理论的基本特点有哪些?

思路解析

第二章　经络与腧穴

02章 PPT

学习目标

1. 掌握：经络和腧穴的概念，十二经的走向、流注次序、交接规律，腧穴的分类、主治作用，特定穴的组成，腧穴的定位方法，常用腧穴的定位、主治和操作方法。
2. 熟悉：经络系统的组成、十二经脉的循行。
3. 了解：奇经八脉、十五络脉、十二经别、十二经筋、十二皮部的特点。
4. 在人体上划出经脉循行路线，详细指出腧穴定位。
5. 以严格认真的态度划经、点穴。能与患者及家属进行沟通，安排适合的医疗和康复环境，为针灸、推拿等工作奠定基础。

第一节　经络总论

一、经络概念

经络（channel and collateral）由经脉和络脉组成，经，有"路径"的含义，是经络中大的直行的主干，多循行于人体的深部；络，有"网络"的含义，是经络中细小的分支，纵横交错，有如网格，分布于人体的浅表部位。

经络是人体运行气血、联络脏腑、沟通内外、贯穿上下的径路，它将人体各部的组织器官联系成一个有机的整体，运行气血，营养全身，使人体各部的功能活动得以保持协调和相对平衡。

二、经络系统的组成

经络系统由经脉和络脉两大部分组成。经脉包括十二经脉、奇经八脉以及附属于十二经脉的十二经别、十二经筋、十二皮部；络脉包括十五络脉及不计其数的孙络、浮络等（表2-1）。

（一）十二经脉

十二经脉的名称是根据手足、阴阳、脏腑而定的。由于它们隶属于十二脏腑，为经络系统的主体，故又称为"正经"。循行于人体前内侧的经脉为阴经，循行于人体后外侧的经脉为阳经，阴经属脏，阳经属腑；经脉循行经过上肢的称为手经，经过下肢的称为足经，又根据经脉在上下肢内外侧和前中后的不同及阴阳衍化的道理分为三阴三阳。三阴为太阴、厥阴、少阴；三阳为阳明、少阳、太阳。按此命名原则，十二经脉的名称分别为手太阴肺经、手阳明大肠经、足阳明胃经、足太阴脾经、手少阴心经、手太阳小肠经、足太阳膀胱经、足少阴肾经、手厥阴心包经、手少阳三焦经、足少阳胆经、足厥阴肝经。十二经脉的作用主要是联络脏腑、肢体和运行气血，濡养全身。

表2-1 经络系统的组成

经络	经脉	十二经脉	意义:十二脏腑所属的经脉,又称正经 作用:运行气血的主要干道 特点:分手、足、三阴、三阳四组,与脏腑连属,有表里相配,其循环自肺经开始至肝经止,周而复始,循环不息,各经均有专定的腧穴
		奇经八脉	意义:是督脉、任脉、冲脉、带脉、阴维脉、阳维脉、阴跷脉、阳跷脉的总称,不直接连属脏腑,无表里配合关系,"别道奇行",故称奇经 作用:沟通十二经脉之间的联系,以调节十二经气血 特点:任督两脉随十二经组成循环的通路,并有专定的腧穴,其他六脉不随十二经循环,腧穴都依附于十二经脉与任督二脉
		十二经别	意义:正经旁出的支脉 作用:加强表里经脉深部的联系,以补正经在循环的不足 特点:循行路线均由四肢别出走入深部(胸、腹),复出浅部(头、颈)
		十二经筋	意义:十二经脉所属的筋肉体系 作用:联结肢体骨肉,维络周身,主司关节运动 特点:自四肢末梢走向躯干,终于头身,不入脏腑,多结聚于四肢关节和肌肉丰满之处
		十二皮部	意义:十二经脉所属的皮肤体系 作用:是十二经脉在体表一定皮肤部位的反应区 特点:分区基本上和十二经脉在体表的循行部位一致
	络脉	十五络脉	意义:本经别走邻经而分出的支络 作用:十二经别络加强表里阴阳两经的联系;任脉别络沟通了腹部经气;督脉别络沟通了背部经气;脾之大络沟通了侧胸部经气 特点:十二经脉和任督两脉各有一个别络加上脾之大络,共为十五别络
		孙络 浮络	络脉最细小、表浅的分支,遍布全身

十二经脉的循行走向特点:"手之三阴从胸走手,手之三阳从手走头,足之三阳从头走足,足之三阴从足走腹"(《灵枢·逆顺肥瘦》)。

十二经脉的交接规律:①阴经与阳经交接在四肢末端;②阳经与阳经交接在头面部(同名经);③阴经与阴经交接在胸部。

十二经脉在头身四肢的分布规律:阴经多循行于四肢内侧及胸腹部,上肢内侧者为手三阴经,下肢内侧者为足三阴经;手足三阴经在四肢的排列顺序为"太阴"在前,"厥阴"在中,"少阴"在后。阳经多循行四肢外侧面及头面、躯干部,上肢外侧者为手三阳经,下肢外侧者为足三阳经;手足三阳经在四肢的排列顺序为"阳明"在前,"少阳"在中(侧),"太阳"在后(表2-2)。

表2-2 十二经脉名称及循行分布规律表

	阴经 (属脏)	阳经 (属腑)	循行部位 (阴经行于内侧,阳经行于外侧)		
手	太阴肺经 厥阴心包经 少阴心经	阳明大肠经 少阳三焦经 太阳小肠经	上肢		前 中 后
足	太阴脾经 厥阴肝经 少阴肾经	阳明胃经 少阳胆经 太阳膀胱经	下肢		前 中 后

十二经脉通过支脉和络脉的沟通衔接,形成六组"络属"关系。即在阴阳经之间形成六组"表里关系"。阴经属脏络腑,阳经属腑络脏(表2-3)。

表2-3　十二经表里关系表

手	阴经 阳经	太阴肺经 阳明大肠经	厥阴心包经 少阳三焦经	少阴心经 太阳小肠经	表里相对
足	阳经 阴经	阳明胃经 太阴脾经	少阳胆经 厥阴肝经	太阳膀胱经 少阴肾经	表里相对

十二经脉气血的流注次序为:起于肺经→大肠经→胃经→脾经→心经→小肠经→膀胱经→肾经→心包经→三焦经→胆经→肝经,最后又回到肺经。周而复始,环流不息(图2-1)。

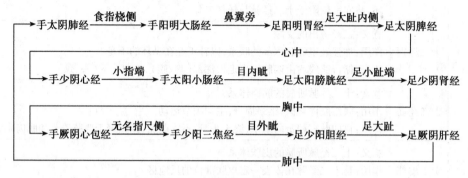

图2-1　十二经脉的流注次序

（二）奇经八脉

奇经八脉是任、督、冲、带、阴维、阳维、阴跷、阳跷脉的总称。它们与十二正经不同,既不直接内属脏腑,又无表里配合关系,故称"奇经"。其生理功能,主要是对十二经脉的气血运行起溢蓄、调节作用。

任脉为诸阴经交会之脉,具有调节全身阴经经气的作用,故称"阴脉之海";督脉为诸阳经交会之脉,具有调节全身阳经经气的作用,故称"阳脉之海";冲脉为十二经脉交会之脉,具有溢蓄十二经气血的作用,故称"十二经之海""血海";带脉环腰一周,具有约束诸经的作用;阴维脉、阳维脉分别调节六阴经和六阳经的经气,以维持阴阳协调和平衡;阴跷脉、阳跷脉共同调节肢体运动和眼睑的开合。

奇经八脉中,冲、带、跷、维六脉腧穴,大多寄附于十二经脉与任、督脉之中,而任、督二脉各有其专属的腧穴,故与十二经相提并论,合称为"十四经穴"。

（三）十五络脉

十二经脉和任、督二脉各自别出一络,加上脾之大络,总计15条,称为十五络脉,分别以其发出处的腧穴命名,如手太阴经的络脉称为"列缺"(表2-4)。

表2-4　十五络脉名称表

十五络脉	名称	十五络脉	名称
手太阴肺经络脉	列缺	手厥阴心包经络脉	内关
手阳明大肠经络脉	偏历	手少阳三焦经络脉	外关
足阳明胃经络脉	丰隆	足少阳胆经络脉	光明
足太阴脾经络脉	公孙	足厥阴肝经络脉	蠡沟
手少阴心经络脉	通里	任脉络	鸠尾
手太阳小肠经络脉	支正	督脉络	长强
足太阳膀胱经络脉	飞扬	脾之大络	大包
足少阴肾经络脉	大钟		

十二经脉的别络均从本经四肢肘膝关节以下的络穴分出,走向其相表里的经脉,即阴经别络于阳经、阳经别络于阴经。任脉的别络从鸠尾分出后散布于腹部;督脉的别络从长强分出后散布于头,左右别走足太阳经;脾之大络从大包分出后散布于胸胁。

四肢部的十二经别络,加强了十二经中表里两经在四肢部的联系;任脉别络、督脉别络和脾之大络,主要加强躯干部前、后、侧面的沟通联系。十五络脉及其分出的浮络和孙络,如同网络,遍布全身,其主要作用是输布气血以濡养全身组织。

(四)十二经别

十二经别是十二正经离、入、出、合的别行部分,是正经别行深入体腔的支脉。十二经别多从四肢肘膝关节以上的正经别出(离),经过躯干深入体腔与相关的脏腑联系(入),再浅出于体表上行头项部(出),在头项部,阳经经别合于本经的经脉,阴经经别合于其相表里的阳经经脉(合)。十二经别按阴阳表里关系汇合成六组,在头项部合于六阳经脉,故有"六合"之称。十二经别不仅加强了十二经脉的内外联系,更加强了经脉所属络的脏腑在体腔深部的联系,补充了十二经脉在体内外循行的不足。由于十二经别通过表里相合的"六合"作用,使得十二经脉中的阴经与头部发生了联系,从而扩大了手足三阴经穴位的主治范围。

(五)十二经筋

十二经筋是十二经脉之气输布于筋肉骨节的体系,是附属于十二经脉的筋肉系统。其循行分布均起始于四肢末端,结聚于关节骨骼部,走向躯干头面。十二经筋行于体表,不入内脏。手足阳经经筋(刚筋)分布于项背和四肢外侧;手足阴经经筋(柔筋)分布于胸腹和四肢内侧。足三阳经筋起于足趾,循股外上行结于面;足三阴经筋起于足趾,循股内上行结于阴器(腹);手三阳经筋起于手指,循臑外上行结于角(头);手三阴经筋起于手指,循臑内上行结于贲(胸)。

经筋具有约束骨骼、屈伸关节、维持人体正常运动功能的作用。

(六)十二皮部

十二皮部是十二经脉功能活动反映于体表的部位,也是络脉之气散布之所在。十二皮部的分布区域是以十二经脉在体表的分布范围,即十二经脉在皮肤上的分属部分为依据而划分的。

由于十二皮部居于人体最外层,又与经络气血相通,故是体机的卫外屏障,起着保卫机体、抗御外邪和反映病证的作用。近现代临床常用的皮肤针、穴位敷贴法等,均以皮部理论为指导。

三、经络的功能及应用

(一)经络的功能

1. 联络脏腑,沟通内外 人体的五脏六腑、四肢百骸、五官九窍、皮肉筋骨等组织器官,通过经络系统的联络、沟通实现全身内外、上下、前后的协调统一,构成一个有机的整体。十二经脉和十二经别加强了人体的脏腑与体表以及脏腑与各组织器官之间的联系;奇经八脉加强了经脉之间的联系;经筋和十五络脉加强了体表与体表以及体表与脏腑之间的联系;经筋、皮部联结了肢体筋肉皮肤。经络系统将人体各部紧密地联系起来,使机体各部保持着完整性和统一性。

2. 运行气血,营养全身 经络具有运行气血、营养全身、协调阴阳的功能。气血是构成人体和维持人体生命活动的基本物质之一。血液在脉中周流不息,运行全身,为人体提供丰富的营养,以维持正常的生理活动。因此,经脉具有运行血液、阻遏血液溢出脉外的功能。

3. 抗御外邪,保卫机体 孙络的分布遍及全身各部,卫气通过孙络散布全身,进而发挥"温分肉,充肌肤,肥腠理,司开阖"的功能。当外邪侵犯人体时,卫气由孙络快速密布于体表,孙络和卫气最先接触到外邪,而与外邪抗争,在体表部位出现异常现象,若正胜邪退,则外邪迅速出表,机体得以安宁;如果邪胜正衰,则气由表入里,通过孙络、络脉、经脉逐步深入,疾病发展,出现相应的证候。

4. 传导感应,调整虚实 经络可以传导来自机体内外的各种刺激,在致病因素的作用下,机体出现气血不和、阴阳偏盛偏衰的虚实证候,这时运用针灸推拿等治疗方法,以"泻其有余,补其不足",激发和调动经络的调整、防御能力,达到调整气血、扶正祛邪、协调阴阳、治愈疾病的目的。

（二）经络的临床应用

1. 说明病理变化

（1）传注病邪：《素问·缪刺论》说："夫邪之客于形也，必先舍于皮毛，留而不去，入舍于孙络，留而不去，入舍于络脉，留而不去，入舍于经脉，内连五脏，散于肠胃。"说明在正虚邪盛的情况下，经络是病邪传注的途径。一是外邪可经皮部、孙络、络脉、经脉的传注，由表及里，由浅入深，从皮毛腠理内传于脏腑；二是经络也是脏腑之间、脏腑与体表组织器官之间病变相互影响的渠道。

（2）反映病候：经络气血阻滞不通，会出现相关部位的疼痛或肿胀，如果气血运行不足，就会出现筋脉失养的表现，而见病变部位麻木不仁、肌肤失荣及功能减退等局部症状。如伤寒的"六经传变"规律，疾病的发展由表及里，可从太阳经传至阳明或少阳，而见太阳或阳明的病候。

2. 指导辨证归经 经络是沟通人体各个组织器官的通路，与脏腑有相应的属络关系，其循行又有一定的部位和起止点。根据疾病所出现的症状，结合经络循行的部位及所联系的脏腑，作为辨证的依据。如肠痈患者有时在足阳明胃经的上巨虚出现压痛，咳嗽的患者可在肺俞穴见到异常变化。

3. 指导针灸推拿治疗

（1）指导选取腧穴：针灸推拿治病是通过刺激腧穴，以疏通经气，恢复、调整人体脏腑气血的功能，从而达到治病的目的。针灸推拿选穴，是在明确辨证的基础上，选用局部腧穴，如某一经络或脏腑有病，选用该经或该脏腑所属经脉的远部腧穴来治疗。

（2）指导刺激方法：历代医家在经络学说的指导下，根据"虚则补之，实则泻之"的原则，创立了许多针刺推拿补泻手法。通过不同的手法刺激腧穴，激发经络的功能而起作用，达到调整组织器官功能失调的目的。

4. 指导药物归经 药物归经是运用经络学说对药物性能进行分析、归类，将药物按其主治性能归入某经或某几经，也即是某些药物对脏腑、经络的选择性作用。药物归经把药物的功效与病机和脏腑、经络密切结合，阐明了某药物对某经络的病变起主要的作用，并对该经所属络的脏腑病变起着主要的作用，从而使药物的应用更为灵活多变，拓展了药物的适用范围。

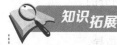

知识拓展

经 络 感 传

20世纪50年代，人们在针刺中发现了一种奇怪的现象：有些人接受针刺治疗时，会产生一种沿经脉路线移动的感觉，后来正式命名这一现象为循经感传现象，产生这一现象的人称为"经络敏感人"，但这类人只占人群中的很小一部分。循经感传现象的发现，扭转了以往人们认为经络就是血管的观点，显然血管无法形成这种感觉循经移动的现象。

到了70年代，人们发现了循经感传的一些奇异特性：①速度较慢，为每秒厘米量级；②可被机械压迫和注射生理盐水及冷冻降温所阻断；③可出现回流和乏感传；④可绕过瘢痕组织及通过局部麻醉区，可趋向病灶；⑤发现部分截肢病人在截肢部位出现幻经络感传。

第二节 腧 穴 总 论

一、腧穴的概念

腧穴（acupoint）是人体脏腑经络之气输注于体表的部位，既是疾病的反应点，又是针灸、推拿等方法的施术部位。

《黄帝内经》中腧穴又称作"节""会""气穴""气府""骨空"等；后世医家还将其称之为"孔穴""穴道""穴位"；宋代的《铜人腧穴针灸图经》则通称"腧穴"。虽然"腧""输""俞"三者均指腧穴，但在具体应用时却各有所指。腧穴，是对穴位的统称；输穴，是对五输穴中的第三个穴位的专称；俞穴，专指特定穴中的背俞穴。

人体的腧穴与经络、脏腑、气血密切相关。《灵枢·九针十二原》载:"欲以微针通其经脉,调其血气,营其逆顺出入之会。"说明针灸是通过经脉、气血、腧穴三者的共同作用,达到治疗目的的。经穴均分别归属于各经脉,经脉又隶属于一定的脏腑,故腧穴—经脉—脏腑间形成了不可分割的联系。

二、腧穴的分类

人体的腧穴大体上可归纳为十四经穴、经外奇穴、阿是穴三类。

(一)十四经穴

十四经穴是指具有固定的位置和具体的名称,且归属于十二经脉和任脉、督脉的腧穴。这类腧穴具有主治本经和所属脏腑病证的作用,简称"经穴"。十四经穴共有 361 个,是腧穴的主要组成部分。

(二)经外奇穴

经外奇穴是指具有具体的名称和明确的位置,但尚未归入十四经系统的腧穴。这类腧穴的主治作用具有一定的针对性,并对某些病证有特殊的疗效,因未归入十四经系统,故又称"奇穴"。历代对奇穴记载不一。目前,原国家技术监督局(现为国家质量监督检验检疫总局)批准发布的《经穴部位》,对 48 个奇穴的部位确定了统一的定位标准。

(三)阿是穴

阿是穴是指既无固定位置,又无具体名称,而是以压痛点或反应点作为针灸推拿施术部位的一类腧穴,又称"天应穴""不定穴""压痛点"等。

三、腧穴的作用

(一)近治作用

近治作用是一切腧穴主治作用所具有的共同特点,所有腧穴均能治疗该穴所在部位及邻近组织、器官的局部病证。如耳周的耳门、听宫、听会等穴均能治疗耳疾。

(二)远治作用

远治作用是十四经腧穴主治作用的基本规律。在十四经穴中,尤其是十二经脉在四肢肘膝关节以下的腧穴,不仅能治疗局部病证,还可治疗本经循行所及的远隔部位的组织器官脏腑的病证,有的甚至可影响全身的功能。如"合谷穴"不仅可治上肢病,还可治颈部及头面部疾患,同时还可治疗外感发热病;"足三里"不但治疗下肢病,而且对调整消化系统功能,甚至人体防卫、免疫反应等方面都具有一定的作用。

(三)特殊作用

特殊作用是针对某些腧穴所具有的双向良性调整作用和治疗作用具有相对特异性而言。如"天枢"在泄泻时使用可以止泻,便秘时使用又可以通便;"内关"在心动过速时可减慢心率,心动过缓时又可提高心率。治疗作用特异性如大椎退热、至阴矫正胎位、少泽通乳、四缝治疗小儿疳积、丰隆祛痰等。

总之,十四经穴的主治作用,归纳起来大体是:本经腧穴可治本经病,表里经腧穴能互相治疗表里两经病,邻近经穴能配合治疗局部病。

四、腧穴的主治规律

人体各部腧穴的主治病证较为复杂,但主要决定于腧穴所属经络、所在部位和属何类别(特定穴)。无论是腧穴的近治作用,还是远治作用,都是以经络学说为依据的,即"经脉所过,主治所及",并有一定的规律可循。一般可分为分经主治和分部主治两个方面。

(一)分经主治

十四经腧穴的分经主治,是以任脉、督脉、手足三阴、手足三阳经来区分的,每组经穴既有主治本经病证为重点的特点,又有主治两经或三经相同病证的共性(表2-5)。

表 2-5 十四经穴分经主治规律

任、督二脉

经脉名称	本经病	两经病
任脉	具有固脱、回阳、强壮作用	神志病、脏腑病、妇科病
督脉	中风、昏迷、热病、头面病	

手三阴经、手三阳经

经脉名称	本经病	两经病	三经病
手太阴经	肺、喉病		胸部病
手厥阴经	胃、心病	神志病	
手少阴经	心病		
手阳明经	前额、鼻、口齿病		咽喉病、热病
手少阳经	侧头、胁、肋病	耳病、眼病	
手太阳经	后头、肩胛、神志病		

足三阴经、足三阳经

经脉名称	本经病	两经病
足太阴经	脾胃病	前阴病、妇科病
足厥阴经	肝胆病	
足少阴经	肾、肺、咽喉病	
足阳明经	前额、口齿、咽喉、胃肠病	神志病、热病
足少阳经	侧头、耳病、胁肋病、胆腑病	
足太阳经	后头、目、项、背、腰、脏腑病	

（二）分部主治

十四经腧穴因所在部位不同，主治各异，一般规律是：躯干、头面、颈项部腧穴，多数治局部病证；肘膝关节以下的腧穴不但可治疗局部病证，而且还可以治疗头面、五官、颈项、脏腑及发热、神志等全身疾病。如睛明治疗眼病；昆仑既可治疗脚跟肿痛、腰腿痛，又可治疗头痛、项强、肩背痛、难产等。

五、腧穴的定位方法

腧穴定位正确与否直接影响到临床治疗效果，历代医家都非常重视腧穴的定位。腧穴的定位方法一般分为解剖标志定位法、骨度分寸定位法、手指同身寸定位法和简便取穴法四种。

（一）解剖标志定位法

1. 固定标志 指不受人体活动影响而固定不移的标志。如五官、毛发、指（趾）甲、乳头、肚脐及各种骨节突起和凹陷部。这些自然标志固定不移，有利于腧穴的定位，如两眉之间取"印堂"；两乳之间取"膻中"等。

2. 活动标志 指需要采取相应的动作姿势才能出现的标志。如张口于耳屏前方凹陷处取"听宫"；握拳于手掌尺侧横纹头取"后溪"等。

（二）骨度分寸定位法

骨度分寸定位法是以体表骨节间的距离折量为一定长度等份，每一等份为一寸，以此确定腧穴位置的方法（图 2-2），又称为骨度法，本法始见于《灵枢·骨度》篇。临床常用骨度分寸见表 2-6。

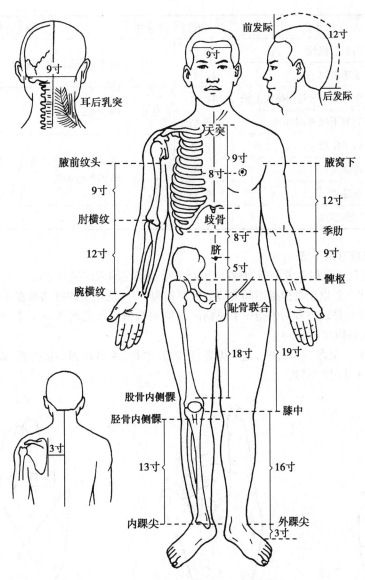

图 2-2 骨度分寸（正面、背面、头部）

表 2-6 常用骨度分寸表

分部	起止点	常用骨度	度量法	说 明
头部	前、后发际中点	12寸	直寸	如前后发际不明，从眉心量至大椎穴作18寸。眉心至前发际中点3寸，大椎至后发际中点3寸
	前额两发角之间	9寸	横寸	用于量头部的横寸
	耳后两完骨（乳突）之间	9寸		
胸腹部	胸剑联合至脐中	8寸	直寸	胸部与胁肋部取穴直寸，一般根据肋骨计算，每一肋两穴间作1寸6分
	脐中至耻骨联合上缘	5寸		
	两乳头之间	8寸	横寸	女性可用锁骨中线代替
背腰部	大椎以下至尾骨	21椎	直寸	背部直寸根据脊椎定穴，肩胛下角相当第7胸椎，髂嵴最高点相当第4腰椎棘突
	两肩胛骨脊柱缘之间	6寸	横寸	

分部	起止点	常用骨度	度量法	说　明
上肢部	腋前纹头至肘横纹	9寸	直寸	用于手三阴、手三阳经
	肘横纹至腕横纹	12寸		
下肢部	耻骨联合上缘至股骨内侧髁上缘	18寸	直寸	用于足三阴经
	胫骨内侧髁下缘至内踝尖	13寸		
	股骨大转子至膝中	19寸	直寸	用于足三阳经;"膝中"前面相当犊鼻穴,后面相当委中穴
	膝中至外踝尖	16寸		
	臀横纹至膝中	14寸		
	内外踝尖到足底	3寸		

（三）手指同身寸定位法

手指同身寸定位法是以患者手指为标准,进行测量和确定腧穴位置的方法。

1. 拇指同身寸　是以患者拇指指间关节的横度作为1寸,适用于四肢部的直寸取穴(图2-3)。

2. 中指同身寸　是以患者的中指中节屈曲时内侧两端横纹头之间作为1寸,可用于四肢部取穴的直寸和背部取穴的横寸(图2-4)。

3. 横指同身寸　又名"一夫法",是令患者将食指、中指、无名指和小指并拢,以中指中节横纹处为准,四指测量为3寸(图2-5)。

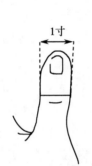
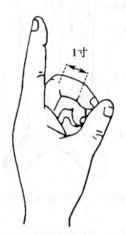
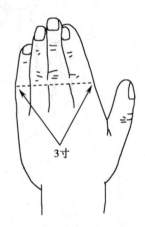

图 2-3　拇指同身寸　　　　图 2-4　中指同身寸　　　　图 2-5　横指同身寸（一夫法）

（四）简便取穴法

临床上常用一种简便易行的取穴方法,如两耳尖直上取"百会",两手虎口交叉取"列缺",垂手中指端取"风市"等。

六、特定穴

特定穴(specific points)是指十四经穴中具有特殊治疗作用和特定名称的一些腧穴。根据不同的名称、分布特点和治疗作用,可分为十大类,具体包括五输穴、原穴、络穴、八脉交会穴、下合穴、郄穴、背俞穴、募穴、八会穴、交会穴。

特定穴是临床最常用的腧穴,掌握特定穴对于理解腧穴的主治、临床的选穴和配穴等均有重要的指导意义。

（一）五输穴

1. 概念　五输穴是指十二经脉分布在肘膝关节以下的井、荥、输、经、合五个特定腧穴。古代医家以自然界的水流比拟经气在经脉中的运行情况,以此说明经气的出入和经过部位的深浅及其不同作用,正如《灵枢·九针十二原》所说:"所出为井,所溜为荥,所注为输,所行为经,所入为合。"

2. 分布特点　五输穴均位于四肢肘、膝关节以下,按井、荥、输、经、合的顺序,依次从四肢末端向肘、膝方向向心性排列。其中井穴多位于四肢末端;荥穴多位于掌指或跖趾关节之前;输穴多位于掌指或跖趾关节之后;经穴在前臂或小腿部;合穴多位于肘或膝关节附近。

3. 内容　每条经脉有 5 个五输穴,十二经脉总共 60 个穴位。按照"阴井木""阳井金"的规律,可将各经脉"井、荥、输、经、合"按五行相生的顺序依次配属(表 2-7、表 2-8)。

表 2-7　阴经五输穴表

经脉名称	井(木)	荥(火)	输(土)	经(金)	合(水)
手太阴肺经	少商	鱼际	太渊	经渠	尺泽
手厥阴心包经	中冲	劳宫	大陵	间使	曲泽
手少阴心经	少冲	少府	神门	灵道	少海
足太阴脾经	隐白	大都	太白	商丘	阴陵泉
足厥阴肝经	大敦	行间	太冲	中封	曲泉
足少阴肾经	涌泉	然谷	太溪	复溜	阴谷

表 2-8　阳经五输穴表

经脉名称	井(金)	荥(水)	输(木)	经(火)	合(土)
手阳明大肠经	商阳	二间	三间	阳溪	曲池
手少阳三焦经	关冲	液门	中渚	支沟	天井
手太阳小肠经	少泽	前谷	后溪	阳谷	小海
足阳明胃经	厉兑	内庭	陷谷	解溪	足三里
足少阳胆经	足窍阴	侠溪	足临泣	阳辅	阳陵泉
足太阳膀胱经	至阴	足通谷	束骨	昆仑	委中

[附] 五输穴歌
肺经少商与鱼际,太渊经渠尺泽连。大肠商阳与二间,三间阳溪曲池率。
胃经厉兑内庭随,陷谷解溪足三里。脾经隐白大都连,太白商丘阴陵泉。
心经少冲少府邻,神门灵道少海寻。小肠少泽前谷(后)溪,阳谷为经小海依。
膀胱至阴通谷从,束骨昆仑与委中。肾经涌泉然谷宜,太溪复溜阴谷毕。
心包中冲劳宫乐,大陵间使连曲泽。三焦关冲与液门,中渚支沟天井匀。
胆经窍阴侠溪行,临泣阳辅与阳陵(泉)。肝经大敦与行间,太冲中封与曲泉。

4. 临床应用

(1) 按五输穴主病特点应用:《难经·六十八难》说:"井主心下满,荥主身热,输主体重节痛,经主喘咳寒热,合主逆气而泄。"即井穴用于急救;荥穴主治热证;输穴治肢体关节酸痛沉重病证;经穴治咽喉及咳喘证;合穴治五脏六腑病等。

(2) 按五行生克关系应用:根据"虚则补其母,实则泻其子"的原则,虚证用母穴,实证用子穴,即子母补泻法。本法分为本经子母补泻和异经子母补泻。如肺经实证泻其子,取尺泽;肺经虚证补其母,取太渊,为本经子母补泻;同时泻阴谷,补太白为异经子母补泻。

(3) 按时应用:一是按季节应用,《难经·七十四难》载"春刺井,夏刺荥,季夏刺输,秋刺经,冬刺合。"二是以一日之中十二经脉气血盛衰开合的时间,选用不同的五输穴,即子午流注针法。

（二）原穴

1. 概念 原穴是脏腑原气输注、经过和留止的部位，又称"十二原穴"。

2. 分布特点 十二经原穴多分布于腕、踝关节附近。

3. 内容 六阴经原穴就是其五输穴中的输穴，即"阴经以输代原"；阳经原穴则是在其五输穴中的输穴、经穴之间独置的一穴（表2-9）。

表2-9 十二经原穴表

经脉（阴经）	原穴（以输代原）	经脉（阳经）	原穴
手太阴肺经	太渊	手阳明大肠经	合谷
手少阴心经	神门	手太阳小肠经	腕骨
手厥阴心包经	大陵	手少阳三焦经	阳池
足太阴脾经	太白	足阳明胃经	冲阳
足少阴肾经	太溪	足太阳膀胱经	京骨
足厥阴肝经	太冲	足少阳胆经	丘墟

4. 临床应用 原穴在临床上主要用于诊断和治疗五脏六腑疾病，即"五脏六腑之有疾者，取之十二原。"脏腑发生病变时，会在相应的原穴上出现异常反应，如压痛、敏感、电阻改变、温度改变等，通过诊察原穴的反应变化，并结合临床，可推断脏腑的病情并有效地治疗。

除此之外，原穴和络穴配伍，用以治疗表里经之间的经脉和脏腑病。

（三）络穴

1. 概念 络脉从经脉分出的部位各有一个腧穴，称为络穴。

2. 分布特点 十二经脉的络穴皆位于肘、膝关节以下；任脉络穴位于腹部，督脉络穴位于骶尾部，脾之大络穴位于胁部。

3. 内容 十二经脉各有一个络穴，加上任脉络穴、督脉络穴和脾之大络，共计十五络穴（表2-10）。

表2-10 十五络穴表

分类	经脉	络穴
手三阴经	手太阴肺经	列缺
	手少阴心经	通里
	手厥阴心包经	内关
手三阳经	手阳明大肠经	偏历
	手太阳小肠经	支正
	手少阳三焦经	外关
足三阴经	足太阴脾经	公孙
	足少阴肾经	大钟
	足厥阴肝经	蠡沟
足三阳经	足阳明胃经	丰隆
	足太阳膀胱经	飞扬
	足少阳胆经	光明
其他	任脉	鸠尾
	督脉	长强
	脾大络	大包

[附] 十五络穴歌

人身络穴一十五,我今逐一从头举。手太阴络为列缺,手少阴络即通里。

手厥阴络为内关,手太阳络支正是。手阳明络偏历当,手少阳络外关位。

足太阳络号飞扬,足阳明络丰隆记。足少阳络为光明,足太阴络公孙寄。

足少阴络名大钟,足厥阴络蠡沟配。阳督之络号长强,阴任之络号尾翳。

脾之大络为大包,十五络脉君须记。

4. 临床应用 络穴在临床上用于治疗表里两经循行所过部位及其归属脏腑的疾病,还可以治疗络穴所在局部的病证。如手阳明大肠经的络穴为偏历,以主治本经脉病变,"实则龋、聋,虚则齿寒、痹隔",同时还可主治肩臂肘腕疼痛、鼻出血、口眼歪斜、喉痛、目疾等。络穴可单独应用,也可原络配穴应用。

（四）背俞穴

1. 概念 背俞穴是指脏腑之气输注于背腰部的腧穴,简称"俞穴"。

2. 分布特点 背俞穴均位于背腰部足太阳膀胱经脉第 1 侧线上。

3. 内容 十二脏腑各有 1 个背俞穴,共计 12 个背俞穴。

[附] 十二背俞穴歌

三椎肺俞厥阴四,心五肝九十胆俞,十一脾俞十二胃,十三三焦椎旁居,

肾俞却与命门平,十四椎外穴是真,大肠十六小十八,膀胱俞与十九平。

4. 临床应用 由于背俞穴与各自所属脏腑有密切的关系,所以常用于诊断和治疗相应脏腑及其组织器官的病证。如肝之背俞穴肝俞可治疗肝病所致之胁痛、黄疸。另外,肝开窍于目,肝俞还可治疗目疾。根据"从阳引阴"及"阴病行阳"等原则,位于属阳的背腰部的背俞穴临床多用于治疗属阴的脏的病证。同时,当脏腑发生病变时,常在相应的背俞穴出现疼痛或过敏等阳性反应,可协助诊断。

（五）募穴

1. 概念 募穴是指脏腑之气结聚于胸腹部的腧穴,简称为"腹募"。

2. 分布特点 募穴位置在胸腹部,大体与其相关脏腑所处部位接近。

3. 内容 十二脏腑各有 1 个募穴,共计 12 个募穴。

[附] 十二募穴歌

天枢大肠肺中府,关元小肠巨阙心,中极膀胱京门肾,胆日月肝期门寻,

脾募章门胃中脘,气化三焦石门针,心包募穴何处取? 胸前膻中觅浅深。

4. 临床应用 募穴可用于诊断、治疗相应脏腑的病证。由于募穴与各自所属脏腑有密切的关系,当脏腑发生病变时,常在相应的募穴出现疼痛或过敏等阳性反应,所以常用于诊断、治疗相应脏腑的病证。如胃之募穴中脘治疗胃痛、脘腹胀满;大肠之募穴天枢治疗泄泻、便秘。同时,根据"从阴引阳"及"阳病行阴"等原则,位于属阴的胸腹部的募穴临床多用于治疗属阳的腑的病证。因此,募穴为治疗腑病,尤其是腑实证之主穴。

另外,募穴还常配合背俞穴使用,即俞募配穴,以加强治疗相应脏腑及其组织器官病证的效果。

（六）八脉交会穴

1. 概念 八脉交会穴是指十二经脉与奇经八脉经气相通的八个腧穴,又称"交经八穴"。

2. 分布特点 八脉交会穴均分布于腕、踝关节附近。

3. 内容 八脉交会穴共计 8 个(表 2-11)。

表2-11 八脉交会穴及主治表

八穴	所属经脉	所通八脉	主治病证
公孙	足太阴	冲脉	胃、心、胸疾病
内关	手厥阴	阴维	
足临泣	足少阳	带脉	目锐眦、耳后、颊、颈、肩部疾病及寒热往来证
外关	手少阳	阳维	
后溪	手太阳	督脉	目内眦、项、耳、肩部疾病及发热恶寒等表证
申脉	足太阳	阳跷	
列缺	手太阴	任脉	肺系、咽喉、胸膈疾病和阴虚内热证
照海	足少阴	阴跷	

[附] 八脉交会穴歌

公孙冲脉胃心胸,内关阴维下总同,临泣胆经连带脉,阳维目锐外关逢,

后溪督脉内眦颈,申脉阳跷络亦通,列缺任脉行肺系,阴跷照海膈喉咙。

4. 临床应用 八脉交会穴既可治疗所属十二经脉的病证,又可治疗所通奇经的病证。如手太阳小肠经的后溪穴通督脉,既可治疗手太阳小肠经病证,又可治疗脊柱强痛、角弓反张等督脉病证。另外,八脉交会穴按一定原则上下相配,可治疗四条经脉相合部位的病证。如公孙配内关,治疗脾经、心包经、冲脉与阴维脉相合部位心、胸、胃等的病证。八脉交会穴还可运用于按时取穴,即"灵龟八法"和"飞腾八法"。

（七）八会穴

1. 概念 八会穴是指人体脏、腑、气、血、筋、脉、骨、髓等精气会聚的八个腧穴。

2. 分布特点 八会穴分布于躯干和四肢部。

3. 内容 八会穴共有8个(表2-12)。

表2-12 八会穴及其主治表

八会	穴名	主治
腑会	中脘	腑病
脏会	章门	脏病
髓会	绝骨	髓病
筋会	阳陵泉	筋病
血会	膈俞	血病
骨会	大杼	骨病
脉会	太渊	脉病
气会	膻中	气病

[附] 八会穴歌

腑会中脘脏章门,髓会绝骨筋阳陵,血会膈俞骨大杼,脉太渊气膻中存。

4. 临床应用 八会穴主要用于治疗相应的脏腑组织的病证。如血证取血会膈俞;气证取气会膻中;筋病取筋会阳陵泉等。

（八）郄穴

1. 概念 郄穴是各经经气深聚在四肢部的腧穴。

2. **分布特点** 郄穴大多分布于四肢肘、膝关节以下。

3. **内容** 十二经脉各有1个郄穴,奇经八脉中的阴维脉、阳维脉、阴跷脉、阳跷脉也各有2个郄穴,共计16郄穴(表2-13)。

表2-13 十六郄穴表

阴经	郄穴	阳经	郄穴
手太阴肺经	孔最	手阳明大肠经	温溜
手少阴心经	阴郄	手太阳小肠经	养老
手厥阴心包经	郄门	手少阳三焦经	会宗
足太阴脾经	地机	足阳明胃经	梁丘
足少阴肾经	水泉	足太阳膀胱经	金门
足厥阴肝经	中都	足少阳胆经	外丘
阴维脉	筑宾	阳维脉	阳交
阴跷脉	交信	阳跷脉	跗阳

[附]十六郄穴歌

郄义即孔隙,本属气血集。肺向孔最取,大肠温溜别;
胃经是梁丘,脾属地机穴;心则取阴郄,小肠养老列;
膀胱金门守,肾向水泉施;心包郄门刺,三焦会宗持;
胆郄在外丘,肝经中都是;阳跷跗阳走,阴跷交信期;
阳维阳交会,阴维筑宾知。

4. **临床应用** 郄穴主要治疗本经循行部位及所属脏腑的急性病证。阴经郄穴多治血证,如手太阴肺经郄穴孔最治疗咯血效果好;足太脾经郄穴地机治疗月经不调、崩漏。阳经郄穴多治急性疼痛,如足阳明胃经郄穴梁丘治疗急性胃痛;手太阳小肠经郄穴养老治疗肩背腰腿痛等。另外,郄穴可以诊断本经所属脏腑的病证。当某脏腑有病变时,可反映于相应的郄穴上,切、循、扪、按郄穴可协助诊断。

(九)下合穴

1. **概念** 下合穴是指六腑之气下合于足三阳经的六个腧穴,又称"六腑下合穴"。

2. **分布特点** 下合穴主要分布在下肢膝关节附近。

3. **内容** 胃、胆、膀胱三腑的下合穴与其本经五输穴中的合穴相同。大肠、小肠、三焦的下合穴分布在胃经、膀胱经上(表2-14)。

表2-14 六腑下合穴及其主治表

六腑	下合穴(所在位置)	主治病证
胃	足三里(本经)	胃脘痛、纳差、呃逆、呕吐
大肠	上巨虚(足阳明胃经)	腹痛、腹泻、便秘、肠痈
小肠	下巨虚(足阳明胃经)	泄泻
膀胱	委中(本经)	气化失常之癃闭、遗尿
三焦	委阳(足太阳膀胱经)	
胆	阳陵泉(本经)	胁痛、黄疸、口苦咽干

［附］下合穴歌

胃经下合三里量,上下巨虚大小肠,膀胱当合委中穴,三焦下合属委阳,

胆经之合阳陵泉,腑病用之效必彰。

4. 临床应用 六腑病证均可选用各自相应的下合穴进行治疗。如:足三里治疗胃脘痛;阳陵泉治疗胁痛、呕吐、黄疸等。

（十）交会穴

1. 概念 交会穴是指两经或数经相交或会合处的腧穴。

2. 分布特点 交会穴多分布于头面、躯干部。

3. 内容 历代文献对其的记载略不同,大部分内容出自《针灸甲乙经》。具体可参阅相关书籍。

4. 临床应用 既可治疗所属经脉病证,又可治疗所交会经脉病证。如三阴交是足太阴脾经、足少阴肾经与足厥阴肝经的交会穴,故既可治疗脾经病证,又可治疗肾经、肝经病证。

七、选穴原则

穴位选择是否精当直接关系着针灸推拿的治疗效果。在选择腧穴时,应遵循基本的选穴原则,包括近部取穴、远部取穴和对证取穴。

（一）近部选穴

近部选穴是指选择病变的局部和邻近部位的腧穴。常用于体表部位明显的和较局限的病证,急慢性病证均可采用。临床一般以选用局部腧穴为主或局部与邻近同用,但如局部因有重要器官、感染性炎症病灶、瘢痕等而不适宜施术时,则以邻近腧穴代替。

（二）远部选穴

远部选穴是指选择距离病变处较远部位的腧穴。一般多选择四肢肘膝以下的腧穴,如《四总穴歌》中所说:"肚腹三里留,腰背委中求,头项寻列缺,面口合谷收",即是远部取穴的范例。

（三）对证选穴

对证选穴亦称经验选穴或辨证选穴。如发热、盗汗、自汗、虚脱、抽搐、昏厥等均无明显的病变部位,而呈现全身性的症状,这时应采用对证选穴法。

八、配穴方法

配穴方法是在选穴原则的基础上,选取主治相同或相近,具有协同增效作用的腧穴加以配伍应用的方法。配穴时要处理好主次关系,坚持少而精和随症加减的原则。

（一）按经脉配穴法

1. 本经配穴法 某一经、某一脏腑病变时,则选其本经腧穴,配成处方。如咳嗽取中府、尺泽等。

2. 表里经配穴法 以脏腑、经脉的阴阳表里关系作为依据选穴组方。如胃痛取足三里、公孙。

3. 同名经配穴法 此法适用于六阳经,因为同名的手、足阳经经脉相连、经气相通。如胁肋疼痛取阳陵泉、支沟;阳明头痛取合谷、内庭;落枕取后溪、昆仑等。

（二）按部位配穴法

1. 上下配穴法 是指将腰部以上腧穴和腰部以下腧穴配合应用的方法。如牙痛上取合谷,下取内庭等。八脉交会穴即是本法的具体配合应用。

2. 前后配穴法 是指前选取胸腹部腧穴和后选取腰背部腧穴配合应用的方法,又称腹背阴阳配穴法。如胃痛前取梁门,后取胃仓;或前取中脘,后取胃俞等。俞募配穴是此法的典型代表。

3. 左右配穴法 是指选取肢体左右两侧腧穴配合应用的方法。本法是基于十二经脉左右对称分布和部分经脉左右交叉的特点建立的。如左侧面瘫,取右侧合谷;右侧头痛,取左侧阳陵泉、侠溪等。另外,也可左右同取,加强协调作用,如胃痛取双侧足三里等。

4. 远近配穴法 是指局部选取腧穴和远端选取腧穴配合应用的方法。如胃痛局部取中脘,远端取足三里;偏头痛局部取太阳,远端取外关等。

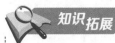

第三节 经络腧穴各论

一、手太阴肺经

(一)经脉循行

起于中焦,向下联络大肠,回绕胃口过膈属于肺脏,从肺系(肺与喉咙相联系的部位)横行出来,沿上臂内侧下行,行于手少阴经和手厥阴经的前面,经肘窝入寸口,沿鱼际边缘,出拇指内侧端(少商)。

手腕后方支脉,从列缺处分出,走向示指桡侧端,与手阳明大肠经相接。

(二)主治概要

本经腧穴主治咳嗽、气喘、咯血、咽痛、外感伤风及经脉循行部位的其他病证。

(三)常用腧穴

本经单侧 11 穴,穴起中府,止于少商(图 2-6)。

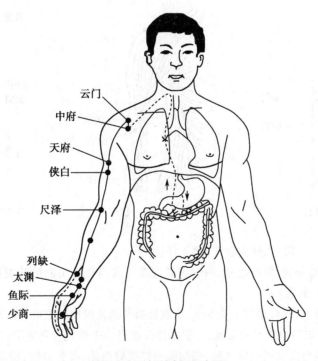

图 2-6 手太阴肺经经穴图

1. 中府(Zhōngfǔ) 肺募穴;手、足太阴经交会穴。

【命名】 中指胸中,府,《类经》:"穴名府者为神之所集。"本穴为胸中肺气聚集之处,故名。

【定位】 在胸前壁外上方,前正中线旁开6寸,平第1肋间隙处(图2-7)。

【解剖】 当胸大肌、胸小肌处,内侧深层为第1肋间内、外肌;上外侧有腋动、静脉,胸肩峰动、静脉;布有锁骨上神经中间支,胸前神经分支及第1肋间神经外侧皮支。

【主治】 ①咳嗽、气喘、胸满痛等肺部病证;②肩背痛。

【操作】 向外斜刺0.5~0.8寸,不可向内深刺,以免伤及肺脏,引起气胸。

2. 尺泽(Chǐzé) 合穴。

【命名】 前臂部总称"尺",泽,沼泽、低凹处;本穴在肘部凹陷处,故名。

【定位】 仰掌,微屈肘,在肘横纹中,肱二头肌腱桡侧凹陷处(图2-8)。

【解剖】 在肘关节处,当肱二头肌腱之外方,肱桡肌起始部;有桡侧返动、静脉分支及头静脉;布有前臂外侧皮神经,直下为桡神经。

【主治】 ①咳嗽、气喘、咯血、咽喉肿痛等肺系实热性病证;②肘臂挛痛;③急性吐泻、中暑等急症。

【操作】 直刺1.0~1.5寸,或点刺出血。

3. 孔最(Kǒngzuì) 郄穴。

【命名】 孔,孔穴;本穴为宣通肺气最宜之处,故名。

【定位】 在前臂掌面桡侧,当尺泽与太渊连线上,腕横纹上7寸处(图2-9)。

【解剖】 有肱桡肌,在旋前圆肌上端之外缘,桡侧腕长、短伸肌的内缘;有头静脉,桡动、静脉;布有前臂外侧皮神经,桡神经浅支。

【主治】 ①咳、喘、咯血、咽痛等肺系病证;②肘臂挛痛。

【操作】 直刺1.0~1.5寸,或点刺出血。

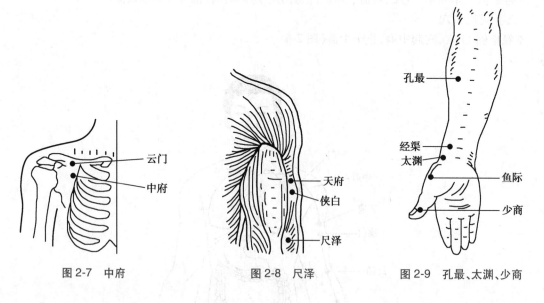

图2-7 中府   图2-8 尺泽   图2-9 孔最、太渊、少商

4. 列缺(Lièquē) 络穴;八脉交会穴(通于任脉)。

【命名】 列同裂,有分裂、别行之意;缺为破缺之意。穴当桡骨突起的分裂缺口处;又为手太阴经的别络,经脉由此别行,故名。

【定位】 桡骨茎突上方,腕横纹上1.5寸,当肱桡肌与拇长展肌腱之间(图2-10、图2-11)。

简便取穴法:两手虎口自然平直交叉,一手示指按在另一手的桡骨茎突上,指尖下凹陷中是穴。

【解剖】 在肱桡肌与拇长展肌腱之间,桡侧腕长伸肌腱内侧;有头静脉,桡动、静脉分支;布有前臂外侧皮神经和桡神经浅支的混合支。

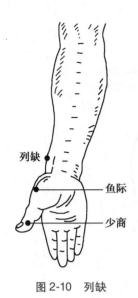

图 2-10 列缺

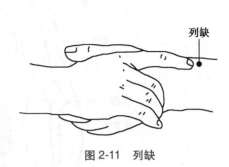

图 2-11 列缺

【主治】①咳嗽、气喘、咽喉肿痛等肺系病证;②上肢痹痛、手腕无力等循行部位病证;③头痛、项强、齿痛、口眼㖞斜等头项部疾患。

【操作】向肘部斜刺 0.5~0.8 寸。

5. 太渊(Tàiyuān) 输穴;原穴;脉会。

【命名】太,指盛大;渊,指深水。穴当寸口,为诸脉之会,犹水流之聚汇,故名。

【定位】在腕掌侧横纹桡侧,桡动脉桡侧凹陷中(图 2-6)。

【解剖】在桡侧腕屈肌腱的外侧,拇长展肌腱内测;有桡动、静脉;布有前臂外侧皮神经和桡神经浅支混合支。

【主治】①咳、喘、咯血、咽痛;②腕臂痛;③无脉症。

【操作】避开桡动脉,直刺 0.3~0.5 寸。

6. 少商(Shàoshāng) 井穴。

【命名】少,指小;商为古代五音之一,属金、属肺,穴在肺经末端,故名。

【定位】拇指桡侧,指甲根角旁约 0.1 寸(图 2-6)。

【解剖】有指掌侧固有动、静脉所形成的动、静脉网;布有前臂外侧皮神经和桡神经浅支混合支及正中神经的掌侧固有神经的末梢神经网。

【主治】①发热、咽喉肿痛等肺系实热病证;②昏迷、癫狂;③手指麻木。

【操作】浅刺 0.1 寸,或点刺出血。

二、手阳明大肠经

(一)经脉循行

起于示指末端(商阳),沿示指桡侧向上,通过一、二掌骨之间(合谷),向上进入两筋(拇长伸肌腱与拇短伸肌腱)之间的凹陷处,沿前臂前方,并肘部外侧,再沿上臂外侧前缘,上走肩端(肩髃),沿肩峰前缘向上出于大椎,再向下入缺盆(锁骨上窝)部,联络肺脏,通过横膈,属于大肠。

缺盆部支脉:上走颈部,通过面颊,进入下齿龈,回绕至上唇,交叉于人中,左脉向右,右脉向左,分布在鼻孔两侧(迎香),与足阳明胃经相接(图 2-12)。

(二)主治概要

本经腧穴主治头面、五官病、热病,肠胃病及经脉循行部位的其他病证。

(三)常用腧穴

本经单侧 20 穴,穴起商阳,止于迎香。

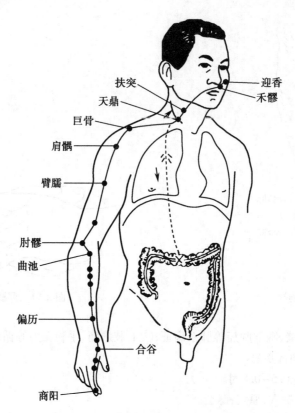

图 2-12　手阳明大肠经经脉循行图

1. 商阳（Shāngyáng）　井穴。

【命名】本穴受手太阴脉气之交,行于阳分,肺阴为商,故名商阳。

【定位】在示指末节桡侧,指甲根角旁0.1寸(图2-13)。

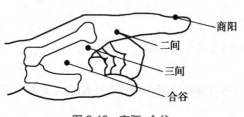

图 2-13　商阳、合谷

【解剖】有指及掌背动、静脉网;布有来自正中神经的指掌侧固有神经,桡神经的指背侧神经。

【主治】①咽喉肿痛,热病;②昏迷;③手指麻木。

【操作】浅刺0.1寸,或点刺出血。

2. 合谷（Hégǔ）　原穴。

【命名】合,会合;谷,肌肉凹陷如山谷,即《内经》"肉之大会"为"谷"。本穴因位置特点而得名。

【定位】在手背,第1、2掌骨间,第2掌骨桡侧的中点处(图2-12)。

【解剖】在第1、2掌骨间,第1骨间背侧肌中,深层有拇收肌横头;有手背静脉网;布有桡神经浅支的掌背侧神经,深部有正中神经的指掌侧固有神经。

【主治】①上肢疼痛,痿痹;头痛、面肿、目赤肿痛、鼻渊、鼻出血、齿痛、咽喉肿痛、耳聋、口眼㖞斜等头面五官病;②腹痛、痢疾、便秘;③热病无汗或多汗,外感病发热、恶寒;④闭经,滞产等妇科病。

【操作】直刺0.5~1.0寸,孕妇禁针。

3. 手三里（ShǒusānLǐ）

【命名】与足三里相对而得名。

【定位】当阳溪与曲池连线上,肘横纹下2寸(图2-14)。

【解剖】有桡侧返动、静脉的分支。分布着前臂背侧皮神经和桡神经深支。

【主治】①上肢不遂,肩背疼痛,齿痛,颊肿;②腹痛,腹泻。

【操作】直刺1.0~1.5寸。

4. 曲池（Qūchí）　合穴。

【命名】曲,弯曲;池,水停聚之处。穴在曲肘横纹端凹陷如池,故名。

【定位】当尺泽与肱骨外上髁连线中点(图2-15)。

【解剖】桡侧腕长伸肌起始部,肱桡肌的桡侧;有桡侧返动、静脉的分支;分布着前臂背侧皮神经,内侧深层为桡神经。

【主治】①上肢不遂等上肢病;②咽喉肿痛、齿痛、目赤痛等五官热性病;③腹痛、吐泻等肠胃病;④风疹、瘾疹、湿疹等皮、外科病;⑤热病;⑥高血压。

【操作】直刺1.0~1.5寸。

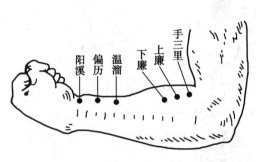

图2-14　手三里

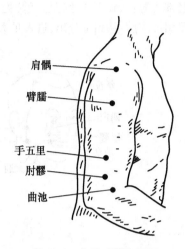

图2-15　曲池、臂臑、肩髃

5. 臂臑(Bìnào)

【命名】臂,指上肢。臑,肩下方之肌肉。因穴在臂之臑部而得名。

【定位】在臂外侧,三角肌止点处,当曲池与肩髃连线上,曲池上7寸处(图2-15)。

【解剖】在肱骨桡侧,三角肌下端,肱三头肌外侧头的前缘;有旋肱后动脉的分支及肱深动脉;布有前臂背侧皮神经,深层有桡神经本干。

【主治】肩臂痛。

【操作】直刺或向上斜刺0.8~1.5寸。

6. 肩髃(Jiānyú)

【命名】髃,髃骨,指肩峰臼端。穴在其前下方,故名。

【定位】肩峰与肱骨大结节之间,三角肌上部中央。上臂外展或向前平举时,当肩峰前下方凹陷处(图2-15)。

【解剖】有旋肱后动、静脉;分布着锁骨上神经后支及腋神经。

【主治】肩臂疼痛,上肢不遂。

【操作】直刺或向下斜刺0.8~1.5寸。

7. 迎香(Yíngxiāng)　手、足阳明交会穴。

【命名】迎,迎接。香,芳香。以其功能通鼻塞、知香臭而得名。

【定位】在鼻翼外缘中点旁,当鼻唇沟中(图2-16)。

【解剖】在上唇方肌中;有面动、静脉及眶下动、静脉分支;分布着面神经与眶下神经的吻合支。

【主治】鼻塞,鼻渊,鼻出血,面肿,口喎等局部病。

【操作】斜刺或横刺0.3~0.5寸。

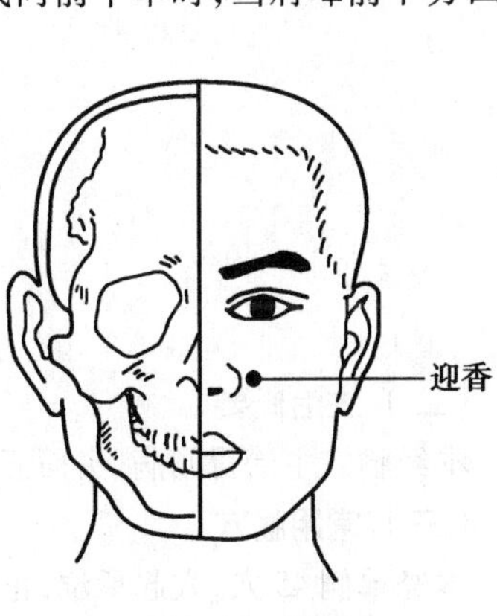

图2-16　迎香

三、足阳明胃经

(一)经脉循行

起于鼻翼两侧(迎香),上行到鼻根部与足太阳经交会,向下沿鼻外侧进入上齿龈内,回出环绕口唇,向下交会于颏唇沟承浆处,再向后沿口腮后下方,出于下颌大迎处,沿下颌角颊车,上行耳前,经上关,沿发际,到达前额(前庭)。

面部支脉:从大迎前下走人迎,沿着喉咙,进入缺盆部,向下过膈,属于胃,联络脾脏。

缺盆部直行的脉:经乳头,向下挟脐旁,进入少腹两侧气冲。

胃下口部支脉:沿着腹里向下到气冲会合,再由此下行至髀关,直抵伏兔部,下至膝盖,沿胫骨外侧前缘,下经足跗,进入第2足趾外侧端(厉兑)。

胫部支脉:从膝下3寸(足三里)处分出,进入足中趾外侧。

足跗部支脉:从跗上分出,进入足大趾内侧端(隐白),与足太阴脾经相接(图2-17)。

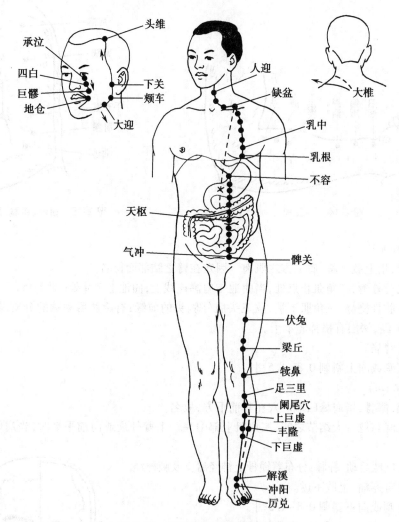

图2-17 足阳明胃经经脉循行图

(二)主治概要

本经腧穴主治胃肠病、头面五官病、神志病、热病及经脉循行部位的其他病证。

(三)常用腧穴

本经单侧45穴,穴起承泣,止于厉兑。

1. 地仓(Dìcāng)

【命名】穴在面下部故称"地",口主受纳食物故称"仓",故称地仓。

【定位】在面部,口角外侧,上直对瞳孔(图2-18)。

【解剖】在口轮匝肌中,深层为颊肌;有面动、静脉;分布着面神经和眶下神经分支,深层为颊神经的末支。

【主治】口角㖞斜、流涎等局部病。

【操作】横刺,针尖向颊车刺 1.0~1.5 寸。

2. 颊车(Jiáchē)

【命名】下颌关节称"颊车",穴在其处,故名。

【定位】在下颌角前上方约一横指,当咀嚼时咬肌隆起最高点处(图 2-19)。

【解剖】在下颌角前方,有咬肌;有咬肌动、静脉;分布着耳大神经、面神经分支及咬肌神经。

【主治】齿痛、牙关紧闭、口眼㖞斜、颊肿等局部病。

【操作】直刺 0.3~0.5 寸,或向地仓横刺 0.5~1.0 寸。

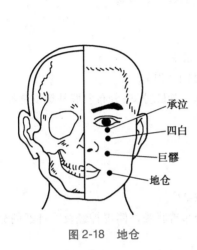

图 2-18　地仓

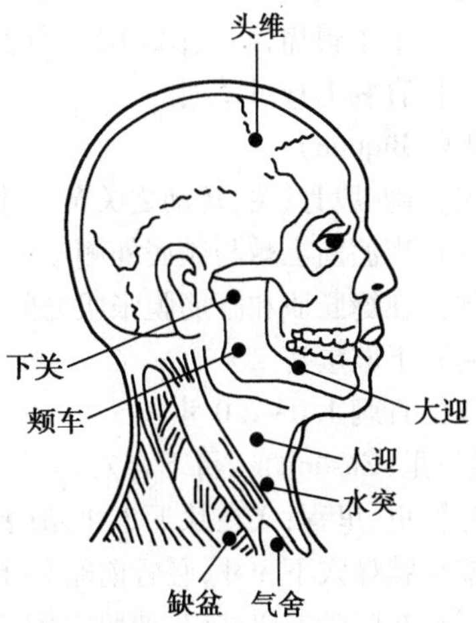

图 2-19　颊车、下关、头维

3. 下关(Xiàguān)

【命名】本穴在颧弓下方,当牙关所在,故名。

【定位】在耳前,当颧弓与下颌切迹所形成的凹陷处(图 2-19)。

【解剖】当颧弓下缘,皮下有腮腺,为咬肌起始部;有面横动、静脉,最深层为上颌动、静脉;正当面神经颧眶支及耳颞神经分支,最深层为下颌神经。

【主治】耳鸣、耳聋、聤耳、面痛、齿痛、口眼㖞斜等局部病。

【操作】直刺 0.5~1 寸。

4. 头维(Tóuwéi)　足阳明、少阳、阳维脉交会穴。

【命名】维,指四角。本穴位于头角,故名。

【定位】当额角发际上 0.5 寸,头正中线旁 4.5 寸(图 2-19)。

【解剖】在颞肌上缘,帽状腱膜中;有颞浅动、静脉的额支;分布着耳颞神经分支、上颌神经及面神经颞支。

【主治】头痛,目眩,目痛,流泪。

【操作】横刺 0.5~1.0 寸。

5. 梁门(Liángmén)

【命名】本穴在上腹部,内当胃脘,饱时如横梁,是水谷之物出入的门户,故名。

【定位】当脐中上 4 寸,距前正中线 2 寸(图 2-20)。

【解剖】当腹直肌及其鞘处,深层为腹横肌;有第 7 肋间动、静脉分支及腹壁上动、静脉;当第 8 肋间神经分支处。

【主治】胃痛,呕吐,食欲缺乏,腹胀,泄泻。

【操作】直刺 0.8~1.2 寸。

6. 天枢(Tiānshū)　大肠募穴。

【命名】枢,指枢纽。本穴位在脐旁,当上下腹之间,故名。

【定位】脐中旁 2 寸(图 2-20)。

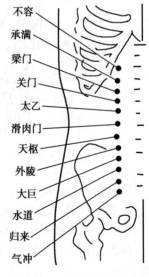

图 2-20　梁门、天枢、归来

【解剖】当腹直肌及其鞘处;有第10肋间动、静脉分支及腹壁下动、静脉分支;分布着第10肋间神经分支。

【主治】①腹痛、腹胀、泄泻、便秘、痢疾等胃肠病;②月经不调、痛经等妇科病。

【操作】直刺1.0~1.5寸。

7. 归来(Guīlái)

【命名】归和来皆有还的意思。因本穴能治疝气、阴挺、闭经等症,故名。

【定位】当脐中下4寸,前正中线旁开2寸(图2-20)。

【解剖】在腹直肌外缘,有腹内斜肌、腹横肌腱膜;外侧有腹壁下动、静脉;分布着髂腹下神经。

【主治】①小腹痛,疝气;②痛经、月经不调、闭经、带下、阴挺等妇科病。

【操作】直刺1.0~1.5寸。

8. 髀关(Bìguān)

【命名】髀,股骨;关,转动之关节。本穴在髀枢之前方,故名。

【定位】当髂前上棘与髌底外侧端的连线上,平臀横纹(图2-21)。

【解剖】在缝匠肌和阔筋膜张肌之间;深层有旋股外侧动、静脉分支;分布着股外侧皮神经。

【主治】下肢痿痹。

【操作】直刺1.0~2.0寸。

9. 足三里(Zúsānlǐ) 胃下合穴。

【命名】里,里程;穴在膝下3寸,故名。

【定位】犊鼻穴下3寸,胫骨前嵴外1横指(中指)(图2-22)。

【解剖】在胫骨前肌、趾长伸肌之间;有胫前动、静脉;分布着腓肠外侧皮神经及隐神经的分支,深层为腓深神经。

【主治】①胃痛、呕吐、呃逆、腹胀、肠鸣、泄泻、痢疾、肠痈、便秘等胃肠病;②下肢痿痹;③头晕、失眠、癫狂;④虚劳羸瘦,为强壮保健要穴。

【操作】直刺1.0~2.0寸,保健常用灸法。

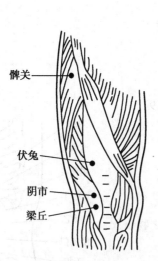

图2-21 髀关

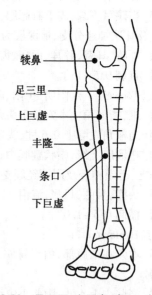

图2-22 足三里、上巨虚、条口、丰隆

10. 上巨虚(Shàngjùxū) 大肠下合穴。

【命名】巨虚,大空隙。指胫骨与腓骨之间的空隙。因在下巨虚之上,故名上巨虚。

【定位】当犊鼻下6寸,胫骨前嵴外1横指(中指)(图2-22)。

【解剖】在胫骨前肌中;有胫前动、静脉;布有腓肠外侧皮神经及隐神经的皮支,深层当腓深神经。

【主治】①腹痛、腹胀、肠鸣、泄泻、痢疾、便秘、肠痈;②下肢痿痹。

【操作】　直刺 1~2 寸。

11. 条口(Tiáokǒu)

【命名】　穴处成条而有空隙如口,故名。

【定位】　犊鼻下 8 寸,胫骨前嵴外 1 横指(中指)(图 2-22)。

【解剖】　在胫骨前肌中;有胫前动、静脉;分布着腓肠外侧皮神经及隐神经的分支,深层为腓深神经。

【主治】　①脘腹疼痛;②下肢痿痹;③肩痛不举。

【操作】　直刺 1.0~1.5 寸。

12. 丰隆(Fēnglóng)　络穴。

【命名】　穴处的经络之气旺盛,肌肉丰满,故名。

【定位】　当外踝尖上 8 寸,条口外,胫骨前嵴外 2 横指(中指)(图 2-22)。

【解剖】　在趾长伸肌外侧和腓骨短肌之间,有胫前动、静脉分支;分布着腓浅神经。

【主治】　①咳嗽、痰多,癫、狂、痫证,头痛,眩晕;②下肢痿痹;③便秘、腹胀。

【操作】　直刺 1.0~1.5 寸。

13. 解溪(Jiěxī)　经穴。

【命名】　关节称解,筋间凹陷称溪,本穴在踝关节筋间,故名。

【定位】　在足背与小腿交界处的横纹中央凹陷处,当𣃈长伸肌腱与趾长伸肌腱之间(图 2-23)。

【解剖】　当𣃈长伸肌腱与趾长伸肌腱之间;有胫前动、静脉;分布着腓浅神经及腓深神经。

【主治】　①腹胀、便秘;②下肢痿痹、踝关节疼痛;③头痛、眩晕、癫狂。

【操作】　直刺 0.5~1.0 寸。

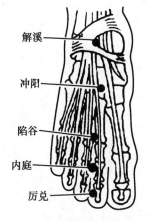

图 2-23　解溪、内庭、厉兑

14. 内庭(Nèitíng)　荥穴。

【命名】　穴在 2、3 趾缝端,如通往内部之前庭,故名。

【定位】　在足背,第 2、3 趾间缝纹端(图 2-22)。

【解剖】　有足背静脉网;布有足背内侧皮神经的趾背神经。

【主治】　①齿痛、面痛、口角㖞斜、咽喉肿痛、鼻出血;②胃痛、吐酸、腹胀、泄泻、痢疾、便秘;③足背肿痛。

【操作】　直刺或向上斜刺 0.5~0.8 寸。

15. 厉兑(Lìduì)　井穴。

【命名】　厉,磨砺;兑,通锐。穴在趾端常受磨砺,故名。

【定位】　第 2 趾外侧,趾甲根角旁 0.1 寸(图 2-23)。

【解剖】　有趾背动、静脉形成的动、静脉网;分布着足背内侧皮神经的趾背神经。

【主治】　①面肿、鼻出血、口角㖞斜、齿痛、喉痹;②热病;③多梦、癫狂。

【操作】　浅刺 0.1 寸。

四、足太阴脾经

(一)经脉循行

起于足大趾内侧末端(隐白),沿着内侧赤白肉际,经第 1 跖趾关节向上行至内踝前,上行腿肚,交出足厥阴经的前面,经膝股部内侧前缘,进入腹部,属脾络胃,穿过横膈,上行挟咽旁,连舌根,散舌下。

胃部支脉:从胃穿过膈,注于心中,与心经相接(图 2-24)。

(二)主治概要

本经腧穴主治脾胃病,妇科,前阴病及经脉循行部位的其他病证。

(三)常用腧穴

本经单侧 21 穴,穴起隐白,止于大包。

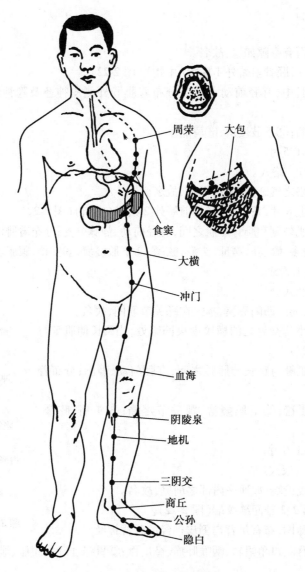

图 2-24　足太阴脾经经脉循行图

1. 隐白(Yǐnbái)　井穴。

【命名】隐,指隐藏;白,指穴在足大趾内侧端赤白肉际。该处既"隐"又"白"故名。

【定位】在足大趾内侧,趾甲根角旁0.1寸(图2-25)。

【解剖】有趾背动脉;布有腓浅神经的趾背神经与足底内侧神经。

【主治】①月经过多,崩漏;②癫狂,多梦,惊风;③腹胀,便血。

【操作】浅刺0.1寸。

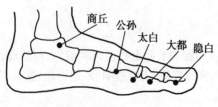

图 2-25　隐白、公孙

2. 公孙(Gōngsūn)　络穴;八脉交会穴(通冲脉)。

【命名】古代诸侯之子称公子,公子之子称公孙。本穴为足太阴之络脉,入络肠胃,故名。

【定位】在第1跖骨基底部的前下方,赤白肉际处(图2-25)。

【解剖】在姆趾展肌中;有跗内侧动脉及足背静脉网;布有隐神经及腓浅神经分支。

【主治】①胃痛,呕吐,腹痛,腹胀,泄泻,痢疾;②心痛,胸闷,逆气里急。

【操作】直刺0.5~1寸。

3. 三阴交（Sānyīnjiāo）　足太阴、厥阴、少阴经交会穴。

【命名】本穴为足太阴、足少阴、足厥阴三条阴经的交会之处,故名。

【定位】在小腿内侧,当内踝尖上3寸,胫骨内侧缘后方（图2-26）。

【解剖】在胫骨后缘和比目鱼肌之间,深层有屈趾长肌;有大隐静脉,胫后动、静脉;分布着小腿内侧皮神经,深层后方有胫神经。

【主治】①腹痛,腹胀,泄泻;②月经不调,痛经,崩漏,带下,不孕,滞产,遗精,阳痿,遗尿,小便不利,水肿;③下肢痿痹;④头痛,眩晕,失眠,健忘。

【操作】直刺1.0~1.5寸,孕妇禁针。

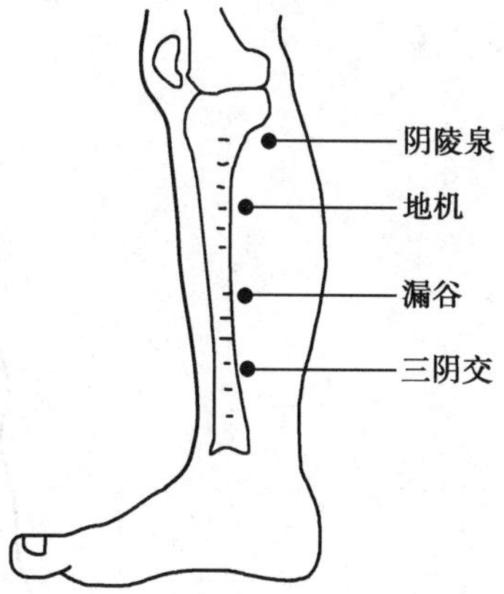

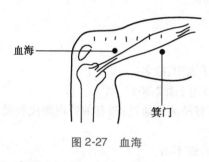

图2-26　三阴交、阴陵泉

4. 阴陵泉（Yīnlíngquán）　合穴。

【命名】膝之内侧为"阴",与外侧的阳陵泉相对,故名。

【定位】在小腿内侧,当胫骨内侧髁后下方凹陷处（图2-26）。

【解剖】在胫骨后缘和腓肠肌之间,比目鱼肌起点上;前方有大隐静脉、膝最上动脉,深层有胫后动、静脉;分布着小腿内侧皮神经,深层有胫神经。

【主治】①腹痛,腹胀,泄泻,痢疾,水肿,黄疸,小便不利,遗尿,尿失禁;②膝痛。

【操作】直刺1.0~2.0寸。

图2-27　血海

5. 血海（Xuèhǎi）

【命名】　水之所归为"海",本穴以治血症见长,故名血海。

【定位】在大腿内侧,髌骨内上缘上2寸,当股四头肌内侧头的隆起处（图2-27）。

【解剖】在股骨内上髁上缘,股内侧肌中间;有股动、静脉肌支;分布着股前皮神经及股神经肌支。

【主治】①月经不调,痛经,崩漏,闭经;②风疹,湿疹,丹毒;③股内侧痛。

【操作】直刺1.0~1.5寸。

五、手少阴心经

（一）经脉循行

起于心中,出属心系（心与其他脏器相连的部位）,向下穿过横膈,联络小肠。

向上的支脉:从心系,挟咽喉上行,连系于目系（眼球连系于脑的部位）。

直行的脉:从心系,上行于肺部,再向下出于腋窝部（极泉）,沿上臂内侧后缘,行于手太阴和手厥阴经的后面,至掌后豌豆骨部入掌内,沿小指桡侧至末端（少冲）,交于手太阳小肠经（图2-28）。

（二）主治概要

本经腧穴主治心、胸、神志病及经脉循行部位的其他病证。

（三）常用腧穴

本经单侧9穴,穴起极泉,止于少冲。

1. 少海（Shàohǎi）　合穴。

【命名】少,指手少阴经;海,为百川之汇集。此指本穴为"所入为合",故名。

【定位】在肘横纹内侧端与肱骨内上髁连线的中点处（图2-29）。

【解剖】有旋前圆肌、肱肌;有贵要静脉、尺侧上下副动脉、尺返动脉;布有前臂内侧皮神经,外前方有正中神经。

【主治】①心痛;②手臂挛痛、麻木,腋胁痛。

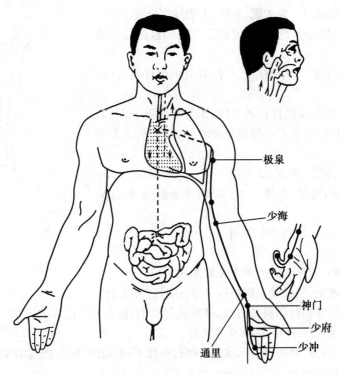

图 2-28 手少阴心经经脉循行图

【操作】 直刺 0.5~1 寸。

2. 通里(Tōnglǐ) 络穴。

【命名】 通,指经络通过;里,指脉气所聚之处;本穴络脉通手太阳,故名。

【定位】 在前臂掌侧,当尺侧腕屈肌腱的桡侧缘,腕横纹上 1 寸(图 2-30)。

【解剖】 在尺侧腕屈肌与指浅屈肌之间,深层为指深屈肌;有尺动脉通过;布有前臂内侧皮神经,尺侧为尺神经。

【主治】 ①心悸、怔忡;②目眩,咽喉肿痛,腕臂痛;③暴喑,舌强不语。

【操作】 直刺 0.3~0.5 寸。

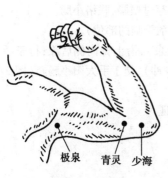

图 2-29 少海

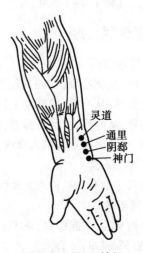

图 2-30 通里、神门

3. 神门(Shénmén) 输穴;原穴。

【命名】 心藏神,神气出入之所为门;故名。

【定位】 腕横纹尺侧端,尺侧腕屈肌腱的桡侧凹陷处(图 2-30)。

【解剖】 在尺侧腕屈肌与指浅屈肌之间,深层为指深屈肌;有尺动脉通过;布有前臂内侧皮神经,

笔记

尺侧为尺神经。

【主治】①心痛,心烦,怔忡,惊悸,健忘,不寐,癫、狂,痫证;②胁痛,掌中热,目黄。

【操作】直刺0.3~0.5寸。

4.少冲(Shàochōng) 井穴。

【命名】本穴为手少阴心经之要冲,该处血气旺盛,故名。

【定位】在手小指桡侧,指甲根角旁0.1寸(图2-31)。

【解剖】有指掌侧固有动、静脉所形成的动、静脉网;布有指掌侧固有神经。

【主治】①热病,昏厥;②心悸,心痛,癫狂;③胸胁痛。

【操作】浅刺0.1寸或点刺出血。

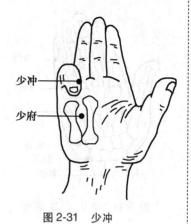

图2-31 少冲

六、手太阳小肠经

(一)经脉循行

起于手小指尺侧端(少泽),沿手外侧至腕部,直上沿前臂外侧后缘,经尺骨鹰嘴与肱骨内上髁之间,出于肩关节,绕行肩胛部,交于大椎(督脉),向下入缺盆部,联络心脏,沿食管过膈达胃,属于小肠。

缺盆部支脉:沿颈部上达面颊,至目外眦,转入耳中(听宫)。

颊部支脉:上行目眶下,抵于鼻旁,至目内眦(睛明)、交于足太阳膀胱经(图2-32)。

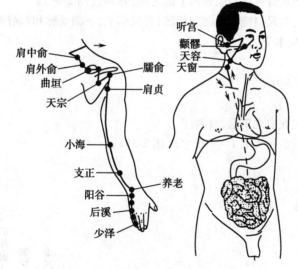

图2-32 手太阳小肠经经脉循行图

(二)主治概要

本经腧穴主治头、项、耳、目、喉咽病,热病、神志病及经脉循行部位的其他病证。

(三)常用腧穴

本经单侧19穴,穴起少泽,止于听宫。

1.少泽(Shàozé) 井穴。

【命名】少,指小。穴在手小指外端爪甲后凹陷处,故名。

【定位】在手小指尺侧,指甲根角旁0.1寸(图2-33)。

【解剖】有指掌侧固有动、静脉和指背动、静脉形成的动、静脉网;分布着来自尺神经的指掌侧固有神经及指背神经。

【主治】①热病,昏厥;②头痛,目赤,咽喉肿痛;③乳少,乳痈。

【操作】浅刺0.1~0.2寸,或点刺出血。

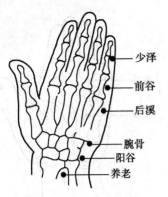

图 2-33 少泽、后溪、养老

2. 后溪(Hòuxī) 输穴;八脉交会穴(通督脉)。

【命名】穴在手小指本节之后凹陷中,故名。

【定位】微握拳,在第五掌指关节尺侧后方,第五掌骨小头后下方的凹陷中取穴;简便取穴:微握拳,在手掌尺侧,掌横纹头赤白肉际处(图 2-33)。

【解剖】在第 5 掌骨小头后方,小指展肌腱起点外缘;有指背侧动、静脉,手背静脉网;分布着尺神经手背支。

【主治】①手指、肩臂麻木疼痛,耳鸣,耳聋,咽喉肿痛;②热病,癫狂;③头项强痛,腰背痛。

【操作】直刺 0.5~0.8 寸,或透刺合谷。

3. 养老(Yǎnglǎo) 郄穴。

【命名】本穴功能明目舒筋,益于老年养生,故名。

【定位】在前臂背面尺侧,当尺骨小头近端桡侧凹陷中(图 2-33)。

【解剖】在尺骨茎突上方,尺侧腕伸肌腱和小指固有伸肌腱之间;布有前臂骨间背侧动、静脉的末支,腕背侧皮神经和尺神经。

【主治】①肘、臂、肩疼痛;②目视不明。

【操作】直刺或斜刺 0.5~0.8 寸。

4. 小海(Xiǎohǎi) 合穴。

【命名】穴为小肠经气汇合之处,喻之为海,故名。

【定位】在肘内侧,当尺骨鹰嘴与肱骨内上髁之间凹陷处(图 2-34)。

【解剖】尺神经沟中,为尺侧腕屈肌的起始部;有尺侧上、下副动脉和副静脉以及尺返动、静脉;布有前臂内侧皮神经,尺神经本干。

【主治】肘臂疼痛。

【操作】直刺 0.3~0.5 寸。

5. 肩贞(Jiānzhēn)

【命名】贞,正也。穴在肩之正后,故名。

【定位】臂内收时,腋后纹头上 1 寸(指寸)(图 2-35)。

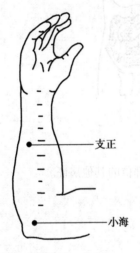

图 2-34 小海

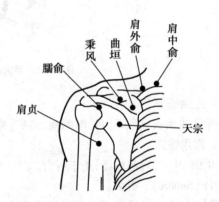

图 2-35 肩贞、天宗、肩外俞、肩中俞

【解剖】在肩关节后下方,三角肌后缘,下层是大圆肌;有旋肩胛动、静脉;分布着腋神经分支,深部上方为桡神经。

【主治】肩臂痛,上肢不遂。

【操作】向外斜刺 1~1.5 寸。

6. 天宗（Tiānzōng）

【命名】天，指高处；宗，宗主。为各穴所环绕，故名。

【定位】在肩胛部，当冈下窝中央凹陷处，与第4胸椎相平（图2-35）。

【解剖】在冈下窝中央冈下肌中；有旋肩胛动、静脉肌支；分布着肩胛上神经。

【主治】肩胛痛，肘臂外后侧痛。

【操作】直刺或斜刺0.5~1.0寸。

7. 肩外俞（Jiānwàishū）

【命名】肩，指肩背；外，相对于"中"而言。穴居肩背，距脊柱稍远而得名。

【定位】在第1胸椎棘突下，旁开3寸（图2-35）。

【解剖】在肩胛骨内侧角边缘，表层为斜方肌，深层为肩胛提肌和菱形肌；深层有颈横动、静脉；分布着第1、2胸神经后支内侧皮支，副神经，深层为肩胛背神经。

【主治】肩背疼痛，颈项强痛。

【操作】斜刺0.5~0.8寸。

8. 肩中俞（Jianzhongshu）

【命名】与肩外俞相对而得名。

【定位】在背部，当第7颈椎棘突下，旁开2寸（图2-35）。

【解剖】在第1胸椎横突端，在肩胛骨内侧角边缘，表层为斜方肌，深层为肩胛提肌和菱形肌；有颈横动、静脉；布有第1胸神经后支内侧皮支，肩胛神经和副神经。

【主治】咳嗽，气喘，肩背疼痛，颈项强痛。

【操作】斜刺0.5~0.8寸。

9. 颧髎（Quánliáo）　手少阳、太阳经交会穴。

【命名】穴在颧骨下凹陷中，故名。

【定位】在目外眦直下，颧骨下缘凹陷处（图2-36）。

【解剖】在颧骨下颌突的后下缘稍后，咬肌的起始部，颧肌中；有面横动、静脉分支；分布着面神经及眶下神经。

【主治】口眼㖞斜，眼睑瞤动，面痛，齿痛，颊肿等局部病。

【操作】直刺0.3~0.5寸。

10. 听宫（Tīnggōng）　手、足少阳、手太阳交会穴。

【命名】有利于听觉，故名。

【定位】在耳屏前，下颌骨髁状突的后方，张口时呈凹陷处（图2-36）。

【解剖】有颞浅动、静脉的耳前支；分布着面神经分支及耳颞神经。

【主治】耳聋，耳鸣，聤耳，牙关不利，齿痛等局部病。

【操作】直刺1.0~1.5寸。

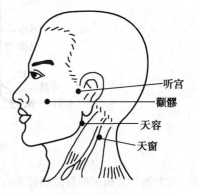

图2-36　颧髎、听宫

七、足太阳膀胱经

（一）经脉循行

起于目内眦，上额，交会于巅顶（百会）。

巅顶部支脉：从头顶到颞颥部。

巅顶部直行的脉：从头顶入里联络于脑，回出分开下行项后，沿肩胛部内侧，挟脊柱，到达腰部，从脊旁肌肉进入体腔，联络肾脏，属于膀胱。

腰部支脉：向下通过臀部，进入腘窝内。

后项部支脉：通过肩胛骨内缘直下，经过臀部下行，沿大腿后外侧与腰部下来的支脉会合于腘窝中。从此向下，出于外踝后，沿第5跖骨粗隆，至小趾外侧端（至阴），与足少阴经相接（图2-37）。

（二）主治概要

本经腧穴主治目、头、项、背、腰、下肢部病证及神志病，背部第1侧线的背俞穴及第2侧线相平的

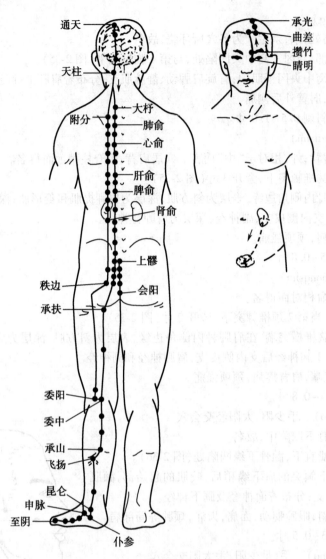

图 2-37 足太阳膀胱经经脉循行图

腧穴,主治与其相关的脏腑病证和有关的组织器官病证。

（三）常用腧穴

本经单侧 67 穴,穴起睛明,止于至阴。

1. 攒竹（Cuánzhú）

【命名】攒,聚集;穴在眉头,有似聚集之竹,故名。

【定位】当眉头凹陷中,眶上切迹处（图 2-38）。

【解剖】有额肌及皱眉肌;有额动、静脉;分布着额神经内侧支。

【主治】头痛,眉棱骨痛,目视不明,迎风流泪,目赤肿痛,眼睑瞤动等局部病。

【操作】横刺 0.5~0.8 寸。

2. 天柱（Tiānzhù）

【命名】项后两筋有似擎天柱,穴在其处,故名。

【定位】在项部大筋（斜方肌）外缘之后发际凹陷中,约当后发际正中旁开 1.3 寸（图 2-39）。

【解剖】在斜方肌起部,深层为头半棘肌,有枕动、静脉干;布有枕大神经干。

【主治】①头痛,项强,肩背痛;②癫狂痫,热病。

【操作】直刺或斜刺 0.5~0.8 寸,不可向内上方深刺,以免伤及延髓。

3. 风门（Fēngmén） 足太阳、督脉交会穴。

【命名】穴部为风邪入侵之门,故名。

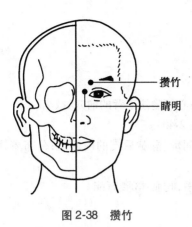

图 2-38 攒竹

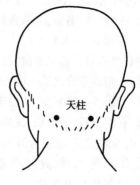

图 2-39 天柱

【定位】 当第2胸椎棘突下,后正中线旁开1.5寸(图2-40)。

【解剖】 有斜方肌、菱形肌、上后锯肌,深层为最长肌;有第2肋间动、静脉后支的内侧支;分布着第2、3胸神经后支的内侧皮支,深层为2、3胸神经后支的肌支。

【主治】 ①感冒,咳嗽,发热;②项强,腰背痛。

【操作】 斜刺0.5~0.8寸。

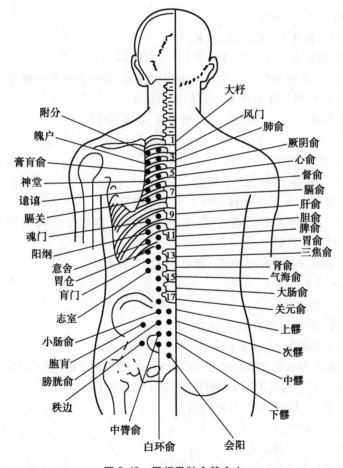

图 2-40 风门及肺俞等俞穴

4. 肺俞(Fèishū) 肺之背俞穴。

【命名】 本穴为肺气输注于背的俞穴,故名。

【定位】 当第3胸椎棘突下,后正中线旁开1.5寸(图2-40)。

【解剖】 有斜方肌、菱形肌,深层为最长肌;有第3肋间动、静脉后支的内侧支;分布着第3和第4

胸神经后支的内侧皮支,深层为第 3 胸神经后支的肌支。

【主治】①咳、喘、咯血;②腰背痛。

【操作】斜刺 0.5~0.8 寸。

5. 心俞(Xīnshū) 心之背俞穴。

【命名】心附着于脊之第 5 椎,穴在其椎下之两旁,是心气输注于背的俞穴,故名。

【定位】当第 5 胸椎棘突下,后正中线旁开 1.5 寸(图 2-40)。

【解剖】有斜方肌、菱形肌,深层为最长肌;有第 5 肋间动、静脉后支的内侧支;分布着第 5 和第 6 胸神经后支的内侧皮支,深层为第 5、6 胸神经后支的肌支。

【主治】①心痛,惊悸,健忘,失眠,癫、狂,痫证;②咳嗽,吐血;③腰背痛。

【操作】斜刺 0.5~0.8 寸。

6. 膈俞(Géshū) 八会穴之血会。

【命名】本穴内应横膈,乃横膈之所系于背者,故名。

【定位】当第 7 胸椎棘突下,后正中线旁开 1.5 寸(图 2-40)。

【解剖】在斜方肌下缘,有背阔肌、最长肌;有第 7 肋间动、静脉后支的内侧支;分布着第 7 和第 8 胸神经后支的内侧皮支,深层为第 7、8 胸神经后支的肌支。

【主治】①咳、喘,呕吐,呃逆;②腰背痛;③风疹,瘾疹。

【操作】斜刺 0.5~0.8 寸。

7. 肝俞(Gānshū) 肝之背俞穴。

【命名】本穴为肝气输注于背的俞穴,故名。

【定位】当第 9 胸椎棘突下,后正中线旁开 1.5 寸(图 2-40)。

【解剖】在背阔肌、最长肌和髂肋肌之间;有第 9 肋间动、静脉后支的内侧支;分布着第 9 和第 10 胸神经后支的内侧皮支,深层为第 9、10 胸神经后支的肌支。

【主治】①黄疸,胁痛,目赤,目眩,雀目;②腰背痛;③癫、狂,痫证。

【操作】斜刺 0.5~0.8 寸。

8. 脾俞(Píshū) 脾之背俞穴。

【命名】本穴是脾气输注于背的俞穴,故名。

【定位】第 11 胸椎棘突下,后正中线旁开 1.5 寸(图 2-40)。

【解剖】在背阔肌、最长肌和髂肋肌之间;有第 11 肋间动、静脉后支;布有第 11 胸神经后支的皮支,深层为第 11 胸神经后支肌支。

【主治】①腹胀,黄疸,呕吐,泄泻,痢疾,便血,水肿;②腰背痛。

【操作】斜刺 0.5~0.8 寸。

9. 胃俞(Wèishū) 胃之背俞穴。

【命名】本穴是胃气输注于背的俞穴,故名。

【定位】当第 12 胸椎棘突下,后正中线旁开 1.5 寸(图 2-40)。

【解剖】在腰背筋膜、最长肌和髂肋肌之间;有肋下动、静脉后支的内侧支;分布着第 12 胸神经和第 1 腰神经后支的内侧皮支,深层为第 12 胸神经和第 1 腰神经的肌支。

【主治】①胃痛,呕吐,腹胀,肠鸣;②腰背痛。

【操作】斜刺 0.5~0.8 寸。

10. 肾俞(Shènshū) 肾之背俞穴。

【命名】本穴内应肾,是肾气输注于背的俞穴,故名。

【定位】当第 2 腰椎棘突下,后正中线旁开 1.5 寸(图 2-40)。

【解剖】在腰背筋膜、最长肌和髂肋肌之间;有第 2 腰动、静脉后支;分布着第 2、3 腰神经后支的外侧皮支,深层为第 2、3 腰神经后支的肌支。

【主治】①肾虚所致的头昏目眩,耳鸣,耳聋,水肿,气喘,泄泻,遗精,阳痿,遗尿,月经不调,带下;②腰背痛。

【操作】直刺 0.5~1.0 寸。

11. 大肠俞(Dàchángshū) 大肠之背俞穴。

【命名】本穴为大肠之气输注于背的俞穴,故名。

【定位】当第 4 腰椎棘突下,后正中线旁开 1.5 寸(图 2-40)。

【解剖】在腰背筋膜、最长肌和髂肋肌之间;有第 4 腰动、静脉后支;分布着第 4、5 腰神经后支的外侧皮支,深层为第 4、5 腰神经后支的肌支。

【主治】①腹胀,肠鸣,泄泻,便秘;②腰腿痛。

【操作】直刺 0.8~1.2 寸。

12. 次髎(Cìliáo)

【命名】穴在第 2 骶后孔中,故名次髎。

【定位】当髂后上棘下与后正中线之间,适在第 2 骶后孔处(图 2-40)。

【解剖】在臀大肌起始部;当骶外侧动、静脉后支处;为第 2 骶神经后支通过处。

【主治】①月经不调,痛经,带下,小便不利;②腰痛,下肢痿痹。

【操作】直刺 1~1.5 寸。

13. 承扶(Chéngfú)

【命名】因本穴位当承受上身而辅助下肢处,故名。

【定位】在大腿后面,臀横纹的中点(图 2-41)。

【解剖】在臀大肌下缘;有坐骨神经伴行的动、静脉;布有股后皮神经,深层为坐骨神经。

【主治】腰骶、臀、股部疼痛。

【操作】直刺 1~2 寸。

14. 殷门(Yīnmén)

【命名】殷,指殷实;门,上下之门户。穴在股后大腿之中,肌肉深厚,故名。

【定位】在大腿后面,当承扶与委中的连线上,承扶下 6 寸(图 2-41)。

【解剖】在半腱肌与股二头肌之间,深层为大收肌;外侧为股深动、静脉第 3 穿支;布有股后皮神经,深层正当坐骨神经。

【主治】腰痛,下肢痿痹。

【操作】直刺 1~2 寸。

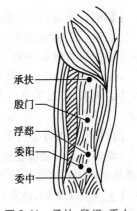

图 2-41 承扶、殷门、委中

15. 委中(Wěizhōng) 合穴;膀胱下合穴。

【命名】委,弯曲之意。穴在腘窝中央,屈膝定位,故名。

【定位】在腘横纹中点,当股二头肌腱与半腱肌腱的中间(图 2-41)。

【解剖】在腘窝正中,有腘筋膜;皮下有股腘静脉,深层内侧为腘静脉,最深层为腘动脉;分布着股后皮神经及胫神经。

【主治】①腰背痛,下肢痿痹;②小便不利,遗尿;③腹痛,急性吐泻,中暑,丹毒。

【操作】直刺 1.0~1.5 寸,或用三棱针点刺出血。

16. 秩边(Zhìbiān)

【命名】秩,次序。本穴依次排列于本经背部边侧最下处,故名。

【定位】当骶正中嵴旁 3 寸,平第 4 骶后孔(图 2-40)。

【解剖】有臀大肌,在梨状肌下缘;有臀下动、静脉;分布着臀下神经及股后皮神经,外侧为坐骨神经。

【主治】①腰骶痛,下肢痿痹;②小便不利,便秘。

【操作】直刺 1.5~2.0 寸。

17. 承山(Chéngshān)

【命名】小腿腓肠肌肉丰满如山,穴承接其下,故名。

【定位】在小腿后面正中,委中穴与昆仑穴之间,当伸直小腿或足跟上提时,腓肠肌两肌腹之间凹陷的顶端处(图 2-42)。

【解剖】 在腓肠肌两肌腹交界下端;有小隐静脉,深层为胫后动、静脉;分布着腓肠内侧皮神经,深层为胫神经。

【主治】 ①腰痛,腿痛,转筋;②痔疾,便秘。

【操作】 直刺 1.0~2.0 寸。

18. 昆仑(Kūnlún)　经穴。

【命名】 本穴旁有踝骨,高如隆起之山,故名。

【定位】 在外踝尖与跟腱之间的凹陷处(图 2-43)。

【解剖】 有腓骨短肌;有小隐静脉及外踝后动、静脉;分布着腓肠神经。

【主治】 ①头痛,项强,肩背腰腿痛,脚跟肿痛;②癫痫;③难产。

【操作】 直刺 0.5~1.0 寸,孕妇禁针。

19. 申脉(Shēnmài)　八脉交会穴(通阳跷脉)。

【命名】 申,与伸通。本穴为阳跷脉所起,伸展阳气,故名。

【定位】 在外踝尖直下方凹陷中(图 2-43)。

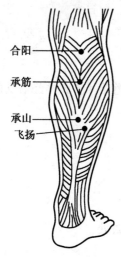

图 2-42　承山

【解剖】 在腓骨长短肌腱上缘;有外踝动脉网及小隐静脉;分布着腓肠神经。

【主治】 ①头痛,眩晕,腰腿酸痛;②癫、狂,痫证。

【操作】 直刺 0.3~0.5 寸。

20. 至阴(Zhìyīn)　井穴。

【命名】 足太阳脉气终止于此穴,并由此接足少阴,故名。

【定位】 在足小趾外侧,趾甲根角旁 0.1 寸(图 2-43)。

【解剖】 趾背动脉及趾跖侧固有动脉形成的动脉网;分布着跖趾侧固有神经及足背外侧皮神经。

【主治】 ①头痛,鼻塞,鼻出血,目痛;②胎位不正,难产,胞衣不下。

【操作】 浅刺 0.1 寸,或点刺出血,胎位不正用灸法。

图 2-43　昆仑、申脉、至阴

附阳
昆仑
申脉
仆参
至阴　足通谷　束骨　京骨　金门

八、足少阴肾经

(一)经脉循行

起于足小趾之下,斜向足心(涌泉),出于舟骨粗隆下,沿内踝后向上行于腿肚内侧,经股内后缘,通过脊柱,属于肾脏,联络膀胱。(另有分支向上行于腹部前正中线旁 0.5 寸,胸部前正中线旁 2 寸,止于锁骨下缘。)

肾部直行脉:从肾向上通过肝和横膈,进入肺中,沿着喉咙,挟于舌根部。

肺部支脉:从肺部出来,络心,流注于胸中,与手厥阴心包经相接(图 2-44)。

(二)主治概要

本经腧穴主治妇科、前阴病,肾、肺、肝、心、咽喉病及经脉循行部位的其他病证。

(三)常用腧穴

本经单侧 27 穴,穴起涌泉,止于俞府。

1. 涌泉(Yǒngquán)　井穴。

【命名】 本穴为足少阴经井穴,在足心中。其位最低,犹如地出涌泉,故以此为名。

【定位】 足趾跖屈时,约当足底(去趾)前 1/3 凹陷处(图 2-45)。

【解剖】 有趾短屈肌腱、趾长屈肌腱、第 2 蚓状肌,深层为骨间肌;有来自胫前动脉的足底弓;分布着足底内侧神经分支。

【主治】 ①高热,昏厥,中暑,癫、狂、痫;②头痛,目眩,咽喉痛,失音;③足心热。

【操作】 直刺 0.5~0.8 寸。

笔记

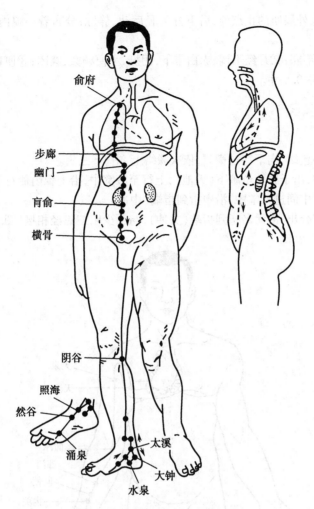

图 2-44　足少阴肾经经脉循行图

2. 太溪（Tàixī）　输穴；原穴。

【命名】太指天；溪指山间的流水。本经气至此而盛，能滋补先天之阴，故名。

【定位】当内踝尖与跟腱的中点处（图 2-46）。

【解剖】前方有胫后动、静脉；分布着小腿内侧皮神经，当胫神经经过处。

【主治】①头晕，咽喉干痛，齿痛，耳聋，耳鸣；②咯血，气喘；③遗精，阳痿，月经不调，小便频数；④不寐；⑤腰脊痛。

【操作】直刺 0.5~1 寸。

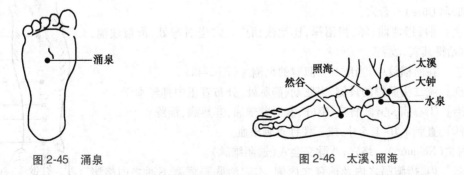

图 2-45　涌泉　　　　　　　　图 2-46　太溪、照海

3. 照海（Zhàohǎi）　八脉交会穴（通阴跷脉）。

【命名】照者阳光所及，海者百川之所归，此指足底部。本穴为阴跷脉所起，下通于海，故名。

【定位】在内踝尖直下凹陷处（图 2-46）。

【解剖】在足大趾外展肌的止点处;后下方为胫后动、静脉;分布着小腿内侧皮神经,深部为胫神经本干。

【主治】①痫证,不寐;②月经不调,赤白带下,阴挺,小便频数,癃闭;③便秘,咽喉干痛。

【操作】直刺0.5~0.8寸。

九、手厥阴心包经

(一)经脉循行

起于胸中,出属心包络,向下穿过横膈,依次联络上、中、下三焦。

胸部支脉:沿胸中,出于胁肋至腋下(天池),上行至腋窝中,沿上臂内侧行于手太阴和手少阴经之间,经肘窝下行于前臂中间进入掌中,沿中指到指端(中冲)。

掌中支脉:从劳宫分出,沿无名指到指端(关冲),与手少阳三焦经相接(图2-47)。

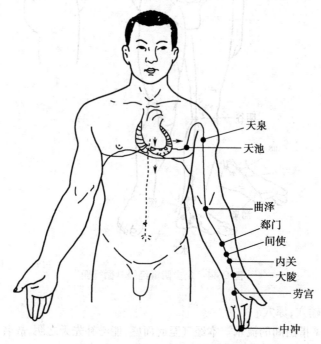

图2-47　手厥阴心包经经脉循行图

(二)主治概要

本经腧穴主治胃、心、胸、神志病及经脉循行部位的其他病证。

(三)常用腧穴

本经单侧9穴,穴起天池,止于中冲。

1. 曲泽(Qūzé)　合穴。

【命名】曲,指弯曲;泽,指沼泽,比池浅而广。穴当肘弯处,形似浅池,微屈其肘始得其穴,故名。

【定位】在肘横纹中,当肱二头肌腱的尺侧缘(图2-48)。

【解剖】肱二头肌腱的尺侧,当肱动、静脉处,分布着正中神经本干。

【主治】①心痛,心悸,胃痛,呕吐;②肘臂挛痛;③热病,烦躁。

【操作】直刺1.0~1.5寸,或三棱针点刺出血。

2. 内关(Nèiguān)　络穴;八脉交会穴(通阴维脉)。

【命名】内,指胸膈之内及前臂之内侧,本穴治胸膈痞塞不通之内格诸症,犹内藏之关隘,故名。

【定位】在腕横纹上2寸,掌长肌腱与桡侧腕屈肌腱之间(图2-48)。

【解剖】在掌长肌腱与桡侧腕屈肌腱之间,有指浅屈肌,深部为指深屈

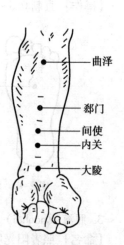

图2-48　曲泽、内关

肌;有前臂正中动、静脉,深层为前臂掌侧骨间动、静脉;分布着前臂内侧皮神经,前臂外侧皮神经,正中神经掌皮支,最深层有前臂掌侧骨间神经。

【主治】①心痛,心悸,胸闷,癫、狂,痫证,失眠,胃痛,恶心,呕吐,呃逆;②胁痛,肘臂挛痛。

【操作】直刺 0.5~1 寸。

3. 劳宫(Láogōng)　荥穴。

【命名】劳,指劳动;宫,为中央、要所之意。手任劳作,而穴在掌心,故名。

【定位】在手掌心,当第 2、3 掌骨之间偏于第 3 掌骨,握拳时中指尖处(图 2-49)。

【解剖】在第 2、3 掌骨间,下为掌腱膜,第 2 蚓状肌,及指浅、深屈肌腱,深层为拇指内收肌横头的起点,有骨间肌;有指掌侧总动脉;分布着正中神经的第 2 指掌侧总神经。

【主治】①心痛,呕吐,癫、狂,痫症;②口疮,口臭。

【操作】直刺 0.3~0.5 寸。

4. 中冲(Zhōngchōng)　井穴。

【命名】本经之气直达手中指尖端冲要之地,故名。

【定位】在手中指尖端中央(图 2-49)。

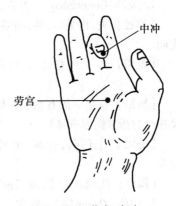

图 2-49　劳宫、中冲

【解剖】有指掌侧固有动、静脉所形成的动、静脉网;分布着正中神经的指掌侧固有神经。

【主治】①中风昏迷,中暑,惊厥,热病;②心痛,心烦;③舌强肿痛,掌中热。

【操作】浅刺 0.1 寸,或三棱针点刺出血。

十、手少阳三焦经

(一)经脉循行

起于无名指末端(关冲),上行于第 4、5 掌骨间,沿腕背、出于前臂外侧尺桡骨之间,经肘尖沿上臂外侧达肩部,交大椎,再向前入缺盆部,分布于胸中,络心包,穿过横膈,属于上、中、下三焦。

胸中支脉:从胸向上出于缺盆部,上走项部,沿耳后直上至额角,再下行经面颊部至目眶下。

耳部支脉:从耳后入耳中,到达耳前,与前脉交叉于面颊部,到目外眦,与足少阳胆经相接(图 2-50)。

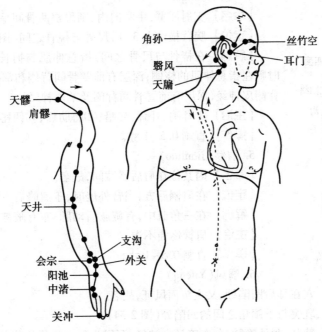

图 2-50　手少阳三焦经经脉循行图

（二）主治概要

本经腧穴主治侧头、耳、目、颊、咽喉、胸胁病，热病及经脉循行部位的其他病证。

（三）常用腧穴

本经单侧 23 穴，穴起关冲，止于丝竹空。

1. 关冲（Guānchōng）　井穴。

【命名】关，指关口；冲，指要冲。穴为本经之首穴，系气血注入本经之关隘，故名。与少冲、中冲类同。

【定位】在手环指末节尺侧，指甲根角旁 0.1 寸（图 2-51）。

【解剖】有指掌固有动、静脉形成的动、静脉网；布有来自尺神经的指掌侧固有神经。

【主治】①热病，昏厥，中暑；②头痛，目赤，咽喉肿痛，耳聋。

【操作】浅刺 0.1 寸，或三棱针点刺放血。

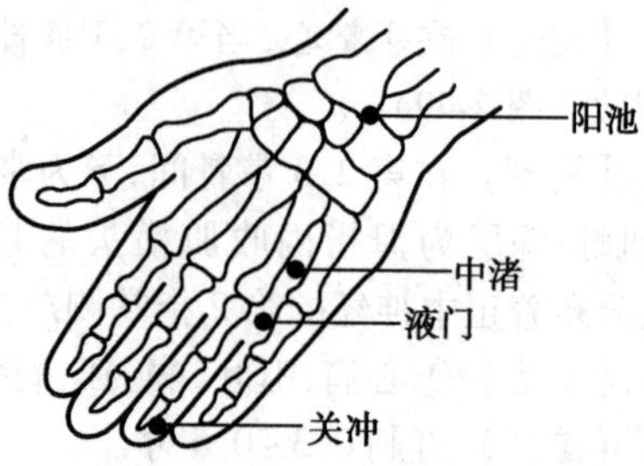

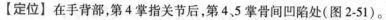

图 2-51　关冲、中渚

2. 中渚（Zhōngzhǔ）　输穴。

【命名】中渚：渚，水边地。本穴从液门而上，有似水边高地，故名。

【定位】在手背部，第 4 掌指关节后，第 4、5 掌骨间凹陷处（图 2-51）。

【解剖】有第 4 骨间肌；有手背静脉网及第 4 掌背动脉；分布着来自尺神经的手背支。

【主治】①头痛，目赤，耳聋，耳鸣，咽喉肿痛，肘臂痛，手指不能屈伸；②热病。

【操作】直刺 0.3~0.5 寸。

3. 外关（Wàiguān）　络穴；八脉交会穴（通阳维脉）。

【命名】与内关相对而命名。

【定位】在腕背横纹上 2 寸，尺骨与桡骨之间（图 2-52）。

【解剖】在尺骨与桡骨之间，指总伸肌与拇长伸肌之间；深层有前臂骨间背侧和掌侧动、静脉；分布着前臂背侧皮神经，深层有桡神经之前臂骨间背侧神经和正中神经之骨间掌侧神经。

【主治】①头痛，目赤，耳聋，耳鸣，胁肋痛，肘臂屈伸不利，手指疼痛，手颤；②热病。

【操作】直刺 0.5~1 寸。

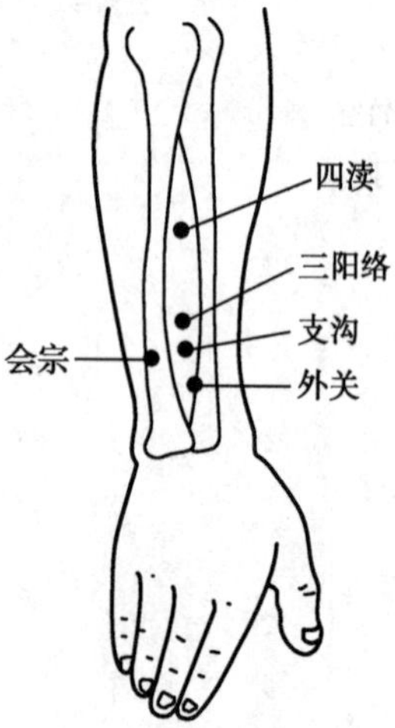

4. 支沟（Zhīgōu）

【命名】支肘屈臂，手掌向内，则尺桡两骨间呈现出沟陷，因而得名。

【定位】腕背横纹上 3 寸，尺骨与桡骨之间（图 2-52）。

【解剖】在桡骨与尺骨之间，指总伸肌与拇长伸肌之间，屈肘俯掌时则在指总伸肌的桡侧；深层有前臂骨间背侧和掌侧动、静脉；布有前臂背侧皮神经，深层有前臂骨间背侧及掌侧神经。

【主治】①耳鸣，耳聋，暴喑；②胁肋痛；③便秘。

【操作】直刺 0.5~1 寸。

5. 肩髎（Jiānliáo）

【命名】因其位在肩后髎隙间，故名。

【定位】在肩髃后方，当臂外展时，于肩峰后下方凹陷处（图 2-53）。

【解剖】在三角肌中；有旋肱后动脉；布有腋神经的肌支。

【主治】肩臂疼痛不遂。

【操作】直刺 0.5~1 寸。

6. 翳风（Yìfēng）

图 2-52　外关、支沟

（图中标注：四渎、三阳络、支沟、外关、会宗）

【命名】翳，蔽也。穴在耳后凹陷处，又主头面风证，故名。

【定位】在耳垂后，乳突与下颌角之间的凹陷处（图 2-54）。

【解剖】有耳后动、静脉，颈外静脉；分布着耳大神经，深层为面神经干从茎乳突穿出处。

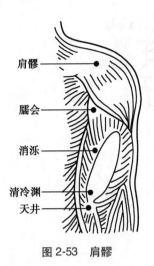

图 2-53 肩髎

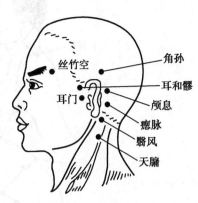

图 2-54 翳风、角孙、丝竹空

【主治】①耳鸣,耳聋,聤耳;②口眼㖞斜,齿痛,颊肿,牙关不利。

【操作】直刺0.5~1.0寸。

7. 角孙(Jiǎosūn)

【命名】穴在耳之上角,细络(孙络)旁通,故名。

【定位】在头部,折耳郭向前,当耳尖直上入发际处(图2-54)。

【解剖】有耳上肌;颞浅动、静脉耳前支;布有耳颞神经分支。

【主治】偏头痛,目赤肿痛,耳鸣。

【操作】平刺0.3~0.5寸。

8. 丝竹空(Sīzhúkōng)

【命名】丝竹,比喻眉毛;空,孔窍。穴在眉梢外侧端,故名。

【定位】在眉梢外的凹陷处(图2-54)。

【解剖】有眼轮匝肌;颞浅动、静脉的额支;分布着面神经颞支及耳颞神经的分支。

【主治】①目赤痛,目眩,眼睑眴动,口眼㖞斜;②头痛,齿痛,癫狂。

【操作】横刺0.3~0.5寸。

十一、足少阳胆经

(一)经脉循行

起于目外眦(瞳子髎),向上到达额角,向后行至耳后(风池),经颈、肩部后下入缺盆;耳部支脉从耳后进入耳中,出走耳前,到目外眦后方;外眦部支脉,从外眦部分出,下走大迎,上达目眶下,下行经颊车,由颈部向下会合前脉于缺盆;从缺盆部发出内行支进入胸中,通过横膈,联系肝胆,经胁肋内,下达腹股沟动脉部,再经过外阴毛际,横行入髋关节部(环跳);从缺盆部发出的外行支,下经腋、侧胸、季胁部与前脉会合于髋关节部,再向下沿着大腿外侧、膝外侧、腓骨前、腓骨下段、外踝前至足背,沿足背下行止于第4趾外侧(足窍阴)。

足背部支脉:从足临泣处分出,沿第1、2跖骨之间,至大趾端(大敦)与足厥阴经相接(图2-55)。

(二)主治概要

本经腧穴主治肝胆病,侧头、目、耳、咽喉、胁肋病,神志病、热病及经脉循行部位的其他病证。

(三)常用腧穴

本经单侧44穴,穴起瞳子髎,止于足窍阴。

1. 瞳子髎(Tóngzǐliáo) 手太阳、手足少阳经交会穴。

【命名】髎,指骨空;瞳子,指瞳孔。穴在目外侧,故名。

【定位】在目外眦旁,当眶外侧缘凹陷处(图2-56)。

【解剖】有眼轮匝肌,深层为颞肌;有颧眶动、静脉;分布着颧面神经和颧颞神经,面神经的额颞支。

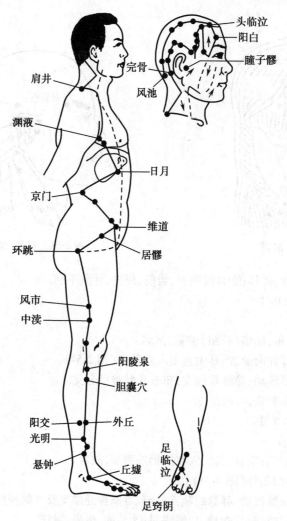

图 2-55 足少阳胆经经脉循行图

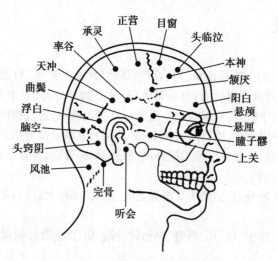

图 2-56 瞳子髎、听会、阳白、风池

【主治】头痛,目赤肿痛,迎风流泪,视力衰退,口眼喎斜。

【操作】横刺 0.3~0.5 寸,或三棱针点刺出血。

2. 听会(Tīnghuì)

【命名】耳主听觉,穴在耳前,为少阳之会,故名。

【定位】在耳屏间切迹前方,下颌骨髁状突的后缘,张口有凹陷处(图 2-56)。

【解剖】有颞浅动脉耳前支,深部为颈外动脉及面后静脉;布有耳大神经,皮下为面神经。

【主治】耳鸣,耳聋,齿痛,牙关不利,口眼㖞斜。

【操作】直刺 0.5 寸。

3. 阳白(Yángbái) 足少阳、阳维脉交会穴。

【命名】白,明白的意思。两眉之上受阳光而明亮,故名。

【定位】在瞳孔直上,眉上 1 寸(图 2-56)。

【解剖】在额肌中;有额动、静脉外侧支;当额神经外侧支处。

【主治】前额痛,眉棱骨痛,目痛,目眩,眼睑下垂。

【操作】横刺 0.3~0.5 寸。

4. 风池(Fēngchí) 足少阳、阳维脉交会穴。

【命名】风邪多侵上部,穴处凹陷似池,为治风之要穴,故名。

【定位】在枕骨之下,后发迹正中上 1 寸旁开,胸锁乳突肌与斜方肌上端之间的凹陷处(图 2-56)。

【解剖】在胸锁乳突肌与斜方肌上端之间的凹陷处,深部为头夹肌;有枕动、静脉分支;分布着枕小神经分支。

【主治】①头痛,眩晕,耳鸣,抽搐,痫证,小儿惊风;②感冒,鼻塞,目赤肿痛,口眼㖞斜;③颈项强痛。

【操作】向鼻尖方向斜刺 1.0~1.5 寸。

5. 肩井(Jiānjǐng) 手足少阳、足阳明与阳维脉交会穴。

【命名】穴在肩上,空陷如井,故名。

【定位】在肩上,当大椎与锁骨肩峰端连线的中点(图 2-57)。

【解剖】有斜方肌,深部为肩胛提肌与冈上肌;有颈横动、静脉分支;分布着锁骨上神经后支及副神经。

【主治】①颈项强痛,肩背疼痛,上肢不遂;②乳汁不下,难产。

【操作】直刺 0.5~0.8 寸,深部正当肺尖,慎不可深刺,孕妇禁针。

6. 日月(Rìyuè) 胆募穴;足太阴、少阳之会。

【命名】穴位于两胁,象征日月,故名。

【定位】在乳头直下,第 7 肋间隙(图 2-58)。

【解剖】肋间内、外肌,肋下缘有腹外斜肌腱膜,腹内斜肌,腹横肌;有肋间动、静脉;布有第 7 或第 8 肋间神经。

【主治】胁痛,呕吐,吞酸,黄疸。

【操作】斜刺 0.5~0.8 寸。

7. 环跳(Huántiào) 足少阳、太阳经交会穴。

【命名】髀枢转动如环,凡屈伸跳跃全仗此枢纽,故名。

【定位】侧卧屈股,在股骨大转子最高点与骶管裂孔连线的外 1/3 与中 1/3 交点处(图 2-59)。

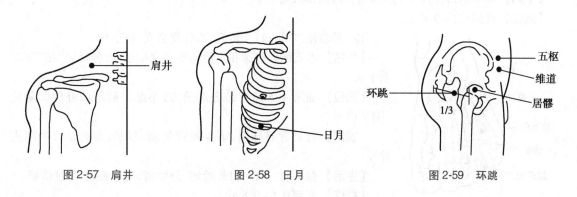

图 2-57 肩井　　　　　图 2-58 日月　　　　　图 2-59 环跳

【解剖】在臀大肌、梨状肌下缘;内侧为臀下动、静脉;分布着臀下皮神经,臀下神经,深部为坐骨神经。

【主治】腰痛,下肢痿痹。

【操作】　直刺 2.0~3.0 寸。

8. 风市（Fēngshì）

【命名】　市，聚集之处。本穴为风气所聚集，乃治风之要穴，故名。

【定位】　在大腿外侧正中，腘横纹上 7 寸。直立垂手时，中指尖处（图 2-60）。

【解剖】　在阔筋膜下，股外侧肌中；有旋股外侧动、静脉分支；分布着股外侧皮神经，股神经肌支。

【主治】　①下肢痿痹；②全身瘙痒。

【操作】　直刺 1.0~1.5 寸。

9. 阳陵泉（Yánglíngquán）　合穴；胆下合穴；八会穴之筋会。

【命名】　阳，指外侧；陵，指高起处。穴在小腿外侧，腓骨头前下方，故名。

【定位】　在腓骨小头前下方凹陷处（图 2-60）。

【解剖】　在腓骨长、短肌中；有膝下外侧动、静脉；当腓总神经分为腓浅及腓深神经处。

【主治】　①黄疸，胁痛，口苦，呕吐；②下肢痿痹；③小儿惊风。

【操作】　直刺 1.0~1.5 寸。

10. 光明（Guāngmíng）　络穴。

【命名】　穴为足少阳之络，别走厥阴，又主治目疾，故名。

【定位】　在外踝尖上 5 寸，腓骨前缘（图 2-60）。

【解剖】　在趾长伸肌与腓骨短肌之间；有胫前动、静脉分支；分布着腓浅神经。

【主治】　①目视不明，目痛，夜盲；②下肢痿痹。

【操作】　直刺 1.0~1.5 寸。

11. 悬钟（Xuánzhōng）　又称绝骨，八会穴之髓会。

【命名】　穴处腓骨前缘与腓骨长、短肌肌腱之间向下至外踝形如钟之悬，故名。

【定位】　在外踝尖上 3 寸，腓骨前缘（图 2-60）。

【解剖】　在趾长伸肌与腓骨短肌分歧处；有胫前动、静脉分支；分布着腓浅神经。

【主治】　①颈项强痛，偏头痛，目视不明，目痛；②下肢痿痹。

【操作】　直刺 0.5~0.8 寸。

12. 丘墟（Qiūxū）　原穴。

【命名】　高处称丘，大丘称墟。穴在外踝前下方，如丘似墟，故名。

【定位】　在外踝前下方，趾长伸肌腱的外侧凹陷处（图 2-61）。

【解剖】　在趾短伸肌起点；有外踝前动、静脉分支；布有足背中间皮神经分支及腓浅神经分支。

【主治】　颈项痛，胸胁痛，下肢痿痹，外踝肿痛，足下垂。

【操作】　直刺 0.5~0.8 寸。

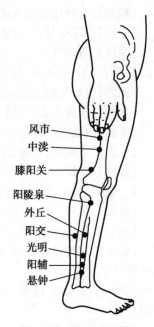

图 2-60　风市、阳陵泉、光明、悬钟

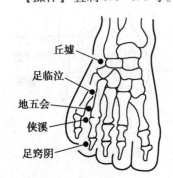

图 2-61　丘墟、足临泣、侠溪、足窍阴

13. 足临泣（Zúlínqì）　输穴；八脉交会穴，通带脉。

【命名】　本穴所属经脉和主治与头临泣相通，故名。加"足"字以别于头。

【定位】　在第 4、5 跖骨结合部前方，小趾伸肌腱的外侧凹陷处（图 2-61）。

【解剖】　有足背静脉网，第 4 趾背侧动、静脉；布有足背中间皮神经。

【主治】　偏头痛，目眩，目外眦痛，胁肋痛，足背肿痛，足趾挛痛。

【操作】　直刺 0.5~0.8 寸。

14. 侠溪（Xiáxī）　荥穴。

【命名】　穴在足小趾与次趾指缝之间相夹为溪，故名。

【定位】 在第 4、5 趾间,趾蹼缘后方赤白肉际处(图 2-61)。

【解剖】 在第 4 趾的趾长、短伸肌腱与第 5 趾的趾长、短伸肌腱之间;有趾背动、静脉;分布着趾背神经。

【主治】 ①头痛,眩晕,目外眦痛,耳鸣,耳聋,颊肿;②胁肋痛,乳房胀痛,膝股痛,足背肿痛;③热病。

【操作】 直刺 0.3~0.5 寸。

15. 足窍阴(Zúqiàoyīn)　井穴。

【命名】 本穴与头窍阴同经而主治相类,故也名窍阴。加"足"字以别于头。

【定位】 在足第 4 趾外侧,趾甲根角旁 0.1 寸(图 2-61)。

【解剖】 趾背侧动、静脉和趾跖动脉形成的动脉网;布有趾背侧神经。

【主治】 ①偏头痛,目赤,耳聋,耳鸣,咽喉肿痛;②胸胁痛;③失眠,多梦;④热病。

【操作】 直刺 0.1~0.2 寸,或点刺出血。

十二、足厥阴肝经

(一)经脉循行

起于足大趾上毫毛部(大敦),经内踝前向上,至内踝上八寸处交出于足太阴经之后,上行沿股内侧,进入阴毛中,绕阴器,上达小腹,挟胃旁,属肝络胆,过膈,分布于胁肋,沿喉咙后面,向上入鼻咽部,连接于"目系"(眼球连系于脑的部位),上出于前额,与督脉会合于巅顶。

"目系"支脉:下行颊里、环绕唇内。

肝部支脉:从肝分出,过膈,向上流注于肺,与手太阴肺经相接(图 2-62)。

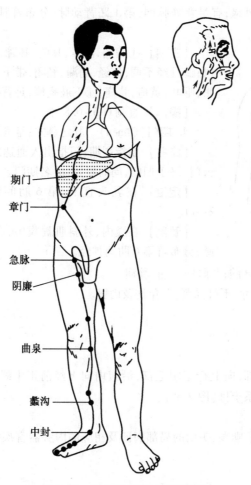

期门

章门

急脉

阴廉

曲泉

蠡沟

中封

图 2-62　足厥阴肝经经脉循行图

（二）主治概要

本经腧穴主治肝、胆、脾、胃病，妇科、前阴病及经脉循行部位的其他病证。

（三）常用腧穴

本经单侧14穴，穴起大敦，止于期门。

1. 大敦（Dàdūn）　井穴。

【命名】穴在足大趾端，其处大而敦厚，故名。

【定位】在足大趾外侧，趾甲根角旁0.1寸（图2-63）。

【解剖】有趾背动、静脉；布有来自腓深神经的趾背神经。

【主治】①疝气，遗尿，月经不调，崩漏；②癫痫。

【操作】浅刺0.1~0.2寸，或点刺出血。

2. 行间（Xíngjiān）　荥穴。

【命名】行指径路，间指间隙。因穴在大、次趾行缝之间，故名。

【定位】在第1、2趾间，趾蹼缘的后方赤白肉际处（图2-63）。

【解剖】有足背静脉网，第1趾背动、静脉；正当腓深神经分为趾背神经处。

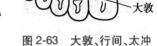

图2-63　大敦、行间、太冲

【主治】①头痛，眩晕，目赤肿痛，口㖞，咽喉干痛，耳鸣，耳聋；②月经不调，崩漏，遗尿，小便不利；③胁痛；④癫痫，抽搐，失眠。

【操作】直刺0.5~0.8寸。

3. 太冲（Tàichōng）　输穴；原穴。

【命名】太，盛大，冲，指要冲。本穴为足厥阴经之原穴，气血充盛，故名。

【定位】在足背，第1、2跖骨结合部的前方凹陷处（图2-63）。

【解剖】在姆长伸肌腱外缘；有足背静脉网，第1跖背动脉；分布着腓深神经的跖背侧神经，深层为胫神经的足底内侧神经。

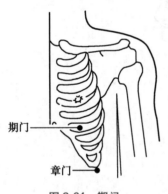

图2-64　期门

【主治】①头痛，眩晕，耳鸣，耳聋，目赤肿痛，癫、狂、痫，小儿惊风；②月经不调，痛经，崩漏，经闭，带下，癃闭，小便不利，疝气；③腹胀，呕吐，黄疸，胁痛；④下肢痿痹，足背肿痛。

【操作】直刺0.5~0.8寸。

4. 期门（Qīmén）　肝之募穴；足厥阴、太阳与阴维脉交会穴。

【命名】期指周期，门指出入通达之处。人体十二经气血始于云门，终于期门，周而复始，故名期门。

【定位】在乳头直下，第6肋间隙，前正中线旁开4寸（图2-64）。

【解剖】在腹内、外斜肌腱膜中，有肋间肌；有第6肋间动、静脉；分布着第6肋间神经。

【主治】①腹胀，呃逆，吐酸；②胸胁胀痛，乳痈。

【操作】斜刺0.5~0.8寸，不可深刺，以免伤及内脏。

十三、任脉

（一）经脉循行

起于小腹内，下出会阴部，向上行于阴毛部，沿腹内向上经前正中线到达咽喉部，再向上环绕口唇，经面部，进入目眶下，连系于目（图2-65）。

（二）主治概要

本经腧穴主治腹、胸、颈、咽喉、头面的局部病证及相应的内脏器官疾病。少数腧穴有强壮作用或可治神志病。

（三）常用腧穴

本经24穴，穴起会阴，止于承浆。

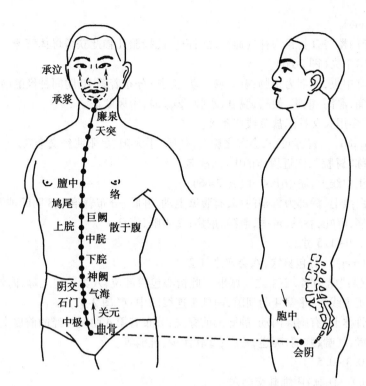

图 2-65 任脉循行图

1. 中极（Zhōngjí） 膀胱募穴；任脉、足三阴经交会穴。

【命名】此穴约当一身上下之中，故名。

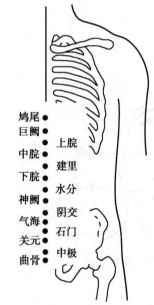

图 2-66 中极、关元、
气海、神阙、中脘

【定位】在前正中线上，脐中下 4 寸（图 2-66）。

【解剖】在腹白线上，内部为乙状结肠；有腹壁浅动、静脉分支及腹壁下动、静脉分支；分布着髂腹下神经的分支。

【主治】①月经不调，痛经，崩漏，带下，阴痒，小便频数，癃闭，遗尿，阳痿，遗精；②小腹痛，疝气。

【操作】直刺 1.0~1.5 寸，孕妇慎用。

2. 关元（Guānyuán） 小肠募穴；任脉、足三阴经交会穴。

【命名】关指关藏；穴处为元气关藏之处，故名。

【定位】在前正中线上，脐中下 3 寸（图 2-66）。

【解剖】在腹白线上，深部为小肠；有腹壁浅动、静脉分支及腹壁下动、静脉分支；分布着第 12 肋间神经的前皮支的内侧支。

【主治】①月经不调，痛经，崩漏，带下，遗精，遗尿，小便频数，癃闭；②疝气，小腹痛；③完谷不化，泄泻，脱肛，中风脱证，虚劳羸瘦。

【操作】直刺 1.0~1.5 寸，孕妇慎用；本穴有强壮作用，为保健要穴。

3. 气海（Qìhǎi） 膏之原穴。

【命名】气，指元气；穴处为人身元气之海，且能主一身之气疾，故名。

【定位】在前正中线上，脐中下 1.5 寸（图 2-66）。

【解剖】在腹白线上，深部为小肠；有腹壁浅动、静脉分支及腹壁下动、静脉分支；分布着第 11 肋间神经的前皮支的内侧支。

【主治】①月经不调，痛经，崩漏，带下，遗精，遗尿，小便频数，癃闭；②疝气，绕脐腹痛；③完谷不化，腹痛，泄泻，便秘，脱肛，中风脱证，乏力，虚劳羸瘦。

【操作】直刺 1.0~1.5 寸，孕妇慎用，本穴有强壮作用，为保健要穴。

4. 神阙（Shénquè）

【命名】阙,指门楼、宫门,意为神气通行之门户。此指胎儿赖此获得母体营养。故名。

【定位】在脐窝中央(图 2-66)。

【解剖】在脐窝中央,深部为小肠;有腹壁下动、静脉;分布着第 10 肋间神经的前皮支。

【主治】①腹痛,泄泻,痢疾,便秘,脱肛,水肿;②虚脱,中风脱证。

【操作】禁针,多用大艾柱隔盐灸或艾条灸。

5. 中脘（Zhōngwǎn） 胃募穴;八会穴之腑会;任脉、手太阳、足阳明经交会穴。

【命名】胃又称"胃脘",穴近胃体的中部,故名。

【定位】在前正中线上,脐中上 4 寸(图 2-66)。

【解剖】在腹白线上,深部为胃幽门部;有腹壁上动、静脉;分布着第 7、8 肋间神经的前皮支。

【主治】①胃痛,呕吐,吞酸,黄疸,泄泻,痢疾;②失眠,癫狂。

【操作】直刺 1.0~1.5 寸。

6. 膻中（Dànzhōng） 心包募穴;八会穴之气会。

【命名】《灵枢》:"膻中者,心主之宫城也。"此指心包膜部位,穴为心包之募,内外相应,故名。

【定位】在前正中线上,平第 4 肋间隙,两乳头连线的中点(图 2-67)。

【解剖】在胸骨体上;有胸廓内动、静脉的前穿支;分布着第 4 肋间神经的前皮支的内侧支。

【主治】①咳嗽,气喘,胸闷,呃逆,噎膈;②乳汁少,乳痈等。

【操作】横刺 0.3~0.5 寸。

7. 天突（Tiāntū） 任脉、阴维脉交会穴。

【命名】天,指位置高;突,为灶突。本穴能通利肺气,故名。

【定位】在胸骨上窝中央(图 2-68)。

【解剖】在胸骨切迹中央,左右胸锁乳突肌之间,深层为胸骨舌骨肌和胸骨甲状肌;皮下有颈静脉弓、甲状腺下动脉分支,深部为气管,再往下胸骨柄后方为无名静脉及主动脉弓;分布着锁骨上神经前支。

【主治】咳嗽,气喘,咽喉肿痛,梅核气,噎膈。

【操作】先直刺 0.2 寸,然后将针尖转向下方,紧靠胸骨后面刺入 0.5~1.0 寸。

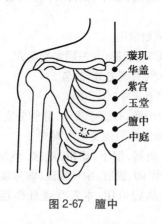

图 2-67 膻中

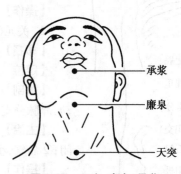

图 2-68 天突、廉泉、承浆

8. 廉泉（Liánquán） 阴维、任脉之会。

【命名】廉指棱角,此处指喉头、舌骨,穴当其上,具有生津止渴的作用,故名。

【定位】微仰头,在前正中线上,喉结上方,舌骨上缘凹陷处(图 2-68)。

【解剖】在甲状软骨和舌骨之间,深部为会厌,下方为喉门,有甲状舌骨肌、舌肌;有颈前浅静脉、甲状腺上动、静脉;布有颈皮神经,深层有舌下神经分支。

【主治】舌下肿痛,中风舌强不语,暴暗,吞咽困难。

【操作】直刺 0.5~0.8 寸,不留针。

9. 承浆（Chéngjiāng） 任脉、足阳明经交会穴。

【命名】穴居唇下陷中,可承接口中之水浆,故名。

【定位】在颏唇沟的正中凹陷处(图2-68)。

【解剖】在口轮匝肌和颏肌之间;有下唇动、静脉的分支;有面神经的下颌支及颏神经分支。

【主治】口眼㖞斜,流涎,暴喑。

【操作】斜刺0.3~0.5寸。

十四、督脉

(一)经脉循行

起于小腹内,下出于会阴部,向后、向上行于脊柱的内部,上达项后风府,进入脑内,上行巅顶,沿前额下行鼻柱,止于上唇内龈交穴(图2-69)。

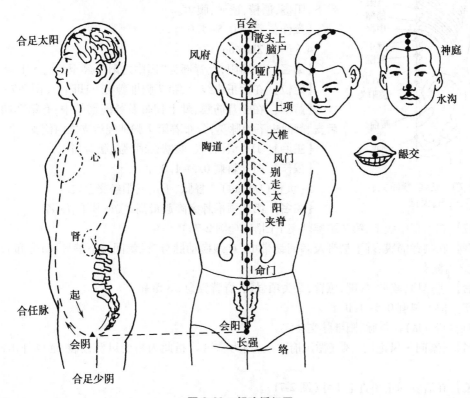

图2-69 督脉循行图

(二)主治概要

本经腧穴主治神志病,热病,腰骶、背、头项等经脉循行部位的病证及相应的内脏病证。

(三)常用腧穴

本经28穴,穴起长强,止于龈交。

1. 长强(Chángqiáng)

【命名】杨上善曰:"督脉诸阳脉长,其气强盛,穴居其处,故曰长强也。"本穴为督脉之络,夹脊、上项,散头上,其分布"长"而作用"强",故名。

【定位】在尾骨端下,当尾骨端与肛门连线的中点处(图2-70)。

【解剖】有肛门动、静脉分支,棘间静脉丛之延续部;布有尾神经及肛门神经。

【主治】①痔疾,脱肛,便秘,泄泻;②腰脊痛。

【操作】斜刺,针尖向上与骶骨平行刺入0.5~1寸。

2. 腰阳关(Yāoyángguān)

【命名】穴当腰部之要冲,为阳气通行之关和腰部运动之机关,故名。

【定位】在后正中线上,第4腰椎棘突下凹陷中(图2-70)。

【解剖】在腰背筋膜、棘上韧带及棘间韧带中;有腰动脉后支、棘间皮下静脉丛;分布着腰神经后支的内侧支。

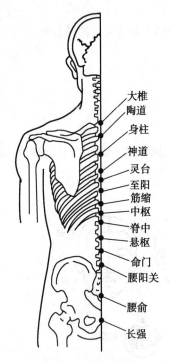

图2-70　长强、腰阳关、命门、至阳、大椎

【主治】①腰骶痛，下肢痿痹；②月经不调，带下，遗精，阳痿。

【操作】直刺0.5~1.0寸。

3. 命门（Mìngmén）

【命名】肾气为一身之本，穴当两肾俞之间，为生命的重要门户，故名。

【定位】在后正中线上，第2腰椎棘突下凹陷中（图2-70）。

【解剖】在腰背筋膜、棘上韧带及棘间韧带中；有腰动脉后支、棘间皮下静脉丛；分布着腰神经后支的内侧支。

【主治】①脊强，腰痛，下肢痿痹；②月经不调，痛经，闭经，不孕，带下，阳痿，遗精，遗尿，腹泻。

【操作】直刺0.5~1.0寸。

4. 至阳（Zhìyáng）

【命名】背属阳，上背部为"阳中之阳"，经至此已入上背，故名。

【定位】在后正中线上，第7胸椎棘突下凹陷中（图2-70）。

【解剖】在腰背筋膜、棘上韧带及棘间韧带中；有第7肋间动脉后支、棘间皮下静脉丛；分布着第7胸神经后支之内侧支。

【主治】①黄疸，胁胀，咳喘；②脊强，腰背痛。

【操作】向上斜刺0.5~1.0寸。

5. 大椎（Dàzhuī）　督脉、手足三阳经交会穴。

【命名】第7颈椎棘突隆起最高，穴在其下，故名。

【定位】在后正中线上，第7颈椎棘突下凹陷中（图2-70）。

【解剖】在腰背筋膜、棘上韧带及棘间韧带中；有颈横动脉分支、棘间皮下静脉丛；分布着第8颈神经后支之内侧支。

【主治】①热病，咳嗽，气喘，感冒；②头项强痛，脊背强急；③癫痫。

【操作】向上斜刺0.5~1.0寸。

6. 风府（Fēngfǔ）　督脉、阳维脉交会穴。

【命名】《素问·风论》："风气循风府而上，则为脑风。"指此为易受风邪侵袭、逐风外出的部位，故名。

【定位】在后发际正中直上1寸（图2-71）。

【解剖】在项韧带和项肌中，深部为环枕后膜和小脑延髓池；有枕动、静脉分支和棘间皮下静脉丛；为第3枕神经与枕大神经分支分布处。

【主治】①头痛，眩晕，中风不语，半身不遂，癫狂；②项强，鼻出血，咽喉肿痛。

【操作】正坐，头微前倾，项部放松，向下颌方向缓慢刺入0.5~1.0寸，不可向上深刺，以免刺入枕骨大孔，伤及延髓。

7. 百会（Bǎihuì）　督脉、足太阳经交会穴。

【命名】穴居巅顶，为百脉所朝、诸阳之会，故名。

【定位】在前发际正中直上5寸，或两耳尖连线的中点处（图2-71）。

【解剖】在帽状腱膜中；有左右颞浅动、静脉及左右枕动、静脉的吻合网；分布着枕大神经及额神经的分支。

【主治】①头痛，眩晕，失眠，健忘，中风失语，昏厥，癫狂；②脱肛，子宫脱垂，胃下垂，久泻。

笔记

【操作】横刺0.5~0.8寸，升阳益气用灸法。

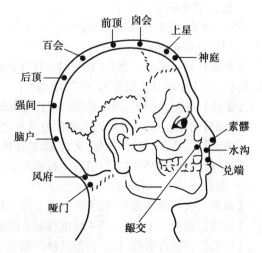

图2-71　风府、百会、上星、水沟

8. 上星（Shàngxīng）

【命名】穴处头上,犹如上接星辰,故名。

【定位】在前发际正中直上 1 寸(图 2-71)。

【解剖】在左右额肌交界处;有额动、静脉分支及颞浅动、静脉的分支;分布着额神经分支。

【主治】①头痛,目痛,鼻出血,鼻渊;②发热,癫狂。

【操作】横刺 0.5~0.8 寸,小儿前囟未闭者禁针。

9. 水沟（Shuǐgōu） 督脉、手足阳明经交会穴。

【命名】位于鼻下人中,其状如沟,为涕水渗流处。

【定位】在人中沟的上 1/3 与中 1/3 交点处(图 2-71)。

【解剖】在口轮匝肌中;有上唇动、静脉;分布着面神经颊支及眶下神经分支。

【主治】①昏厥,中暑,中风昏迷,牙关紧闭,癫狂,痫证;②口眼㖞斜,鼻塞,鼻出血,腰脊强痛。

【操作】向上斜刺 0.3~0.5 寸。

十五、经外奇穴

1. 四神聪（Sìshéncōng）

【定位】在百会穴前后左右各 1 寸处,共 4 穴(图 2-72)。

【主治】头痛,眩晕,失眠,健忘,癫痫。

【操作】向百会方向平刺 0.5~0.8 寸。

2. 印堂（Yìntáng）

【定位】两眉头连线的中点(图 2-73)。

【主治】头痛,眩晕,鼻出血,鼻渊,小儿惊风,失眠。

【操作】平刺 0.3~0.5。

3. 鱼腰（Yúyāo）

【定位】在额部,瞳孔直上,眉毛的中心(图 2-73)。

【主治】眉棱骨痛,眼睑瞤动,眼睑下垂,目赤肿痛,口眼㖞斜。

【操作】平刺 0.3~0.5 寸。

4. 太阳（Tàiyáng）

【定位】眉梢与目外眦之间,向后约 1 寸处凹陷中(图 2-74)

【主治】头痛,目疾。

【操作】直刺或斜刺 0.3~0.5 寸,或点刺出血。

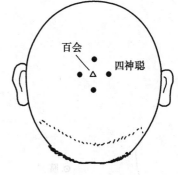

图 2-72 四神聪

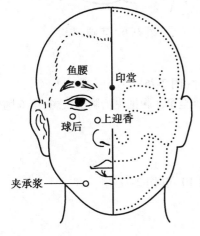

图 2-73 印堂、鱼腰

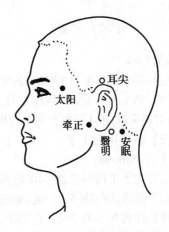

图 2-74 太阳、牵正、安眠

5. 牵正（Qiānzhèng）

【定位】在耳垂前 0.5~1.0 寸处(图 2-74)。

【主治】口眼㖞斜。

【操作】向前斜刺 0.5~0.8 寸。

6. 安眠(ānmián)

【定位】在翳风与风池穴连线的中点(图 2-74)。

【主治】失眠,头痛,眩晕。

【操作】直刺 0.8~1.2 寸。

7. 子宫(Zǐgōng)

【定位】在脐下 4 寸,前正中线旁开 3 寸(图 2-75)。

【主治】月经不调,痛经,崩漏,不孕,子宫脱垂。

【操作】直刺 0.8~1.2 寸。

8. 定喘(Dìngchuǎn)

【定位】大椎穴旁开 0.5 寸(图 2-76)。

【主治】咳嗽,哮喘,肩背痛。

【操作】直刺 0.5~0.8 寸。

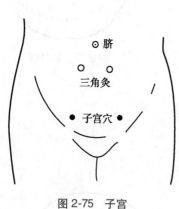

图 2-75　子宫

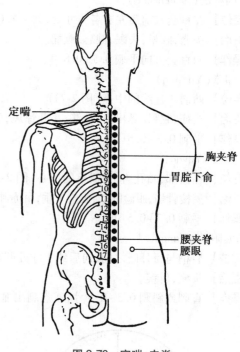

图 2-76　定喘、夹脊

9. 夹脊(jiājǐ)

【定位】第 1 胸椎至第 5 腰椎,各椎棘突下旁开 0.5 寸(图 2-76)。

【主治】第 1 胸椎至第 3 胸椎主治上肢疾患;第 1 胸椎至第 8 胸椎主治胸部疾患,第 6 胸椎至第 5 腰椎主治腹部疾患,第 1 腰椎至第 5 腰椎主治下肢疾患。

【操作】斜刺 0.5~1 寸。

10. 十宣(Shíxuān)

【定位】在手十指尖端,距指甲游离缘 0.1 寸,左右共 10 穴(图 2-77)。

【主治】高热,咽喉肿痛,昏迷,癫痫,手指麻木。

【操作】浅刺 0.1~0.2 寸,或点刺出血。

11. 四缝(Sìfèng)

【定位】第 2 至第 5 指掌面,近端指关节横纹中点,一手 4 穴,左右共 8 穴(图 2-78)。

【主治】小儿疳积。

【操作】点刺出血或挤出少许黄白色透明液体。

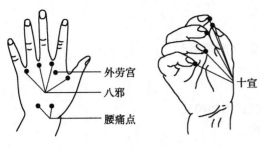

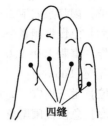

图 2-77　十宣、八邪、外劳宫、腰痛点　　　　　　　　　图 2-78　四缝

12. 八邪（Bāxié）

【定位】在手背侧，微握拳，第 1 至第 5 指之间，指蹼缘后方赤白肉际处，左右共 8 穴（图 2-77）。

【主治】手指麻木，手背肿痛，烦热。

【操作】向上斜刺 0.5~0.8 寸，或点刺出血。

13. 落枕（Làozhěn）（外劳宫）

【定位】在手背侧，第 2、3 掌骨间，掌指关节后 0.5 寸处（图 2-77）。

【主治】落枕，手指麻木、屈伸不利。

【操作】直刺 0.5~0.8 寸。

14. 腰痛点（Yāotòngdiǎn）

【定位】在手背，第 2、3 掌骨及第 4、5 掌骨之间，当腕横纹与掌指关节中点处，一侧 2 穴，左右共 4 穴（图 2-77）。

【主治】急性腰扭伤。

【操作】直刺 0.3~0.5 寸。

15. 肩前（Jiānqián）

【定位】正坐垂臂，当腋前皱襞顶端与肩髃穴连线的中点（图 2-79）。

【主治】肩臂痛。

【操作】直刺 1.0~1.5 寸。

16. 膝眼（Xīyǎn）

【定位】屈膝，在髌韧带两侧凹陷处。在内侧的称内膝眼，在外侧的称外膝眼（图 2-80）。

【主治】膝痛，下肢痿痹。

【操作】向膝中斜刺 0.5~1.0 寸，或透刺对侧膝眼。

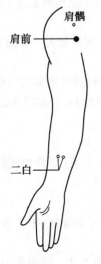

图 2-79　肩前

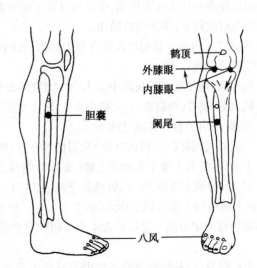

图 2-80　膝眼、胆囊、阑尾

17. 胆囊(Dǎnnáng)

【定位】阳陵泉穴下 2 寸处(图 2-80)。

【主治】急慢性胆囊炎,胆石症,胆道蛔虫症,下肢痿痹。

【操作】直刺 1.0~2.0 寸。

18. 阑尾(Lánwěi)

【定位】足三里穴下 2 寸,胫骨前嵴外 1 横指(图 2-80)。

【主治】急慢性阑尾炎,消化不良,下肢痿痹。

【操作】直刺 1.5~2.0 寸。

第四节　实　　训

实训一　腧穴的定位方法

【目的要求】

1. 熟练掌握常用腧穴定位方法,如解剖标志定位法、骨度分寸定位法、手指同身寸定位法。

2. 能够熟练使用上述方法根据临床需要准确定腧穴。

【标本教具】

经络穴位人体模型、挂图、教学光盘、模特。

【实训方式】

讲授、示教:

1. 教师先结合人体模型、挂图、教学光盘讲授。

2. 教师在模特(学生)身上示教。

3. 学员相互练习。

【实训内容、方法】

1. 解剖标志定位法

(1) 固定标志定位法:是指不受人体活动影响而固定不移的标志。例如五官、指(趾)甲、乳头、脐窝等标志,以及各部骨节的突起和缝隙,肌肉的隆起和凹陷。

教师指出脐窝中央取神阙,两乳头之间取膻中,腓骨小头前下方取阳陵泉,胫骨内侧髁下缘取阴陵泉,学生模拟操作。

(2) 活动标志定位法:是指关节、肌肉、肌腱、皮肤随着适当的活动而出现的关节的空隙,肌肉的隆起或凹陷,皮肤的皱纹等。

教师指出握拳掌后纹头取后溪,张口耳屏前凹陷处取耳门、听宫、听会,下颌角前上方 1 横指,当咬肌隆起处最高点取颊车,学生模拟操作。

2. 骨度分寸定位法　是指以体表骨节为标志,将两骨节间的长度按比例折量为一定的等分,用以确定腧穴位置的方法。

(1) 头面部:前发际至后发际中点 12 寸;前额两发角之间 9 寸;耳后两完骨(乳突)之间 9 寸。

(2) 胸腹部:歧骨(胸剑联合)至脐中 8 寸;脐中至横骨上廉(耻骨联合上缘)5 寸;两乳头之间 8 寸。

(3) 背部:两肩胛骨脊柱缘之间 6 寸。

(4) 上肢部:腋前纹头(腋前皱襞)至肘横纹 9 寸;肘横纹至腕横纹 12 寸。

(5) 下肢部:横骨上廉至内辅骨上廉(股骨内侧髁上缘)18 寸;内辅骨下廉(胫骨内侧髁下缘)至内踝高点 13 寸;髀枢至膝中 19 寸;臀横纹至膝中 14 寸;膝中至外踝高点 16 寸。

教师在人体模特上指出以上标志,学生 2 人为一组互练。

3. 手指同身寸定位法　是以患者本人手指的某些部位折量为一定分寸为标准,来量取腧穴位置的方法。

(1) 中指同身寸:是以患者的中指中节屈曲内侧两端横纹头之间作为 1 寸。适用于四肢部取穴的直寸和背部取穴的横寸。

（2）拇指同身寸：是以患者拇指的指间关节横纹两端之间的距离作为1寸，适用于四肢部的直寸取穴。

（3）横指同身寸：是指将患者示指、中指、无名指和小指并拢，以中指中节横纹为标准，四指横量宽度作为3寸，又称"一夫法"。多用于下肢、下腹部的直寸和背部的横寸取穴。

教师比划，学生模拟练习。并模拟用合理的手指分寸定取足三里。

【思考题/作业】

1. 解剖标志定位法：如何在保证定位准确的前提下又能保证患者体位舒适？

2. 骨度分寸定位法：各部的骨度分别是多少？骨度分寸定位法的操作要点是什么？

3. 手指同身寸定位法：本法的操作要领是什么？本法与前两者定位腧穴时何者更准确？

实训二　手太阴肺经

【目的要求】

1. 在体表准确找到手太阴肺经各腧穴，并划出经脉循行路线。

2. 通过练习，掌握手太阴肺经经脉循行及各腧穴定位，熟悉各腧穴主治。

【标本教具】

经络穴位人体模型、挂图、教学光盘、模特。

【实训方式】

讲授、示教：

1. 教师先结合人体模型、挂图、教学光盘讲授。

2. 教师在模特（学生）身上示教（划经点穴）。

3. 学员相互练习。

【实训内容、方法】

1. 经脉循行　手太阴肺经从胸走手。在模特身上按腧穴分布的体表路线从起于胸部外上方的中府穴开始划经：循上肢内侧的前缘，经鱼际部止于手拇指桡侧指甲角旁的少商穴。

2. 按顺序点划出手太阴肺经的中府、尺泽、孔最、列缺、太渊、少商6个穴的定位。每穴的位置均用红笔点划出，以便学生观看记忆。

【思考题/作业】

1. 划出手太阴肺经经脉循行路线。

2. 中府、尺泽、孔最、列缺、太渊、少商各腧穴的位置如何？并描述各穴的主治作用。

实训三　手阳明大肠经

【目的要求】

1. 在体表准确找到手阳明经各腧穴，并划出经脉循行路线。

2. 通过练习，掌握手阳明大肠经经脉循行及各腧穴定位，熟悉各腧穴主治。

【标本教具】

经络穴位人体模型、挂图、教学光盘、模特。

【实训方式】

讲授、示教：

1. 教师先结合人体模型、挂图、教学光盘讲授。

2. 教师在模特（学生）身上示教（划经点穴）。

3. 学员相互练习。

【实训内容、方法】

1. 经脉循行　手阳明大肠经从手走头。在模特身上按腧穴分布的体表路线从起于示指桡侧指甲角旁的商阳穴开始划经：经示指桡侧，循行在上肢外侧前缘，上肩、颈，至面颊，左右两脉交会于人中穴，止于对侧鼻翼旁的迎香穴。

2. 按顺序点划出手阳明大肠经的商阳、合谷、手三里、曲池、臂臑、肩髃、迎香7个穴的定位。每穴的位置均用红笔点划出,以便学生观看记忆。

【思考题/作业】

1. 在体表划出手阳明大肠经经脉循行路线。

2. 商阳、合谷、手三里、曲池、臂臑、肩髃、迎香的位置如何? 并说出各穴的主治作用。

实训四　足阳明胃经

【目的要求】

1. 在体表准确找到足阳明胃经各腧穴,并划出经脉循行路线。

2. 通过练习,掌握足阳明胃经经脉循行及各腧穴定位,熟悉各腧穴主治。

【标本教具】

经络穴位人体模型、挂图、教学光盘、模特。

【实训方式】

讲授、示教:

1. 教师先结合人体模型、挂图、教学光盘讲授。

2. 教师在模特(学生)身上示教(划经点穴)。

3. 学员相互练习。

【实训内容、方法】

1. 经脉循行　足阳明胃经从头走足。在模特身上按腧穴分布的体表路线从起于眼眶下缘的承泣穴开始划经:经口角旁,至下颌角前,一支向上经耳前,至额角(头维穴)。另一支从下颌角前向下过颈部,经胸前正中线旁开4寸,腹正中线旁开2寸,循下肢外侧前缘下行,走足背,止于足第二趾外侧端的厉兑穴。

2. 按顺序点出足阳明胃经的地仓、颊车、下关、头维、梁门、天枢、归来、髀关、足三里、上巨虚、条口、丰隆、解溪、内庭、厉兑15个穴的定位。每穴的位置均用红笔点划出,以便学生观看记忆。

【思考题/作业】

1. 在体表划出足阳明胃经循行路线,并准确找到各腧穴。

2. 地仓、颊车、天枢、归来、足三里、丰隆、解溪、内庭的位置如何? 并说出其主治作用。

实训五　足太阴脾经

【目的要求】

1. 在体表准确找到足太阴脾经各腧穴,并划出经脉循行路线。

2. 通过练习,掌握足太阴脾经经脉循行及各腧穴定位,熟悉各腧穴主治。

【标本教具】

经络穴位人体模型、挂图、教学光盘、模特。

【实训方式】

讲授、示教:

1. 教师先结合人体模型、挂图、教学光盘讲授。

2. 教师在模特(学生)身上示教(划经点穴)。

3. 学员相互练习。

【实训内容、方法】

1. 经脉循行　足太阴脾经从足走胸。在模特身上按腧穴分布的体表路线从起于足大趾内侧端的隐白穴开始划经:沿足内踝前,小腿内侧中间,在内踝上8寸处交于肝经前,行膝股内侧前缘,上腹部前正中线旁开4寸,胸前正中线旁开6寸,止于腋中线第六肋间大包穴。

2. 按顺序点划出足太阴脾经的隐白、公孙、三阴交、阴陵泉、血海5个穴位的定位。每穴的位置均用红笔点划出,以便学生观看记忆。

【思考题/作业】

1. 在体表划出足太阴脾经经脉循行路线;并准确找到各腧穴。

2. 隐白、公孙、三阴交、阴陵泉、血海的位置如何？并说出其主治作用。

实训六　手少阴心经

【目的要求】

1. 在体表准确找到手少阴心经各腧穴,并划出经脉循行路线。

2. 通过练习,掌握手少阴心经经脉循行及各腧穴定位,熟悉各腧穴主治。

【标本教具】

经络穴位人体模型、挂图、教学光盘、模特。

【实训方式】

讲授、示教:

1. 教师先结合人体模型、挂图、教学光盘讲授。

2. 教师在模特(学生)身上示教(划经点穴)。

3. 学员相互练习。

【实训内容、方法】

1. 经脉循行　手少阴心经从胸走手。在模特身上按腧穴分布的体表路线从起于腋窝中的极泉穴开始划经:走上肢内侧后缘,止于小指桡侧端的少冲穴。

2. 按顺序点划出手少阴心经的少海、通里、神门、少冲 4 个穴的定位。每穴的位置均用红笔点划出,以便学生观看记忆。

【思考题/作业】

1. 划出手少阴心经经脉循行路线。

2. 少海、通里、神门的位置如何？并描述各穴的主治作用。

实训七　手太阳小肠经

【目的要求】

1. 在体表准确找到手太阳小肠经各腧穴,并划出经脉循行路线。

2. 通过练习,掌握手太阳小肠经经脉循行及各腧穴定位,熟悉各腧穴主治。

【标本教具】

经络穴位人体模型、挂图、教学光盘、模特。

【实训方式】

讲授、示教:

1. 教师先结合人体模型、挂图、教学光盘讲授。

2. 教师在模特(学生)身上示教(划经点穴)。

3. 学员相互练习。

【实训内容、方法】

1. 经脉循行　手太阳小肠经从手走头。在模特身上按腧穴分布的体表路线从起于手小指尺侧的少泽穴开始划经:经手掌尺侧,走上肢外侧后缘,绕肩胛,经颈,上面颊,止于耳前的听宫穴。

2. 按顺序点划出手太阳小肠经的少泽、后溪、养老、小海、肩贞、天宗、肩外俞、肩中俞、颧髎、听宫 10 个穴的定位。每穴的位置均用红笔点划出,以便学生观看记忆。

【思考题/作业】

1. 划出手太阳小肠经经脉循行路线。

2. 少泽、后溪、养老、肩贞、天宗、颧髎、听宫的位置如何？并描述其主治作用。

实训八　足太阳膀胱经

【目的要求】

1. 在体表准确找到足太阳膀胱经各腧穴,并划出经脉循行路线。

2. 通过练习,掌握足太阳膀胱经经脉循行及各腧穴定位,熟悉各腧穴主治。

【标本教具】

经络穴位人体模型、挂图、教学光盘、模特。

【实训方式】

讲授、示教：

1. 教师先结合人体模型、挂图、教学光盘讲授。

2. 教师在模特(学生)身上示教(划经点穴)。

3. 学员相互练习。

【实训内容、方法】

1. 经脉循行 足太阳膀胱经从头走足。在模特身上按腧穴分布的体表路线从起于目内眦旁的睛明穴开始划经:上头,下项,在项部分开两支,一支沿背腰骶中线旁 1.5 寸下行,经股后正中部,至腘窝中;另一支沿背腰骶中线旁 3 寸下行,经股外侧后部,至腘窝与前一支会合,行腓肠肌深部,经外踝后,止于足小趾外侧端的至阴穴。

2. 按顺序点划出足太阳经攒竹、天柱、风门、肺俞、心俞、膈俞、肝俞、胃俞、肾俞、大肠俞、次髎、委中、秩边、承山、昆仑、申脉、至阴 17 个穴的定位。每穴的位置均用红笔点划出,以便学生观看记忆。

【思考题/作业】

1. 划出足太阳膀胱经经脉循行路线。

2. 攒竹、风门、肺俞、心俞、膈俞、肝俞、胃俞、肾俞、大肠俞、次髎、承扶、殷门、委中、承山、昆仑、申脉、至阴的位置如何? 并描述各穴的主治作用。

实训九 足少阴肾经

【目的要求】

1. 在体表准确找到足少阴肾经各腧穴,并划出经脉循行路线。

2. 通过练习,掌握足少阴肾经经脉循行及各腧穴定位,熟悉各腧穴主治。

【标本教具】

经络穴位人体模型、挂图、教学光盘、模特。

【实训方式】

讲授、示教：

1. 教师先结合人体模型、挂图、教学光盘讲授。

2. 教师在模特(学生)身上示教(划经点穴)。

3. 学员相互练习。

【实训内容、方法】

1. 经脉循行 足少阴肾经从足走腹胸。在模特身上按腧穴分布的体表路线从起于足底涌泉穴开始划经:绕内踝后,走下肢内侧后缘,上腹正中线旁开 0.5 寸,胸正中线旁开 2 寸,止于锁骨下缘的俞府穴。

2. 按顺序点划出足少阴肾经的涌泉、太溪、照海 3 个穴。每穴的位置均用红笔点划出,以便学生观看记忆。

【思考题/作业】

1. 划出足少阴肾经经脉循行路线。

2. 涌泉、太溪、照海的位置如何? 并描述各穴的主治作用。

实训十 手厥阴心包经

【目的要求】

1. 在体表准确找到手厥阴心包经各腧穴,并划出其经脉循行路线。

2. 通过练习,掌握手厥阴心包经经脉循行及各腧穴定位,熟悉各腧穴主治。

【标本教具】

经络穴位人体模型、挂图、教学光盘、模特。

【实训方式】

讲授、示教：

1. 教师先结合人体模型、挂图、教学光盘讲授。

2. 教师在模特(学生)身上示教(划经点穴)。

3. 学员相互练习。

【实训内容、方法】

1. 经脉循行 手厥阴心包经从胸走手。在模特身上按腧穴分布的体表路线从起于乳头外侧的天池穴开始划经：走上肢内侧正中，经掌中，止于中指尖端的中冲穴。

2. 按顺序点划出手厥阴心包经的曲泽、内关、劳宫、中冲 4 个穴的定位。每穴的位置均用红笔点划出，以便学生观看记忆。

【思考题/作业】

1. 划出手厥阴心包经经脉循行路线。

2. 曲泽、内关、劳宫、中冲的位置如何？并描述各穴的主治作用。

实训十一　手少阳三焦经

【目的要求】

1. 在体表准确找到手少阳三焦经各腧穴,并划出经脉循行路线。

2. 通过练习,掌握手少阳三焦经经脉循行及各腧穴定位,熟悉各腧穴主治。

【标本教具】

经络穴位人体模型、挂图、教学光盘、模特。

【实训方式】

讲授、示教：

1. 教师先结合人体模型、挂图、教学光盘讲授。

2. 教师在模特(学生)身上示教(划经点穴)。

3. 学员相互练习。

【实训内容、方法】

1. 手少阳三焦经从手走头。在模特身上按腧穴分布的体表路线从起于无名指尺侧端的关冲穴开始划经：经手背，走上肢外侧正中，上肩，经颈，绕耳后，至耳前，止于眉梢的丝竹空穴。

2. 按顺序点划出手少阳三焦经的关冲、中渚、外关、支沟、肩髎、翳风、角孙、丝竹空 8 个穴的定位。每穴的位置均用红笔点划出，以便学生观看记忆。

【思考题/作业】

1. 划出手少阳三焦经经脉循行路线。

2. 中渚、外关、肩髎、翳风、丝竹空的位置如何？并描述其主治作用。

实训十二　足少阳胆经

【目的要求】

1. 在体表准确找到足少阳胆经各腧穴,并划出经脉循行路线。

2. 通过练习,掌握足少阳胆经经脉循行及各腧穴定位,熟悉各腧穴主治。

【标本教具】

经络穴位人体模型、挂图、教学光盘、模特。

【实训方式】

讲授、示教：

1. 教师先结合人体模型、挂图、教学光盘讲授。

2. 教师在模特(学生)身上示教(划经点穴)。

3. 学员相互练习。

【实训内容、方法】

1. 经脉循行　足少阳胆经从头走足。在模特身上按腧穴分布的体表路线从起于目外眦旁的瞳子髎穴开始划经:绕耳前后,经头侧部,下颈、胸、腹侧面,走下肢外侧正中,经外踝前,止于足第四趾外侧端的足窍阴穴。

2. 按顺序点划出足少阳胆经的瞳子髎、听会、阳白、风池、肩井、日月、环跳、风市、阳陵泉、光明、悬钟、丘墟、足临泣、侠溪、足窍阴 15 个穴的定位。每穴的位置均用红笔点划出,以便学生观看记忆。

【思考题/作业】

1. 划出足少阳胆经经脉循行路线。

2. 听会、阳白、风池、肩井、环跳、阳陵泉、光明、悬钟、足临泣的位置如何? 并描述各穴的主治作用。

实训十三　足厥阴肝经

【目的要求】

1. 在体表准确找到足厥阴肝经各腧穴,并划出经脉循行路线。

2. 通过练习,掌握足厥阴肝经经脉循行及各腧穴定位,熟悉各腧穴主治。

【标本教具】

经络穴位人体模型、挂图、教学光盘、模特。

【实训方式】

讲授、示教:

1. 教师先结合人体模型、挂图、教学光盘讲授。

2. 教师在模特(学生)身上示教(划经点穴)。

3. 学员相互练习。

【实训内容、方法】

1. 经脉循行　足厥阴肝经从足走腹到胸。在模特身上按腧穴分布的体表路线从起于足大趾外侧端的大敦穴开始划经:经内踝前,走小腿内侧脾经前,内踝上 8 寸处交于脾经之后,行股膝内侧正中,绕外阴,上行腹部至胁肋部,止于乳下第 6 肋间的期门穴。

2. 按顺序点划出足厥阴肝经的大敦、行间、太冲、期门 4 个穴的定位。每穴的位置均用红笔点划出,以便学生观看记忆。

【思考题/作业】

1. 划出足厥阴肝经经脉循行路线。

2. 大敦、行间、太冲、期门的位置如何? 并描述各穴的主治作用。

实训十四　任脉

【目的要求】

1. 在体表准确找到任脉各腧穴,并划出经脉循行路线。

2. 通过练习,掌握任脉经脉循行、各腧穴定位,熟悉各腧穴主治。

【标本教具】

经络穴位人体模型、挂图、教学光盘、模特。

【实训方式】

讲授、示教:

1. 教师先结合人体模型、挂图、教学光盘讲授。

2. 教师再在模特(学生)身上示教(划经点穴)。

3. 学员相互练习。

【实训内容、方法】

1. 经脉循行　任脉主要循行在人体的前正中线上。在模特身上按腧穴分布的体表路线从起于前后阴之间的会阴穴开始划经:循行于腹、胸、颈前正中线上,止于颏唇沟中点的承浆穴。

2. 按顺序点划出任脉的中极、关元、气海、神阙、中脘、膻中、天突、廉泉、承浆9个穴的定位。每穴的位置均用红笔点划出,以便学生观看记忆。

【思考题/作业】

1. 划出任脉经脉循行路线。

2. 中极、关元、气海、中脘、膻中、天突的位置如何? 并描述各穴的主治作用。

实训十五 督脉

【目的要求】

1. 在体表准确找到督脉各腧穴,并划出经脉循行路线。

2. 通过练习,掌握督脉经脉循行、各腧穴定位,熟悉各腧穴主治。

【标本教具】

经络穴位人体模型、挂图、教学光盘、模特。

【实训方式】

讲授、示教:

1. 教师先结合人体模型、挂图、教学光盘讲授。

2. 教师再在模特(学生)身上示教(划经点穴)。

3. 学员相互练习。

【实训内容、方法】

1. 经脉循行 督脉主要循行在人体的后正中线和头正中线上。在模特身上按腧穴分布的体表路线从起于尾骨尖下长强穴开始划经:循行于腰背项部正中,上巅顶,前额正中,下鼻柱,经人中沟,止于上唇系带与齿龈相接处的龈交穴。

2. 按顺序点划出督脉的长强、腰阳关、命门、至阳、大椎、风府、百会、上星、水沟9个穴的定位。每穴的位置均用红笔点划出,以便学生观看记忆。

【思考题/作业】

1. 划出督脉经脉循行路线。

2. 腰阳关、命门、大椎、百会、水沟的位置如何? 并描述各穴的主治作用。

实训十六 经外奇穴

【目的要求】

1. 在体表准确找到所学的经外奇穴。

2. 通过练习,掌握经外奇穴定位,熟悉各腧穴主治。

【标本教具】

经络穴位人体模型、挂图、教学光盘、模特。

【实训方式】

讲授、示教:

1. 教师先结合人体模型、挂图、教学光盘讲授。

2. 教师再在模特(学生)身上示教(划经点穴)。

3. 学员相互练习。

【实训内容、方法】

按顺序点划出四神聪、印堂、鱼腰、太阳、牵正、安眠、子宫、定喘、夹脊、十宣、四缝、八邪、落枕、腰痛点、肩前、膝眼、胆囊、阑尾的定位。每穴的位置均用红笔点划出,以便学生观看记忆。

【思考题/作业】

四神聪、印堂、太阳、牵正、安眠、子宫、定喘、夹脊、十宣、四缝、落枕、腰痛点、肩前、膝眼、胆囊、阑尾的位置如何? 并描述各穴的主治作用。

本章小结

　　经络、腧穴是针灸推拿的基础,主要讲授的重点和难点是经脉循行、腧穴的定位、主治和操作。在掌握经络和腧穴的概念、十二经的走向、流注次序、交接规律、腧穴的分类、特定穴的组成、腧穴的定位方法,熟悉经络系统的组成、十二经脉的循行基础上,在人体上划出经脉循行路线、详细指出腧穴定位,并明确其临床应用、操作中注意的问题,特别要留心特殊危险部位腧穴的操作。

　　划经点穴练习时要以严格认真的态度,在教师的指导下,反复练习,结合挂图、录像等教学形式不断感悟,才能做到熟练掌握。

(吕美珍　丁刚)

扫一扫,测一测

思考题

1. 十二经脉的循行走向与交接规律是什么?
2. 试述十二经脉的流注次序。
3. 试述腧穴的分类及各类腧穴的特点。
4. 举例说明腧穴的治疗作用。

思路解析

笔记

第三章	推拿技术

学习目标

1. 掌握:推拿手法的操作和应用。
2. 熟悉:推拿技术的适应证和禁忌证。
3. 了解:推拿技术的注意事项。
4. 具有推拿基本理论,能进行推拿基本诊疗操作;能安排适合的医疗和康复环境。
5. 能与患者及家属进行沟通,开展推拿健康教育;能与相关医务人员进行专业交流;帮助和指导患者进行推拿康复锻炼。

第一节 概 述

一、推拿技术原理和特点

(一)推拿技术原理

推拿(massage)是运用一定的手法、技巧或借助器具在人体的穴位及经脉或某个部位上施术操作,以达到防治病残、养生保健和功能障碍康复目的的一种物理疗法,是中国传统康复医学中最主要的、应用最广泛的康复治疗技术之一。其作用原理有以下几方面。

1. 疏通经络,行气活血 经络是人体运行气血、联系脏腑肢节、沟通上下内外的通路,经络不通是导致病残和功能障碍的重要因素。一方面通过推拿能激发和调整经气,并通过经络影响所连属的脏腑、组织的功能活动,以调节机体的生理、病理状况;另一方面,气血是构成和维持人体功能活动的基本物质,气血循环不息地运行于身体各部,维持正常的生理功能。经络通畅、气血充盈、正气强盛,则机体健康。反之,如果经络不通,气血运行不畅,则出现气血的偏盛、偏衰或者循行发生障碍,就会导致病残和功能障碍的产生。推拿手法对人体体表的直接刺激和做功,既可促进气血运行,又可产生热效应,使气血循行通畅,机体偏盛或偏衰的状况得到纠正,最终达到防治病残和功能障碍康复的目的。

2. 理筋整复,滑利关节 各种损伤可使人体筋、骨关节原有的形态及解剖位置发生改变,失去正常生理功能。根据不同情况,采用相应的推拿手法,使错位或移位得以还原,使筋络通顺、气血运行通畅,以利于局部组织的修复和功能的重建。此外,各种损伤常累及气血,致脉络受损,气滞血瘀或复加风寒湿邪侵袭,导致筋脉拘急、关节僵硬、屈伸不利。适当的推拿手法能舒筋活络、软坚散结、松解粘连、活血化瘀、消肿止痛,使筋脉拘急得以缓解,关节活动得以恢复。

3. 调整脏腑功能,增强抗病能力 病损、伤残、功能障碍的发生、发展及转归的全过程,是人体正气和邪气相互斗争、盛衰消长的结果。"正气存内,邪不可干""邪气所凑,其气必虚",说明机体如果有充足的抗病能力,致病因素就不起作用,机体的抗病能力低下,邪气就可乘虚而入引发疾病。

脏腑是化生气血、贮藏精气、传化水谷和维持机体活动的重要器官,脏腑功能与人体正气的盛衰有密切的关系。脏腑功能失调,人体气血精微化源不足,正气虚弱,抗病能力低下,就会出现病损、伤残、功能障碍,并通过经络反映在体表。

推拿手法作用于体表相应的经络腧穴,刺激穴位、痛点,通过经络的传导作用,改善和调整脏腑功能,使脏腑阴阳得到平衡,从而达到治疗病损、伤残、功能障碍和预防疾病的目的。

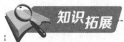

生物力作用源于手法

推拿是通过手法在人体的体表进行作用的,手法的力作用于人体感受器,感受器受到刺激向中枢传入感觉性冲动信号,与不同的神经核团发生广泛的突触联系,并影响其功能状态,从而发挥对人体固有整体功能的激活作用。手法的力作用于关节骨骼,导致骨关节结构空间位置的改变,从而缓解或消除对滑膜、关节囊、韧带、神经、血管的压迫或牵拉刺激,解除病理状态。治疗相同疾病的同一种手法,由于治疗师手法的力量差异,其效果也不同。推拿手法的力量是发挥治疗效果优劣的始动因素,手法的力量、形式变化决定和影响着推拿的临床治疗效果。

(二)推拿技术特点

1. **传统医学与现代科学理论的密切结合** 这是推拿技术的理论基础。推拿古称"按摩""按跷""案扤"。推拿技术是用手法在人身体体表上操作及运动人肢体的非药物疗法,也是中医外治法之一。在对内脏疾病的治疗和康复时,多以传统医学的脏腑、经络学说为主;在对神经系统、运动系统疾病的治疗和康复时,多以现代科学的解剖学、生理学、病理学、神经学、运动学、人体发育学等理论为主。由此可见,传统医学与现代科学理论的密切结合是推拿技术的理论内涵。

2. **适应证广、疗效显著、操作方便、经济安全、科学性强** 这是推拿技术的临床特点。推拿技术的适应证范围涵盖了临床各科疾病,如骨伤科、神经科、内科、外科、妇科、儿科、康复科等,并对颈椎病、肩周炎、腰椎间盘突出症、急慢性腰损伤、脊柱小关节紊乱症、椎骨错缝、四肢关节伤筋、脑卒中后遗症、头痛、眩晕、感冒、失眠、胃痛、肠胃功能紊乱、腹泻、胆囊炎、便秘、肥胖症、痛经、月经不调、自主神经紊乱等疾病有较好的疗效。同时不受场地、环境的限制和影响,既可在病房、诊室、家庭中,又可在其他场地随时随地施术操作。所需的费用低廉,没有药物的毒副作用和不良反应,是一种自然和无创伤性的疗法,且有较完整的系统的理论体系,并经研究证实,对运动系统、神经系统、消化系统、呼吸系统、循环系统、内分泌生殖系统等产生积极的影响。

3. **手法实施和功法训练** 这是推拿技术的基本特征。病残的治疗和康复效果的好坏与手法密切相关,手法不同,所产生的作用和治疗效果也不同。因此,一定要根据不同疾病及不同的病理变化,选择有针对性的手法进行康复和治疗。功法训练也是推拿技术的重要组成部分,康复治疗师进行功法锻炼,有助于增强体质,熟练掌握手法的技巧性,并可进行较长时间的手法运动,保持实施一定力量的手法操作;指导患者进行功法训练,可以巩固和延伸临床治疗效果。

4. **把握好适应证和禁忌证** 这是推拿技术的基本准则。手法是运用技巧性外力作用于人体的物理疗法,若未严格把握好推拿技术的适应证和禁忌证,极有可能发生一些意外情况,轻者影响疗效,重者可对人体造成严重的损伤甚至危及生命。因此,要严格掌握推拿技术的适应证和禁忌证,不可草率从事,并要提高自身的理论知识和医疗技能及诊断疾病的准确率,不断提高手法操作的规范性和安全性。

根据推拿技术的上述特点,学习推拿技术有不可忽视的两个重要环节:其一是学习和掌握中医学的基础理论及现代医学的理论和技术;其二是下苦功学习手法和进行功法训练,掌握手法的基本操作和临床应用。推拿手法是力的运用和技巧的完美结合,手法的技巧是关键,力量是发挥技巧的奠基石,不讲究技巧性的简单动作不能称为手法。手法的练习和体力的锻炼须有较长时间的刻苦训练,再通过不断的临床实践,才能由生疏到熟练,进而运用自如。

二、推拿治疗原则

（一）整体观念，辨证操作

"整体观念"强调人体是一个有机整体，以五脏为中心，在功能上相互协调、相互为用，在病理上相互影响；同时人体与自然环境也有着密切联系，不同的地域环境和不同的季节气候，也影响着人体的脏腑功能。因此，在处理局部病变时，要重视整体功能对局部的调整作用，并考虑到环境、气候对疾病康复的影响。

"辨证操作"是指根据季节、地区以及人体的体质、年龄、性别、生活习惯不同等特点，选择不同的操作手法，如施力的大小、操作时间的长短、手法频率的快慢等；同时体现同病异治和异病同治的特点，如急性腰肌扭伤和腰椎骨错缝，虽然病损部位和临床表现相同，因病机不同，所以推拿手法截然不同，前者以点、按、揉、擦、弹拨等手法为主，后者以腰部扳法为主。又如落枕和急性腰肌扭伤，虽然病变部位和症状不同，但可选择同一种手法扳法进行康复治疗。

（二）标本同治，缓急兼顾

"标本同治"是在"标"和"本"均不甚危急情况下的应用原则。如陈旧性慢性腰肌劳损和新患腰部的急性扭伤（腰椎小关节紊乱），均表现为疼痛剧烈，腰部活动受限，不能做俯仰动作，腰部肌肉有明显的保护性肌痉挛，治疗时前者以舒松肌肉为主，选择点、按、揉、擦等手法，后者以理筋整复、通络止痛为主，选择腰部扳法。只有标本同治，才能缓解和消除疼痛。

"缓急兼顾"是在遵循"急"则治其标、"缓"则治其本的原则下，兼顾缓急二者间的关系。由于推拿技术自身的特点，在"治病求本"的原则下，多采用缓急兼顾之法则。如由于长期劳损的原因，腰部抗应力的作用和稳定性较差，在用力不当的情况下，极容易造成腰部急性扭伤，表现为腰部疼痛剧烈、活动受限，此时应首先处理急性腰扭伤，待疼痛缓解和消除后，才选择适宜的手法治疗腰部慢性劳损。

（三）以动为主，动静结合

"以动为主"是指在手法操作或功法训练时，根据不同的病情、病损或伤残及功能障碍部位，确定手法力的强弱、节奏的快慢、动作的徐疾和活动幅度及范围的大小等要素。如果"动"的过度可使原有病情加重，不利于病损或伤残及功能障碍的康复，所以适宜的运动方式是取得理想康复疗效的关键。

"动静结合"一是指在手法操作或功法训练时，康复师和患者保持心神淡定，思想集中，做到动中有静，张弛有序；二是在手法操作或功法训练后，要安静休息，调整呼吸，静坐片刻，使机体的体能有一个自身调整恢复的过程。

在强调"以动为主"的同时，还必须重视"动静结合"的原则。

三、手法的基本要求

推拿手法虽流派众多，风格迥异，但对手法的基本要求是一致的。作为手法必须具备"持久、有力、均匀、柔和"八字基本要求，从而达到"深透"两字的目的。

1. 持久　是指手法在操作过程中，能够严格地按照手法动作要领和操作规范持续地运用，在一定的时间内，保持手法动作的形态和力量的连贯性。

2. 有力　并不是单纯指力气大，而是一种技巧力，是指手法在操作过程中必须具备一定的力度和功力，使手法具有一定的刺激量。因此，有力的含义一是指手法直接作用于体表的力度；二是指维持手法持续操作并保持一定刺激量所需要之功力。用力的基本原则是根据病人体质、病证、部位等不同情况而增减，既保证治疗效果，又避免产生不良反应。

3. 均匀　是指手法操作时，要求动作幅度的大小、频率的快慢、手法压力的轻重，都必须保持相对的一致。幅度不可时大时小，频率不可忽快忽慢，用力不可时轻时重，应使手法操作既平稳而又有节奏性。在手法测试仪上显示，手法操作的波峰、波谷、波幅、波频要达到基本相同。

4. 柔和　是指手法操作时，要求动作稳柔而富有节律感，灵活而不僵滞，缓和而不生硬。手法变换要自然、协调，使手法轻而不浮、重而不滞，挥洒自如。柔和并不能错误地理解为轻慢柔软，而是要体现"以柔为贵""刚柔相济，以柔克刚"的理念，使手法具有美感和艺术性柔。切忌生硬粗暴，更不能用蛮力和爆发力。正如《医宗金鉴》中指出"法之所施，使患者不知其苦，方称为手法也。"

5. 深透 是手法要达到的目的。深是深层、深部,透是渗透、穿透,是指手法的功力能够透入深层组织。而这种深透是根据疾病治疗的需要和不同部位、不同病期来决定的。最新推拿理念提出分层次推拿法,即将受术部位分为浅、中、深三个层次。浅层是指皮肤及皮下组织,主要用于皮肤美容及腹部浅层操作;中层是指肌肉组织,主要用于改善肌营养,恢复肌弹性,增强作功能力,消除肌疲劳;深层是指关节及肌腱、韧带等组织,主要适用于关节、肌腱、韧带的损伤、粘连等。因此,"深透"还必须根据手法作用层次需要而合理掌握。

对于运动关节类手法,尤其是脊柱整复类手法的运用还必须掌握"稳、准、巧、快"的原则。稳是指操作时用力要稳,对某关节的固定要稳;准是指诊断要明确,定位要准确,手法作用部位要准确;巧是指手法操作要用巧劲,大有四两拨千斤之势,不能用蛮劲或爆发力,不能超越关节生理许可范围;快是指手法操作时动作要快,放得也要快,动作过慢达不到整复要求,放得慢则容易造成人为的关节嵌顿。

由于历史的原因,地域和流派的关系,形成了很多手法种类,存在手法名称不统一现象。有的手法动作相似,但名称不同,如按法、压法等。有的名称相似,而手法动作却不一样,如一指禅推法与推法。也有把两种手法结合起来组成复合手法,如按摩、按揉等,这些都是历史遗留下来的问题。为了便于推拿的学术交流和对手法的研究,本教材在尊重历史遗留下来并已被广泛认同的手法的前提下,采用以手法的动作形态作为手法命名的原则,并将推拿手法分为常用推拿手法和复式推拿手法两类。

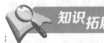

推拿手法3个相关联的内涵要素
1. 以医学理论为指导和以治疗疾病为目的。
2. 是一种无创伤性的物理自然疗法。
3. 具有较强的技巧性。
从现代医学角度看,推拿技术是物理疗法,为了掌握操作手法,推拿技术十分重视现代生物力学理论及其应用。

第二节 常用推拿手法

本节主要根据手法的动作形态将常用推拿手法分为六类,分别有摆动类手法、摩擦类手法、挤压类手法、叩击类手法、振动类手法、运动关节类手法,每大类又包括若干种手法,具体如下。

一、摆动类手法

摆动类手法是指用指、掌、腕关节通过前臂的主动摆动,在操作部位做协调的连续摆动的一类手法。其代表性手法有一指禅推法、㨰法、揉法等。

（一）一指禅推法

一指禅推法是指用拇指指端或拇指桡侧着力于施术部位,由前臂的主动左右摆动,带动腕和拇指持续不断地有节律性摆动的手法。一指禅推法是一指禅推拿流派的代表手法。

【动作要领】

拇指自然伸直,余四指呈半握拳状,拇指盖住拳眼,用拇指端或拇指桡侧着力于施术部位,腕部和上肢肌肉放松,沉肩、垂肘、悬腕,肘关节略低于手腕,以肘部为支点,前臂主动左右摆动,带动腕关节和拇指有节律性地摆动(图 3-1)。

1. 坐位姿势(沉肩、垂肘、悬腕)。
2. 手握空拳、拇指自然着力。
3. 腕部向外摆动。
4. 腕部向内摆动。

【功效与应用】

本法具有舒筋活络、调和营卫、健脾和胃、松散肌肉的功效。多在头面、胸腹及四肢部操作。

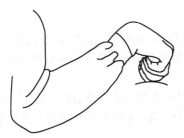

（1）坐位姿势(沉肩、垂肘、悬腕)

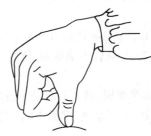

（2）手握空拳、拇指自然着力

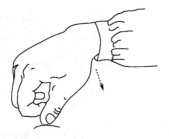

（3）腕部向外摆动

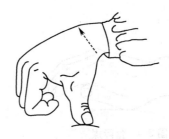

（4）腕部向内摆动

图 3-1 一指禅推法

临床常用于冠心病、胃痛、头痛、失眠、颈椎病、骨关节炎、近视、面瘫、偏瘫、月经不调、痛经等病证。

（二）擦法

以小鱼际掌背侧或中指、无名指、小指第一指节背侧面附着于体表一定的治疗部位上,运用腕关节屈伸、内外旋转连续往返运动的手法,称为擦法。擦法是擦法推拿流派的代表手法。

【动作要领】

以小鱼际掌背侧至小指、环指、中指的掌指关节部分(图 3-2),吸定于治疗部位上,以肘关节为支点,前臂主动旋转摆动,带动腕关节的旋转和屈伸运动,小鱼际掌背侧持续来回擦动,使产生的功力持续地作用于治疗部位上(图 3-3)。本法可双手同时操作。

【功效与应用】

本法具有舒筋活血、松解粘连、解痉止痛、松散肌肉的功效。多在项、肩背、腰臀和四肢等肌肉较丰厚的部位操作。临床多用于颈椎病、肩周炎、腰背部筋膜炎、腰椎间盘突出症、各种运动所致的软组织损伤、慢性疲劳症、偏瘫、截瘫等病证。

（三）揉法

揉法是指用手掌或手指的某一处着力于施术部位做轻柔灵

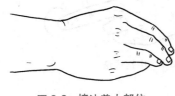

图 3-2 擦法着力部位

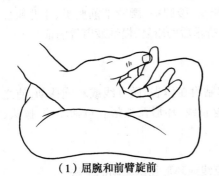

（1）屈腕和前臂旋前

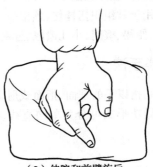

（2）伸腕和前臂旋后

图 3-3 擦法

笔记

活的左右或环旋揉动的手法。

【动作要领】

1. 鱼际揉法 用手掌鱼际处着力于施术部位,沉肩、屈肘、肘部外翘,腕关节充分放松,手掌略呈背伸状,以肘关节为支点,前臂主动运动,使腕关节做左右摆动,带动鱼际在施术部位进行轻柔灵活的揉动(图3-4)。

2. 掌揉法 肘关节微屈,腕关节放松并稍微背伸,手指自然伸直,使全掌着力于施术部位,以肩关节为支点,上肢主动运动,带动腕、掌做小幅度的环旋运动,并使全掌在施术部进行柔和的连续不断的旋转揉动(图3-5)。

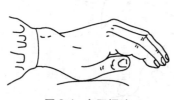

图3-4 鱼际揉法

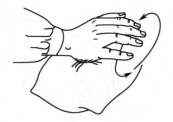

图3-5 掌根揉法

3. 拇指揉法 用拇指螺纹面着力于施术部位,余四指置放于合适的位置以助力,腕关节微屈,以腕关节为支点,拇指施力并主动运动,使拇指螺纹面在施术部位做连续不断的环转揉动(图3-6)。

4. 中指揉法 中指指间关节伸直,余指关节微屈,用中指螺纹面着力于施术部位,以肘关节为支点,前臂施力并主动运动,带动腕关节和中指螺纹面在施术部位做轻柔灵活的环旋揉动(图3-7)。

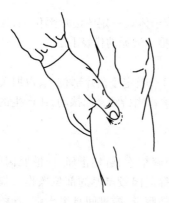

图3-6 拇指揉法

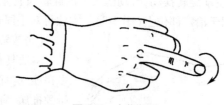

图3-7 中指揉法

【功效与应用】

本法具有消导积滞、宽胸理气、消肿止痛、活血祛瘀、松解粘连、舒筋解痉的功效。指揉法多在头面部及全身腧穴操作;鱼际揉法多在腹部、面部、颈项部及四肢部操作;掌根揉法多在背、腰、臀及躯干部操作。临床常用于软组织扭挫伤、颈椎病、肩周炎、腰腿痛、腰背部筋膜炎、小儿肌性斜颈、头痛、失眠、胃脘痛、泄泻、便秘、癃闭、小儿遗尿、近视、骨折术后的康复、慢性疲劳等病证。

二、摩擦类手法

摩擦类手法是指以手的掌面、指面或肘臂部贴附在体表,做直线或环旋移动,使之产生摩擦功力的一类手法。其做功形式可分为单向直线、往返直线、环形及弧形。包括摩法、擦法、推法、搓法、抹法等。

(一)摩法

摩法是指用手掌或手指着力于施术部位做直线或环形往返摩动的手法。

【动作要领】

1. 掌摩法 手指自然伸直,腕关节放松略背伸,掌面着力于施术部位,以肘关节为支点,前臂主动前后或环形运动,带动腕掌做直线或环形往返摩动(图3-8)。

2. 指摩法 手指自然伸直,示指、中指、无名指并拢,使指腹面着力于施术部位,腕关节放松,以肘关节为支点,前臂施力并主动做前后或环形运动,带动腕和手指做直线或环形往返摩动(图3-9)。

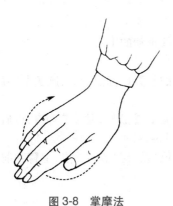

图 3-8 掌摩法

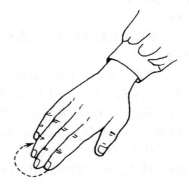

图 3-9 指摩法

【功效与应用】

本法具有消肿散结、调中理气、消食导滞、舒筋通络、松散肌肉、美容保健的功效。指摩法多在颈项、面部、四肢操作;掌摩法多在胸腹、背腰处操作。临床常用于胸胁胀痛、呃逆、脘腹胀痛、泄泻、便秘、月经不调、痛经、遗精、阳痿早泄、面瘫、偏瘫、外伤肿痛、软组织损伤等病证。还可用于肾保养和面部美容。

(二) 擦法

擦法是指用手掌或大小鱼际着力于施术部位做快速的直线往返擦动的手法。

【动作要领】

1. 鱼际擦法 用鱼际或小鱼际着力于施术部位,腕关节伸直,前臂与手背面接近水平状,五指自然伸开,以肩关节为支点,上臂主动运动,带动鱼际或小鱼际做前后或上下方向的快速直线往返连续擦动(图3-10、图3-11)。

2. 掌擦法 用手掌面着力于施术部位,腕关节伸直,前臂与手背面接近水平状,五指自然伸开,以肩关节为支点,上臂主动运动,带动掌指面做前后或上下方向的快速直线往返连续擦动(图3-12)。

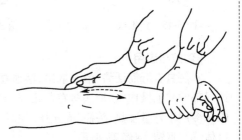

图 3-10 鱼际擦法

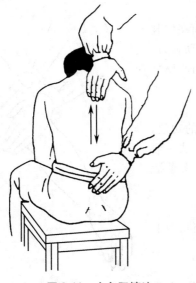

图 3-11 小鱼际擦法

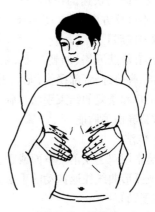

图 3-12 掌擦法

【功效与应用】

本法具有温通经络、行气活血、消肿止痛、健脾和胃、舒筋解痉的功效。此法常在胸腹部、两胁部、背部和四肢部操作。临床多用于寒性胃脘痛、痛经、腰背部筋膜炎、腰腿或小腹冷痛、肌肉痉挛、四肢部伤筋及外伤肿痛等病证。

（三）推法

推法是指用手掌或手指或肘着力于施术部位做单方向的直线推动的手法。

【动作要领】

1. 指推法　用拇指端着力于施术部位，余四指置放于相应的位置以固定助力，腕关节略屈曲，拇指及腕部主动施力，做短距离单方向直线推进(图3-13)。

2. 掌推法　用掌根处着力于施术部位，腕关节背伸，五指微屈自然放松，肘关节伸直，以肩关节为支点，上臂和前臂主动施力，使掌根部向前做单方向直线推进(图3-14)。

3. 肘推法　屈肘，用尺骨鹰嘴突起处(肘尖)着力于施术部位，以肩关节为支点，上臂和前臂主动施力，使肘尖向前做单方向直线推进(图3-15)。

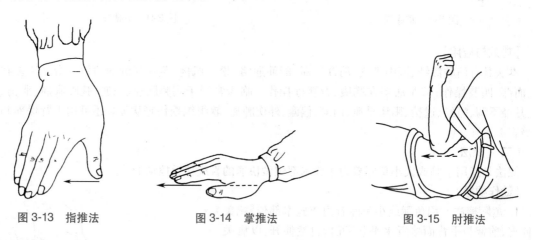

图3-13　指推法　　　　　图3-14　掌推法　　　　　图3-15　肘推法

【功效与应用】

本法具有舒筋活络、消肿散结、活血祛瘀、行气止痛的功效。指推法多在面部、项部、手部和足部或局部腧穴上操作；掌推法多在背腰部、胸腹部及四肢部操作；肘推法多在脊柱两侧及大腿后侧操作。临床多用于外感发热、头痛、高血压、失眠、腹胀、便秘、食积、癃闭、腰腿痛、腰背部筋膜炎、风湿痹痛、肢体感觉迟钝、痛经等病证。

（四）搓法

搓法是指用双手掌面夹住施术部位相对用力做快速的交替搓动的手法。

【动作要领】

患者坐位或卧位，肢体放松。康复治疗师用双手掌面夹住肢体施术部位，以肘关节和肩关节为支点，前臂与上臂部主动施力，两手掌做反方向的快速的搓动，并由上向下缓慢移动，如此反复操作数遍，不可反方向操作(图3-16)。

【功效与应用】

本法具有舒筋通络、调畅气血、松软组织、解除痉挛的功效。常在四肢部、胸胁部、背部操作，尤以上肢部应用较多。本法一般作为推拿治疗和康复的结束手法。临床多用于肢体酸痛、关节活动不利、胸胁屏伤等病证。

（五）抹法

抹法是指用双手或单手掌面或手指面着力于施术部位，做上下或左右或弧形曲线往返抹动的手法。

【动作要领】

1. 指抹法　用双手或单手拇指螺纹面着力于施术部位，余手

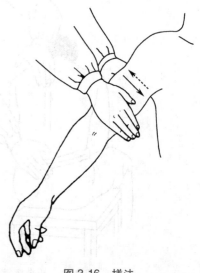

图3-16　搓法

指置放于相应的位置以固定助力。以拇指的掌指关节为支点,拇指主动运动,做上下或左右或弧形曲线的往返抹动(图3-17)。

2. 掌抹法　用双手或单手掌面着力于施术部,以肘关节和肩关节为双重支点,上臂与前臂协调施力,腕关节放松,做上下或左右或弧形曲线的抹动(图3-18)。

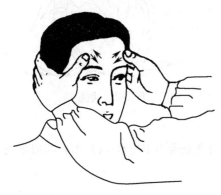

图3-17　指抹法

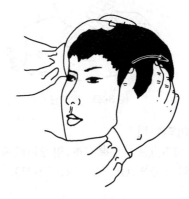

图3-18　掌抹法

【功效与应用】

本法具有醒脑明目、开窍镇静、活血行气、舒筋通络的功效。指抹法多在面部、项部操作;掌抹法多在背腰部操作。临床常用于头痛、失眠、感冒、眩晕、面瘫、面肌痉挛、高血压、肢体酸痛等病证。还可用于面部保健和美容。

三、挤压类手法

用指、掌或肢体其他部位垂直按压或对称挤压体表一定的治疗部位或穴位的手法,称挤压类手法。本类手法包括按、点、拿、捏、捻、拨等等。

(一)按法

按法是指用手掌或手指或肘着力于施术部位,有节律性地向下按压的手法。

【动作要领】

1. 拇指按法　用拇指端或螺纹面着力于施术部位,余四指自然张开放松并置放于相应的位置以固定助力,腕关节悬屈为支点,掌指部主动垂直向下施力按压,当按压之力达到所需要求后,稍停片刻,然后掌指缓慢撤力,再重复上述操作(图3-19)。

2. 掌按法　用单手掌面或一手掌面叠压在另一手背上着力于施术部位,肘关节伸直,以肩关节为支点,上身前倾,双足跟略离开地面,借助身体上半部的重量,由上肢施力传至手掌向下按压,当按压之力达到所需要求后,稍停片刻,然后双足跟着地,上肢逐渐撤力,如此重复上述操作(图3-20)。

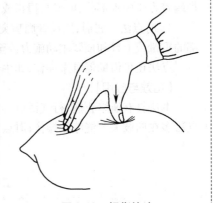

图3-19　拇指按法

3. 肘按法　屈肘,以前臂近尺骨鹰嘴三分之一部着力于施术部位,上身前倾,借助身体上半部的重量或上臂和前臂主动施力向下按压,当按压之力达到所需要求后,稍停片刻,然后缓慢撤力,再重复上述操作(图3-21)。

【功效与应用】

本法具有舒筋通络、活血止痛、开闭通塞、松散肌肉的功效。指按法多在面部或肢体腧穴操作;掌按法多在背腰部、下肢后侧、胸部及上肢部操作;肘按法多在背腰部和下肢后侧操作。临床常用于腰背部筋膜炎、颈椎病、肩周炎、腰椎间盘突出症、感冒、高血压、糖尿病、偏瘫等多种病证。

(二)点法

点法是指用手指端或关节突起处着力于施术部位进行持续点压的手法。

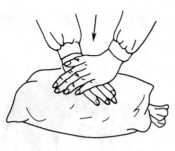

图 3-20 掌按法

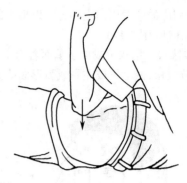

图 3-21 肘按法

【动作要领】

1. 屈指点法 手握空拳,用拇指或示指的指间关节突起处着力于施术部位,前臂与拇指或示指主动施力进行持续点压(图 3-22、图 3-23)。

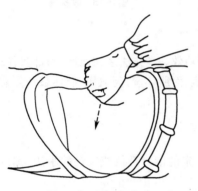

图 3-22 屈拇指点法

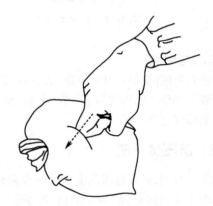

图 3-23 屈示指点法

2. 指端点法 手握空拳,拇指伸直其指腹紧贴于示指桡侧,悬腕,以拇指端着力于施术部位,或中指端着力于施术部位,前臂与拇指或中指主动施力进行持续点压(图 3-24)。

3. 肘点法 屈肘,用尺骨鹰嘴突起处着力于施术部位,以肩关节为支点,上身前倾,借助身体上半部的重量或上臂和前臂主动施力传至肘部,进行持续点压(图 3-25)。

点法还可借助器具来操作,如牛角、点穴棒等。

【功效与应用】

本法具有通络止痛、行气活血、舒筋解痉、松散肌肉的功效。指点法多在面部、胸腹部操作;屈指点法多在四肢关节缝隙处操作;肘点法多在背腰部、臀部及下肢后侧操作。临床多用于肌肉痉挛或各

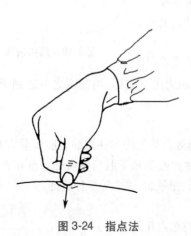

图 3-24 指点法

图 3-25 肘点法

种疼痛性病证。点法与按法的操作有相似之处,但点法的力度较大,且镇痛、解除肌肉痉挛、松解粘连的作用显著。

（三）捏法

捏法是指用拇指与其余手指的螺纹面夹住施术部位并相对用力挤压的手法。

【动作要领】

1. 三指捏法　用拇指与示指、中指指面夹住施术部位,前臂与掌指主动施力,且拇指与示指、中指指面相对用力挤压,随即放松,再挤压、再放松,如此重复上述操作,并循序缓慢在施术部位移动（图3-26）。

2. 五指捏法　用拇指与其余四指指面夹住施术部位,前臂与掌指主动施力,且拇指与其他指指面相对用力挤压,随即放松,再挤压、再放松,如此重复上述操作,并循序缓慢在施术部位移动（图3-27）。

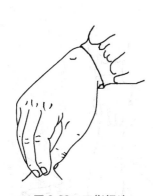

图 3-26　三指捏法

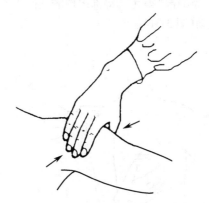

图 3-27　五指捏法

【功效与应用】

本法具有祛风散寒、舒筋通络、松解粘连的功效。多在颈项部及四肢部操作。临床常用于头痛、外感风寒、颈椎病、肩周炎、肢体麻木、疲劳症、肌肉酸痛等病证。

（四）拿法

拿法是指用拇指与其余手指的指面夹住施术部位并相对用力捏提的手法。

【动作要领】

用单手或双手的拇指与其余手指面夹住施术部位,腕关节放松,以肩和肘关节为双支点,掌、指主动施力,使拇指与其余手指相对用力挤压,且同时提拽,然后掌指撤力,再使拇指与其余手指相对用力挤压并提拽,如此循序进行连绵不断地捏提（图3-28）。

【功效与应用】

本法具有祛风散寒、舒筋通络、开窍镇痛、松解粘连的功效。多在颈项部及四肢部操作。临床常用于颈椎病、肩周炎、肢体麻木、四肢部伤筋、半身不遂、疲劳症、肌肉酸痛、头痛、外感风寒等病证。

图 3-28　拿法

（五）捻法

捻法是指用拇指与示指夹住施术部位进行捏揉捻动的手法。

【动作要领】

用拇指螺纹面与食指桡侧缘或其螺纹面夹住施术部位,以腕、指主动施力,拇指与示指做相反方向的快速捏揉运动（图3-29）。

【功效与应用】

本法具有理筋通络、活血镇痛、松散筋肉的功效。多在四肢小关节部位操作。临床常用于指间关节扭伤、屈指肌腱鞘炎等病证。

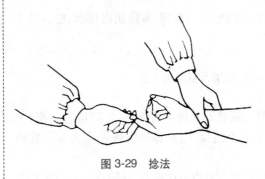

图 3-29 捻法

（六）拨法

拨法是指用拇指或肘尖着力于施术部位用力深压，同时进行单方向或往返拨动的手法。

【动作要领】

1. 拇指拨法 拇指伸直，用指端着力于施术部位，余四指置放于相应的位置以助力，拇指用力下压至一定的深度，待得气（局部出现酸、麻、胀、痛感觉）后，再做与肌纤维或肌腱、韧带呈垂直方向的单方向或来回拨动（图 3-30）。

2. 肘尖拨法 肘关节屈曲，用肘尖着力于施术部位，以肩关节为支点，上臂和前臂用力下压至一定的深度，待局部"得气"（局部出现酸、麻、胀或痛感觉）后，再做与肌纤维或肌腱呈垂直方向的单方向或来回拨动（图 3-31）。

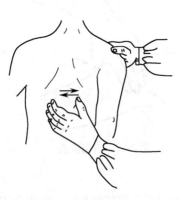

图 3-30 拇指拨法

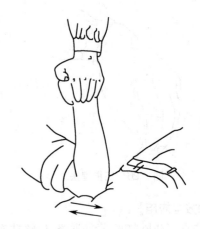

图 3-31 肘尖拨法

【功效与应用】

本法具有通络止痛、活血行气、解除粘连的功效。拇指拨法多在肩胛骨内侧缘、肱二头肌长头肌腱或短头肌腱、肩贞穴、曲池穴等处操作；肘尖拨法多在腰肌侧缘、华佗夹脊穴、环跳、殷门穴、承山穴等处操作。临床常用于颈椎病、肩周炎、腰背筋膜炎、第三腰椎横突综合征、腰椎间盘突出症、坐骨神经痛、梨状肌损伤综合征、腓肠肌痉挛等病证。

四、振动类手法

以较高的频率进行节律性的轻重交替振抖运动，持续作用于人体，使受术部位产生振动、颤动或抖动等运动形式，称为振动类手法。振动类手法主要包括抖法、振法。

（一）抖法

抖法是指用双手或单手握住患者肢体远端，做小幅度快频率的连续抖动的手法。

【动作要领】

1. 上肢抖法 用双手或单手握住患者上肢的腕部，将被抖动的肢体抬高一定的角度，以肘关节和腕关节为支点，前臂和腕部主动施力，做小幅度快频率的连续上下抖动，使抖动所产生的抖动波像波浪一样由肢体的远端传至近端关节处，被抖动的肢体和关节产生舒适的快感（图 3-32）。

2. 下肢抖法 用双手或单手握住患者下肢的足踝部，将被抖动的肢体抬高一定的角度，以肘关节和腕关节为支点，前臂和腕部主动施力，做小幅度快频率的连

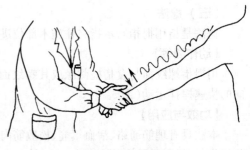

图 3-32 上肢抖法

笔记

续上下抖动,使抖动所产生的抖动波像波浪一样由肢体的远端传至近端关节处,被抖动的肢体和关节产生舒适的快感(图3-33)。

【功效与应用】

本法具有疏通经络、活血行气、舒松肌肉、解除疲劳的功效。本法多在四肢部位操作。临床常用于肩周炎、半身不遂、四肢部伤筋、腰腿痛、疲劳症等病证。

（二）振法

振法是指用手掌或手指或肘尖着力于施术部位,静止用力产生振动的手法,也称颤法。

【动作要领】

1. 掌振法 用单手掌面或一手掌面叠压在另一手背上着力于施术部位,肘关节伸直,身体稍前倾,双脚跟略离地面,以肩关节为支点,借助身体前倾的重量,上肢和手掌主动施力,并产生较快频率的振动,使受术部位有振动感,有时或有温热感(图3-34)。

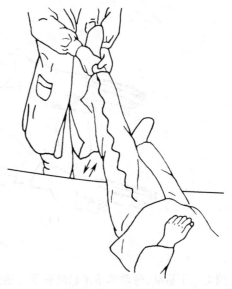

图3-33 下肢抖法

2. 指振法 用示指、中指螺纹面着力于施术部位,肘关节微曲,以肘关节为支点,掌、指主动施力,产生较快频率的振动,使受术部位有振动感(图3-35)。

3. 肘振法 用肘尖着力于施术部位,肘关节屈曲,身体稍前斜倾,以肩关节为支点,借助身体斜前倾的重量,上臂和前臂主动施力,并产生较快频率的振动,使受术部位有振动感,有时或有温热感(图3-36)。

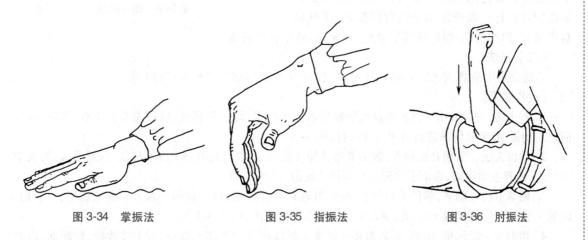

图3-34 掌振法　　　　图3-35 指振法　　　　图3-36 肘振法

【功效与应用】

本法具有理气和中、消食导滞、调节胃肠的功效。掌振法多在头顶部、胃脘部、小腹部操作;指振法可在全身各部腧穴操作;肘振法多在背腰部操作。临床常用于背腰部肌间筋膜炎、腰腿痛、急慢性腰肌损伤、头痛、失眠、胃脘痛、消化不良、痛经、月经不调等病证。

五、叩击类手法

用手掌、拳背、手指或特制的器械有节奏地叩击、拍打体表的方法,称为叩击类手法。本类手法操作虽简单,但技巧性较强,须做到击打有力,收放自如、刚柔相济。叩击类手法种类较多,主要的代表手法有拍法、击法。

（一）拍法

拍法是指用虚掌着力于施术部位进行拍打的手法。

【动作要领】

1. 虚掌拍法 五指并拢,掌指关节微屈,使掌心空虚,腕关节自然放松,以肘关节为支点,前臂主

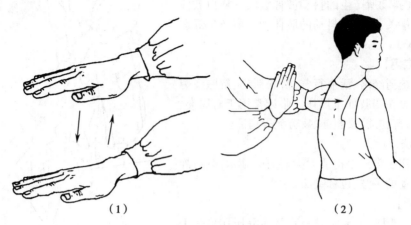

（1）　　　　　　　　　　　　　（2）

图 3-37　虚掌拍法

动施力上下运动,带动掌指平稳而有节奏地拍打施术部位(图 3-37)。亦可双掌交替进行拍打。

2. 指背拍法　五指关节自然微屈并放松,以腕关节为支点,腕部主动施力上下运动,带动五指背部平稳而有节奏地拍打施术部位(图 3-38)。

【功效与应用】

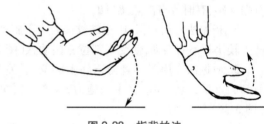

图 3-38　指背拍法

本法具有通经活络、调和脏腑的功效。单掌拍法多在脊柱正中线,由上而下较重用力拍打;双掌拍法多在脊柱两侧及下肢后侧拍打;指背拍法多在四肢拍打。临床常用于腰背筋膜炎、腰椎间盘突出症、四肢伤筋、慢性疲劳综合征、高血压、糖尿病等病证。

（二）击法

击法是指用拳背、掌根、小鱼际、手指尖或棒着力于施术部位进行击打的手法。

【动作要领】

1. 拳击法　握拳,用拳背或拳盖或拳底处着力于施术部位,肘屈曲,以肘关节为支点,腕部放松,前臂主动运动,带动腕拳进行节律性地击打(图 3-39)。

2. 掌根击法　五指自然伸直,腕关节略背伸并放松,以掌根处着力于施术部位,肘屈曲,以肘关节为支点,前臂主动运动,带动手掌根进行节律性地击打(图 3-40)。

3. 侧掌击法　侧掌,掌指关节伸直,腕关节略背伸并放松,以小鱼际处着力于施术部位,肘屈曲,以肘关节为支点,前臂主动运动,带动手掌进行节律性地击打(图 3-41)。

4. 指击法　以示指、中指、无名指和小指端或螺纹面着力于施术部位,腕关节放松,肘屈曲,以肘

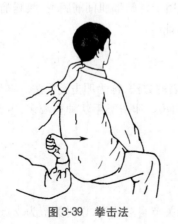

图 3-39　拳击法

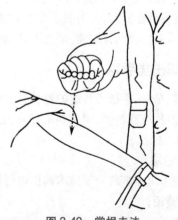

图 3-40　掌根击法

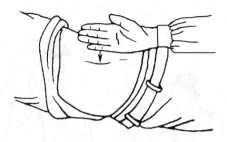

图 3-41 侧掌击法

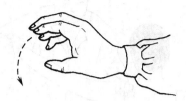

图 3-42 指击法

关节为支点,前臂主动运动,带动掌指进行节律性地击打(图3-42)。

5. 棒击法 手握棒下端的1/3,以棒体的前1/3着力于施术部位,肘屈曲,以肘关节为支点,前臂主动施力,带动棒节律性地进行击打(图3-43)。

【功效与应用】

本法具有舒筋通络、调和气血、通经止痛的功效。拳击法多在背腰部、肩部和四肢部操作,掌击法多在肩胛骨内侧缘、臀部的环跳穴处操作,侧击法多在肩上部、脊柱两侧及下肢后侧部操作,指击法多在头部操作,棒击法多在背部、下肢后侧或小腿外侧部操作。临床常用于肢体疼痛、麻木不仁、风湿痹痛、疲劳症、肌肉酸痛等病证。

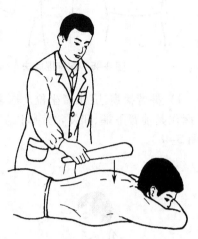

图 3-43 棒击法

六、运动关节类手法

对关节作被动性活动,使关节产生伸展、屈伸或旋转的一类手法,称为运动关节类手法,主要包括摇法、扳法。

（一）摇法

摇法是指关节或半关节做被动的环转运动的手法。

【动作要领】

1. 颈项部摇法 患者坐位,颈项部肌肉放松。康复治疗师站于其侧方或后方,用一手按在其头枕部,另一手托住其下颏部,康复治疗师以肩、肘关节为双重支点,手臂主动施力,两手反方向用力使颈椎做左右环转摇动(图3-44)。

2. 肩关节摇法

（1）小幅度摇肩法分为握腕摇肩法和握手摇肩法。

1）握腕摇肩法:患者坐位。康复治疗师站于其侧方,用一手按压在其肩部上方以固定,另一手握住其腕部,康复治疗师以肩关节为支点,手臂主动施力,使患者肩关节做环转运动(图3-45)。

2）握手摇肩法:患者坐位。康复治疗师站于其侧前方,上肢伸直,用手握住患者手或腕部,以肩关节为支点,手臂主动施力,使患者上肢做顺时针或逆时针方向较大的环转运动,以此使肩关节做环转运动(图3-46)。

（2）中幅度摇肩法又称托肘摇肩法:患者坐位。康复治疗师站于其侧方,用一手按压在其肩部上方以固定,另一手握住其腕部,康复治疗师以肩关节为支点,手臂主动施力,使患者肩关节做环转运动(图3-47)。

（3）大幅度摇肩法分为握臂摇肩法和太极摇肩法

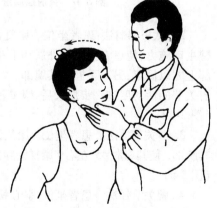

图 3-44 颈项部摇法

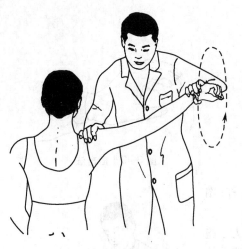

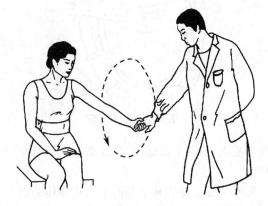

图 3-45　握腕摇肩法　　　　　　　　　　　　　图 3-46　握手摇肩法

1）握臂摇肩法：患者坐位。康复治疗师站于其侧方，用一手按压在其肩部上方以固定，另一手握住其前臂下端，康复治疗师以肩关节为支点，手臂主动施力，使患者肩关节做外展上举运动（图 3-48）。

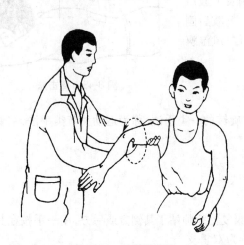

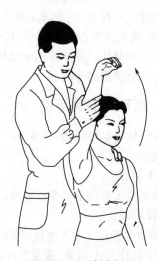

图 3-47　托肘摇肩法　　　　　　　　　　　　　图 3-48　握臂摇肩法

2）太极摇肩法：患者坐位。康复治疗师站于其侧方，用双手握住其腕部，以肩关节为支点，手臂主动施力，使患者上肢做外展和上举运动，待肩关节活动度增大后，康复治疗师一手按压在其肩部上方以固定，另一手握住其腕部，以肩关节为支点，手臂主动施力，使患者肩关节做环转运动。当肩关节的活动度进一步加大后，康复治疗师握住患者腕部做顺时针或逆时针方向较大的环转运动（图 3-49）。

3. 肘关节摇法　患者坐位。康复治疗师站于其侧方，用一手托住其肘后部以固定，另一手握住其腕部，使其屈肘 45°左右，康复治疗师以肘关节为支点，手臂主动施力，使患者肘关节做环转摇动（图 3-50）。

4. 腕关节摇法　患者坐位，掌心朝下，腕部放松。其一，康复治疗师两手拇指分别按压在其腕背部，余指握住手掌部，助手双手握住其前臂下端处，两手臂协调主动施力，在稍用力拔伸情况下做腕关节的环转运动。其二，康复治疗师一手握住其腕上部，另一手握住其掌部，在稍用力拔伸情况下做患者腕关节的环转运动（图 3-51）。

5. 腰部摇法

（1）仰卧位摇腰法：患者仰卧位，两下肢并拢，屈髋屈膝。康复治疗师站于其侧方，一手按在膝部，另一手按在足踝部，康复治疗师以肩关节和肘关节为双重支点，两手臂协调主动施力，做其腰部环

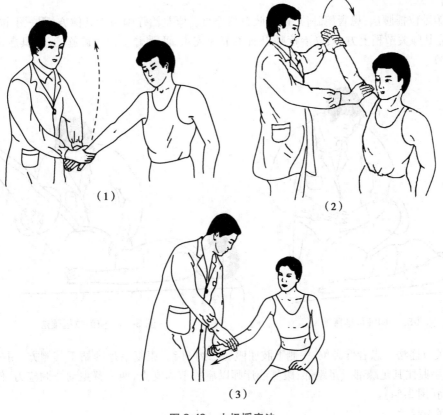

（1）

（2）

（3）

图 3-49 太极摇肩法

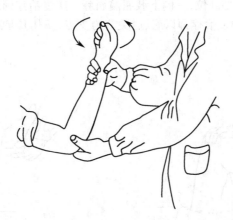

图 3-50 肘关节摇法

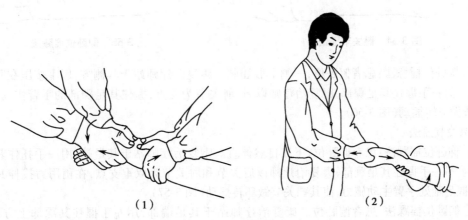

（1）

（2）

图 3-51 腕关节摇法

转运动(图 3-52)。

（2）俯卧位摇腰法：患者俯卧位，两下肢自然伸直。康复治疗师站于其侧方，用一手按在其腰部，另一手托住其膝关节稍上方，康复治疗师以肩关节为支点，两手臂主动协调施力，使其腰部做环转摇动(图 3-53)。

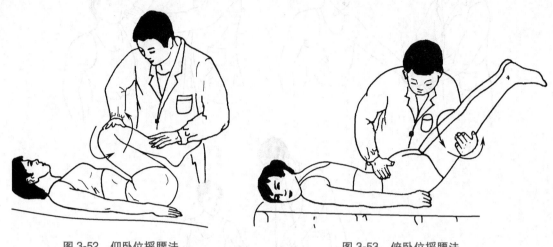

图 3-52　仰卧位摇腰法　　　　　　　图 3-53　俯卧位摇腰法

6. 髋关节摇法　患者仰卧位，一侧下肢屈髋屈膝约 90°。康复治疗师站于其侧方，用一手按在其膝部，另一手握住其足踝部或足跟部，康复治疗师以肩关节为支点，两手臂主动协调施力，使其髋关节做环转摇动(图 3-54)。

7. 膝关节摇法

（1）仰卧位摇膝法：患者仰卧位，一侧下肢屈髋屈膝。康复治疗师站于其侧方，用一手托住其腘窝部，另一手握住其足踝部，康复治疗师以肩、肘关节为支点，握住其足踝部的手臂主动施力，使其膝关节做环转摇动(图 3-55)。

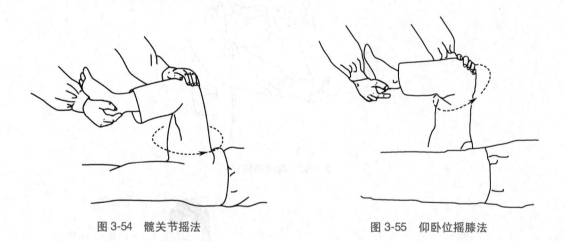

图 3-54　髋关节摇法　　　　　　　　图 3-55　仰卧位摇膝法

（2）俯卧位摇膝法：患者俯卧位，一侧下肢屈膝。康复治疗师站于其侧方，用手按压在其大腿后部以固定，另一手握住其足踝部，康复治疗师以肩、肘关节为支点，握住其足踝部的手臂主动施力，使其膝关节做环转摇动(图 3-56)。

8. 踝关节摇法

（1）仰卧位摇踝法：患者仰卧位，下肢自然伸直。康复治疗师站于其足端，用一手托住其小腿下部以固定，另一手握住其足趾部，康复治疗师以肩关节和肘关节为双重支点，在稍用力拔伸其足趾的情况下，握足趾处手臂主动施力，使其踝关节做环转摇动(图 3-57)。

（2）俯卧位摇踝法：患者俯卧位。康复治疗师站于其足端部，用左手握住其踝部上方以固定，右手握住其足趾处，康复治疗师以肘关节为支点，握足趾处手臂主动施力，使其踝关节做环转摇动

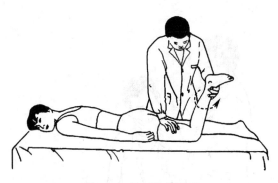

图 3-56 俯卧位摇膝法

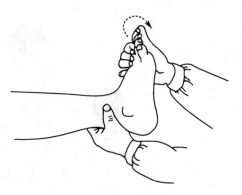

图 3-57 仰卧位摇踝法

（图 3-58）。

【功效与应用】

本法具有舒筋通络、滑利关节、松解粘连的功效。多在全身各关节及颈、腰段脊柱处操作。临床常用于颈椎病、肩周炎、腰椎间盘突出症及各关节酸楚疼痛、外伤、手术术后关节功能障碍等病证。

（二）扳法

扳法是指关节在瞬间突然受外力的作用下，做被动的旋转或屈伸、展收等运动的手法。

【动作要领】

1. 颈部扳法

（1）颈部斜扳法：患者坐位，颈项部放松。康复治疗师站于其侧后方（以患者右侧为例），用左手扶住其头枕部，右手托住其下颏部，康复治疗师以肩、肘关节为双重支点，两手臂反方向协同施力，使患者头部向一侧旋转，当旋转至有阻力时，略停片刻，以"巧力寸劲"做一突发的快速扳动，有时可听到"喀嚓"弹响声（图 3-59）。

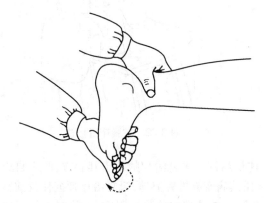

图 3-58 俯卧位摇踝法

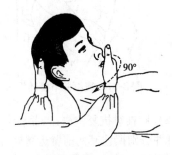

图 3-59 颈部斜扳法

（2）颈椎旋转定位扳法：患者坐位，颈项部放松。康复治疗师站于其侧后方，并用一手拇指按压在其病变颈椎棘突旁，另一手托住其下颏部，嘱患者屈颈低头至康复治疗师拇指下感到棘突活动且关节间隙张开时，令其向患侧屈颈至最大限度，然后将头缓慢旋转至有阻力时，略停片刻，康复治疗师用"巧力寸劲"做快速的扳动，常可听到"喀嚓"弹响声（图 3-60）。

（3）寰枢关节旋转扳法：患者坐位，颈略前屈。康复治疗师站于其侧后方（以患者右侧为例），用左手拇指顶住其第 2 颈椎棘突，右侧肘弯夹托住其下颏部，手扶在患者左侧顶颞部，康复治疗师肘臂部主动施力，缓慢地将患者颈椎向上拔伸，同时使其颈椎向右侧旋转，当旋转至有阻力时，稍停片刻，随之用"巧力寸劲"做一突发性的快速扳动，此时常可听到"喀嚓"弹响声（图 3-61）。

2. 胸背部扳法

（1）扩胸牵引扳法：患者坐位，两手十指交叉抱住枕后部。康复治疗师站于其后方，并用一侧膝部顶住其胸椎病变处，两手分别握住其两肘部。嘱其前俯时呼气，后仰时吸气，如此活动数次后，使患

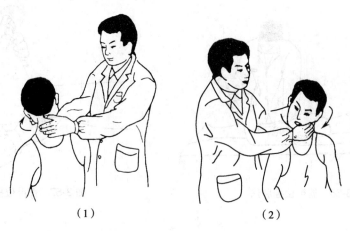

（1）　　　　　　　　　　（2）

图 3-60　颈椎旋转定位扳法

者身体后仰至最大限度时，康复治疗师用"巧力寸劲"将患者两肘部向后方猛然拉动，同时膝部突然向前用力顶抵，此时可听到"喀嗒"的弹响声（图 3-62）。

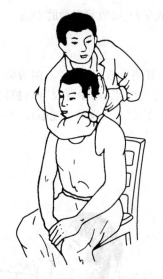

图 3-61　寰枢关节旋转扳法

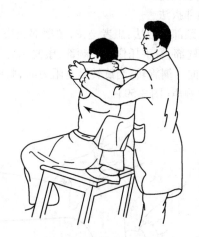

图 3-62　扩胸牵引扳法

（2）胸椎对抗复位法：患者坐位，两手交叉抱住枕后部。康复治疗师站于其后方，两手自患者腋下穿过并分别握住其两前臂近腕处，用一侧膝部顶住其病变胸椎棘突部，康复治疗师握住其前臂近腕处的两手用力下压，而前臂用力上抬，同时顶住病变胸椎的膝部向前向下用力，与前臂上抬形成反方向的对抗，静待片刻后，两手臂与膝部用"巧力寸劲"做一突发性的快速扳动，此时可闻及"喀嗒"弹响声（图 3-63）。

（3）扳肩式胸椎扳法：患者俯卧位。康复治疗师站于其患侧，用一手掌根按压在其病变胸椎的棘突旁，另一手自患者腋下穿过并扶按住肩上部，两手臂主动协调反方向施力，将患者肩部扳向后上方至有阻力时，稍停片刻，随之以"巧力寸劲"做一突发性的快速扳动，此时或可听到"喀嗒"弹响声（图 3-64）。

3. 肩关节扳法

（1）肩关节外展扳法：患者坐位。康复治疗师半蹲于其患侧，将患者上肢外展 45°左右，并使其肘关节稍上方置于康复治疗师肩上。康复治疗师两手十指交叉按压在其肩部，并用力向下按压，与康复治疗师身体缓慢站起来形成反方向的对抗，使患者肩关节外展至有阻力时，稍停片刻，用"巧力寸劲"做一快速的扳动，有时可听到"嘶嘶"响声，以示粘连得以松解（图 3-65）。

（2）肩关节内收扳法：患者坐位，患侧上肢屈肘置于胸前，手扶在对侧肩部。康复治疗师站于其

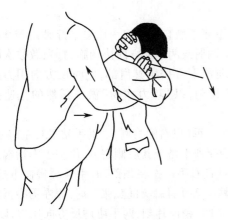

图 3-63　胸椎对抗复位扳法

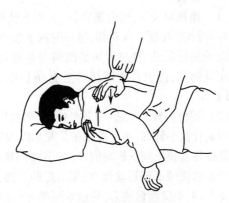

图 3-64　扳肩式胸椎扳法

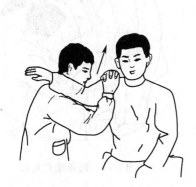

图 3-65　肩关节外展扳法

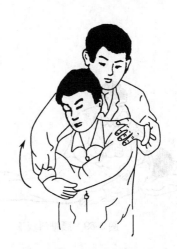

图 3-66　肩关节内收扳法

后,用一手按在其肩部以固定,另一手握住患侧肘部,并慢慢向对侧胸前上方拉至有阻力时,稍停片刻,以"巧力寸劲"做一较大幅度的快速扳动(图 3-66)。

　　(3)肩关节旋内扳法:患者坐位,患侧上肢背伸屈肘置于腰部后侧。康复治疗师站于其侧后方,用一手按在其肩部以固定,另一手握住其腕部,并将其前臂沿其腰背部缓慢上举,使其肩关节逐渐内旋至有阻力时,略停片刻,以"巧力寸劲"做一快速的扳动(图 3-67)。

　　(4)肩关节上举扳法:患者坐位,两臂自然下垂。康复治疗师站于其后方,用一手握住患侧前臂近腕关节处,另一手握住其前臂下段,两手协调用力,使患者肩关节外展位缓慢上举至有阻力时,略停片刻,以"巧力寸劲"做一快速的扳动(图 3-68)。

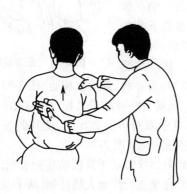

图 3-67　肩关节旋内扳法

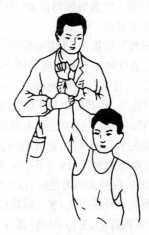

图 3-68　肩关节上举扳法

笔记

4. 腰部扳法

（1）腰椎斜扳法：患者侧卧位，上侧下肢屈髋屈膝，下侧下肢自然伸直。康复治疗师站于其面侧方，用一肘或手按压在其肩部，另一肘或手按压在其髋部，两肘或两手反方向协调施力，先做数次腰部小幅度的扭转活动，待患者腰部肌肉完全放松后，用力向前下方按压其肩部，同时反方向用力向后下按压其髋部，待患者腰部扭转至有明显阻力时，稍停片刻，以"巧力寸劲"做一猛然的快速扳动（图3-69）。

（2）腰椎旋转复位法：患者坐位，腰部放松，两臂自然下垂（以右侧为例）。助手站于其左前方，用两下肢夹住其小腿部，两手按压在其股部以固定。康复治疗师半蹲于其后侧右方，用左手拇指端或螺纹面抵按住其腰椎病变棘突侧方，右手臂从其右腋下穿过且右手掌按在颈部，右手掌缓慢向下按压，同时令患者做腰部前屈动作，康复治疗师左拇指下感到棘突活动且棘突间隙张开时，以左拇指抵按棘突为支点，右手臂慢慢施力，使患者腰部向右扭转至有阻力时，稍停片刻，两手协调反方向用力，以"巧力寸劲"做一快速的扳动（图3-70）。

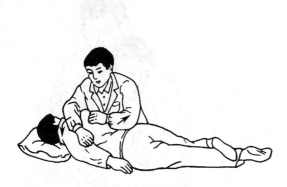

图 3-69　腰椎斜扳法

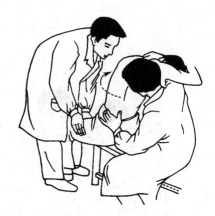

图 3-70　腰椎旋转复位

（3）直腰旋转扳法：患者坐位，两足分开（以右侧扳动为例）。康复治疗师站于其左侧方，用下肢夹住其小腿及股部以固定，左手按压在其左肩部，右手臂自其右腋下穿过且右手掌按在肩前部，两手臂协调反方向用力，左手向前推按其左肩部，右手向后拉其右肩部，同时右臂施以上抬之力，从而使腰部向右旋转至有明显阻力时，以"巧力寸劲"做一快速的扳动（图3-71）。

（4）腰椎后伸扳法：患者俯卧位，两下肢自然并拢。康复治疗师站于其侧方，以手按压在其腰部，另一手臂托住其两膝关节稍上方处，并缓慢上抬，使腰部后伸至有明显阻力时，两手臂协调反方向用力，以"巧力寸劲"做一快速的腰部扳动（图3-72）。

5. 髋关节扳法

（1）屈髋屈膝扳法：患者仰卧位，一侧下肢屈髋屈膝，另一侧下肢伸直。康复治疗师站于其屈髋屈膝一侧，用一手按压在伸直侧下肢的膝部，另一手扶按在屈曲侧的膝部，并使前胸部贴近其小腿部，两手臂及身体共同施力，将其屈曲侧下肢向康复治疗师前下方按压，使其大腿

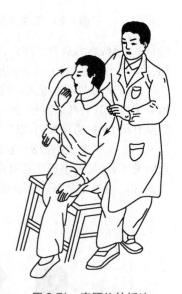

图 3-71　直腰旋转扳法

前面贴近胸腹部，待其抗力至最大限度时，略停片刻，然后以"巧力寸劲"做加压扳动（图3-73）。

（2）髋关节后伸扳法：患者俯卧位，两下肢自然伸直。康复治疗师站于其扳动髋关节的对侧，用一手按压在扳动侧臀部，另一手托住其同侧下肢的膝上部，两手及身体协调用力，使其髋关节最大限度过伸，待至出现最大阻力位时，以"巧力寸劲"做一快速过伸的扳动（图3-74）。

（3）髋关节外展扳法：患者仰卧位，两下肢自然伸直。康复治疗师站于其扳动髋关节侧，用一手按压在一侧下肢的膝部，另一手握住其扳动侧下肢的小腿部并靠在康复治疗师大腿外侧，两手及身体协调用力，使其扳动侧下肢外展，待至最大限度有明显阻力时，以"巧力寸劲"做一快速的扳动（图3-75）。

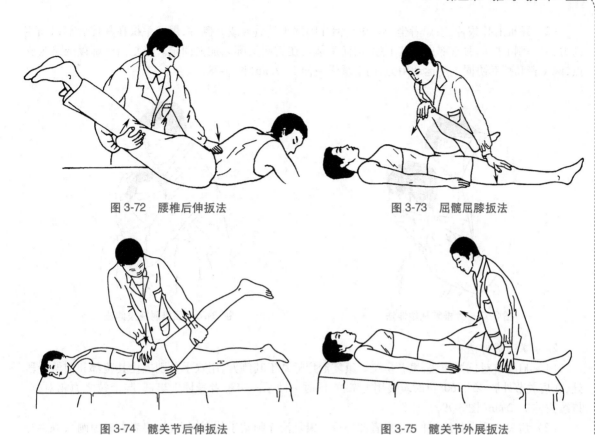

图 3-72 腰椎后伸扳法　　　　　　　图 3-73 屈髋屈膝扳法

图 3-74 髋关节后伸扳法　　　　　　图 3-75 髋关节外展扳法

【功效与应用】

本法具有整复错位、松解粘连、滑利关节、舒筋活络的功效。临床常用于颈椎病、肩关节周围炎、腰椎间盘突出症、脊柱小关节紊乱、四肢关节伤筋、外伤或手术后关节功能障碍等病证。

另有肘关节、腕关节、膝关节、踝关节等关节扳法，不再详述。

七、复合推拿手法

（一）拿揉法

拿揉法是指拿法和揉法相结合而成的手法。

【动作要领】

在拿法的基础上，拇指与其余手指在做捏、提时，带有适度的旋转揉动，从而使拿揉之力绵绵不断地作用于施术部位（图 3-76）。

【功效与应用】

本法具有舒筋活血、通络止痛、松解粘连的功效。多在四肢部或颈项部操作。临床常用于颈椎病、肩周炎、四肢酸痛、疲劳症等病证。

（二）拔伸法

拔伸法是指固定肢体或关节的一端，应用对抗的力量牵拉另一端的手法。

【动作要领】

1. 颈椎拔伸法

（1）颈椎掌托拔伸法：患者坐位。康复治疗师站于其后，并用双手拇指螺纹面分别按压在其两侧风池穴处，两掌分别托住其下颌部以助力，康复治疗师前臂悬空或置于其两侧肩部内侧。康复治疗师以肩、肘关节为双重支点，两手臂主动施力，拇指与双掌缓缓用力向上拔伸 1~2min（图 3-77）。

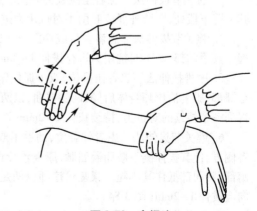

图 3-76 拿揉法

（2）颈椎肘托拔伸法：患者坐位。康复治疗师站于其后方或其侧方，用一手扶在其枕后部以固定助力，另一侧上肢的肘弯部夹住其下颏部，而手掌扶在其侧头部以加强固定。康复治疗师以两足为支点，两手臂和腰部协同主动运动用力，向上缓慢拔伸1～2min（图3-78）。

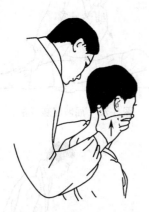
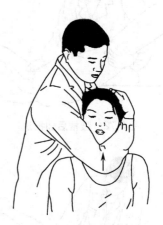

图3-77 颈椎掌托拔伸法　　　　　　　　图3-78 颈椎肘托拔伸法

2. 肩关节拔伸法

（1）肩关节对抗拔伸法：患者坐位。康复治疗师站于其侧方，用双手分别握住其腕部和前臂上段处，在肩关节外展45°～60°位时缓慢用力牵拉，同时一助手固定患者身体上半部，与牵拉之力相对抗，持续拔伸1～2min（图3-79）。

（2）肩关节手牵足蹬拔伸法：患者仰卧位。康复治疗师站于其右侧方（以患者右肩为例），双手分别握住其右腕部及前臂部，右足跟蹬住其腋窝部，康复治疗师身体后仰，以左足为支点，双手和右足及身体协调主动施力，使患者肩关节在外展20°位时得到一个持续1～2min的对抗牵引，然后再内收、内旋其右肩关节（图3-80）。

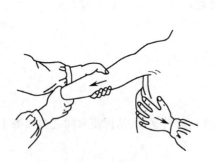
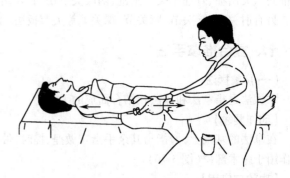

图3-79 肩关节对抗拔伸法　　　　　　　图3-80 肩关节手牵足蹬拔伸法

3. 肘关节拔伸法　患者坐位或仰卧位。康复治疗师站于其侧方，用一手握住其腕部，另一手握住其上臂下段处，上肢外展位时两手对抗力进行持续拔伸1～2min（图3-81）。

4. 腕关节拔伸法　患者坐位或仰卧位。康复治疗师站于其侧方，用一手握住其前臂中段，另一手握住其手掌部，两手对抗用力进行拔伸1～2min（图3-82）。

5. 腰椎拔伸法　患者俯卧位，双手抓住床头。康复治疗师站于其足端部，并用两手分别握住其双足踝部，康复治疗师身体后倾，两膝屈曲，以两足和双膝为支点，手足及身体协调主动用力使患者腰部得到一个持续的对抗力，持续拔伸1～2min（图3-83）。

6. 髋关节拔伸法　患者仰卧位，助手用双手按压在其两髂前上棘处以固定。康复治疗师站于患者侧方，使其拔伸侧下肢屈髋屈膝，康复治疗师用一手扶住其膝部，另一侧上肢屈肘用前臂托住其腘窝部，胸胁部抵住其小腿。康复治疗师以两足和腰部为支点，两手臂及身体协调用力，将患者髋关节向上拔伸1～2min（图3-84）。

7. 膝关节拔伸法　患者仰卧位，助手用双手握住其一侧下肢股部中段以固定。康复治疗师站于

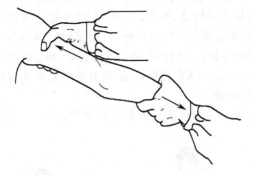

图 3-81 肘关节拔伸法

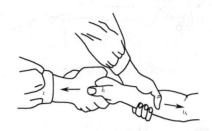

图 3-82 腕关节拔伸法

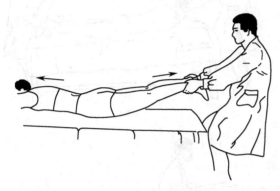

图 3-83 腰椎拔伸法

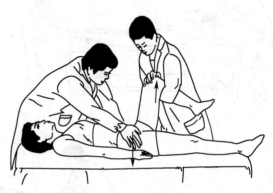

图 3-84 髋关节拔伸法

患者足端,并用两手分别握住其足踝部和小腿下部,身体后倾,以两足和腰部为支点,双手臂和身体协调主动用力向患者足端方向持续拔伸 1~2min(图 3-85)。

8. 踝关节拔伸法 患者仰卧位。康复治疗师站于其足端,用一手握住其小腿下段(或足跟部),另一手握住其跖趾部,先使其踝关节背屈,然后使其跖屈,用力持续拔伸 1~2min(图 3-86)。

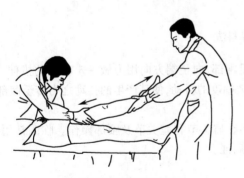

图 3-85 膝关节拔伸法

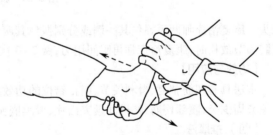

图 3-86 踝关节拔伸法

【功效与应用】

本法具有整复错位、分解粘连的功效,多在各关节部位操作。临床常用于关节脱位、骨折及各种软组织损伤性疾病等病证。

（三）牵抖法

牵抖法是指拔伸法与抖法相结合而成的手法,也称牵引法。

【动作要领】

1. 肩关节牵抖法 患者端坐位或仰卧位,助手固定其身体上半部。康复治疗师立于患者一侧,用两手握住其腕部,用力做一定时间的拔伸,待患者肩关节适度放松时,康复治疗师再瞬间用力,做 2~3 次大幅度的抖动,使抖动波传到肩部(图 3-87)。

2. 腰部牵抖法 患者俯卧位,两手拉住床头或助手固定其两腋部。康复治疗师两臂伸直,用两手

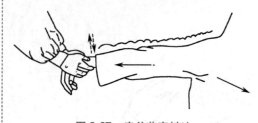

图 3-87 肩关节牵抖法

分别握住其两足踝部,并身体后仰,向患者足端方向徐徐用力拔伸其腰部,拔伸的同时小幅度左右摇动其腰部,待患者腰部肌肉适度放松后,康复治疗师用力做一定时间的拔伸,身体前倾,随之身体起立,两手臂瞬间用力,做2~3次较大幅度的抖动,使其产生的抖动波传至腰部(图3-88)。

3. 髋关节牵抖法 患者仰卧或俯卧位,双手拉住

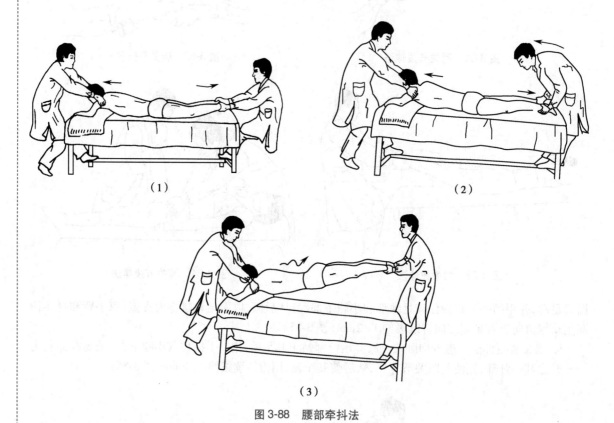

(1)

(2)

(3)

图 3-88 腰部牵抖法

床头。康复治疗师两手握住其一侧或分别握住其两侧足踝部,向足端方向用力做一定时间的拔伸,待其髋关节放松时,康复治疗师再瞬间用力,做2~3次较大幅度的抖动,使其产生的抖动之力传至髋部。

【功效与应用】

本法具有理筋整复、滑利关节、纠正错位的功效。多在肩关节和髋关节及腰部操作。临床常用于肩关节周围炎、髋部伤筋、腰椎间盘突出症、滑膜嵌顿等病证。

(四)推摩法

在一指禅偏峰推法的基础上,利用余四指同时做指摩法的一种复式操作手法称为推摩法。推摩法可在同一时间内做两种手法操作,具有手法作用面更广,时间更节省,舒适度更好的优点。

【动作要领】

施术者以拇指桡侧偏峰着力吸定于治疗部位,做一指禅偏峰推法操作,其余四指并拢,掌指部自然伸直,指面附着于治疗部位,随着腕关节的摆动作环形摩动。

【功效与应用】

本法具有舒筋通络,通调气血的功效。在胸部操作,具有宽胸理气、宣肺平喘之功效,可用于治疗胸闷、咳喘等症;在腹部操作,具有补益脾胃、理气和中之功效,可用于治疗脾胃虚弱、纳呆纳差、腹胀呃逆等症;在胁部操作,具有疏肝理气、解郁通络之功效,可用于治疗肝郁气滞、胸胁屏伤、胁痛等症;在小腹部操作,具有调经活血、通利小便之功效,可用于治疗妇人经闭、月经不调、痛经、癃闭等症。

第三节 推拿技术临床应用

一、适应证和禁忌证

（一）适应证

推拿的适应证比较广泛，可用于内、外、妇、儿各科，但对以下几个方面的病证疗效显著。

1. 某些神经系统、骨伤科病证　由肌肉、关节或神经系统病变所引起的肌肉酸胀、疼痛、麻木、萎缩、瘫痪、关节疼痛或运动障碍等表现的神经系统或骨伤科病证。如：各种扭挫伤、腰肌劳损、中风、各种神经损伤、椎间盘突出、颈椎病、肩周炎、骨折后遗症等。

2. 以功能障碍为主的一些内妇科病证　如：头痛、失眠、高血压、糖尿病、胃下垂、胃病、月经不调、产后耻骨联合分离症、盆腔炎、痛经等。

3. 某些五官科疾病　如：咽痛、音哑、屈光不正、声门闭合不全等。

4. 某些外科病证　如：乳痈初期、术后粘连等。

5. 某些儿科疾病　如：发热、咳嗽、百日咳、惊风、呕吐、便秘、遗尿、夜啼、疳积、厌食症、小儿肌性斜颈、小儿脑瘫等。

（二）禁忌证

有下列各种情况出现时推拿应慎重或禁止推拿，以防止意外情况发生：

1. 由结核菌、化脓性致病菌所引起的运动器官病证禁用推拿。

2. 有皮肤病损处，外伤出血处，烧烫伤处的局部禁用推拿。

3. 骨折、脱位处初期禁用推拿，骨折骨痂形成后及脱位复位后，可以适当考虑轻手法推拿治疗。

4. 孕妇及月经期妇女的腹部、腰骶部慎用推拿手法。

5. 饥饿及剧烈运动后不宜马上推拿，应稍事休息后再进行。

6. 患有肿瘤及严重的心、肝、肺、肾脏疾患者慎用推拿。

7. 有骨质疏松、骨结核、骨肿瘤等病理性骨折因素者慎用推拿。

8. 对急性软组织损伤 24~48h 内慎用推拿。

二、推拿介质

推拿介质是指在推拿操作中起润滑和保护皮肤及提高功效的物质，也称推拿递质。推拿介质的应用，在我国有悠久的历史，古代将各种药物制备成膏作为推拿的介质，称为膏摩。随着推拿科学的发展，推拿介质的种类也越来越丰富，除膏剂外，还有油剂、粉剂等。

（一）介质的种类

常用介质的种类：①膏剂，用药物加适量的赋形剂，调配而成的药膏，如冬青膏等。由于药物组成及功效不同，可产生各种不同的效果和作用。②粉剂，用具有润滑、吸潮作用的物质制成粉末状的剂型，如滑石粉、爽身粉、痱子粉等，一般多在夏季应用。③油剂，油脂类物质，如红花油、松节油、麻油等，可增强手法的透热效果。④水剂，既可用清凉水，加强清热退烧的作用，也可用新鲜葱白、生姜、薄荷等捣碎取汁；或将药物用75%乙醇溶液或白酒浸泡而成。一般冬秋季多用葱、姜水，春夏季多用薄荷水，还可用正骨水、伤筋药水等。⑤蛋清，用鸡蛋清涂在施术部，产生润滑、清凉皮肤的作用，多用于发热性疾病。⑥其他，按摩乳胶、凡士林、开塞露等均可应用。

（二）介质的作用

介质的作用主要有三方面：一是润滑皮肤，便于手法操作；二是利用和发挥药物作用，提高推拿效果；三是减轻刺激，易于小儿耐受。

三、推拿意外的预防及处理

（一）晕厥

推拿技术操作造成晕厥的常见原因是患者精神过于紧张，或体质虚弱，或过饥过饱，或过于疲劳，或推拿手法过重,或体位不当,或推拿时间过长等。晕厥的表现:头晕、目眩、心慌气短、神疲肢倦、脉虚弱无力。

处理:发生晕厥后首先立即停止手法操作,将患者平卧,采取头低脚高位,松解衣带。轻者静卧片刻,或饮温开水或糖水后即可恢复正常;重者可掐人中、按压内关、擦涌泉等急救腧穴,必要时采取中西医综合急救措施。

预防:为了防止晕厥的发生,对于精神过度紧张者,做好思想解释工作,消除其对推拿技术的恐惧感;体质虚弱者,手法不宜过重,尽量采取卧位;过饥、过饱或空腹者,一般不宜做推拿;保持室内空气新鲜和流通,环境宜安静,可有利于预防晕厥的发生。

(二)疼痛加重

在推拿技术操作过程中,有时会发生疼痛加重的现象。临床上常见于两种情况:一是由于初次接受推拿技术操作,患者身体对于手法在局部施术不适应,常会出现疼痛加重的情况,一般属正常现象,过1~2d即可自行消失,疼痛消失后,原有不适会感觉到显著减轻。二是由于手法过重或滞涩或用力不当,造成肌肉的轻微损伤、韧带撕裂等,从而可使疼痛加重,轻者在3~5d疼痛可缓解或消失,若不能缓解可在局部施以轻柔的按、揉、摩等法,或配以热敷,或穴位注射药物,以消除疼痛。因此,操作中尽量做到手法轻柔和缓,以患者能耐受为宜,切忌使用蛮力和暴力。

(三)皮肤损伤及皮下出血

由于手法生硬和不熟练,用力过大或过猛或操作时间过长,可使局部皮肤破损或造成皮下出血。临床上常见于生硬的推法操作过久,或小幅度急速而不均匀的擦法等。

处理:对于表皮破损,轻者无须处理,重者涂以甲紫。注意保持破损局部的清洁,以防感染。对于较轻的皮下出血,局部施以轻快的揉、摩手法即可,切不可应用热敷;较明显的皮下出血,应先做冷敷以防继续出血,可服用活血化瘀药物或冲服云南白药,以活血止血,促进渗出液的消散和吸收。

预防:为了防止皮肤破损和皮下出血,一定要掌握好手法的刺激量和熟练程度。

(四)骨关节的损伤

骨关节的损伤也是推拿意外的常见情况之一。造成骨关节损伤的原因有:对正常关节或半关节的解剖和生理活动度掌握不到位,手法过于粗暴生硬,摇法、扳法、牵抖法、拔伸法等手法不够熟练,用力欠稳当。损伤后的表现为骨折、关节脱位、颈腰椎损伤造成截瘫。

处理:发生骨折、脱位要立即整复固定或按骨伤科常规处理;发生截瘫应及时转送外科处理。

预防:为了防止骨关节损伤的发生,对于小儿和老年者在做按、扳、摇等手法时,用力不可过猛,手法不宜过重;运动关节类手法应在其生理活动范围内进行,不可大幅度超范围运动,用力由轻到重,活动范围由小逐渐加大;操作中密切关注患者的耐受情况,从而避免骨关节的损伤。

四、推拿操作的注意事项

(一)体位的选择

手法操作前要选择好适当的体位。对患者而言,宜选择一个操作方法方便,并有利于手法运用、力量发挥的操作体位。同时要做到意到、身到、手到、步法随手法相应变化。在整个操作过程中,术者身体各部分动作要协调一致。

(二)手法刺激强度的把握

手法刺激强度主要与手法的压力、作用部位、着力面积、受力方式及操作时间有关。

一般而言,刺激强度与手法压强成正比关系,即压强越大刺激越强。手法刺激量与作用部位的敏感性和治疗部位的肌层厚度有关。如有同样压强的手法,在经络、穴位较敏感的部位操作,就显得刺激较强,而在非经络、穴位处应用,则刺激相对较弱。所以,对青壮年肌肉发达者,手法的力量应相对适当地加重,以增强刺激;对老年人或儿童肌肉松软者,手法力量应减轻,以免造成不必要的损伤。软组织损伤的初期,局部肿胀,疼痛较剧烈,手法的压力宜轻;对于陈伤久痛,积年劳损,或感觉迟钝、麻木者,手法刺激宜强。对久病体弱者,用力以轻为宜;而对初病体实者,用力应适当加重。反之,着力面积小,则刺激强度大。如双掌按法,压力较大,但刺激并不强,而掐法和点法的压力并不太大,但刺激非常强。一般冲击力量的施力形式要比缓慢的施力形式刺激强烈得多。如叩击类手法的拳背击法、点穴法以冲击方式作用于人体,此类手法刚劲有力,操作时应特别注意动作的技巧性和选择适当的力度。一般而言,操作时间短,手法刺激强度小;操作时间长,手法刺激量大。故操作时间太短则达不到治疗效果,但操作时间太长也可对局部组织产生医源性损伤。所以操作时间要根据手法和疾病的性质以及操作范围大小而定。

(三)手法操作过程中的施力原则

就一个完整的手法操作过程而言,一般应遵循"轻—重—轻"的原则,即初始和结束的阶段手法刺激量要轻一些,中间一段时间的手法刺激量要重一些,体现出一定的轻重节奏变化,大约呈现正弦曲线样变化。而具体到某一部位、每一个手法上的操作时,又要注意到手法操作的轻重交替以及点线面的结合运用,不可在某一点上持续性运用重手法刺激。

(四)手法的变化和衔接

一个完整的手法操作过程往往由数种手法组合而成,操作时需要经常变换手法的种类,它要求术者的姿势根据手法的需要而变化,使手法变换自然流畅、连续而不间断,如同行云流水,一气呵成。要做到这一点,一方面要求术者对手法的掌握和运用十分熟练;另一方面,要充分集中注意力,做到意随心到,手随意发。

第四节 小 儿 推 拿

一、小儿推拿手法

手法在临床应用中,由于对象的不同,在传统习惯上又分为成人推拿手法与小儿推拿手法,虽然两者在名称上和操作上基本相同,但对其具体要求则又有所不同。

(一)小儿推拿手法要求

要求在成人推拿手法要求的基础上,在手法运用过程中还应做到"轻快柔和、平稳着实"。所谓"轻"是指手法操作时所用的力量轻;"快"指操作时的频率快;"柔和"是指操作时手法不可生硬、呆板,应柔和舒适;"平稳"是指手法操作时用力的大小和速度的快慢应始终如一,保持平稳;"着实"即轻而不浮之意。

此外,小儿推拿的某些手法在应用时有补泻之分,一般来说顺着经脉气血运行的方向,或向心方向,或缓慢,或力度轻则多为补法;而逆着经脉气血运行的方向,或离心方向,或较快,或力度较重则多为泻法。

小儿推拿手法可分为基本操作手法、复式操作手法和特定操作手法三类。

(二)基本操作手法

1. 推法 根据操作方式的不同主要分为:直推法、旋推法、分推法、合推法。

(1)直推法:用拇指桡侧缘或指面或示、中二指指面贴在穴位上,做由此到彼的单方向直线移动称直推法。

(2)旋推法:用拇指指面贴在穴位上做顺时针方向的环旋移动称旋推法。

(3)分推法:用双手拇指桡侧缘或指面或示、中二指指面贴在穴位上做由穴位中央向两侧的方向推动称分推法。

(4)合推法:与分推相反,即由穴位两端向中央合拢推动称合推法。

【临床应用】

推法主要用于面状、线状穴位上,均需应用介质。推法在操作时一般力度较轻,推动时不带动皮下组织。在某些穴位上操作的方向与补泻有关。此外旋推法需要和指揉法、摩法相区别。推法的操作频率一般为每分钟200~300次。

2. 揉法 用拇指、中指指端、掌根或大鱼际吸定于穴位上,以腕关节回旋活动,或以腕关节和掌指关节屈伸旋转为主动,带动前臂做顺时针或逆时针方向旋转活动,称揉法。

【临床应用】

指揉法多用于点状穴位。掌根揉和大鱼际揉多用于脘腹部,所用力度要比推法稍大。在某些穴位上,揉动的方向与治疗作用有关,例如:"揉涌泉,男孩左揉止吐,右揉止泻,女孩反之。"揉法的操作频率一般为每分钟 200~300 次。

3. 摩法 用示指、中指、无名指及小指指面或掌心贴在穴位上,以腕关节屈伸旋转为主动,连同前臂做顺时针或逆时针方向的环旋抚摩动作称摩法。

【临床应用】

摩法多用于面状穴位或部位,需应用介质。摩法用力较轻,摩动时一般不带动皮下组织,速度要均匀、协调。摩法的操作频率一般为每分钟 100~160 次。

4. 运法 用拇指或中指指端贴在穴位上做由此及彼的环行或弧形移动称运法。

【临床应用】

运法主要用于八卦、太阳等少数穴位上,也需应用介质。运法操作时宜轻不宜重,宜缓不宜急,是用指端在体表做旋转摩擦移动,不带动深层肌肉组织。运法的操作频率一般为每分钟 80~120 次。

5. 掐法 用拇指指甲垂直用力重刺穴位,称掐法。

【临床应用】

掐法主要用于点状穴位上,应逐渐用力,垂直重刺穴位。运用时要注意尽量不要掐破皮肤。

6. 捏法 操作方法有两种:

(1)双手示指屈曲,用示指桡侧缘顶住皮肤,拇指前按,二指同时用力提拿皮肤,双手交替捻动向前。

(2)用拇指桡侧缘顶住皮肤,示、中二指前按,三指同时用力提拿皮肤。双手交替捻动向前。

【临床应用】

捏法主要用于脊柱穴上。操作时拇、示二指或拇、示、中三指捏拿皮肤的程度多少及用力大小要适当,切不可带有拧转动作。捻动向前时应由下向上,双手交替使用不可间断,直线前进,不可歪斜。

7. 捣法 以中指指端或中指中节叩击穴位,称捣法。

【临床应用】

捣法主要用于小天心穴。捣击时穴位要准确,用力要均匀一致。捣法的操作频率一般为每分钟 150~300 次。

8. 擦法 用手掌面、大鱼际、小鱼际或掌侧部分,着力于一定部位上,进行直线来回摩擦,称擦法。

【临床应用】

擦法应用需要应用介质,操作时用力要稳,动作要均匀、连续,直线往返不可歪斜。擦法的操作频率一般为每分钟 100~120 次。

（三）复式操作手法

复式操作手法是小儿推拿特有的操作方法,它是一种或者几种手法组合在一个或者几个部位上按着一定的程序连续进行推拿操作的一种手法,是小儿推拿主要特点之一,也是区别于成人推拿的一个方面。

1. 黄蜂入洞

【动作要领】

治疗师以示、中两指指端为着力部位,紧贴于患儿两鼻孔下缘,以腕关节带动着力部位进行揉动,揉 20~50 次(图 3-89)。操作时用力要轻柔和缓,两指用力均匀、持久。

【功效与应用】

本法具有宣肺通窍、发汗解表的功效。临床常用于外感风寒、鼻塞流涕等症。

2. 双凤展翅

【动作要领】

治疗师双手以示、中指分别夹住患儿双耳,向上提起 3~5 次,然后

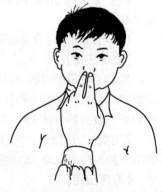

图 3-89 黄蜂入洞

112

再按掐眉心、太阳、听会、人中、颊车、承浆,每穴各按 10~20 次(图 3-90)。向上提时力度适中,勿用蛮力;按掐穴位时,用力和缓,切忌暴力,不要掐破皮肤。

【功效与应用】

本法具有温肺散寒、化痰止咳的功效。临床常用于外感风寒引起的寒痰咳嗽、气喘等肺系疾病。

3. 猿猴摘果

【动作要领】

治疗师以双手示、中指分别夹住患儿的两耳尖,向上提 10~20 次,再以拇、示指捏住两耳垂向下扯 10~20 次,形如猿猴摘果(图 3-91)。上提耳尖、下扯耳垂时,操作时两手用力和缓、适中、均匀,勿用蛮力。

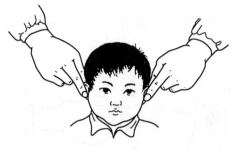

图 3-90 双凤展翅

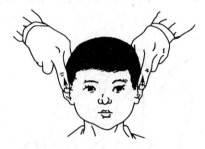

图 3-91 猿猴摘果

【功效与应用】

本法具有镇静安神、除寒积的功效。临床常用于惊惕不安、寒痰、食积等症。

4. 揉耳摇头(捧耳摇头)

【动作要领】

治疗师以两手拇、示两指指腹为着力部位,捻揉患儿两耳垂,捻揉 20~30 次,再一手置于后枕部,另一手置于颌下,左右摇动,摇动 10~20 次(图 3-92)。操作时两手用力要对称协调、均匀,捻、揉、摇三法要有机结合,切忌暴力。

【功效与应用】

本法具有调和气血、镇静安神的功效。临床常用于小儿惊风。

5. 苍龙摆尾

【动作要领】

治疗师一手握患儿手部,另一手自患儿腕后掌横纹中点至肘部来回搓揉,再以拇、示、中指拖住肘尖,另一手持患儿手掌左右摇动如摆尾状,摇 20~30 次(图 3-93)。操作时用力和缓,摇动时在关节生理范围内进行,切忌强掰硬拽、使用暴力。

【功效与应用】

本法具有开胸顺气、退热通便的功效。临床常用于胸闷烦热、烦躁不安、大便秘结等症。

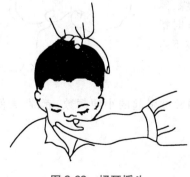

图 3-92 揉耳摇头

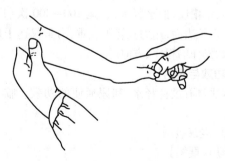

图 3-93 苍龙摆尾

6. 丹凤摇尾

【动作要领】

治疗师一手拇、示两指捏按内、外劳宫,再以另一手拇指指甲先掐患儿中指指端,然后上下摇动中指,上述操作各10~20次(图3-94)。掐时要逐渐用力,用力和缓,切忌暴力,不要掐破皮肤;摇时要在关节活动生理范围内进行。

【功效与应用】

本法具有镇静安神的功效。临床常用于惊惕不宁等症。

7. 赤凤点头

【动作要领】

治疗师一手托患儿肘尖,另一手拇、示两指捏住患儿中指上下摇动,形如赤凤点头,上下摇20~30次(图3-95)。操作摇法时,要在关节活动范围内进行。

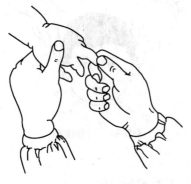

图 3-94　丹凤摇尾

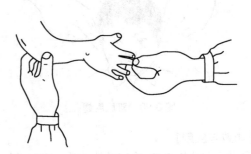

图 3-95　赤凤点头

【功效与应用】

本法具有通经络、消积滞、除胀满、定喘咳、补心血的功效。临床常用于胸闷胀满、咳嗽气喘、心血不足引起的心悸、上肢麻木等症。

8. 运水入土

【动作要领】

治疗师以拇指外侧缘自患儿的肾水穴推起,沿手掌边缘,经小天心,推至拇指端脾土穴,运100~300次(图3-96)。操作时指腹贴于穴位表面,用力宜轻不宜重,力量仅达于皮肤,不带动皮下组织;注意操作的程序及方向。

【功效与应用】

本法具有健脾和胃、润肠通便的功效。临床常用于脾胃虚弱引起的腹胀、泄泻、便秘、消化不良、食少纳呆等症。

9. 运土入水

【动作要领】

治疗师以拇指外侧缘自患儿的拇指端脾土穴,沿手掌边缘,经小天心、掌横纹,推至肾水穴,运100~300次(图3-97)。操作时指腹贴于穴位表面,用力宜轻不宜重,力量仅达于皮肤,不带动皮下组织;注意操作的程序、方向。

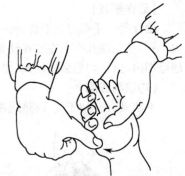

图 3-96　运水入土

【功效与应用】

本法具有滋补肾水、利尿通便的功效。临床常用于肾阴亏虚引起的小便频数、赤涩、大便秘结等症。

10. 老汉扳缯

【动作要领】

治疗师以一手拇指掐住患儿拇指指根处,另一手以拇、示两指掐捏脾经,摇动拇指20~40次(图3-98)。掐捏脾经时要注意力度,切忌暴力、掐破皮肤。

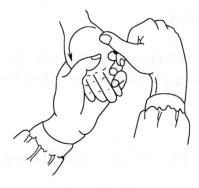

图 3-97 运土入水

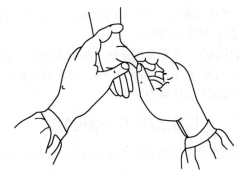

图 3-98 老汉扳缯

【功效与应用】

本法具有健脾益胃、消食化积的功效。临床常用于脾虚引起的食欲缺乏、食少纳呆、消化不良、嗳气腹胀、腹泻、疳积等症。

11. 二龙戏珠

【动作要领】

治疗师一手握患儿手掌,使掌心向上,前臂伸直,另一手示、中指自患儿腕横纹中点处,两指交替向前按,直至曲池为止,按 20~30 次(图 3-99)。两指交替前按时,注意两指用力要协调、均匀;注意操作方向的正确选择。

【功效与应用】

本法具有调和气血、镇惊止搐的功效。临床常用于小儿惊惕抽搐等症。

12. 水底捞明月

【动作要领】

治疗师一手握患儿四指,使掌心向上,另一手以拇指指端自患儿小指尖经小天心推至转入内劳宫,推 30~50 次(图 3-100)。做推法时,动作轻快柔和,平稳着实,节律均匀;注意操作的程序及方向。

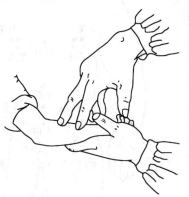

图 3-99 二龙戏珠

【功效与应用】

本法具有清热凉血的功效。临床常用于高热神昏、烦躁不安、便秘等实热症。

13. 总收法(按肩井)

【动作要领】

治疗师以一手掐按患儿肩井穴,另一手以拇、示、中三指拿住患儿示指和无名指,并使患儿上肢伸直,摇动,摇 20~30 次(图 3-101)。掐按时要注意力度,切忌暴力、掐破皮肤;摇伸上肢时要在关节生理范围内进行,切忌强掰硬拽、使用暴力。

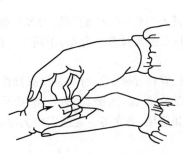

图 3-100 水底捞明月

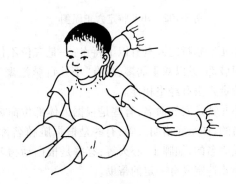

图 3-101 总收法

【功效与应用】

本法具有通行一身气血的功效。临床常用于推拿完毕的结束动作。

（四）特定操作手法

特定操作手法是依据某些手法配合特定穴位或部位进行操作的一种手法,如开天门、推坎宫、推三关、退六腑、运太阳、清天河水等,具有特定的治疗作用,故称之为"特定操作手法"。特定手法在小儿推拿常用穴位中均有详细介绍。

二、小儿推拿常用穴位的特点

小儿推拿常用的穴位中既有针灸穴位,也有小儿推拿特有的一些穴位(图3-102、图3-103、图3-104)。

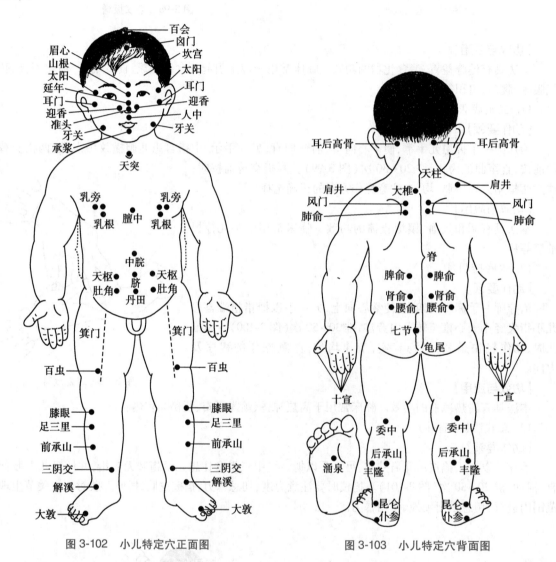

图3-102　小儿特定穴正面图　　　　图3-103　小儿特定穴背面图

小儿推拿特定穴具有以下特点:一是穴位不仅有"点"状,还有"线"状及"面"状,大多分布在头面部和四肢部,尤以双手居多,故有"小儿百脉汇聚于两掌"之说;二是穴位散在分布,不同于十四经穴,小儿特定穴没有经络相连。

小儿特定穴的命名:有些是根据人体部位命名的,如脐、腹、脊柱、胁肋等;有些是根据操作手法形象命名的,如水底捞明月等;有些是根据脏腑名称命名的,如心经、肝经、大肠、小肠等;有些是根据五行学说命名的,如脾土、心火等;有些是根据动物名称命名的,如龟尾、老龙等。这些穴位的命名,对于掌握小儿特定穴有一定的帮助。

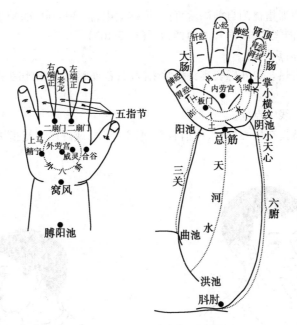

图 3-104 小儿特定穴上肢图

三、小儿推拿常用穴位

（一）头面颈项部穴位

1. 攒竹（天门）

【位置】 两眉中间至前发际呈一条直线。

【操作】 治疗师以两拇指自两眉中心自下而上交替直推至前发际,称推攒竹,又称"开天门",推30~50次。若自两眉中心推至囟门,称"大开天门",推30~50次(图3-105)。

【作用】 疏风解表、开窍醒脑、镇静安神。

【临床应用】 外感发热、头痛等症,多与推坎宫、揉太阳等合用;惊惕不安、烦躁不宁等症,多与清肝经、揉按百会等合用。

2. 坎宫（眉弓 阴阳）

【位置】 自两眉中心沿眉向眉梢呈一条横线。

【操作】 治疗师以两拇指从眉心沿两眉向眉梢做分推,其余四指固定于头部两侧,称推坎宫,又称"分阴阳",推30~50次(图3-106)。

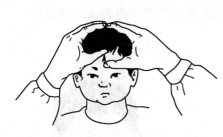

图 3-105 开天门

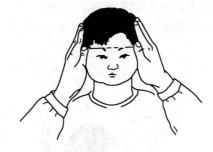

图 3-106 推坎宫

【作用】 疏风解表、醒脑明目、止头痛。

【临床应用】 外感发热、头痛等症,多与推攒竹、揉太阳等合用;目赤肿痛,多与清肝经、清天河水、掐揉小天心等合用。

3. 太阳

【位置】 眉梢与目外眦之间,向后约1寸,眉后凹陷处。

【操作】治疗师以两拇指桡侧自前向后直推,称推太阳,推 30~50 次;以中指指端揉太阳,称揉太阳,揉 30~50 次,向眼方向揉为补,向耳方向揉为泻(图 3-107)。

【作用】疏风解表、清热明目。

【临床应用】外感发热。若外感表实头痛常用泻法;若外感表虚、内伤头痛常用补法。

4. 眉心(印堂)

【位置】两眉内侧连线中点处。

【操作】治疗师以拇指在眉心处掐,称掐眉心,掐 3~5 次;或者以拇指指端揉,称揉眉心,揉 30~50 次(图 3-108)。

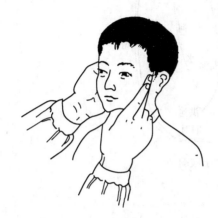

图 3-107　揉太阳

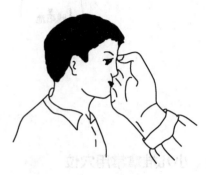

图 3-108　掐眉心

【作用】醒脑安神、祛风通窍。

【临床应用】惊风,常用掐眉心,多与掐人中、掐承浆合用;感冒、头痛等症,常用揉眉心,多与推攒竹、推坎宫、揉太阳合用。

5. 山根(山风　二门)

【位置】两目内眦中间,印堂之下,鼻梁上低凹处。

【操作】治疗师以拇指掐,称掐山根,此穴专用掐法(图 3-109)。

【作用】醒目定神、开关窍。

【临床应用】惊风、晕厥、抽搐等症,多与掐人中、掐老龙合用。

6. 准头(鼻准)

【位置】鼻尖端。

【操作】治疗师以拇指或示指指甲掐,称掐准头,掐 3~5 次(图 3-110)。

【作用】祛风镇惊、醒神、止鼻血。

【临床应用】惊风;鼻出血,多与掐上星、掐迎香合用;晕厥,多与揉按内关、足三里合用。

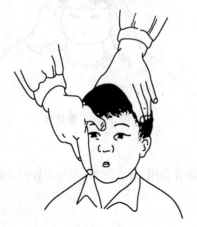

图 3-109　掐山根

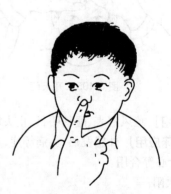

图 3-110　掐准头

7. 耳后高骨（高骨）

【位置】耳后入发际，乳突后缘高骨下凹陷处。

【操作】治疗师以拇指指端或中指指端揉，称揉耳后高骨，揉30~50次（图3-111）。

【作用】疏风解表、安神除烦。

【临床应用】感冒头痛，常与推攒竹、推坎宫、揉太阳合用，四种推拿手法称为治外感四大手法；神昏烦躁等症。

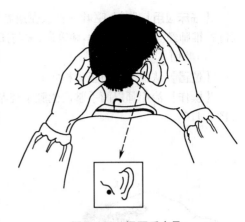

图3-111 揉耳后高骨

8. 天柱骨（天柱）

【位置】颈后发际正中至大椎穴呈一条直线。

【操作】治疗师以拇指或示、中指指面自上而下直推，称推天柱骨，推100~300次；或用汤匙边蘸水自上而下刮，称刮天柱骨，刮至皮下轻度瘀血即可（图3-112）。

【作用】祛风散寒、降逆止呕。

【临床应用】外感发热、颈项强痛等症，多与拿风池、掐揉二扇门等合用；恶心、呕吐等症，多与横纹推向板门、揉中脘等合用；外感风热、咽痛等症，多与掐揉少商、清天河水等合用。

9. 桥弓

【位置】颈部两侧沿胸锁乳突肌呈一条直线。

【操作】治疗师以拇、示指或中指指面在患侧胸锁乳突肌处抹、揉，称揉抹桥弓，揉抹30~50次；或以拇、示指两指指端揉捏、提拿，称拿桥弓，拿3~5次（图3-113）。

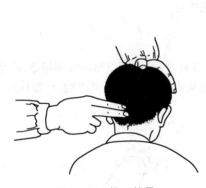

图3-112 推天柱骨

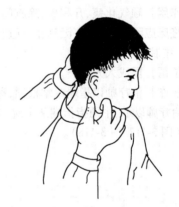

图3-113 揉拿捏桥弓

【作用】活血化瘀、消肿止痛。

【临床应用】小儿肌性斜颈，多与摇扳颈项、揉颈项等合用。

（二）胸腹部穴位

1. 天突

【位置】同成人穴位。

【操作】治疗师以中指指端按揉，称按揉天突，按揉10~30次；治疗师以两手拇指对称挤，称挤捏天突，至皮下瘀血红紫（图3-114）。

【作用】理气化痰、降逆平喘、止呕、清热解表。

【临床应用】胃气上逆或痰涎壅盛引起呕吐等症，常用揉按天突，多与推揉膻中、运内八卦、揉中脘等合用；外感发热，常用捏挤天突，多与清天河水、拿风池等合用。

2. 膻中

【位置】同成人穴位。

【操作】治疗师以中指指端揉，称揉膻中，揉50~100次；治疗师以两手拇指指端向两侧分推至乳头，称分推膻中，分推50~100次（图3-115）。

【作用】宽胸理气、止咳化痰。

【临床应用】胸闷、呕吐、嗳气、呃逆等症,多与运内八卦、横纹推向板门等合用;喘咳等症,多与揉肺俞、推肺经等合用;痰吐不利等症,多与揉天突、按揉丰隆等合用。

3.胁肋

【位置】从腋下两胁至天枢穴。

【操作】治疗师以两手掌两侧腋下搓摩至天枢穴,称搓摩胁肋,又称按弦走搓摩,搓摩 50~100 次(图 3-116)。

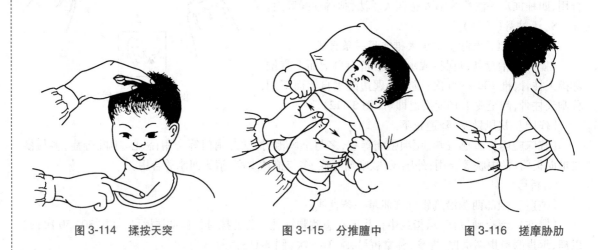

图 3-114 揉按天突   图 3-115 分推膻中   图 3-116 搓摩胁肋

【作用】顺气化痰、开积聚、除胸闷。

【临床应用】食积、痰涎壅盛、气逆所致的胸闷、腹胀等症。

4.中脘

【位置】同成人穴位。

【操作】治疗师以指端或掌根揉,称揉中脘,揉 100~300 次;治疗师以掌心或四指摩,称摩中脘,摩5min;治疗师以示、中两指指端从中脘向上直推至喉下或从喉下向下直推至中脘,称推中脘,推 100~300 次(图 3-117、图 3-118)。

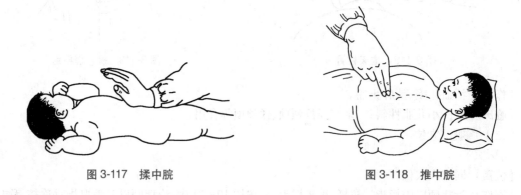

图 3-117 揉中脘   图 3-118 推中脘

【作用】健脾、消食、化滞、降胃气。

【临床应用】食积、呕吐、腹胀腹痛、食欲缺乏等症,多与按揉足三里、推脾经合用。

5.脐(神阙)

【位置】肚脐。

【操作】治疗师以中指指端或掌根揉,称揉脐,揉 100~300 次;治疗师以掌面或指腹摩,称摩脐,摩5min(图 3-119)。

【作用】温阳散寒、补益气血、消食导滞、健脾和胃。

【临床应用】便秘、腹痛、腹泻、小儿疳积等症,多与摩腹、推上七节骨、揉龟尾等合用,简称"龟尾七节骨,摩腹揉脐"。

笔记

120

6. 天枢

【位置】同成人穴位。

【操作】治疗师以示、中两指指端揉,称揉天枢,揉50~100次(图3-120)。

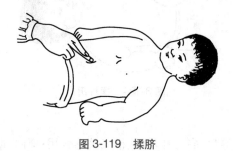

图 3-119 揉脐   图 3-120 揉天枢

【作用】舒调大肠、理气消滞。

【临床应用】腹痛、腹泻、腹胀、食积、呕吐、便秘等症,多与摩腹、揉脐、推上七节骨、揉龟尾等合用。

7. 腹

【位置】腹部。

【操作】治疗师以掌面或四指指腹摩,称摩腹,摩5min(图3-121)。

【作用】健脾和胃、消食理气。

【临床应用】恶心、呕吐、腹痛、腹泻、腹胀、便秘、厌食等症,多与按揉足三里、摩腹、捏脊等合用。

8. 腹阴阳

【位置】中脘斜向两胁下软肉处呈一条直线。

【操作】治疗师以两拇指指端沿肋弓边缘向两旁分推,称分推腹阴阳,推50~100次(图3-122)。

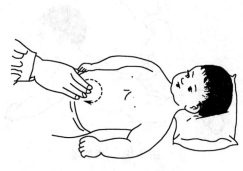
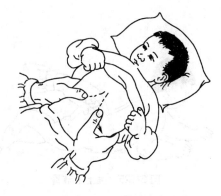

图 3-121 摩腹   图 3-122 分推腹阴阳

【作用】健脾和胃、消食理气。

【临床应用】乳食内积、恶心、呕吐、腹胀、食欲缺乏等症。

9. 肚角

【位置】脐下2寸,旁开2寸两肚筋。

【操作】治疗师以两手拇、示指指腹提拿,称拿肚角,拿3~5次(图3-123)。

【作用】理气消滞。

【临床应用】治疗各种原因引起的腹痛,尤其对于寒性腹痛、食积腹痛效果更佳,为止腹痛、治痢疾要穴。

10. 丹田

【位置】小腹部,脐下2寸与3寸之间。

【操作】治疗师以手指指腹或手掌揉,称揉丹田,揉50~100次;以手掌摩,称摩丹田,摩5min(图3-124)。

笔记

121

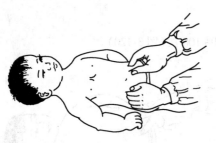

图 3-123　拿肚角

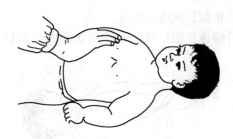

图 3-124　揉丹田

【作用】 固肾培本、温补下元、泌别清浊。

【临床应用】 小儿先天不足,下元虚冷的腹痛、脱肛等症,多与补肾经、推三关等合用;癃闭、遗尿等症,多与揉关元、清小肠合用。

（三）背腰部穴位

1. 七节骨

【位置】 从第4腰椎至尾椎骨末端呈一条直线。

【操作】 治疗师以拇指或示、中指指腹自下而上推,称推上七节骨,推100~300次;如自上而下推,称推下七节骨,推100~300次(图3-125)。

【作用】 温阳止泻、泄热通便。

【临床应用】 虚寒腹泻、久痢不愈、遗尿等症,常用推上七节骨,多与揉百会等合用;肠热便秘、痢疾等症,常用推下七节骨。

2. 龟尾(长强　尾尻)

【位置】 尾椎骨末端。

【操作】 治疗师以拇指或中指指端揉,称揉龟尾,揉100~300次(图3-126)。

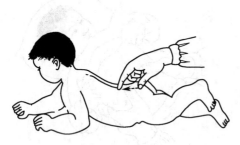

图 3-125　推上七节骨

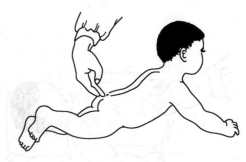

图 3-126　揉龟尾

【作用】 通调督脉、调理大肠。

【临床应用】 泄泻、便秘等症,多与推七节骨、揉脐等合用。

3. 脊柱

【位置】 从第1胸椎至尾椎末端呈一条直线。

【操作】 治疗师以示、中指指腹自上而下直推,称推脊,推100~300次;治疗师以拇指与示、中两指对捏,自下而上捏,称捏脊,捏3~5遍,每捏三下,再将脊背皮肤向上提一下,称捏三提一(图3-127)。

【作用】 调理阴阳、调和脏腑、行气活血、疏通经络、强身健体。

【临床应用】 小儿腹泻、疳积、先后天不足等症,常用捏脊,多与补脾经、推三关、按揉足三里等合用;发热、惊风等症,重推脊,常用推脊,多清天河水、退六腑等合用。

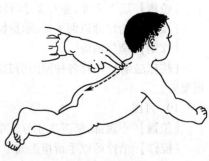

图 3-127　推脊

笔记

（四）上肢部穴位

1. 脾经（脾土）

【位置】拇指桡侧缘或拇指末节罗纹面。

【操作】治疗师循患儿拇指由指根直推向指尖方向称清脾经；由指尖直推至指根方向称补脾经，亦有旋推患儿拇指罗纹面为补脾经；如来回直推为平补平泻，补脾经和清脾经统称为推脾经（图3-128、图3-129）。

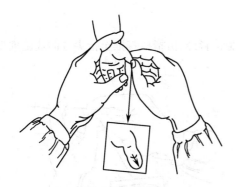

图3-128 清脾经

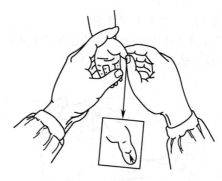

图3-129 补脾经

【作用】补气血、健脾胃、化痰止呕、清热利湿。

【临床应用】脾胃虚弱引起的食欲缺乏、消化不良、腹泻、疳积等症，常用补脾经，多与揉脾俞、揉中脘、揉足三里、摩腹等合用；湿热熏蒸、恶心呕吐、皮肤发黄、腹泻痢疾等症，常用清脾经，多与清胃经、揉板门、清大肠、揉中脘等合用。

2. 肝经（肝木）

【位置】示指末节罗纹面。

【操作】治疗师循患儿示指由指根直推向指尖方向称清肝经；由指尖直推至指根方向或旋推患儿示指罗纹面称补肝经；如来回直推为平补平泻，补肝经和清肝经统称为推肝经（图3-130）。

【作用】平肝泻火、镇惊除烦。

【临床应用】惊风、抽搐、烦躁不安、五心烦热等症，常用清肝经，多与掐人中、掐揉小天心、掐老龙等合用。肝经宜清不宜补。

3. 心经（心火）

【位置】中指末节罗纹面。

【操作】治疗师循患儿中指由指根直推向指尖方向称清心经；由指尖直推至指根方向或旋推患儿中指罗纹面称补心经（图3-131）。

【作用】清心泻火。

【临床应用】心火亢盛所致高热神昏、五心烦热、小便赤涩、口舌生疮等症，常用清心经，多与清天河水、清小肠等合用。心经宜清不宜补。

4. 肺经（肺金）

【位置】无名指末节罗纹面。

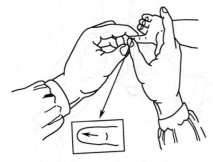

图3-130 清肝经

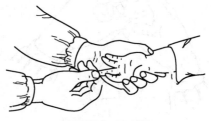

图3-131 清心经

【操作】治疗师循患儿无名指由指根直推向指尖方向称清肺经;由指尖直推至指根方向或旋推患儿无名指罗纹面称补肺经(图3-132)。

【作用】宣肺清热、疏风解表、止咳化痰、补益肺气。

【临床应用】感冒发热、咳嗽、气喘、痰鸣便秘等肺经实热症,常用清肺经,多与清天河水、退六腑等合用;肺气虚损所致的咳嗽气喘、畏寒、自汗、盗汗等症,常用补肺经,多与补脾经、揉二马,推三关等合用。

5. 肾经(肾水)

【位置】小指末节罗纹面。

【操作】治疗师循患儿小指由指尖直推向指根方向称清肾经;由指根直推至指尖方向或旋推患儿小指罗纹面称补肾经(图3-133)。

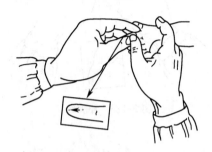

图3-132 清肺经

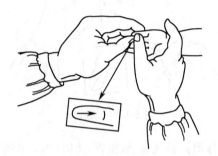

图3-133 清肾经

【作用】补肾健脑、温养下元、清下焦湿热。

【临床应用】先天不足、肾虚泄泻、体虚久病、遗尿等症,常用补肾经,多与补脾经、揉肾俞、捏脊、揉足三里等合用;膀胱蕴热、小便淋漓赤涩等症,常用清肾经,多与清天河水、清小肠等合用。

6. 胃经

【位置】手掌面,拇指近端指节。

【操作】治疗师循患儿拇指由掌根方向直推向指尖方向称清胃经;由指尖推至指根方向或旋推患儿拇指近端指间关节称补胃经(图3-134)。

【作用】健运脾胃、助消化、清中焦湿热、和胃降逆、泻胃火、除烦。

【临床应用】脾胃虚弱引起的消化不良、纳呆腹胀等症,常用补胃经,多与补脾经、揉中脘、摩腹、按揉足三里等合用;呃逆呕恶、脘腹胀满、便秘纳呆、发热烦渴、衄血等症,常用清胃经,多与清脾经、清大肠、推下七节骨、退六腑等合用。

7. 大肠

【位置】示指桡侧,自食指尖至虎口呈一条直线。

【操作】治疗师以拇指指腹由虎口推向示指尖称清大肠;由患儿示指尖推向虎口称补大肠(图3-135)。

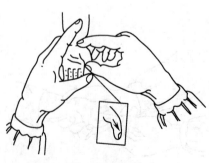

图3-134 清胃经

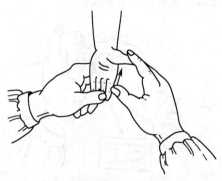

图3-135 补大肠

【作用】温中止泻、涩肠固脱、清利肠府、导积滞、除湿热。

【临床应用】虚寒腹泻、脱肛等症,常用补大肠,多与补脾经、补肾经、摩腹、推上七节骨等合用;食积、身热、腹痛、痢下赤白、便秘等症,常用清大肠,多与退六腑、清脾经、推下七节骨、揉龟尾等合用。

8. 小肠

【位置】小指尺侧缘,自指尖至指根呈一条直线。

【操作】治疗师以拇指指腹由指根推向指尖称清小肠;由患儿小指指尖推向指根称补小肠(图3-136)。

【作用】温补下焦、清利下焦湿热、泌清别浊。

【临床应用】下焦虚寒所致的多尿、遗尿等症,常用补小肠,多与补脾经、补肺经、补肾经、揉肾俞等合用;小便短赤、尿闭等症,常用清小肠,多与清天河水、掐揉小天心等合用。

9. 四横纹

【位置】掌面示指、中指、无名指、小指近端指间关节横纹处。

【操作】治疗师以拇指指甲掐揉,称掐四横纹,掐3~5次;患儿四指并拢,治疗师从示指横纹处推向小指横纹处,称推四横纹,推100~300次(图3-137)。

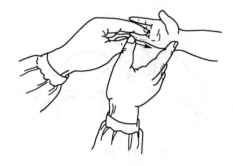

图3-136 补小肠

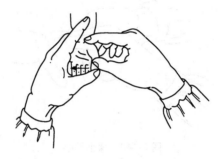

图3-137 推四横纹

【作用】散瘀结、和气血、除胀满、调中行气、退热除烦。

【临床应用】疳积、腹胀、消化不良、气血不和等症,多与补脾经、揉中脘、揉板门、分推腹阴阳等合用;可用毫针或三棱针点刺放血。四横纹是治疗小儿疳积的要穴。

10. 板门

【位置】手掌侧大鱼际平面。

【操作】治疗师以拇指指端揉,称揉板门,揉50~100次;治疗师以拇指自指根推向腕横纹,称板门推向横纹,反之称横纹推向板门,推100~300次(图3-138、图3-139)。

【作用】健脾止泻、和胃降逆、消食化滞。

【临床应用】乳食积滞、腹胀、食欲缺乏、嗳气等症,常用揉板门,多与补脾经、运内八卦、揉中脘、分推腹阴阳等合用;脾虚泄泻等症,常用板门推向横纹,多与推脾经、推上七节骨等合用;呕吐等症,常用横纹推向板门,多与清胃经等合用。

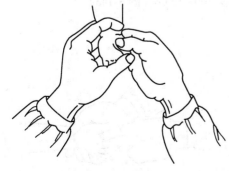

图3-138 揉板门

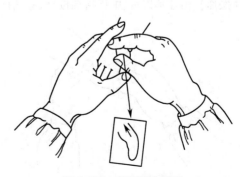

图3-139 板门推向横纹

11. 小天心

【位置】手掌面,大、小鱼际交接凹陷处。

【操作】治疗师以中指指端揉,称揉小天心,揉100~300次;治疗师以拇指指甲掐,称掐小天心,掐3~5次;治疗师以中指指尖或屈曲的指间关节捣,称捣小天心,捣5~20次(图3-140)。

【作用】清热明目、镇惊安神、利尿。

【临床应用】心经有热的口舌生疮、目赤肿痛、惊惕不安等症,心经有热下移小肠引起的小便短赤等症,常用揉小天心,多与清天河水、清心经、清肝经等合用;揉小天心还可以用于新生儿硬皮症、黄疸、水肿、遗尿等症;惊风抽搐、惊惕不安等症,常用掐、捣小天心,多与掐老龙、掐人中、清肝经等合用。小天心为清心安神要穴。

12. 内劳宫

【位置】掌心中,屈指时中指与无名指之间中点。

【操作】治疗师以拇指或中指指端揉,称揉内劳宫,揉100~300次;治疗师以拇指或中指指腹自小指指根处掐运,经小天心,再转至内劳宫,称运内劳宫,又称水底捞明月,运10~30次(图3-141)。

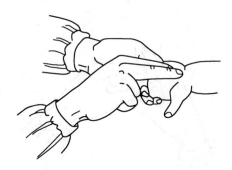

图3-140 揉小天心

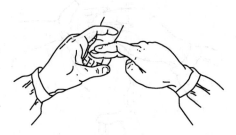

图3-141 揉内劳宫

【作用】清热除烦、清心、肾两经虚热。

【临床应用】心经有热所致的口舌生疮、烦渴发热等症,多与清天河水、清小肠、掐揉小天心等合用。

13. 总筋

【位置】腕横纹中点。

【操作】治疗师以拇指或中指指端按揉,称按揉总筋,揉100~300次;治疗师以拇指指甲掐,称掐总筋,掐3~5次(图3-142)。

【作用】清热除烦、散结止痉、镇静安神、通调气机。

【临床应用】五心烦热、口舌生疮、潮热夜啼、烦躁不安等症,常用按揉总筋,多与清心经、清天河水、揉小天心合用;掐总筋还可以用于惊风抽搐等症,多与掐人中、掐老龙等合用。

14. 二扇门

【位置】掌背,中指指根本节两侧凹陷处。

【操作】治疗师以示、中指指端按揉,称按揉二扇门,揉100~300次(图3-143)。

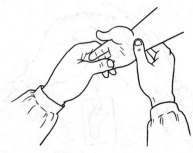

图3-142 掐总筋

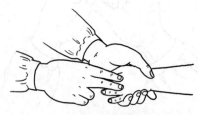

图3-143 揉二扇门

【作用】 发汗透表、退热平喘,是发汗效穴。

【临床应用】 外感风寒、身热无汗等。体虚外感时,多与补脾经、补肾经合用。

15. 内八卦

【位置】 手掌面,以掌心为圆心,以圆心至中指指根横纹距离的2/3处为半径,所作圆周。小天心之上为坎属北,中指指根下为离属南,小鱼际侧离至坎半圆的中点为兑属西,大鱼际侧离至坎半圆的中点为震属东,西南为坤,西北为乾,东北为艮,东南为巽(图3-144)。

【操作】 治疗师以拇指指腹自乾卦运至兑卦,顺时针运,称顺运内八卦,运100~300次;如从兑卦运至乾卦,逆时针运,称逆运内八卦,运100~300次;如按部分运,称分运内八卦,运100~200次(图3-145)。

【作用】 宽胸理气、化痰消滞、降气平喘。

【临床应用】 乳食内伤、腹胀纳呆、痰结咳喘等症,常用顺运内八卦,多与推脾经、推肺经、揉板门、揉中脘等合用;痰喘、呕吐等症,常用逆运内八卦,多与揉天突、推膻中等合用。

16. 二人上马

【位置】 手背第4、5掌指关节凹陷处。

【操作】 治疗师以拇指或中指指端揉,称揉二人上马,揉100~300次(图3-146)。

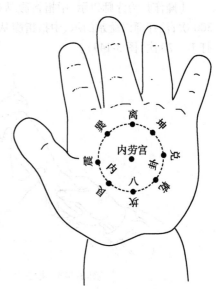

图 3-144 内八卦

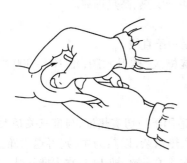

图 3-145 顺运内八卦

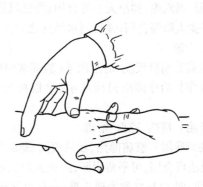

图 3-146 揉二人上马

【作用】 滋阴补肾、利水通淋、顺气散结,为补肾滋阴要穴。

【临床应用】 阴虚阳亢引起的潮热烦躁、小便赤涩牙痛等症。

17. 威灵

【位置】 手背第2、3掌骨歧缝间。

【操作】 治疗师以拇指指甲掐,称掐威灵,掐3~5次(图3-147)。

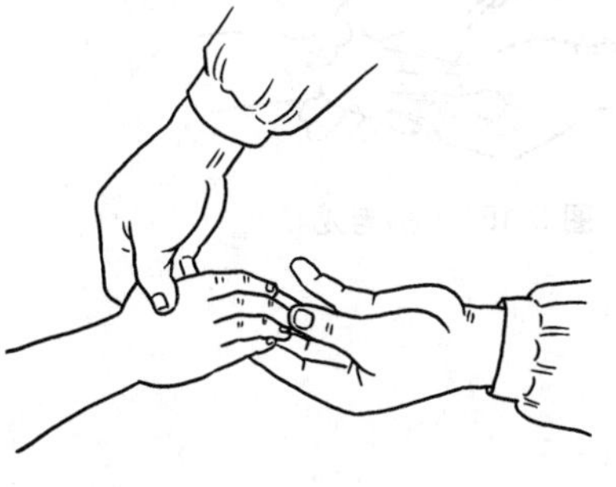

【作用】 开窍醒神。

【临床应用】 惊风抽搐、昏迷不醒等症。

18. 三关

【位置】 前臂桡侧,阳溪至曲池称一条直线。

【操作】 治疗师以拇指桡侧缘或示、中指指腹从患儿腕横纹推至肘部,称推三关,推100~300次,如自拇指桡侧推向肘部称为大推三关(图3-148)。

【作用】 发汗解表、温阳散寒、补气行气。

【临床应用】 本法主治一切虚寒证。气血虚弱、下元虚冷、命门火衰、食欲缺乏等症,多与补脾经、补肾经、捏脊、摩腹等合用;

图 3-147 掐威灵

风寒感冒、疹出不透等症,多与清肺经、推攒竹等合用。

19. 天河水（天河）

【位置】前臂正中,总筋至曲泽呈一条直线。

【操作】治疗师以示、中指指腹从患儿腕横纹推向肘横纹,称推天河水,又称清天河水,推 100~300 次;治疗师以蘸水的示、中指指腹从腕横纹至肘横纹一起一落弹打,称弹打河水,又称打马过天河,打 10~20 次(图 3-149)。

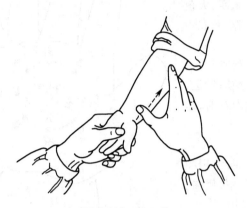
图 3-148 推三关

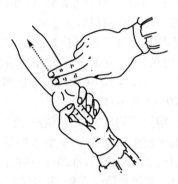
图 3-149 清天河水

【作用】清热解表、泻火除烦。

【临床应用】清天河水清热力较平和,治疗五心烦热、口舌生疮、咽干口燥等症,清热而不伤阴,多与清肝经、退六腑、揉小天心等合用;外感风热所致发热、头痛、咽痛等症,常用清天河水,多与推攒竹、推坎宫、揉太阳等合用;弹打河水清热之力大于清天河水,常用于实热、高热等症。

20. 六腑

【位置】前臂尺侧,肘至阴池(腕部掌侧横纹的尺侧缘)呈一条直线。

【操作】治疗师以拇指或示、中指指腹自肘横纹推向腕横纹,称退六腑,推 100~300 次(图 3-150)。

【作用】清热、凉血、解毒。

【临床应用】脏腑郁热、壮热烦渴、腮腺炎等症。退六腑适用于一切实热证,与推三关是大凉大热之法,两法可合用,可平衡阴阳,防止大凉大热,伤正气。如寒热错杂,以热为主,则可退六腑三数,推三关一数,即 3∶1,常称为退三推一;如以寒重,退六腑一数,推三关三数,即 1∶3,称为推三退一。

21. 老龙

【位置】中指甲后 1 分处。

【操作】治疗师以拇指指甲掐,称掐老龙,掐 3~5 次(图 3-151)。

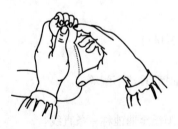
图 3-150 退六腑

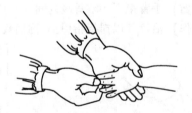
图 3-151 掐老龙

【作用】醒神开窍。

【临床应用】急惊风、高热抽搐等症,多与掐人中合用。

（五）下肢部穴位

1. 足三里

【位置】同成人穴位。

【操作】治疗师以拇指指端按揉,称按揉足三里,按 50~100 次(图 3-152)。

【作用】健脾和胃、消食导滞、强身健体。

【临床应用】脾虚腹泻、腹胀、食欲缺乏等症,多与推上七节骨、补大肠、捏脊、摩腹等合用;小儿体虚多病等症,常用于小儿保健穴位。

2. 丰隆

【位置】同成人穴位。

【操作】治疗师以拇指或中指指端揉,称揉丰隆,揉50~100次。

【作用】和胃化痰。

【临床应用】痰涎壅盛、咳嗽气喘等症,多与揉膻中、运内八卦等合用。

3. 箕门

【位置】大腿内侧,膝盖上缘至腹股沟呈一条直线(图3-153)。

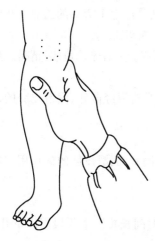

图 3-152　按揉足三里

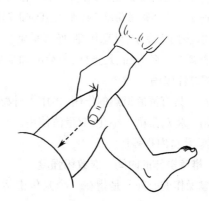

图 3-153　推箕门

【操作】治疗时以示、中指指腹自膝盖内侧上缘推至腹股沟处,称推箕门,推100~300次。

【作用】清热利尿,其性平和。

【临床应用】尿闭,多与揉丹田、揉三阴交合用;心经有热下移小肠所致的小便赤涩等症,多与清小肠合用。

四、小儿推拿的临床应用

（一）适应证

小儿推拿应用范围广泛,可治疗多种病证,其中以消化、呼吸以及神经系统的功能性疾患疗效最为显著,对泌尿、运动等系统疾病也有较好的治疗效果。

（二）术前准备及注意事项

1. 术前准备

（1）术者修剪指甲,长短适度,以免操作时损伤患儿皮肤。

（2）术者保持两手清洁,并使两手温度适当。

（3）根据不同的情况选备介质。

2. 注意事项

（1）医生态度要和蔼,耐心、细心操作。

（2）诊室内要保持适宜的温度,不可过凉过热。空气要新鲜。

（3）辨证要准确,选穴要恰当,手法要精确细致。

（4）治疗时要尽量保持患儿安静,在利于手法操作的前提下应让患儿体位尽可能舒适(对肺不张的患儿,治疗时应尽量让其哭闹,这样能提高疗效)。

（5）患儿进食后不宜马上推拿腹部,推后半小时内也不宜进食,应尽量让患儿休息。

（6）推拿后应避风,特别是应用汗法以后。

（7）有皮肤破损处不宜用手法。在操作时，为减轻摩擦，避免损伤皮肤，可将滑石粉、香油、花生油、葱姜水等润滑剂涂于推拿部位。

（8）对肠套迭、肠梗阻等急腹症的后期，以及肠炎等疾病，怀疑有肠坏死者，腹部严禁施用重手法。

（三）小儿推拿介质

操作时，治疗师常在手上涂些液体、膏剂或者粉末作用于患儿体表，以减少皮肤的损伤或者借助药物的辅助作用，这些液体、膏剂或者粉末称为推拿介质。常用于小儿推拿介质的有以下几种：

1. 滑石粉　有减少摩擦、润滑皮肤的作用。是小儿推拿最为常用的一种介质。

2. 爽身粉　有吸汗吸水、润滑皮肤的作用，可代替滑石粉应用，用于多种病证。

3. 葱姜汁　将生姜、葱白捣碎取汁使用。也可将葱白或生姜切片浸泡于75%的乙醇中，滤出葱姜即可使用。具有润滑皮肤及温热散寒的作用，常用于冬春季节小儿虚寒证。

4. 薄荷水　取5%薄荷脑5g，加入100ml 75%的乙醇内配制而成。具有辛凉解表、清暑退热、清利头目的作用，多用于夏季，外感风热、咳嗽等症。

5. 冬青膏　由冬青油、凡士林、薄荷脑和少量麝香配制而成。具有温经散寒、润滑皮肤的作用，多用于小儿虚寒性腹泻。

6. 凉水　具有清凉退热的作用，多用于外感热证。

7. 蛋清　将鸡蛋凿一小孔，取蛋清使用。具有祛积消食、清热润肺、润滑皮肤的的作用，多用于小儿外感风热、乳食内积等症。

（四）推拿操作的时间、次数和强度

1. 推拿操作的时间　是指在一个穴位上运用手法时的操作时间长短。主要根据以下几种因素决定：

（1）患者的年龄。

（2）患者病情的轻重。

（3）手法刺激量的大小。

（4）是否作为主穴应用。

2. 推拿操作时的次数　是指在一个穴位上运用手法时的操作次数多少，实际上与推拿操作时间是同一个问题的不同提法。

3. 推拿操作时的强度　是指在一个穴位上运用手法时所用力量的大小。

以上三点均需灵活掌握，变化应用。一般书籍中记载的穴位推拿操作次数和时间都是以6~12个月的患儿年龄为基准的常规次数。

（五）推拿操作时患儿的体位及操作顺序

1. 患儿的体位　要求保持患儿体位舒适，便于手法操作。常用的体位有：俯卧位、仰卧位、母抱位、坐位、站立位等。

2. 操作顺序

（1）先上肢，后头面，后躯干，后下肢。

（2）先主穴，后配穴。

（3）先刺激量轻的穴位，后刺激量重的穴位。

除特殊需要外一般按上述三种顺序任何一种都可以。

（六）禁忌证

1. 急性传染性疾病，如水痘、肺结核、猩红热等不宜用推拿治疗。

2. 出血性疾病或正在出血部位及各种恶性肿瘤的局部禁用推拿治疗。

3. 骨折早期以及各种皮肤病患处或烧伤、烫伤等皮肤破损处禁用推拿治疗。

4. 危重病及严重的心、肾等疾病或诊断不明确的疾病禁用推拿治疗。

第五节 实 训

实训一 摆动类手法

【目的要求】

1. 掌握滚法、揉法、一指禅推法的规范性动作和应用技巧。

2. 熟悉滚法、揉法、一指禅推法在人体各部位上的手法运用。

【标本教具】

教学光盘、模特、按摩练习枕头或沙袋。

【实训方式】

讲授、示教:

1. 教师先结合教学光盘讲授。

2. 选1~2名学生当模特。

3. 在模特身体上演示滚法的操作方式和规范性动作。

4. 在模特身体上演示揉法的操作方式和规范性动作。

5. 在模特身体上演示一指禅推法的操作方式和规范性动作。

6. 学生分组彼此在身体的适当部位或在枕头、沙袋上进行规范动作和技巧的操作练习。

【实训内容、方法】

详细讲解动作要点,以便学生观摩练习。

1. 滚法 ①肩和腕关节放松,不要用力;②手法着力处要紧贴体表,操作时不可拖动或跳动;③在滚动频率不变的情况下,于施术部位上慢慢移动;④肘关节微屈,以肘部为支点,前臂主动旋转运动,带动腕关节做屈曲的联袂运动,动作要协调而有节律,压力、频率要均匀一致。

2. 揉法 ①操作时压力要轻柔适中,揉动时要带动皮下组织一起运动,不可在体表形成摩擦运动,动作要协调而有节律性;②大鱼际、掌根、中指揉法均以肘部为支点,腕关节放松,前臂主动运动,带动腕、掌、中指做左右或环旋运动;③拇指揉法以腕关节为支点,拇指主动做环旋运动。

3. 一指禅推法 ①要求姿势端正,心平气和,凝神聚气,自然呼吸;②以肘关节为支点,前臂主动地左右摆动,带动腕部和拇指往返摆动;③沉肩—肩关节放松,肩胛骨自然下移,不要耸肩用力;④垂肘—肘部下垂略低于腕部,肘部不要外翘;⑤悬腕—腕关节屈曲约90°,腕部放松,不要用力;⑥指实掌虚—拇指自然伸直,余指呈半握拳状,操作时产生的力聚于拇指,余指虚不受力,拇指自然下压进行操作;⑦紧推慢移,腕部和拇指随前臂的左右摆动频率快,而拇指端或其螺纹面在着力部的移动较慢,拇指不要摩擦移动或滑动,以肘关节为支点,前臂主动地左右摆动,带动腕部和拇指往返摆动。

【思考题/作业】

1. 滚法的动作要领是什么?

2. 揉法的操作要点是什么?

3. 一指禅推法的操作要点是什么?

实训二 摩擦类手法

【目的要求】

1. 掌握摩法、擦法、推法、搓法、抹法的规范性动作和应用技巧。

2. 熟悉摩法、擦法、推法、搓法、抹法在人体各部位上的手法运用。

【标本教具】

教学光盘、模特、按摩练习枕头或沙袋。

【实训方式】

讲授、示教:

1. 教师先结合教学光盘讲授。

2. 选1~2名学生当模特。

3. 在模特身体上演示摩法、擦法、推法、搓法、抹法的操作方式和规范性动作。

4. 学生分组彼此在身体的适当部位或在枕头、沙袋上进行规范动作和技巧的操作练习。

【实训内容、方法】

详细讲解动作要点，以便学生观摩练习。

1. 摩法　①肘关节屈曲，指掌自然伸直；②操作时动作要缓和而协调，做到不急、不缓、不轻、不重，摩动的速度、压力宜均匀；③指摩法在操作时腕关节保持一定的紧张度；④掌摩法则腕部要放松。

2. 擦法　①手掌或大、小鱼际要紧贴术部位，防止擦动时出现时浮时滞的现象；②掌下的压力不宜太大，以防手法重滞，擦破皮肤；③擦动时要直线往返运动，往返的距离要尽量拉大，力量要均匀稳当，动作要连绵不断，呼吸自然，不可屏气；④擦法产生的热量以透热为度，透热后才可结束手法操作。

3. 推法　①着力处要紧压在施术部位，推进的速度宜缓慢均匀，压力要平稳，只能作单方向直线推进；②不能推破皮肤，可使用滑石粉等介质以免损伤皮肤。

4. 搓法　①操作时动作要协调连贯、一气呵成，呼吸自然，不可屏气；②搓法动作中包含有擦、揉、摩等多种手法成分，应细心体会；③搓动时掌面在施术部位有小幅度缓慢位移，受术者应有较强的松软舒适感；④搓动的速度宜快，由肢体上部向肢端移动的速度宜慢，不可逆时移动，第一遍操作结束后，第二遍再从肢体近心端开始；⑤搓动时用力应均匀，不可施力过重，以免造成手法呆滞。

5. 抹法　①操作时掌指螺纹面要紧贴于施术部位的皮肤，或上或下、或左或右、或直线或曲线往返施力抹动；②用力要均匀，轻而不浮，重而不滞；③动作要和缓灵活，抹动时不要带动深部组织。

【思考题/作业】

1. 摩法的动作要领是什么？

2. 擦法的操作要点是什么？

3. 推法的动作要领是什么？

4. 搓法的动作要领是什么？

5. 抹法的操作要点是什么？

实训三　挤压类手法

【目的要求】

1. 掌握按法、点法、捏法、拿法、捻法的规范性动作和应用技巧。

2. 熟悉按法、点法、捏法、拿法、捻法在人体各部位上的手法运用。

【标本教具】

教学光盘、模特、按摩练习枕头或沙袋。

【实训方式】

讲授、示教：

1. 教师先结合教学光盘讲授。

2. 选1~2名学生当模特。

3. 在模特身体上演示按法、点法、捏法、拿法、捻法的操作方式和规范性动作。

4. 学生分组彼此在身体的适当部位或在枕头、沙袋上进行规范动作和技巧的操作练习。

【实训内容、方法】

详细讲解动作要点，以便学生观摩练习。

1. 按法　①操作时着力处要紧压在施术部位，不可移动；②施力时由轻到重，再由重到轻，其过程是轻→重→轻；③不可用蛮力或暴力，以免造成骨折；④手法操作要有节律性。

2. 点法　①操作时要平稳持续的施力下压，使刺激充分达到深部机体组织，取得手法的"得气"效果；②施力要求是小→大→小，不可用猛力和蛮力；③本法结束后一定要用揉法操作，以防气血滞塞和局部软组织损伤。

3. 捏法 ①操作时要循序而移动,移动速度不宜过快;②用力要均匀柔和,动作要连贯协调而有节律性;③操作时要用指面着力,不可用指端着力。

4. 拿法 ①操作时用力要由轻到重,不可突然用力,本法中含有捏、提的动作,临床操作时宜拿揉结合,放松肌肉的效果更好;②动作要缓和协调连贯,具有节律性;③本法要求手指平稳均匀的相对用力,初习者不宜强力久拿,以防腕部和手指的屈肌腱及腱鞘的损伤。

5. 捻法 ①腕、指主动施力,拇指与示指须作相反方向的运动;②操作时动作要灵活协调,柔和有力,动作不能呆板、僵硬;③捻动的速度要快,在施术部位移动的速度宜慢。

6. 拨法 ①操作时用力由轻而重,实而不浮,重而不滞;②拨动方向与肌纤维或肌腱、韧带方向要相互垂直;③拨动时,拇指不能在皮肤表面摩擦滑动,要带动肌纤维或肌腱、韧带一起运动。

【思考题/作业】

1. 按法的动作要领是什么?

2. 点法的操作要点是什么?

3. 捏法的动作要领是什么?

4. 拿法的操作要点是什么?

5. 捻法的动作要领是什么?

6. 拨法的操作要点是什么?

实训四 振动类手法

【目的要求】

1. 掌握振法、抖法的规范性动作和应用技巧。

2. 熟悉振法、抖法在人体各部位上的手法运用。

【标本教具】

教学光盘、模特。

【实训方式】

讲授、示教:

1. 教师先结合教学光盘讲授。

2. 选1~2名学生当模特。

3. 在模特身体上演示振法、抖法的操作方式和规范性动作。

4. 学生分组彼此在身体的适当部位进行规范动作和技巧的操作练习。

【实训内容、方法】

详细讲解动作要点,以便学生观摩练习。

1. 振法 ①操作时掌指部与前臂部一定要静止性用力,要求上肢内外侧拮抗肌交替做小幅度高频率的收缩,从而达到振法要求的效果;②注意力需高度集中到掌指部,方能达到"意到气到""意气相随""以意领气"的目的。

2. 抖法 ①操作时呼吸自然,不可屏气;②被抖动的肢体要自然伸直,肌肉充分放松;③抖动的幅度要小,频率要快,抖动时产生的抖动波要由肢体远端传输到近端关节,不可猛力大幅度的抖动,以防损伤肢体和关节。

【思考题/作业】

1. 振法的动作要领是什么?

2. 抖法的操作要点是什么?

实训五 叩击类手法

【目的要求】

1. 掌握击法、拍法的规范性动作和应用技巧。

2. 熟悉击法、拍法在人体各部位上的手法运用。

【标本教具】

教学光盘、模特、按摩练习枕头或沙袋。

【实训方式】

讲授、示教：

1. 教师先结合教学光盘讲授。

2. 选1~2名学生当模特。

3. 在模特身体上演示击法的操作方式和规范性动作。

4. 在模特身体上演示拍法的操作方式和规范性动作。

5. 学生分组彼此在身体的适当部位或在枕头、沙袋上进行规范动作和技巧的操作练习。

【实训内容、方法】

详细讲解动作要点，以便学生观摩练习。

1. 击法　①操作时用力要稳，动作要连续而有节律性，速度要适中；②击打的力量应因人、因病而异；③严格掌握击法的适应证和击打部位；④不可用蛮力或暴力击打。

2. 拍法　①操作时掌心要空虚，腕关节放松，以肘关节为支点；②前臂主动施力，上下挥臂，动作平稳有力，使力量通过腕关节传递到掌指处，化刚劲为柔和；③拍打以施术部位皮肤轻度发红为度；④不可用蛮力或暴力拍打，对严重的骨质疏松、骨肿瘤、冠心病等病证禁用本法。

【思考题/作业】

1. 击法的动作要领是什么？

2. 拍法的操作要点是什么？

实训六　运动关节类手法

【目的要求】

1. 掌握扳法、摇法的规范性动作和应用技巧。

2. 熟悉扳法、摇法在人体各部位上的手法运用。

【标本教具】

教学光盘、模特、按摩练习枕头或沙袋。

【实训方式】

讲授、示教：

1. 教师先结合教学光盘讲授。

2. 选1~2名学生当模特。

3. 在模特身体上演示扳法的操作方式和规范性动作。

4. 在模特身体上演示摇法的操作方式和规范性动作。

5. 学生分组彼此在身体的适当部位或在枕头、沙袋上进行规范动作和技巧的操作练习。

【实训内容、方法】

详细讲解动作要点，以便学生观摩练习。

1. 扳法　①操作一般分三步进行，第一步先做关节小范围的活动或摇动，使其充分放松；第二步将关节最大限度地伸展或屈曲、旋转，使其达到明显的阻力位时，略停片刻；第三步用"巧力寸劲"进行扳动，扳动幅度控制在5°以内；②操作时必须在关节运动的生理范围内进行扳动，如逾越关节生理活动范围，极易造成肌肉、韧带等软组织的损伤，甚则伤及脊髓和神经根等组织；③不可使用蛮力和暴力，也不可过度追求关节弹响声和粘连组织的撕裂声；④扳动发力的时机要准，用力适当，这是完成扳法的关键所在。

2. 摇法　①摇转的幅度严格控制在人体生理活动范围内，要求从小到大，逐渐增加活动幅度；②开始摇转的速度宜慢，可随摇转次数的增加而适当加快速度；③摇转的方向一般多以顺时针为宜；④摇动时的力量要自然稳定，不可忽大忽小；⑤除被摇动的关节或肢体运动外，其他部位应尽量保持稳定，不要摇动。

【思考题/作业】

1. 扳法的动作要领是什么?

2. 摇法的操作要点是什么?

实训七　复合类手法

【目的要求】

1. 掌握拿揉法、拔伸法、牵抖法、推摩法的规范性动作和应用技巧。

2. 熟悉拿揉法、拔伸法、牵抖法、推摩法在人体各部位上的手法运用。

【标本教具】

教学光盘、模特、按摩练习枕头或沙袋。

【实训方式】

讲授、示教:

1. 教师先结合教学光盘讲授。

2. 选1~2名学生当模特。

3. 在模特身体上演示按揉法、拿揉法、拔伸法、牵抖法的操作方式和规范性动作。

4. 学生分组彼此在身体的适当部位或在枕头、沙袋上进行规范动作和技巧的操作练习。

【实训内容、方法】

详细讲解动作要点,以便学生观摩练习。

1. 拿揉法　①以肘关节为支点,腕部放松,前臂与手指部主动施力;②在拿中含有适度的旋转揉动,以拿为主,以揉为辅,拿揉并施;③操作时动作要协调,自然流畅,不可呆板僵硬。

2. 拔伸法　①操作时力求动作平稳,用力均匀,一定要掌握好拔伸的方向和角度;②拔伸用力要由小到大,当拔伸到一定力度时,静待片刻且要有一定的持续牵引力;③不可用蛮力或暴力拔伸,以免造成肢体或关节的牵拉损伤。

3. 牵抖法　①第一步动作要求是先拔伸(牵引);②第二步动作要求是减缓拔伸力(牵引力),再做瞬间的较大幅度的抖动,一定要把握好抖动的时机,将拔伸力与抖动力有机地结合起来,是牵抖法操作的关键所在;③在持续拔伸未减力之前不进行抖动,也可在完全撤去拔伸力时进行抖动,以防造成肢体和关节的损伤。

4. 推摩法　①需将一指禅推法与摩法有机地结合起来,拇指一指禅推法,其余四指做摩法,刚柔相济;②操作时节奏不要太快,也不可过于缓慢。

【思考题/作业】

1. 拿揉法的操作要点是什么?

2. 拔伸法的操作要点是什么?

3. 牵抖法的动作要领是什么?

4. 推摩法的动作要领是什么?

实训八　小儿推拿手法

【目的要求】

1. 掌握小儿推拿的规范性动作和应用技巧。

2. 熟悉小儿推拿在小儿身体各部位上的手法运用。

【标本教具】

模特、按摩练习枕头或沙袋、滑石粉(或爽身粉)。

【实训方式】

讲授、示教:

1. 选1~2名学生当模特。

2. 在模特身体上演示小儿推拿手法中基本操作手法的操作方式和规范性动作。

3. 在模特身体上演示小儿推拿手法中复式操作手法的操作方式和规范性动作。

4. 学生分组彼此在身体的适当部位或在枕头、沙袋上进行规范动作和技巧的操作练习。

【实训内容、方法】

详细讲解动作要点,以便学生观摩练习。

1. 基本操作手法 ①应用介质,以保护患儿皮肤;②动作轻快柔和,注意操作幅度、频率和力度;③操作时注意动作方向,分清补泻;④操作时注意体会小儿推拿手法与成人推拿手法的不同。

2. 复式操作手法:

(1)黄蜂入洞:治疗师以示、中两指指端为着力部位,紧贴于患儿两鼻孔下缘,以腕关节带动着力部位进行揉动,揉20~50次。操作时用力要轻柔和缓,两指用力均匀、持久。

(2)双凤展翅:治疗师双手以示、中指分别夹住患儿双耳,向上提起3~5次,然后再按掐眉心、太阳、听会、人中、颊车、承浆,每穴各按10~20次。向上提时力度适中,勿用蛮力;按掐穴位时,用力和缓,切忌暴力,不要掐破皮肤。

(3)猿猴摘果:治疗师以双手示、中指分别夹住患儿的两耳尖,向上提10~20次,再以拇、示指捏住两耳垂向下扯10~20次,形如猿猴摘果。上提耳尖、下扯耳垂时,操作时两手用力和缓、适中、均匀,勿用蛮力。

(4)揉耳摇头(捧耳摇头):治疗师以两手拇、示两指指腹为着力部位,捻揉患儿两耳垂,捻揉20~30次,再一手置于后枕部,另一手置于颌下,左右摇动,摇动10~20次。操作时两手用力要对称协调、均匀,捻、揉、摇三法要有机结合,切忌暴力。

(5)苍龙摆尾:治疗师一手握患儿手部,另一手自患儿腕后掌横纹中点至肘部来回搓揉,再以拇、示、中指拖住肘尖,另一手持患儿手掌左右摇动如摆尾状,摇20~30次。

(6)丹凤摇尾:治疗师一手拇、示两指捏按内、外劳宫,再以另一手拇指指甲先掐患儿中指指端,然后上下摇动中指,上述操作各10~20次。掐时要逐渐用力,用力和缓,切忌暴力,不要掐破皮肤;摇时要在关节活动生理范围内进行。

(7)赤凤点头:治疗师一手托患儿肘尖,另一手拇、示两指捏住患儿中指上下摇动,形如赤凤点头,上下摇20~30次。操作摇法时,要在关节活动范围内进行。

(8)运水入土:治疗师以拇指外侧缘自患儿的肾水穴推起,沿手掌边缘,经小天心,推至拇指端脾土穴,运100~300次。操作时指腹贴于穴位表面,用力宜轻不宜重,力量仅达于皮肤,不带动皮下组织;注意操作的程序及方向。

(9)运土入水:治疗师以拇指外侧缘自患儿的拇指端脾土穴,沿手掌边缘,经小天心、掌横纹,推至肾水穴,运100~300次。操作时指腹贴于穴位表面,用力宜轻不宜重,力量仅达于皮肤,不带动皮下组织;注意操作的程序、方向。

(10)老汉扳缯:治疗师以一手拇指掐住患儿拇指指根处,另一手以拇、示两指掐捏脾经,摇动拇指20~40次。掐捏脾经时要注意力度,切忌暴力、掐破皮肤。

(11)二龙戏珠:治疗师一手握患儿手掌,使掌心向上,前臂伸直,另一手示、中指自患儿腕横纹中点处,两指交替向前按,直至曲池为止,按20~30次。两指交替前按时,注意两指用力要协调、均匀;注意操作方向的正确选择。

(12)水底捞明月:治疗师一手握患儿四指,使掌心向上,另一手以拇指指端自患儿小指尖经小天心推至转入内劳宫,推30~50次。做推法时,动作轻快柔和,平稳着实,节律均匀;注意操作的程序及方向。

(13)总收法(按肩井):治疗师以一手掐按患儿肩井穴,另一手以拇、示、中三指拿住患儿示指和无名指,并使患儿上肢伸直,摇动,摇20~30次。掐按时要注意力度,切忌暴力、掐破皮肤;摇伸上肢时要在关节生理范围内进行,切忌强掰硬拽、使用暴力。

【思考题/作业】

1. 小儿推拿操作与成人推拿操作的区别是什么?

2. 小儿推拿基本操作手法的操作要点是什么?

1. 本章的学习重点和难点是掌握推拿手法的操作和应用。推拿手法的技巧性是指手法作用力、方向、角度、幅度、频率、时间等要素最优组合,以取得最佳的效果。推拿手法操作既要求手法有效,但又不能给对方造成不必要的损伤,正如《医宗金鉴·正骨心法要旨》所说:"法之所施,使患者不知所苦,方称为手法也"。若要想达到此境界和水平,必须坚持长期不懈地手法练习和临床实践。

2. 推拿手法力的运用应做到"力从心出,劲到手上"。手法操作练习时注意支点的应用和施力的部位,该放松的肢体部位应该放松,该施力的部位施力,反复练习,不断感悟。

3. 小儿推拿手法练习中注意与成人推拿手法的不同,充分考虑到儿童的生理、病理以及心理的特性,在实践中反复练习,不断提高。

(林清 吴雷波)

扫一扫,测一测

1. 请简述揉法与摩法的区别。
2. 扳法如何分阶段进行操作?
3. 试比较掐揉四横纹、揉掌小横纹、推小横纹三种操作功效异同点。

思路解析

第四章	针刺技术

学习目标

1. 掌握：毫针刺法、电针法、头皮针法和水针疗法的基本操作和适应证；常用腧穴的毫针刺法和电针的使用方法。

2. 熟悉：针刺技术的治疗原则、异常情况的预防及处理。

3. 了解：针刺技术的原理和特点。

4. 能在针刺前对患者进行针刺宣教，说明针刺的作用，消除患者对针刺治疗的顾虑。

第一节　概　　述

针刺技术（acupuncture technique），又称针法或刺法，是指利用金属制成的针具，通过一定的手法，刺激人体经络腧穴，从而激发经气，调整经络、脏腑功能，达到疾病防治与康复目的的一门技术。针刺技术在我国传统康复治疗中发挥着重要作用。

一、针刺技术原理和特点

（一）针刺技术原理

1. **疏通经络**　经络不通和气血运行不畅是伤残及病损诸证的主要病机，临床表现为疼痛、麻木、肿胀、瘀斑等症状。中医认为疼痛的机制：一是气血运行不畅"不通则痛"；二是气血荣养不足"不荣则痛"。通过针刺腧穴可以激发经气，一方面"通其经脉，调其气血"，使气血运行通畅，达到"通则不痛"；其次是脏腑组织得到气血正常荣养而功能恢复，达到"荣则不痛"，从而排除病理因素，恢复机体功能。

2. **扶正祛邪**　针刺扶正祛邪的作用主要是通过针刺手法和腧穴等因素来完成的。一般认为，毫针刺法中的补法有扶正和补虚的作用，而泻法和放血疗法则有祛邪作用，但在具体应用时必须结合腧穴的特殊性来考虑。例如，膏肓、气海、命门等穴，多在扶正时用之；而十宣、十二井、水沟等穴，多用于祛邪。

3. **调和阴阳**　针灸调和阴阳的作用是通过经络阴阳属性、经穴配伍和针刺手法完成的。《灵枢·根结》说："用针之要，在于知调阴与阳，调阴与阳，精气乃光，合形与气，使神内藏。"例如高血压头痛，多由于肾阴不足、肝阳上亢引起，治当育阴潜阳，可取足少阴经穴针以补法，配合足厥阴经穴针以泻法。

（二）针刺技术特点

针刺技术不同于药物疗法，它既不是直接针对病邪，也不是直接作用于罹病的组织器官，而是通过针刺刺激体表腧穴，使机体产生一个良性的、恰当的、有利于康复的调整作用。这种调整作用具有

"良性、双向性""整体性、综合性"和"功能性、早期性"的特点。

1. 良性、双向性　针刺对各脏腑器官功能的影响,不是单纯的兴奋过程或抑制过程,而是可因机体功能状况和相关条件的不同,分别使亢进或低下、过度兴奋或抑制的病理功能趋向正常化。在康复临床中,针刺人中穴既可用于治疗昏迷,起到"醒神开窍"作用;又可用于治疗狂躁或失眠,起到"安神"作用。治疗高血压时,针刺能降低血压,但是降到正常水平就不再降低;治疗低血压时,针刺又能升高血压,但是升到正常水平就不再升高。这种"双向性、良性"调整作用的特点,也是针刺技术无毒副反应的原因之一。

2. 整体性、综合性　针刺作用往往是对机体多个系统、多个器官功能发挥作用,通过多方面、多环节、多水平、多途径的综合调整来实现。这也是针刺具有广泛适应证的基本原因。但不管作用途径多么复杂,针刺主要是通过神经-体液的反射活动而实现的,有赖于神经反射弧的完整性。所以在康复临床上,如果遭遇局部感受器、传入神经、传出神经或中枢部分损伤时,均可引起针刺效应的减弱或消失。

3. 功能性、早期性　针刺的调整作用虽然对某些器质性疾病有一定疗效,但主要适用于功能性、早期性疾病。如针刺治疗周围性面神经麻痹,一般而言,神经兴奋性降低者的疗效优于部分失神经支配者,部分失神经支配者的疗效又优于完全失神经支配者。脑血栓形成在 3 个月以内,针刺疗效明显优于 3 个月以上者。所以,早期诊断、早期治疗是提高针刺临床康复疗效的重要措施。

二、针刺治疗原则

（一）补虚泻实

补虚,即是扶助正气;泻实,就是祛除邪气。在针灸临床上补虚泻实原则有其特殊的含义。《灵枢·经脉》说:"盛则泻之,虚则补之……陷下则灸之,不盛不虚以经取之。"

1. 虚则补之　针刺补法主要通过针刺手法的补法、穴位的选择和配伍等来实现。如在有关脏腑经脉的背俞穴、原穴施行补法,可改善脏腑功能,补益阴阳气血不足;另外,应用性能偏补的腧穴如关元、气海、命门、肾俞等穴,也可起到补益正气的作用。

2. 实则泻之、宛陈则除之　针刺泻法也主要通过针刺手法的泻法、穴位的选择和配伍等来实现。如在穴位上施行捻转、提插、开阖等泻法,可以起到祛除人体病邪的作用;另外,应用性能偏泻的腧穴如十宣穴、水沟、素髎、丰隆、血海等,也可起到祛邪的目的。"宛陈则除之"就是指对络脉瘀阻不通引起的病证,宜采用三棱针点刺出血,达到活血化瘀的目的。如由于闪挫扭伤、丹毒等引起的肌肤红肿热痛、青紫肿胀,即可以在局部络脉或瘀血部位施行三棱针点刺出血法,以活血化瘀、消肿止痛。如病情较重者,可点刺出血后加拔火罐,这样可以排出更多的恶血,促进病愈。

3. 不盛不虚以经取之　脏腑、经络的虚实表现不甚明显,病情较单纯时,多为本脏腑、经脉的病变,而不涉及其他脏腑、经脉时,在针刺治疗方面,一是以本经循经取穴为主,二是针刺手法上,多采用平补平泻的手法。

（二）清热温寒

热性病证用清法,寒性病证用温法治疗。《灵枢·经脉》篇说:"热则疾之,寒则留之",这是清热温寒的治疗原则在针刺临床上的具体应用。

1. 热则疾之　即热性病证的治疗原则是浅刺疾出或点刺出血,手法宜轻而快,可以不留针或用泻法针刺,以清泻热毒。例如,风热感冒者,当取大椎、曲池、合谷、外关等穴浅刺疾出,即可达到清热解表的目的。若伴有咽喉肿痛者,可用三棱针在少商穴点刺出血,以加强泻热、消肿、止痛的作用。

2. 寒则留之　即寒性病证的治疗原则是深刺而久留针,以达温经散寒的目的。因寒性凝滞而主收引,针刺时不易得气,故应留针候气。加艾灸更能助阳散寒,使阳气得复,寒邪乃散。如寒邪在表,留于经络者,艾灸法较为相宜;若寒邪在里,凝滞脏腑,则针刺应深而久留,或配合烧山火针刺手法,或加用艾灸,以温针法最为适宜。

（三）治病求本

治病求本就是在治疗疾病时应认真地分析发病的本质,去伪存真,抓住疾病的根本原因,采取有针对性的治疗方法。坚持整体观念和辨证论治,避免犯"头痛医头、脚痛医脚"的错误。

1. 急则治标 这是在特殊情况下采取的一种权宜之法,是指当标病处于紧急的情况下,首先要治疗标病,目的在于抢救生命或缓解患者的急迫症状,为治疗本病创造有利的条件。例如,不论任何原因引起的高热抽搐,应当首先针刺大椎、水沟、合谷、太冲等穴,以泻热、开窍、息风止痉;任何原因引起的昏迷,都应先针刺水沟,醒脑开窍;当脑卒中患者出现尿潴留时,应首先针刺中极、水道、秩边,急利小便。紧急情况缓解后,再根据疾病的发生原因从本论治。

2. 缓则治本 在大多数情况下,治疗疾病都要坚持"治病求本"的原则,尤其对于慢性病和急性病的恢复期。正虚者固其本,邪盛者祛其邪。治其病因,症状可除;治其先病,后病可解。如肾阳虚引起的五更泄,泄泻是其症状为标,肾阳不足为本,治宜针刺气海、关元、命门、肾俞等穴补益肾阳。

3. 标本同治 在临床上也可见到标病和本病并重的情况,这时我们应当采取标本同治的方法。如体虚感冒,如果一味解表可使机体正气更虚,而单纯扶正又可能留邪,因此,应当益气与解表同时应用。益气为治本,宜补足三里、关元;解表为治标,宜泻合谷、风池、列缺等。

(四)三因制宜

"三因制宜"是指因时、因地、因人制宜,即根据患者所处的季节(包括时辰)、地理环境和个人的具体情况,而制订适宜的治疗方法。如春夏宜浅刺,秋冬宜深刺;精神疾患多在春季发作,故应在春季来前进行治疗;乳腺增生患者常在经前乳房胀痛较重,故应在经前1周开始治疗。在寒冷的地区,治疗多用温针灸;在温热地区,多应用毫针刺法。又如体质虚弱、皮肤薄嫩、对针刺较敏感者,针刺手法宜轻;体质强壮、皮肤粗厚、针感较迟钝者,针刺手法可重些。

第二节 操 作 方 法

一、毫针刺法

毫针刺法(filiform needle therapy),是以毫针为针刺工具,通过在人体经络腧穴上施行一定的操作方法,以通调营卫气血,调整经络、脏腑功能而治疗相关疾病的一种方法。

(一)毫针的结构和规格

1. 毫针的结构 毫针是用金属制成的,以不锈钢所制者最常用。毫针分为针尖、针身、针根、针柄、针尾5个部分(图4-1)。

2. 毫针的规格和选择 毫针主要以针身的长短和粗细确定不同的规格,临床可根据患者的体质、体形、年龄、病情和腧穴部位等不同,选用长短、粗细不同规格的毫针,以25~75mm(1~3寸)长、0.32~0.38mm(28~30号)粗细者最常用(表4-1、表4-2)。

(二)持针法与练针法

1. "刺手"与"押手" "刺手"即持针之手,其作用主要是持针、进针和行针,是实施操作的主要之手;"押手"是辅助进针的手,其作用主要是固定穴位皮肤或使毫针长针身有所依靠,不致摇晃和弯曲,便于进针,以及帮助行针、减轻疼痛等。刺手与押手配合得当,动作协调,才能进针、行针顺利,减轻痛感,加强针感,提高疗效。古代医家非常重视双手配合动作,《标幽赋》所说"左手重而多按,欲令气散;右手轻而徐入,不痛之因",说明了押手的重要作用。

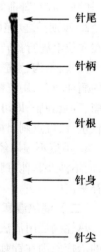
图4-1 毫针的结构

针尾
针柄
针根
针身
针尖

2. 持针姿势 持针的姿势,状如执持毛笔,故称为执毛笔势持针法。

(1)二指持针法:即用右手拇、示两指指腹夹持针柄,针身与拇指呈90°角。一般为针刺浅层腧穴的短毫针的常用持针法。

(2)多指持针法:即用右手拇、示、中、无名指指腹执持针柄,小指指尖抵于针旁皮肤,针身垂直。一般用于长针深刺的持针法。根据用指的多少,又分为三指持针法、四指持针法、五指持针法。

3. 练针法

(1)纸垫练习法:将松软的纸张用线扎紧做成纸垫。练针时,左手平执纸垫,右手持针,运指力于针尖,刺入纸垫一定深度,均匀地捻转和提插,反复练习(图4-2)。

表 4-1 毫针长度规格表

旧规格(寸)	0.5	1	1.5	2	2.5	3	4	4.5	5	6
新规格(mm)	15	25	40	50	65	75	100	115	125	150

表 4-2 毫针粗细规格表

号数	26	27	28	29	30	31	32	33	34	35
直径(mm)	0.45	0.42	0.38	0.34	0.32	0.30	0.28	0.26	0.24	0.22

（2）棉团练习法:将棉花压缩做成棉团,用布缝好,同纸垫练习法进行练习(图4-3)。

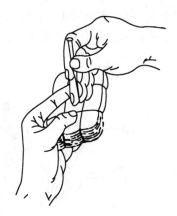 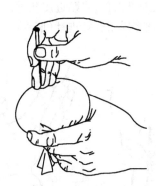

图 4-2　纸垫练针法　　　　　　　图 4-3　棉团练针法

（3）自身练习法:前面的练习方法有一定基础后,便可以在自己身体上进行练针,以亲身体验针刺的感觉与手法的关系。

（三）体位选择与针刺前消毒

1. 体位选择　应选择既有利于腧穴的正确定位,方便医者施术操作,又要能让患者舒适,能在较长时间留针时不致疲劳的体位。精神不好、体质虚弱的患者要尽可能采取卧位,以防发生晕针或其他异常情况。临床常用体位一般以卧位和有倚靠的坐位为主,主要有以下几种。

仰卧位:适宜于取头、面、胸、腹部腧穴和上、下肢部分腧穴。

侧卧位:适宜于取身体侧面腧穴和上、下肢的部分腧穴。

伏卧位:适宜于取头、项、脊背、腰尻部腧穴和下肢背侧及上肢部分腧穴。

仰靠坐位:适宜于取前头、颜面和颈前等部位的腧穴。

俯伏坐位:适宜于取后头和项、背部的腧穴。

侧伏坐位:适宜于取头部的一侧、面颊及耳前后部位的腧穴。

2. 定穴与消毒

（1）定穴:又称取穴,是根据处方选穴的要求,确定所选腧穴的位置和相应的取穴方法,逐一定取。为求得定穴准确,可用手指在已定穴位处进行按压,找出具有指感的准确位置。一般情况下,当按压的局部酸胀感比较明显时即是腧穴所在处。定准腧穴位置后,还可用指甲在选定穴位上切掐一"十"字形纹,以作为针刺时进针的标记。

（2）消毒:针刺治疗前必须进行严格的消毒,包括针具器械消毒、医者手指的消毒和施术部位的消毒。

1）针具器械消毒:可采用高压蒸汽灭菌法、药液浸泡消毒法和煮沸消毒法。现在临床上逐渐倾向于使用一次性针灸针,以杜绝交叉感染。

2）医者手指的消毒:治疗师先用肥皂水洗擦自身双手,再用酒精棉球擦拭后才可持针操作。

3）施术部位的消毒:在施术部位,应用75%酒精棉球从进针的中心点向外扩展绕圈擦拭。容易感染的部位,如耳郭、头皮等,应先用2.5%碘酒涂擦,稍干后再用75%酒精棉球脱碘。已消毒后的皮

视频:常用体位

视频:消毒

肤应避免再接触污物,以防重新污染。

（四）进针法

进针法,是指毫针在刺手与押手的密切配合下,运用各种手法将针刺入腧穴的方法。在进针时要注意腕指协调一致,要求做到无痛或微痛进针。毫针进针方法很多,临床应用时需灵活选用。基本的进针方法有:

1. 单手进针法　即用刺手的拇、示指持针,中指指端紧靠穴位,中指指腹抵住针身下段,当拇、示指向下用力按压时,中指随势屈曲将针刺入,直刺至所要求的深度。此法用于短毫针进针(图4-4)。

2. 双手进针法　即刺手与押手互相配合,协同进针,又分为:

（1）爪切进针法:又称指切法,临床最为常用。即以左手拇指或示指之指甲掐切穴位上,右手持针将针紧靠左手指甲缘刺入皮下的手法(图4-5)。

（2）夹持进针法:即左手拇、示两指用消毒干棉球捏住针身下段,露出针尖,右手拇、示指执持针柄,将针尖对准穴位,当贴近皮肤时,双手配合动作,用插入法或捻入法将针刺入皮下,直至所要求的深度。此法多用于长针进针(图4-6)。

视频:单手进针法
视频:爪切进针法
视频:夹持进针法

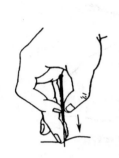
图4-4　单手进针法

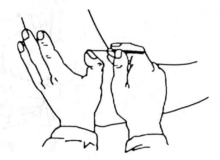
图4-5　爪切进针法

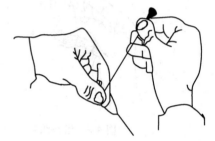
图4-6　夹持进针法

（3）舒张进针法:左手拇、示两指或示、中两指分开置于穴位上,绷紧皮肤,右手持针,将针从两指间刺入皮下。此法多适用于皮肤松弛或有皱纹的部位,如腹部、头面部腧穴的进针(图4-7)。

（4）提捏进针法:左手拇、示两指将腧穴部位的皮肤捏起,右手持针从捏起部的上端刺入。此法主要用于皮肉浅薄部位的穴位,如面部腧穴的进针(图4-8)。

3. 套管进针法　用金属、塑料、有机玻璃等制成长短不一的细管,代替押手。选用长短合适的平柄针或管柄针置于针管内,针的尾端露于管的上口,针管下口置于穴位上,用手指拍打或弹压针尾将针尖刺入腧穴皮下,然后将套管抽出(图4-9)。

4. 进针器进针法　用特制的圆珠笔式或玩具手枪式进针器,将长短合适的平柄或管柄毫针,装入

视频:舒张进针法
视频:提捏进针法

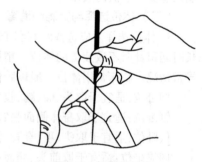
图4-7　舒张进针法

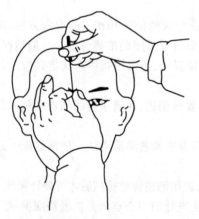
图4-8　提捏进针法

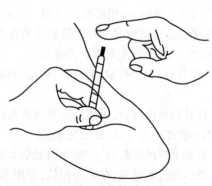
图4-9　套管进针法

进针器内,下口置于腧穴皮肤上,用手指拉扣弹簧,使针尖迅速弹入皮下,然后将进针器抽出。

(五)针刺的角度、方向、深度

针刺的角度、方向、深度,是毫针刺入皮下后的具体操作要求,是获得针感、施行补泻、发挥针刺效应、提高针刺疗效、防止针刺意外发生的重要因素。临床上针刺同一个腧穴,如果角度、方向和深度不同,那么刺达的组织结构、产生的针刺感应和治疗的效果,都会有一定的差异。

1. **针刺的角度** 针刺角度是指进针时针身与皮肤表面所构成的夹角。其角度的大小,应根据腧穴部位和治疗要求而定。一般分为直刺、斜刺、平刺三类(图4-10)。

(1)直刺:针身与皮肤表面呈90°角,垂直刺入腧穴。适用于大部分腧穴,尤其是肌肉丰厚部的腧穴。

(2)斜刺:针身与皮肤表面呈45°角左右,倾斜刺入腧穴。适用于皮肉较为浅薄处,如骨骼边缘、关节部的腧穴,或内有重要脏器,不宜直刺深刺的腧穴。

(3)平刺:又称横刺、沿皮刺,针身与皮肤表面呈15°角左右,横向刺入腧穴。适用于皮薄肉少处的腧穴,如头皮部、颜面部、胸骨部腧穴。

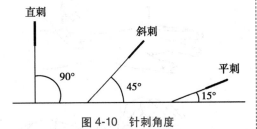

图4-10 针刺角度

2. **针刺的方向** 针刺方向是指进针时和进针后针尖所朝的方向。针刺方向与针刺角度相关,根据不同病症治疗的需要而定。以颊车穴为例,若用作治疗下颌关节病时,针尖朝向颞部斜刺;当治疗面瘫口眼㖞斜时,针尖向口吻横刺;而治疗疖腮时,针尖向腮腺部斜刺;治疗牙痛时则可用直刺。

3. **针刺的深度** 针刺深度是指针身刺入腧穴皮肉的深浅。掌握针刺的深度,应以既要有针下气至感觉,又不伤及组织器官为原则。在临床应用时,还必须结合患者的年龄、体质、病情、腧穴部位、经脉循行深浅、季节时令、医者针法经验和得气的需要等诸多因素灵活掌握。

(六)行针法

进针后为了获得针感,或进一步调整针感的强弱,以及使针感向某一方向扩散、传导而采取的操作方法,称为"行针",又称"运针"。行针手法包括基本手法和辅助手法两类。

1. **基本手法** 主要有提插法和捻转法两种,应用时可单独应用,也可配合应用。

(1)提插法:即将针刺入腧穴一定深度后,施以上提、下插纵向运动的行针手法(图4-11)。使用提插法时要求指力均匀一致,幅度、频率均匀一致,不改变针刺角度、方向。通常认为行针时提插的幅度大、频率快,刺激量就大;反之,提插的幅度小、频率慢,刺激量就小。

(2)捻转法:即将针刺入腧穴一定深度后,施以向前、向后捻转动作的操作手法(图4-12)。使用捻转法时要求指力要均匀,角度、频率均匀一致,不能单向捻针,否则针身易被肌纤维等缠绕,引起局部疼痛和导致滞针而致出针困难。一般认为捻转角度大、频率快,其刺激量就大;捻转角度小,频率慢,其刺激量则小。

提插、捻转幅度或角度大小,频率的快慢,时间的长短,决定着针刺时的刺激量,临床选用时需根据患者的体质、病情、腧穴部位、针刺目的等具体情况而定。

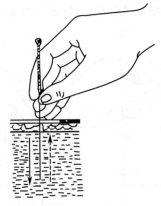

图4-11 提插法

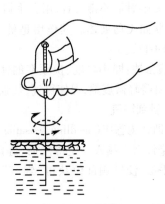

图4-12 捻转法

2. 辅助手法　是基本手法之外为了促使针后得气和加强针感的操作手法。

（1）循法：医者用手指顺着经脉的循行径路，在腧穴的上下部轻柔地循按（图4-13）。此法能推动气血，激发经气，促使针后得气。

（2）弹法：留针过程中，以手指轻弹针尾或针柄，使针体微微振动，以加强针感，助气运行（图4-14）。

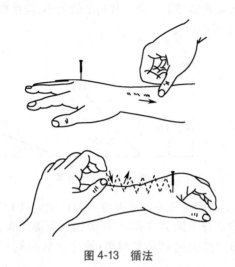

图4-13　循法　　　　　　　　　　图4-14　弹法

（3）刮法：针刺入一定深度后，经气未至，用拇指或示指的指腹，抵住针尾，用其他手指指甲，由下而上频频刮动针柄，促使得气（图4-15）。本法在已得气时使用，可以加强针感的传导与扩散。

（4）摇法：针刺入一定深度后，手持针柄，将针轻轻摇动，以行经气。摇法有二，一是直立针身而摇，以加强得气感应；一是卧倒针身而摇，使经气向一定方向传导（图4-16）。

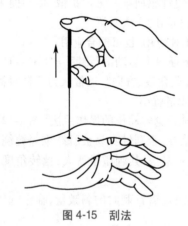

图4-15　刮法　　　　　　　　　　图4-16　摇法

（5）飞法：针后不得气者，用右手拇、示两指执持针柄，细细捻搓数次，然后张开两指，一搓一放，反复数次，状如飞鸟展翅。其作用是催气、行气，增强针感（图4-17）。

（6）震颤法：即小幅度、快频率的使用提插、捻转手法，使针身轻微震颤，促使得气，加强针感。

（七）针刺得气

得气，即针刺感应（needling sensation），简称"针感"，是指毫针刺入腧穴一定深度后，施以提插或捻转等行针手法，使针刺部位获得"经气"感应，古称"气至"。

1. 得气的临床表现　针下是否得气，可从医患

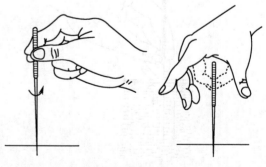

图4-17　飞法

双方面的感觉来判断。

患者的得气感觉:针刺部位有酸、胀、麻、重,或出现热、凉、痒、痛、抽搐、蚁行等感觉,甚至沿着一定的方向和部位传导和扩散。

医者的得气感觉:得气后,医者亦能体会到针下沉紧、涩滞或针体颤动等感觉。古人比喻为"如鱼吞钩"或"如磁石吸针"。

若针刺后未得气,患者则无任何特殊感觉或反应,医者亦感到针下空松、虚滑。

2. 得气的意义 针刺的作用在于通过针刺腧穴,激发经气,调整阴阳,补虚泻实,达到治病的目的,所以得气是产生针刺治疗作用的关键。《灵枢·九针十二原》说:"刺之要,气至而有效。"《标幽赋》说:"气速至而速效,气迟至而不治。"一般而论,针后得气迅速,说明机体正气充足,反应敏捷,取效相对也快,疾病易愈。若针后迟迟不得气,多为正气虚损、经气衰弱所致,则收效相对缓慢,疾病缠绵难愈。针下得气,也是施行补泻手法的基础和前提。《针灸大成》说:"若针下气至,当察其邪正,分清虚实",说明针下得气,尚有正气、邪气之分。如何分辨,则根据《灵枢·终始》所说"邪气来也紧而疾,谷气来也徐而和"的不同,辨别机体的气血、阴阳、正邪等盛衰情况,施以或补或泻的刺法。

3. 影响得气的因素 一般情况下,毫针刺入腧穴后,运用一定的行针手法即能得气。如不得气或得气不够理想,应分析原因,采取相应方法。影响得气的主要因素有:

(1) 与患者的关系:一般说,新病、体形强壮、病证属实者,针后出现感应较快、较强;久病体衰、病证属虚者,针下出现感应较慢、较弱,甚或不得气。

(2) 与医者的关系:取穴不准,操作不熟练,未能正确掌握好针刺的角度、方向、深度和强度,或施术时患者的体位和行针手法选用不当等,都是影响针刺不能得气或得气较慢、较弱的因素。操作者施术时精神不集中、注意力分散,也会影响针刺得气。

(3) 与环境的关系:晴天、气候较温暖时,针刺容易得气;而阴天、气候较寒冷时,不易得气或得气较慢。还有空气、光线、湿度等,都会对针刺得气产生直接或间接的影响。

(八)针刺补泻

补法是指能鼓舞人体正气,使低下的功能恢复旺盛的方法;泻法是指能疏泄病邪,使亢奋的功能恢复正常的方法。针刺补泻效果主要决定于:

1. 机体的功能状态 针刺对人体不同的病理状态具有一定的双向性调整作用,如机体功能低下而呈虚证时,针刺可以起到补虚的作用;若机体处于邪盛而表现为实证时,针刺可以起到泻实的作用。如胃肠痉挛时,针刺足三里能解痉止痛;胃肠弛缓时,针灸足三里,又可促进其运动,提高消化功能。

2. 腧穴的特异性 有些腧穴擅长补虚,如足三里、气海、关元、膏肓等穴;有的则擅长泻实,如十宣、少商、曲泽等穴。

3. 针刺操作手法 临床常用的有单式补泻手法和复式补泻手法两种。单式补泻手法包括疾徐补泻、呼吸补泻、开阖补泻、提插补泻、迎随补泻、捻转补泻6种。复式补泻手法应用最广泛的有烧山火和透天凉等。临床上对于虚实不明显的病证一般采用平补平泻的方法。操作手法介于补法和泻法之间,均匀地提插、捻转,力量速度中等,以得气为度,然后用中等速度出针。

疾徐补泻:进针慢、退针快,少捻转为补;进针快、退针慢,多捻转为泻。

呼吸补泻:呼气时进针,吸气时退针为补;吸气时进针,呼气时退针为泻。

开阖补泻:出针后迅速按压针孔为补,出针时摇大针孔为泻。

提插补泻:先浅后深,重插轻提,提插幅度小,频率慢为补;先深后浅,轻插重提,提插幅度大,频率快为泻。

迎随补泻:针尖随着经脉循行去的方向斜刺为补;针尖迎着经脉循行来的方向斜刺为泻。

捻转补泻:左转时角度大,用力重为补;右转时角度大,用力重为泻。

知识拓展

针刺手法的轻重

针刺手法的轻重,即毫针行针时的刺激量,大体上可分轻、中、重 3 种。轻刺激针下感应柔和,行针时间不长,适用于初诊、情绪紧张,或体质虚弱、耐受程度差的患者。中刺激针下感应明显,行针时间适中,适用于大多数患者和病证。重刺激针下感应强烈(以患者能耐受为度),行针持续时间长,适用于急性疼痛、痉挛等症。

针刺手法的轻重,与机体功能状态,使用的针具规格,刺入的角度、深度,行针时的幅度、频率等直接有关。一般来说,粗毫针刺激量大,细毫针刺激量就小;直刺、深刺的刺激量大,平刺、浅刺的刺激量小;行针时提插捻转的幅度大、频率快,刺激量就大,反之,提插捻转的幅度小、频率慢,刺激量就小。

(九)留针法

当毫针刺入腧穴,行针得气并施以补泻手法后,将针留置在穴内一段时间,称为留针。通过留针,可以加强针刺感应和延长刺激作用。针刺得气后留针与否以及留针时间久暂,应视患者体质、病情、腧穴位置等而定。一般病证只要针下得气并施以适当补泻手法后,即可出针,或留置 10~20min。对于一些特殊病证,如慢性、顽固性、痉挛性疾病,可适当延长留针时间。某些急腹症、脑卒中等重病,必要时可留针数小时。留针方法主要有下列两种。

1. 静留针法　得气后,让毫针自然地留置穴内,不再运针,到时出针。临床多用于对针感耐受性较差的慢性病、体质虚弱的患者或病情属虚寒者,为"寒则留之"之意。

2. 动留针法　留针过程中每 5min 左右反复行针 1 次,主要目的在于增强针刺感应,达到补虚泻实的目的。

在留针期间,应时刻注意患者的面色和表情,防止晕针等意外发生。

(十)出针法

1. 出针方法　一般是以左手拇、示两指持消毒干棉球轻轻按压于针刺部位,右手持针做轻微的小幅度捻转,将针缓缓提至皮下,静留片刻,然后出针。

2. 出针要求　出针的方式与补泻也有一定关系。出针时"疾出""疾按针孔"为补,"徐出""摇大针孔"为泻。出针后,除特殊需要外,都要用消毒干棉球轻压针孔片刻,以防出血或针孔疼痛。当针退完后,要仔细查看针孔是否出血,询问针刺部位有无不适感,检查核对针数是否有遗漏,还应注意有无晕针延迟反应等征象。

视频:出针法

二、头皮针法

头皮针法(scalp-acupuncture therapy)又称头针法,是通过毫针或其他方法刺激头部特定的刺激区,以治疗疾病的一种疗法,主要应用于脑源性疾病的治疗。本书主要介绍"焦氏头皮针穴名体系"取穴。

PPT:头针穴名标准化国际方案

(一)头皮针刺激区的定位及主治

为了准确地划分刺激区,首先要在头部确定两条标准定位线,简称"标定线"(图 4-18)。一是前后正中线:眉间和枕外隆凸顶点下缘连线;二是眉枕线:眉中点上缘和枕外隆凸顶点的头侧面连线。在此基础上,确定各个刺激区(图 4-19~图 4-22)。

1. 运动区

【定位】上点在前后正中线的中点向后移 0.5cm 处,下点在眉枕线和鬓角发际前缘相交区(若鬓角不明显者,可从颧弓中点向上引一垂直线,将此线与眉枕线交点前 0.5cm 处作为下点),上下两点间

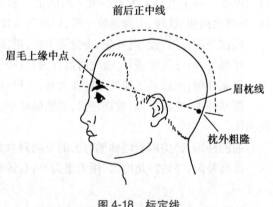

图 4-18　标定线

笔记

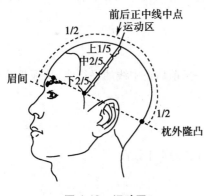

图 4-19　运动区

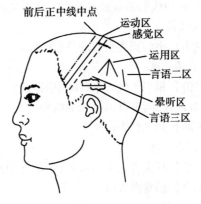

图 4-20　侧头部刺激区

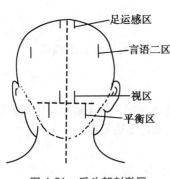

图 4-21　后头部刺激区

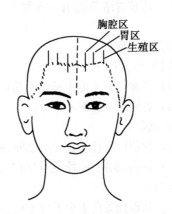

图 4-22　前头部刺激区

的线段即为运动区。将运动区划分为 5 等份,上 1/5 是下肢、躯干运动区,中 2/5 是上肢运动区,下 2/5 是头面部运动区,也称言语一区。

【主治】运动区上 1/5,治疗对侧下肢及躯干部瘫痪;运动区中 2/5,治疗对侧上肢瘫痪;运动区下 2/5,治疗对侧中枢性面瘫、运动性失语、流涎、构音障碍、吞咽困难等。

2. 感觉区

【定位】自运动区后移 1.5cm 的平行线段,即为感觉区。将感觉区划分为 5 等份,上 1/5 是下肢、躯干感觉区,中 2/5 是上肢感觉区,下 2/5 是头面部感觉区。

【主治】感觉区上 1/5,治疗对侧腰腿疼痛、麻木、感觉异常;感觉区中 2/5,治疗对侧上肢疼痛、麻木、感觉异常;感觉区下 2/5,治疗对侧面部麻木、疼痛,偏头痛等。

3. 舞蹈震颤控制区

【定位】自运动区向前移 1.5cm 的平行线段。

【主治】舞蹈病、震颤麻痹、肌张力过高等。

4. 晕听区

【定位】从耳尖直上 1.5cm 处,向前及向后各引 2cm 的水平线段,共长 4cm。

【主治】眩晕、耳鸣、听力减退等。

5. 足运感区

【定位】在前后正中线的中点旁开左右各 1cm,分别向后引两条平行于中线的 3cm 长的线段。

【主治】对侧膝以下的疼痛、麻木、瘫痪,急性腰扭伤、夜尿、皮质性多尿、子宫下垂等。

6. 视区

【定位】从枕外隆凸顶端旁开左右各 1cm 处,向上引两条平行于前后正中线的 4cm 长的线段。

【主治】皮质性视力障碍,白内障等。

7. 平衡区

【定位】相当于小脑半球在头皮上的投影。从枕外隆凸顶端旁开左右各 3.5cm 处,向下引两条平行于前后正中线的 4cm 长的线段。或沿枕外隆凸水平线,旁开前后正中线左右各 3.5cm,向下引两条 4cm 的垂线段。

【主治】小脑损害引起的平衡障碍。

8. 言语二区

【定位】相当于优势半球颞中回后部。从顶骨结节引一条前后正中线的平行线,从顶骨结节沿该线向后 2cm 处,向下取 3cm 长的线段。

【主治】命名性失语。

9. 言语三区

【定位】耳尖直上 1.5cm 处(晕听区中点),向后引 4cm 长的水平线段。

【主治】感觉性失语。

10. 运用区

【定位】从顶骨结节起引一垂线段,以及在该线段前后分别取夹角为 40° 的两条线段,长度均为 3cm。

【主治】失用症。

11. 胃区

【定位】从瞳孔直上的发际处为起点,向上引平行于前后正中线的 2cm 长的线段。

【主治】胃痛及上腹部不适等。

12. 胸腔区

【定位】在胃区与前后正中线之间,从发际向上、下各引 2cm 长的平行于前后正中线的线段。

【主治】胸痛、胸闷、心悸、冠状动脉供血不足、哮喘、呃逆、胸部不适等症。

13. 生殖区

【定位】从额角处向上引平行于前后正中线的 2cm 长的线段。

【主治】功能失调性子宫出血、盆腔炎、白带多;配足运感区治疗子宫脱垂等。

14. 血管舒缩区

【定位】在舞蹈震颤控制区向前移 1.5cm 的平行线段。

【主治】皮质性水肿、高血压。

(二)头皮针操作方法

1. 体位 取坐位或卧位,局部常规消毒。

2. 进针 一般选用 28~30 号长 1.5~3 寸的毫针,小儿则用 0.5~1 寸针。针与头皮呈 30° 夹角,快速将针刺入头皮下,当针尖达到帽状腱膜下层时,指下感到阻力减小,然后使针与头皮平行,继续捻转进针,根据不同穴区可刺入 0.5~1 寸。

3. 行针法 头皮针运针只捻转不提插。为使针的深度固定不变及捻转方便,一般以拇指掌侧面和示指桡侧面夹持针柄,以示指的掌指关节快速连续屈伸,使针身左右旋转,每分钟要求捻转 200 次左右。每次持续捻转 1~2min,头皮针留针 15~30min,在此期间还需间隔 5~10min 运针 1 次。如手捻针有困难,可以用电针代替,其频率及强度更易掌握,具体操作参考"电针"相关内容。

另外,临床还常用抽插手法操作。

(1)抽提法:针体进入帽状腱膜下层后,针体平卧,用右手拇、示指紧捏针柄,左手按压进针点处以固定头皮,用爆发力将针迅速向外抽提 3 次,然后再缓慢地向内退回原处。这种紧提慢插的方法,相当于泻法。

(2)进插法:持针手法与上相同,用爆发力将针迅速向内进插 3 次,再退回原处,这种紧插慢提的方法,相当于补法。

注意:上述提插范围不宜超过 0.1 寸,动作要迅速。

4. 起针 刺手夹持针柄轻轻捻转松动针身,押手固定穴区周围头皮,如针下无紧涩感,可快速抽拔出针,也可缓慢出针。

(三)头皮针的临床应用

1. 适用范围

（1）中枢神经系统疾患：如脑卒中偏瘫、肢体麻木、失语、皮质性多尿、眩晕、耳鸣、舞蹈病、癫痫、脑瘫、小儿弱智、震颤麻痹、假性延髓麻痹等。

（2）精神疾病：头皮针具有调整大脑皮质功能状态的作用，可用于精神分裂症、抑郁症、癔症、考场综合征、老年性痴呆和小儿先天愚型等。

（3）疼痛和感觉异常：可用于治疗头痛、三叉神经痛、颈项痛、肩痛、腰背痛、坐骨神经痛、胆绞痛、胃痛、痛经等各种急慢性疼痛病证，还可用于肢体麻木等。

（4）皮质、内脏功能失调所致的疾病：如高血压、冠心病、溃疡病、男子性功能障碍和妇女月经不调，以及神经性呕吐、功能性泄泻等。

（5）运动系统疾病：可用于颈椎病、肩周炎、急性腰扭伤、足跟痛等。

2. 取穴原则

（1）按相应部位取穴：如眼疾取视区，胃病取胃区等。

（2）对症取穴：如眩晕取晕听区，震颤取舞蹈震颤控制区等。

3. 注意事项

（1）因为头部有毛发，故必须严格消毒，以防感染。

（2）由于头针的刺激较强，刺激时间较长，医者必须注意观察患者表情，以防晕针。

（3）婴儿由于颅骨缝骨化不完全，不宜采用头针治疗。

（4）脑卒中患者，急性期如因脑出血引起昏迷、血压过高时，暂不宜用头针治疗，须待血压和病情稳定后方可做头针治疗。如因脑血栓形成引起偏瘫者，宜及早采用头针治疗。凡有高热、急性炎症和心力衰竭等症时，一般慎用头针治疗。

（5）由于头皮血管丰富，容易出血，故出针时必须用干棉球按压针孔 1~2min，以防出血。

头针疗法的起源和发展

头针疗法源于古人针刺头部腧穴治疗疾病。20 世纪 50 年代末，针灸工作者受到耳针疗法的启发，开始留意观察头发覆盖区与全身各部分的对应关系，逐渐发展成针刺头部治疗全身性疾病的头针疗法。通过长期的临床实践，从 50 年代末方云鹏开始研究应用头针，到 70 年代焦顺发（焦氏）头针、汤颂延（汤氏）头针、方云鹏（方氏）头针等头针体系流派的著作和文章相继问世，头针疗法在我国逐步推广应用。为规范头针取穴，便于推广，1984 年 5 月世界卫生组织西太区针灸穴名标准化会议经过讨论，决定按照分区定经，经上选穴，并结合古代透刺穴位（一针透双穴或三穴）方法原则，制定了《头皮针穴名国际标准化方案》，成为目前国际上通用的标准。而在我国实际临床上，仍以焦氏头皮针穴位影响较大，且取穴方法简便，特别适合于初学者。

三、电针法

电针法（electropuncture）是在毫针刺法的基础上，用电针器输出微量脉冲电流，通过毫针作用于人体经络腧穴以治疗疾病的一种方法。它的优点是：在针刺得气的基础上，加以脉冲电的治疗作用，两种刺激同时刺激腧穴，可以提高治疗效果，而且电针能节省人力，能比较客观地控制刺激量，故临床应用广泛。

（一）电针器械

电针器的种类较多，较常见的有蜂鸣式电针器、电子管电针器、半导体电针器等数种，但其本质都属于低频电疗法。临床上既可与毫针连接使用，也可用电极片直接放在穴位或患部进行治疗。

（二）配穴处方

与毫针刺法治疗大致相同，但须选取两个以上穴位。电针的选穴，既可按经络选穴，也可结合神经的分布，选取有神经干通过的穴位或肌肉神经运动点。不同神经干与腧穴的关系见表4-3。

视频：电针法

表4-3 不同神经干与腧穴的关系

神经干	腧穴	神经干	腧穴
面神经	听会、翳风	三叉神经	下关、阳白、四白、夹承浆
臂丛神经	颈夹脊6~7、天鼎	尺神经	小海
桡神经	曲池、手三里	正中神经	曲泽、郄门、内关
坐骨神经	环跳、承扶	胫神经	委中、三阴交
腓总神经	阳陵泉	股神经	冲门、髀关

具体应用:如面神经麻痹,取听会或翳风为主穴,额部瘫配阳白,颧部瘫配颧髎,口角瘫配地仓,眼睑瘫配瞳子髎。上肢瘫痪,以天鼎为主穴,三角肌瘫配肩髎或肩髃,肱三头肌瘫配臑会,肱二头肌配天府,屈腕和伸指肌瘫以曲池、手三里为主。下肢瘫痪,股前部瘫以冲门为主穴,配髀关、伏兔;臀、腿后部瘫以环跳为主穴,小腿后面配委中,小腿外侧配阳陵泉,足底配三阴交。

(三)电针操作与参数设置

电针仪器在使用前,必须先把强度调节旋钮调至零位(无输出)。针刺"得气"后(神志失常、知觉麻木、小儿患者例外)再接通电针器,把电针器上每对输出的两个电极分别连接在两根毫针上。负极接主穴,正极接配穴(也有不分正负极,将两根导线任接两支针柄)。然后拨开电源开关,选好波型,慢慢调高至所需输出电流量。通电时间一般5~20min左右,针刺麻醉可持续更长时间。如感觉减低,可适当加大输出电流量,或暂时断电1~2min后再行通电。

1. 电针的波形与治疗作用 脉冲电流作用于人体时,组织中的离子会发生定向移动,消除细胞膜极化状态,使离子浓度和分布状态发生显著变化,从而影响人体组织功能。离子浓度和分布状态的改变是脉冲电流治疗作用最基本的电生理基础。低频脉冲电流通过毫针刺激腧穴,具有调整人体功能,加强止痛、镇静,促进气血循环,调整肌张力等作用。

常用的电针刺激波形有3种,即正弦波、尖波和方波(图4-23),不同波形的电流作用不同。每种波形又有单向和双向之分,也有正向是方波,负向是尖波的。

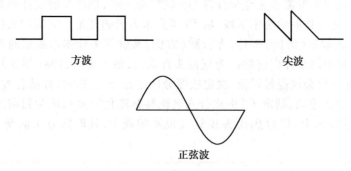

方波　　　　　尖波

正弦波

图4-23 电针的波形

(1)尖波:容易通过皮肤扩散到组织器官中去,对运动神经和肌肉起兴奋作用,可以改变肌肉的血液循环和组织营养,提高新陈代谢,促使神经再生。临床上多用于周围性面神经麻痹、周围神经损伤、小儿麻痹后遗症、肌肉萎缩、尿潴留、尿失禁、胃下垂等症。一般痉挛性瘫痪、急性炎症、出血性疾病不宜使用。

(2)方波:具有消炎止痛、镇静催眠、解痉、恢复肢体功能、促进组织吸收,以及止痒、降血压等作用。临床上多用于关节扭挫伤、腰肌劳损、偏瘫、神经性头痛、失眠、末梢神经炎、皮神经炎、胃肠痉挛、腱鞘囊肿、类风湿关节炎、高血压等。

(3)正弦波:可调节肌肉张力。

2. 电针频率的类型与治疗作用 多数电针器根据频率的大小和变化的不同,设置了密波、疏波、疏密波、断续波等数种类型(图4-24)。频率不变化的连续脉冲称为连续波,其中频率快的称为密波,一般是50~100次/s,频率慢的称为疏波,一般是2~5次/s;频率在疏波和密波之间有规律地变化的称

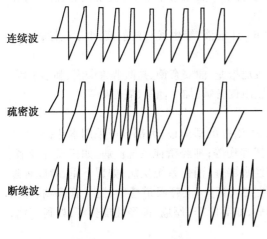

图 4-24　电针的波型

为疏密波;频率不变化的不连续的脉冲则称为断续波。不同波型的电流脉冲治疗作用也不同,临床上根据病情选择适当的频率类型可以提高疗效。

（1）密波:能降低神经应激功能。先对感觉神经起抑制作用,接着对运动神经也产生抑制作用。常用于止痛、镇静、缓解肌肉和血管痉挛、针刺麻醉等。

（2）疏波:其刺激强度较大,引起肌肉收缩明显,提高肌肉韧带的张力。对感觉和运动神经的抑制发生较迟。常用于治疗痿证,各种肌肉、关节、韧带、肌腱的损伤等。

（3）疏密波:是疏波、密波自动交替出现的一种波型。疏、密交替持续的时间可以随病情需要调节,能克服单一波型易产生适应性的缺点,同时,治疗时兴奋效应占优势,能促进代谢,促进气血循环,改善组织营养,消除炎性水肿。常用于止痛、扭挫伤、关节周围炎、坐骨神经痛、面瘫、肌无力、局部冻伤等。

（4）断续波:是有节律地时断时续、自动出现的一种疏波。断时,在 1.5s 时间内无脉冲电输出,续时,是脉冲波连续工作 1.5s 以上。断续波,机体不易产生适应性,能提高肌肉组织的兴奋性,对横纹肌有良好的刺激收缩作用。常用于治疗痿证、瘫痪,也可用作电体操训练。

3. 刺激强度　当电流开到一定强度时,患者会有麻刺感,这时的电流强度称为"感觉阈"。如果电流强度进一步加大,患者会突然产生刺痛感,此时的电流强度称为"痛阈"。一般情况下,感觉阈和痛阈之间的电流强度是治疗最适宜的刺激强度。但此区间范围较窄,须仔细调节。

（四）适用范围

电针的适应证基本和毫针刺法相同,故其治疗范围较广。临床常用于各种痛证,痹证,痿证,心、胃、肠、胆、膀胱、子宫等器官的功能失调,癫狂,肌肉、韧带、关节的损伤性疾病等,并可用于针刺麻醉。

（五）注意事项

1. 电针感应强,通电后会产生肌肉收缩,故须事先告诉患者,让其思想上有所准备,以便能更好地配合治疗。

2. 治疗前,应检查电针器输出调节电钮是否全部在零位,通电和断电时应注意要逐渐加大或减小电流强度,以免给患者造成突然的刺激,甚至出现晕厥、弯针、断针等异常现象。

3. 一般将同一对输出电极连接在身体的同侧,在胸背部的穴位上使用电针时,更不可将两个电极跨接在身体两侧。患有心脏病者,在应用电针时应严加注意,避免电流回路经过心脏。在邻近延髓、脊髓部位使用电针时,电流的强度要小些,切不可用强电刺激,以免发生意外。

4. 在两个穴位上使用电针时,如出现一个感觉过强,一个过弱,这时可以将左右输出电极对换。对换后,如果原感觉强的变弱,而弱的变强,则这种现象是由于电针器输出电流的性能所致。如果无变化,这说明是由于针刺在不同的解剖部位而引起。

5. 曾作为温针使用过的毫针,针柄表面往往因氧化而导电不良,有的毫针柄是用铝丝绕制而成,并经氧化处理成金黄色,导电性能也不好,毫针经多次使用后,针身容易产生缺损,这些毫针最好不用,以免发生断针。

四、水针疗法

水针疗法(liquid acupuncture therapy)又称穴位注射法,是将针刺与药物治疗相结合的治疗疾病的方法,根据所患的疾病,按照穴位相应的治疗作用和药物的药理性能,选择相应的腧穴及药物,把针刺与药物对穴位的渗透作用结合在一起,发挥综合效应,达到治疗疾病的目的。

（一）常用药物

凡是可以肌内注射的药物,都可供水针使用,主要有 3 类。

1. 中草药制剂 常用的中草药制剂有丹参注射液、复方当归注射液、川芎嗪注射液、鱼腥草注射液、银黄注射液、柴胡注射液等。

2. 维生素类制剂 如维生素 B_1、维生素 B_6、维生素 B_{12} 注射液，维生素 C 注射液，维丁胶性钙注射液等。

3. 其他常用药物 如5% ~ 10%葡萄糖、生理盐水、泼尼松龙、曲安奈德、盐酸普鲁卡因、利多卡因、三磷酸腺苷、辅酶 A、神经生长因子、甲钴胺、硫酸阿托品、山莨菪碱、加兰他敏、氯丙嗪等。

（二）适应范围

水针注射法的适应范围很广，内、外、妇、儿等凡是针灸治疗的适应证，大部分可采用本法，常用于运动系统疾病，如肩周炎、关节炎、腰肌劳损、骨质增生、扭挫伤等；神经精神系统疾病，如三叉神经痛、面神经麻痹、坐骨神经痛、多发性神经炎、头痛、癫痫、神经衰弱等；消化系统疾病，如胃下垂、胃肠神经官能症、肠易激综合征、痢疾等；呼吸系统疾病，如急慢性支气管炎、上呼吸道感染、支气管哮喘、肺结核等；心血管疾病，如高血压、冠心病、心绞痛等；皮肤疾病，如荨麻疹、痤疮、神经性皮炎等；妇科疾病，如子宫脱垂、滞产；儿科疾病，如小儿肺炎、小儿腹泻等。

（三）操作方法

1. 针具的选择 根据需要选择不同型号的消毒注射器针头。

2. 穴位的选择 可以根据针灸治疗时处方原则选穴之外，也可结合经络、经穴的触诊法，拟选取阳性反应点进行治疗。如在背部、胸腹部或四肢的特定穴位，出现条索、结节、压痛以及皮肤的凹陷、隆起、色泽变异等；软组织损伤，可选取最明显的压痛点。一般每次 2 ~ 4 穴，不宜过多，强调"少"而"精"，并宜选取肌肉丰满的部位进行穴位注射。

3. 注射剂量 应根据药物说明书规定的剂量，不能过量。做小剂量注射时，可用原药物剂量的 1/5 至 1/2。一般以穴位部位来分，耳部可注射 0.1ml，头部可注射 0.3 ~ 0.5ml，四肢部可注射 1 ~ 2ml，胸背部可注射 0.5 ~ 1ml，腰臀部可注射 2 ~ 5ml 或 5% ~ 10%葡萄糖注射液 10 ~ 20ml。

4. 操作 患者取舒适体位，选择适宜的消毒注射器和针头，抽取适量的药液，在穴位局部消毒后，右手持注射器对准穴位或阳性反应点，快速刺入皮下，然后将针缓慢推进，达一定深度后产生得气感应，如无回血，便可将药液注入。凡急性病，体强者可用较强刺激，推液可快；慢性病、体弱者，宜用较轻刺激，推液可慢；一般疾病，则用中等刺激，推液也宜中等速度。如所用药液较多时，可由深至浅，边推药边退针，或将注射针向几个方向注射药液。

5. 疗程 急性患者每日 1 ~ 2 次。慢性病一般每日或隔日 1 次，6 ~ 10 次为一疗程。反应强烈者每隔 2 ~ 3d 1 次，穴位可左右交替使用，每个疗程间可休息 3 ~ 5d。

（四）注意事项

1. 治疗时应对患者说明治疗特点和注射后的正常反应，如注射后局部可能有酸胀感，48h 内局部有轻度不适，有时持续时间较长，但一般不超过 1d。

2. 严格消毒，防止感染，如注射后局部红肿、发热等，应及时处理。

3. 注意药物的性能、药理作用、剂量、配伍禁忌、不良反应、过敏反应及药物的有效期，药液有无沉淀、变质等情况。凡能引起过敏反应的药物如青霉素、链霉素、普鲁卡因等，必须先做皮试，阳性反应者不可应用，不良反应较强的药物使用亦当谨慎。

4. 一般药液不宜注入关节腔、脊髓腔和血管内，否则会导致不良后果。此外，应注意避开神经干，以免损伤神经。

5. 孕妇的下腹部、腰骶部和三阴交、合谷穴等禁用，以免引起流产，年老体弱者选穴宜少，药液剂量应酌减。

第三节 临床应用

一、针刺技术的适应证和禁忌证

（一）适应证

针刺的适应证较广泛，在康复临床中主要有：

1. 内科疾病 冠心病、高血压、支气管哮喘、糖尿病、甲状腺疾病、慢性阻塞性肺疾病、脑血管意外、颅脑损伤、周围性面瘫、面肌痉挛、三叉神经痛、神经性头痛、眩晕、失眠、痴呆、癫痫、帕金森综合征等。

2. 外科疾病 落枕、颈椎病、肩关节周围炎、网球肘、慢性腰肌劳损、第3腰椎横突综合征、腰椎间盘突出症、梨状肌损伤综合征、退行性骨关节病、脊髓损伤、颞颌关节功能紊乱综合征、跟痛症、带状疱疹后遗症、各种关节炎、急慢性扭挫伤、各部骨关节手术后功能康复等。

3. 儿科疾病 脑性瘫痪、儿童发育迟缓、儿童自闭症、遗尿、百日咳、小儿肌性斜颈、小儿麻痹后遗症等。

4. 其他 乳腺肿瘤术后康复、产后尿失禁、戒烟、戒毒、肥胖病等。

（二）禁忌证

1. 妇女怀孕3个月以内者，下腹部禁针；怀孕3个月以上者，腹部及腰骶部不宜针刺。三阴交、合谷、昆仑、至阴等穴有通经活血作用，孕妇禁针；月经期间，慎用针灸；对有习惯性流产史者，尤须慎重。

2. 小儿囟门未合，其所在部位的腧穴，不宜针刺。

3. 有皮肤感染、溃疡、瘢痕或肿瘤的部位，不宜针刺。

4. 有自发性出血或出血不止的患者，不宜针刺。

（三）注意事项

1. 患者在过于饥饿、疲劳及精神紧张时，不宜立即进行针刺治疗。对身体瘦弱、气血亏虚的患者，应取卧位，针刺手法不宜过重。

2. 在位于神经干或神经根部位的腧穴进行针刺时，如患者出现电击样放射感，应立即停针或退针少许，不宜再做大幅度反复捻转提插，以免损伤神经组织。

二、针刺意外的预防与处理

总的来说，针刺是一种比较安全的治疗措施，但由于某种原因，也有可能会发生异常情况，比如晕针、滞针、弯针、断针、刺伤神经干或重要脏器等。这些异常情况，如能及时正确处理，一般不会造成严重后果，若不然则会给患者造成不必要的痛苦，甚至危及生命。熟悉针刺异常情况的现象、原因、预防和处理方法，是运用针刺技术的前提条件和必要技能。

（一）晕针

1. 症状 在针刺过程中，患者突然出现精神疲倦、头晕目眩、恶心欲吐、心慌气短、面色苍白、出冷汗、脉象细弱，严重者甚至会出现昏迷、唇甲青紫、血压下降、二便失禁、脉微欲绝等症。

2. 原因 多见于初次接受针刺治疗的患者，或因精神紧张、体质虚弱、劳累过度、饥饿空腹、大汗后、大泻后、大出血后等。也与患者体位不当、治疗师手法过重以及治疗室内空气闷热或寒冷等有关，多是由大脑一过性的缺血引起。

3. 处理 立即停止针刺，起出全部留针，去除引起晕针的原因；扶持患者平卧，头部稍低，松解衣带，注意保暖，保证大脑的供血、呼吸顺畅和机体保暖。轻者静卧片刻，给饮温茶，即可恢复；重者，可用指掐或针刺人中、素髎、合谷、内关、足三里、涌泉、中冲等急救穴，也可灸百会、气海、关元、神阙等穴温补元气。必要时可采取现代急救措施。

4. 预防 对晕针要重视预防，如初次接受针刺治疗者，要做好解释工作，解除恐惧心理。正确选取舒适持久的体位，尽量采用卧位。选穴宜少，手法要轻。患者劳累、饥饿、大渴时，应嘱其休息，进食、饮水后，再予治疗。针刺过程中，应随时注意观察患者的神态，询问行针后情况，一旦有不适等晕针先兆，需及早采取处理措施。

（二）滞针

1. 现象 行针或留针时医者感到针下滞涩，捻转、提插、出针均困难，若勉强捻转、提插，则患者会感到疼痛。

2. 原因 患者精神紧张，毫针刺入后局部因疼痛而肌肉强烈挛缩；或因行针时捻转角度过大、过快和持续单向捻转等，而致肌纤维缠绕针身所致。

3. 处理 嘱患者消除紧张，使局部肌肉放松；或延长留针时间，用循、摄、按、弹等手法放松局部肌肉;或在滞针附近加刺一针,以缓解局部肌肉紧张。如因单向捻针而致者,需反向将针慢慢捻回。

4. 预防 对精神紧张者,应先做好解释,消除顾虑。进针时应避开肌腱。注意行针手法,捻转角度不宜过大、过快,更应避免连续单方向捻针。

（三）弯针

1. 现象 进针时或进针后针身弯曲,改变了进针时刺入的方向和角度,使提插、捻转和出针均感困难,患者感到针处疼痛。

2. 原因 治疗师进针手法不熟练,用力过猛或针尖碰到坚硬组织;患者在留针过程中变动了体位,或针柄受到某种外力碰压等。

3. 处理 出现弯针后,就不能再行手法。如针身轻度弯曲,可慢慢将针退出;若弯曲角度过大,应顺着弯曲方向将针退出。因患者体位改变所致者,应嘱患者慢慢恢复原来体位,使局部肌肉放松后,再慢慢退针。遇有弯针现象时,切忌强行拔针,以免引起断针。

4. 预防 医者进针手法要熟练,指力要轻巧。患者的体位要选择恰当,并嘱其不要随意变动。注意针刺部位和针柄不能受外力碰压。

（四）断针

1. 现象 行针时或出针时发现针身折断,残端留于患者腧穴内。

2. 原因 针具质量欠佳,针身或针根有损伤剥蚀。针刺时针身全部刺入腧穴内,行针时强力提插、捻转,局部肌肉猛烈挛缩;患者体位改变,或弯针、滞针未及时正确处理,或电针时电流强度突然增大等均可导致。

3. 处理 嘱患者不要紧张、乱动,以防断针陷入深层。如残端显露于皮肤外,可用手指或镊子取出。若断端与皮肤相平,可用手指挤压针孔两旁,使断针暴露体外,用镊子取出。如断针完全没入皮内、肌肉内,应在 X 线下定位,手术取出。

4. 预防 治疗前应仔细检查针具质量,不合要求者应剔除不用。进针、行针时,动作宜轻巧,不可强力猛刺。针刺入穴位后,嘱患者不要随意变动体位。针刺时针身不宜全部刺入。遇有滞针、弯针现象时,应及时正确处理。

（五）针刺后遗感

1. 现象 出针后,患者局部遗留酸、重、麻、胀等不适感觉过强,甚至影响患者变换体位。

2. 原因 多半是行针时手法过重损伤了正气所致,或与留针时间过长有关。

3. 处理 轻者用手指在局部上下按揉,即可消失或改善,重者除局部按揉之外,可用艾条施灸。

4. 预防 避免手法过强和留针时间过长。

（六）针刺后血肿

1. 现象 出针后,针刺局部出现针孔出血,或皮肤青紫、结节等。

2. 原因 多因刺伤皮下血管所致,个别可能由患者凝血功能障碍引起。

3. 处理 小的青紫块一般不需处理,可自行消退。大的青紫块应先做冷敷以防继续出血,24h 后再行热敷,使局部瘀血消散吸收。

4. 预防 针刺前要仔细查询患者有无出血病史。要熟悉浅表解剖知识,避免刺伤较大血管。起针时用干棉球按压和按摩片刻,尤其是头面部、眼区等容易出血的部位。

（七）针刺后创伤性气胸

1. 症状 针刺后患者突感胸闷、胸痛、气短、心悸,严重者呼吸困难、发绀,出冷汗、烦躁、恐惧,甚则血压下降,出现休克等危急现象。检查时,肋间隙变宽,胁胀,叩诊呈鼓音,听诊肺泡呼吸音减弱或消失,严重者气管可向健侧移位。X 线胸透可见肺组织被压缩现象。有的创伤性气胸病情较轻者,起针后并不出现症状,而是过了一段时间才慢慢感到胸闷、胸痛、呼吸困难等症状。

2. 原因 多发生在针刺背部、侧胸、前胸部以及锁骨上窝或胸骨切迹上缘等处的腧穴。针刺过深、方向不当或粗针乱捣,刺穿胸腔和肺组织,使气体积聚于胸腔而导致气胸。

3. 处理 一旦发生气胸,应立即起针,并让患者采取半卧位休息,要求患者心情平静,切勿恐惧而反转体位。一般漏气量少者,可自然吸收,但医者要密切观察,随时对症处理,如给予镇咳、抗感染类药物,以防止肺组织因咳嗽扩大创口,加重漏气和感染。严重者,需及时组织抢救,如胸腔排气、少量慢速输氧等。

4. 预防　医者针刺时要集中思想,选好适当体位,根据患者体形胖瘦,掌握进针深度,施行提插手法的幅度不宜过大。背部第11胸椎、侧胸部第8肋间、前胸部第8肋间以上部位以及锁骨上窝、胸骨切迹上缘的腧穴应严格按照针刺角度、方向、深度进针,一般采用斜刺、横刺,不宜长时间留针。肺气肿的患者,胸背部针刺尤其应谨慎。

（八）刺伤脑脊髓

1. 症状　误伤蛛网膜致蛛网膜下腔出血时,可出现头痛、恶心、呕吐;误伤延髓时,可出现抽搐、呼吸困难、休克和昏迷,甚至危及生命;刺伤脊髓,可出现触电样感觉向肢端放射,重者引起肢体瘫痪。

2. 原因　脑脊髓是中枢神经统率周身各种机体组织的总枢纽、总通道,而它的表层分布有督脉和华佗夹脊等一些重要腧穴,如风府、哑门、大椎、风池以及背部正中线第1腰椎以上棘突间腧穴。若针刺过深,或针刺方向、角度不当,均可伤及,造成严重后果。

3. 处理　当出现上述症状时,应及时出针。轻者需安静休息,经过一段时间后,可自行恢复。重者则应联合有关科室如神经外科等,进行及时抢救。

4. 预防　准确定位,熟悉解剖,谨慎针刺,严格按照针刺的适宜深度、方向和角度操作,严禁长针、粗针乱捣。凡针刺第1腰椎以上督脉腧穴及华佗夹脊穴,都要认真掌握针刺深度;针刺风府、哑门穴,针尖方向不可上斜,不可过深。上述腧穴在行针时只宜使用捻转手法,避免使用提插手法。

（九）刺伤内脏

1. 症状　刺伤肝、脾,可引起内出血,出现肝区或脾区疼痛,有的可向背部放射。如出血不止,腹腔积血过多,会出现腹痛、腹肌紧张,并有压痛及反跳痛等急腹症症状。刺伤心脏时,轻者可出现强烈刺痛,重者有剧烈撕裂痛,引起心外射血,即刻导致休克等危重情况。刺伤肾脏,可出现腰痛、肾区叩击痛、血尿,严重时血压下降、休克。刺伤胆囊、膀胱、胃、肠等空腔脏器时,可引起疼痛、腹膜刺激征或急腹症等症状。

2. 原因　主要是治疗师缺乏解剖学、腧穴学知识,对腧穴和脏器的部位不熟悉,加之针刺过深或提插幅度过大,造成相应的内脏损伤。

3. 处理　损伤轻者,卧床休息一段时间后一般即可自愈。如损伤较重或继续有出血倾向者,应加用止血药或局部做冷敷止血处理,并加强观察,注意病情及血压变化,必要时及时转送专科处理。若损伤严重,出血较多,出现休克时,则必须迅速进行输血等急救措施。

4. 预防　治疗师要学好解剖学、腧穴学;掌握腧穴结构,明了腧穴下的脏器组织。针刺胸腹、腰背部的腧穴时,应控制针刺深度,行针幅度不宜过大。针刺腹部腧穴时,应注意运用相应脏器触诊。对肝、胆、脾、肾肿大的患者,严禁深刺期门、章门等穴;对膀胱过度充盈的患者,严禁深刺中极、关元等穴;食后过饱的患者,腹部穴位应浅刺。

第四节　实　　训

实训一　毫针的练针方法、进针方法

【目的要求】

1. 掌握正确的练针方法,提高指力,熟练手法;掌握常用的进针方法。

2. 熟悉毫针针刺的技巧,并恰当把握针刺的角度、方向、深度,细心体会针刺的各种感应。

3. 了解毫针的结构、规格、种类,并正确选择使用毫针。

【标本教具】

教学光盘、模特、各种规格的毫针、75%酒精棉球、碘伏棉球、消毒干棉球、针盘、镊子等,学生自备棉团、纸垫。

【实训方式】

讲授、示教:

1. 教师先结合教学光盘及教具进行讲授,明确进针方法和要点。

2. 教师在模特(学生)身上做各种手法的演示。

3. 学员相互试针练习。

【实训内容、方法】

1. 展示各种毫针,让学生观察、观看,确认毫针的结构、规格、种类。

2. 指力练习 老师在纸垫、棉团等器材上进行示范操作,演示规范的持针法及练习指力方法。

要点:①持针稳固,不向下滑;②右手臂须悬空(无依托)持针练习;③练针过程中保持针身垂直;④先用短毫针练习,待指力增长后换用较长毫针练习。

3. 进针方法练习 借助于纸垫、棉团等器材,反复练习进针法,掌握常用的四种进针法(爪切进针法、夹持进针法、舒张进针法、提捏进针法)的操作要领。

(1) 爪切进针法:用左手拇指或示指的指甲切按在穴位旁边,右手持针紧靠指甲缘将针刺入皮下。

要点:指甲切按方向应与经脉循行方向相一致,切按的力量适中。

(2) 夹持进针法:用左手拇、示指夹捏消毒干棉球裹住针身下端,将针尖固定在所刺腧穴的上方;右手持针柄,双手协同用力,将针刺入皮下。

要点:注意刺手、押手协同配合进针。

(3) 舒张进针法:用左手拇、示二指将针刺腧穴部位的皮肤向两侧撑开,使之绷紧,右手持针从指间将针刺入穴位皮下。

要点:左手指需将所针穴位皮肤绷紧固定。

(4) 提捏进针法:用左手拇、示两指将针刺腧穴部位的皮肤捏起,右手持针从捏起的上端刺入皮下。

要点:注意进针的角度。能根据不同部位,正确选择适当的进针方法。进针顺利,基本不痛。

在熟练掌握双手进针法的基础上,学习运用单手进针法,如飞针法。在人体四肢部肌肉较丰厚的腧穴处能顺利进针,针身不弯,疼痛较轻或基本不痛。

【思考题】

1. 常用的进针方法有哪几种?

2. 试述针刺的角度、方向、深度。

3. 细心体会针刺的各种感应。

4. 按下列进行操作练习,反复实践,并做好记录(或写好实训报告)。

针刺穴位	进针方法名称	幅度、频率、操作时间	针刺感应

实训二 毫针行针方法、针刺补泻方法

【目的要求】

1. 掌握行针基本手法。

2. 熟悉行针辅助手法。

3. 了解针刺补泻方法。

【标本教具】

教学光盘、模特、各种规格的毫针、75%酒精棉球、碘伏棉球、消毒干棉球、针盘、镊子等。

【实训方式】

讲授、示教:

1. 教师先结合教学光盘及教具进行讲授,明确基本行针法和辅助行针法及针刺补泻的要点。

2. 教师在模特(学生)身上做各种手法的演示。

3. 学生两人一组相互试针练习,教师指正总结。

【实训内容、方法】

1. 基本行针法练习

(1) 提插法:局部常规消毒后,将针刺入腧穴一定深度后,施以上提下插的动作。

要点:①对于提插幅度的大小、层次的变化、频率的快慢和操作时间的长短,应根据被操作者的体质、病情、腧穴部位和针刺目的等而灵活掌握;②使用提插法时的指力要均匀一致,幅度不宜过大,一般以 3~5min 为宜,频率不宜过快,每分钟 60 次左右,保持针身垂直,不改变针刺角度、方向和深度;③行针时提插的幅度大,频率快,刺激量就大;反之,提插的幅度小,频率慢,刺激量就小。

(2) 捻转法:局部常规消毒后,将针刺入腧穴一定深度后,施以反复前后捻转的操作。

要点:①捻转角度的大小、频率的快慢、时间的长短等,需根据被操作者的体质、病情、腧穴部位、针刺目的等具体情况而定;②使用捻转法时,指力要均匀,角度要适当,一般应掌握在 180°~360°,不能单向捻针,否则针身易被肌纤维等缠绕,引起局部疼痛、滞针而导致出针困难;③捻转角度大,频率快,其刺激量就大;捻转角度小,频率慢,其刺激量则小。

2. 辅助行针法练习

(1) 循法:操作者用手指顺着经脉的循行路径,在腧穴的上下部轻柔地循按。

(2) 弹法:针刺后在留针过程中,以手指轻弹针尾或针柄,使针体微微振动,以加强针感,助气运行。

(3) 刮法:毫针刺入一定深度后,经气未至,以拇指或示指的指腹抵住针尾,用拇指、示指或中指指甲,由下而上频频刮动针柄,促使得气。

(4) 摇法:针刺入一定深度后,手持针柄,将针轻轻摇动,以行经气。摇法有两种,一是直立针身而摇,以加强得气感应;一是卧倒针身而摇,使经气向一定方向传导。

(5) 飞法:用右手拇、示两指执持针柄,细细捻搓数次,然后张开两指,一搓一放,反复数次,状如飞鸟展翅。

(6) 震颤法:针刺入一定深度后,右手持针柄,用小幅度、快频率的提插、捻转手法,使针身轻微震颤。

3. 单式补泻法练习

(1) 徐疾补泻法:①将针刺入皮肤后,先在浅部候气,得气后将针缓慢向内推进到一定深度,退针时快速提至皮下,然后快速出针为补法;②将针刺入皮肤后,进针要快,一次性刺入深层候气,气至后缓慢向外退针,引气往外,为泻法。

要点:补法重在徐入,泻法重在徐出。

(2) 提插补泻法:①针刺得气后,反复重插轻提,下插时用力大、速度快;上提时用力小,速度慢,以下插为主为补法;②针刺得气后,反复重提轻插,上提时用力大、速度快;下插时用力小,速度慢,以上提为主为泻法。

要点:补法以向内按纳为主,泻法以向外提引为主。

(3) 捻转补泻法:①左捻为主,即拇指向前时用力重,向后时用力轻为补法;②右捻为主,即拇指向后时用力重,向前时用力轻为泻法。

要点:左捻针,拇指向前,次指向后为补;右捻针,即拇指向后,次指向前为泻。

(4) 呼吸补泻:①患者呼气时进针,吸气时出针为补法;②患者吸气时进针,呼气时出针为泻法。

要点:补法重在呼进针吸出针,泻法重在吸进针呼出针。

(5) 开阖补泻:①出针后迅速按压针孔为补法;②出针时摇大针孔而不立即按压为泻法。

要点:补法重在按压针孔,泻法重在摇大针孔。

(6) 迎随补泻:①进针时针尖顺着经脉循行的方向刺入为补法;②进针时针尖逆着经脉循行的方

向刺入为泻法。

要点:补法是"随而济之",泻法是"迎而夺之"。

（7）平补平泻:针刺得气后施以均匀地提插捻转。

【思考题】

1. 常用的行针基本手法有哪几种？提插法如何操作？

2. 常用的行针辅助手法有哪几种？飞法的操作要点是什么？

3. 常用的单式补泻方法有哪些？

实训三　头皮针法

【目的要求】

1. 熟悉焦氏头针的定位。

2. 了解头皮针的进针、运针、起针方法。

【标本教具】

教学光盘、模特、挂图、头部模型、1.5 寸毫针、75%酒精棉球、碘伏棉球、消毒干棉球、针盘、镊子等。

【实训方式】

讲授、示教:

1. 教师先结合教学光盘、头部模型、挂图等进行讲授,明确焦氏头针定位标准。

2. 教师在模特（学生）身上演示头皮针进针、运针、起针方法。

3. 学员相互在头部进行定位练习。

【实训内容、方法】

1. 演示焦氏头针定位　以挂图或头部模型为例,演示焦氏头针的定位标准。

（1）运动区:上点在前后正中线的中点向后移 0.5cm 处,下点在眉枕线和鬓角发际前缘相交区（若鬓角不明显者,可从颧弓中点向上引一垂直线,将此线与眉枕线交点前 0.5cm 处作为下点）,上下两点间的线段即为运动区。将运动区划分为五等分,上 1/5 是下肢、躯干运动区。中 2/5 是上肢运动区,下 2/5 是头面部运动区,也称言语一区。

（2）感觉区:自运动区后移 1.5cm 的平行线段,即为感觉区。

（3）舞蹈震颤控制区:自运动区向前移 1.5cm 的平行线段即为本区。

（4）晕听区:从耳尖直上 1.5cm 处,向前及向后各引 2cm 的水平线段,共长 4cm。

（5）足运感区:在前后正中线的中点旁开左右各 1cm,分别向后引两条平行于中线的 3cm 线段。

（6）视区:从枕外粗隆顶端旁开左右各 1cm 处,向上引两条平行于前后正中线的 4cm 长的线段。

（7）平衡区:从枕外粗隆顶端旁开左右各 3.5cm 处,向下引两条平行于前后正中线 4cm 长的线段。

（8）言语二区:相当于优势半球颞中回后部。从顶骨结节引一条前后正中线的平行线,从顶骨结节沿该线后 2cm 处,向下取 3cm 长的线段。

（9）言语三区:耳尖直上 1.5cm 处（晕听区中点）,向后引 4cm 长的水平线段。

（10）运用区:从顶骨结节起引一垂线段,以及该线段前后分别取夹角为 40°的两条线段,长度均为 3cm。

要点:在进行焦氏头针定位之前,必须先熟悉头部的解剖标志。

2. 头皮针进针方法演示

（1）进针:常规消毒,选用 1.5 的毫针,与头皮呈 30°夹角,快速将针刺入头皮下,当针尖达到帽状腱膜下层时,指下感到阻力减小,然后使针与头皮平行,继续捻转进针。

要点:进针速度要快,注意进针角度,当阻力减小时,应平刺。

（2）运针:以拇指掌面和示指桡侧面夹持针柄,以示指的掌指关节快速连续屈伸,使针身左右旋转,捻转速度每分钟 200 次左右。进针后持续捻转 2~3min。

要点:①头皮针运针只捻转不提插,每分钟要求捻转 200 次左右,每次持续捻转 1~2min,头皮针留针 15~30min,在此期间还需间隔 5~10min 运针 1 次;②如手捻有困难,可以用电针代替,频率宜在 200~300 次/min 以上,刺激强度以被操作的反应来决定。

(3)起针:刺手夹持针柄轻轻捻转松动针身,押手固定穴区周围头皮,如针下无紧涩感,可快速抽拔出针,也可缓慢出针。

要点:因头皮血管丰富,出针后需用消毒干棉球按压针孔片刻,以防出血。

【思考题】

1. 焦氏头针的定位标准有哪些?

2. 在运用头皮针治疗时有哪些注意事项?

3. 按下列进行操作练习,反复实践,并做好记录(或写好实训报告)。

分区名称	参数设置	局部反应

实训四 电针法

【目的要求】

1. 掌握电针的使用方法。

2. 熟悉电针在使用过程中的注意事项。

【标本教具】

教学光盘、模特、电针仪,各种规格的毫针、75%酒精棉球、碘伏棉球、消毒干棉球、针盘、镊子等。

【实训方式】

讲授、示教:

1. 教师先结合教学光盘、教具进行讲授。

2. 教师在模特(学生)身上做电针的演示。

3. 学员两人一组相互练习,教师指正总结。

【实训内容、方法】

1. 检查准备 电针仪器在使用前,必须检查仪器各项性能是否正常,并先把强度调节旋钮调至零位(无输出),连接好导线。

2. 电针练习

(1)操作方法:常规消毒针刺,穴位有了治疗所需的“得气”感应后,将输出电位器调至“0”度,把电针器上每对输出的两个电极分别连接在两根毫针上。负极接主穴,正极接配穴(也有不分正负极,将两根导线任接两支针柄),然后拨开电源开关,选好波型,慢慢调高至所需输出电流量。通电时间一般 5~20min。治疗几分钟后,患者出现电适应,感到电刺激强度逐渐下降,必须及时予以调整。治疗结束后,须将输出调节电钮等全部退至零位,随后关闭电源,撤去导线。

(2)注意事项:①将同一对输出电极连接在身体的同侧,在胸背部的穴位上使用电针时,不可将两个电极跨接在身体两侧;②通电和断电时应注意要逐渐加大或减小电流强度,以免造成突然的刺激;③如感觉减低,可适当加大输出电流量,或暂时断电 1~2min 后再行通电;④如果只需用一个穴位,可把一根导线接在针柄上,另一根导线接在一块约 25cm 大小的薄铝板上,外包几层湿纱布,平放在离针稍远的皮肤上,用带子固定。

【思考题】

1. 电针法的操作步骤怎样?

2. 电针操作时有何注意事项?

3. 按下列进行操作练习,反复实践,并做好记录(或写好实训报告)。

操作部位	操作方法	局部反应

实训五 水针疗法

【目的要求】

1. 掌握水针疗法的操作方法。

2. 熟悉水针在操作过程中的注意事项。

【标本教具】

教学光盘、模特,75%乙醇、碘伏、棉签、消毒干棉球、一次性注射器及注射针头、生理盐水(或其他可供穴位注射用的药液)、针盘、镊子等。

【实训方式】

讲授、示教:

1. 教师先结合教学光盘、教具进行讲授。

2. 教师在模特(学生)身上做水针疗法的演示。

3. 学员两人一组相互练习,教师指正总结。

【实训内容、方法】

1. 操作前准备 学生在进行操作前先穿好白大衣,双手洗干净,戴好口罩。

2. 水针练习

(1) 操作方法:穴位局部常规消毒后,根据需要选择适宜的注射器和针头,抽取适量药液,右手持注射器,用速刺法将针快速刺入穴位,然后缓慢推进至合适的深度,可进行上提下插使局部产生得气感应,回抽如无血,即可将药液推入。如注射药液较多,可将注射针由深部至浅部,边推药边退针,或将注射针向几个方向注射药物。推药结束,将针缓慢退至皮下,再迅速拔出,同时用消毒干棉球按压针孔。

(2) 注意事项:水针疗法必须严格消毒,防止感染。掌握注射用药物的性能、剂量、药理作用、配伍禁忌及毒副作用等。不能将药液注入关节腔、脊髓腔和血管内,否则会引起不良后果。

【思考题】

1. 水针的操作程序包括哪些?

2. 水针疗法操作时有何注意事项?

3. 按下列进行操作练习,反复实践,并做好记录(或写好实训报告)。

操作穴位	注射药物及剂量	针刺感应

本章小结

1. 毫针刺法是电针法、头皮针法和水针疗法的基础,所以是本章学习的重点。学习时必须注意针刺前准备及进针、行针、留针和出针法的每个细节。得气是产生针刺疗效的关键,只有得气才能进一步激发经气。如何无痛进针,如何通过行针快速得气并施以针刺补泻法是毫针刺法的关键,必须细心体会、反复练习才能掌握。电针法的参数设置、头皮针刺激区的定位和选择、水针疗法的操作是这三节的重点。

2. 作为未来的康复治疗师,除了要熟悉针刺的一般治病原理外,还应当思考针刺在康复临床中的应用原理,以及如何将传统的针刺方法与现代物理治疗技术相结合,扩大适应证,并提高疗效。

（王军　洪明星）

扫一扫,测一测

思考题

1. 常用的进针方法有哪几种?

2. 试述针刺的角度、方向、深度。

3. 细心体会针刺的各种感应。

4. 常用的行针基本手法有哪几种? 提插法如何操作?

5. 常用的行针辅助手法有哪几种? 飞法的操作要点是什么?

6. 常用的单式补泻方法有哪些?

7. 焦氏头针的定位标准是什么?

8. 在运用头皮针治疗时有哪些注意事项?

9. 电针法的操作步骤是怎样的?

10. 电针操作时有何注意事项?

11. 水针的操作程序包括哪些?

12. 水针疗法操作时有何注意事项?

思路解析

第五章 灸法技术

05章 PPT

学习**目标**

1. 掌握：灸法技术的操作方法、适应证和禁忌证。
2. 熟悉：灸法的原理、注意事项。
3. 了解：灸法的特点。
4. 能运用灸法技术开展康复保健服务。
5. 能向患者说明灸法的作用和适应证，消除对灸法的顾虑，帮助和指导患者进行艾条灸、温灸器灸的康复治疗。

第一节 概 述

灸法技术（moxibustion technique），是用艾绒或其他药物放置在体表的穴位上烧灼、温熨，借助灸火的温热之力以及药物的作用，通过经络的传导，起到温通经络、行气活血、散寒祛湿、扶正祛邪的作用，以达到康复治疗目的的一种外治法。

一、施灸原料

0501

图片：艾灸器具

施灸的原料很多，以艾叶为主。《本草纲目》记载：艾草味苦、辛，性温，归肝、脾、肾经，属纯阳之物。艾叶，为多年生草本，叶似菊，表面深绿色，背面灰色有茸毛。气味芳香，五月采集，叶入药用。通过长期实践证明，艾叶是一种最好的灸用原料，尤以三年以上的陈艾为佳。当年采摘的艾叶做成的艾绒为新艾，新艾燃烧时火力较大，燃烧快，常使人感到灼烧的痛苦，热力停留在皮肤浅层，而陈艾燃烧时火力持久温和，热力穿透力强，能起到较好的健身治病的效果。在临床上除了艾灸法，还有药物灸。药物灸所用施灸材料多选用单味中药或者复方中药。在临床上常用药物有新鲜的毛茛叶、墨旱莲、大蒜泥、天南星、生白芥子、斑蝥等。

二、灸法的作用原理

1. 温经通络，散寒除湿 风、寒、湿等外邪侵袭人体，会导致气血凝滞、经络受阻，出现肿胀、疼痛等症状和一系列功能障碍。通过灸法对经络穴位的温热刺激，可以温经散寒、祛风除湿，所以临床多用于外邪留滞、气血运行不畅引起的风寒湿痹证、冻伤、扭挫伤等疾病，也常用于跌打损伤等其他原因引起的气血不畅，瘀血停留之证。

2. 升阳举陷，扶阳固脱 灸法能益气温阳、升阳举陷，可用以治疗脾肾阳虚，命门火衰引起的久泄久痢，以及气虚下陷引起的胃下垂、脱肛、阴挺等脏器下垂等证。《灵枢·经脉篇》云："陷下则灸之"。临床常取百会穴，大炷重灸，能扶阳固脱，回阳救脱，用于挽救阳气衰微、阴阳离决等垂危之疾，在临床

笔记

上常用于中风脱证、急性腹痛吐泻、痢疾等急证的急救。

3. 预防疾病,保健强身 灸法可温阳补虚,除了有治疗、康复作用外,还有预防和保健的作用,是防病保健的方法之一。灸足三里、中脘,可使胃气常盛,气血充盈;灸命门、关元、气海可温阳益气、填精补血。民间俗语亦说"若要身体安,三里常不干""三里灸不绝,一切灾病息"。《针灸大成》亦提到灸足三里可以预防脑卒中。因此,灸法是重要的防病保健方法之一。

4. 拔毒泄热,引热外出 历代有不少医家提出热证禁灸的问题,近代不少针灸教材亦把热证定为禁灸之列,但古今医家对此有不同见解。在古代文献中亦有"热可用灸"的记载,灸法治疗痈疽,首见于《黄帝内经》,历代医籍均将灸法作为痈疽的一个重要治法。唐代《备急千金要方》进一步指出灸法对脏腑实热有宣泄的作用,该书还对热毒蕴结所致的痈疽及阴虚内热证的灸治作了论述,如:"消渴,口干不可忍者,灸小肠俞百壮,横三间寸灸之"。《医宗金鉴·外科心法要诀·痈疽灸法歌》指出:"痈疽初起七日内,开结拔毒灸最宜,不痛灸至痛方止,疮疼灸至不疼时"。总之,灸法能以热引热,使热外出。

三、灸法的特点

1. 灸不离艾,取材自然 施灸材料主要是艾叶制成的艾绒,易于燃烧,气味芳香,燃烧时热力温和,能窜透皮肤,直达深部。由于艾产于各地,价格低廉,所以几千年来,一直为针灸临床所采用。《本草》载:"艾叶能灸百病"。《本草从新》云:"艾叶苦辛,生温,熟热,纯阳之性,能回垂绝之阳,通十二经,走三阴,理气血,逐寒湿,暖子宫……以之灸火,能透诸经而除百病"。说明用艾叶做施灸材料,有通经活络、祛寒除湿、回阳救逆等作用,非其他发热的物质所能轻易取代。

2. 适应证广,疗效显著 灸法的应用范围,涉及临床内、外、妇儿、皮肤各科。不仅能治疗体表的病证,也可治疗脏腑的病证。既可治疗多种慢性病证,又能救治一些急重危症及疑难杂症。主要用于各种虚寒证的治疗,也可治疗某些实热证。

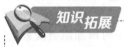

灸法灸治范围广泛

艾灸疗法博大精深、源远流长。灸法适应证广,疗效显著。在运用灸法医治疑难杂症方面,我国的田从豁教授和石学敏教授是其中的代表。田从豁教授在 1980 年的日内瓦国际学术会议期间,对一位心肺衰竭、急性咯血的危重病人采用灸法贴敷的方式,很快使之呼吸平缓、咯血停止。当时,这件事轰动了国际医坛。又如,脑卒中是世界公认的三大疑难病之一。石学敏教授自 20 世纪 70 年代初开始,就潜心研究用针灸治疗脑卒中,并逐步形成了一整套完整、独特、规范的综合治疗方案,对国际"卒中单元"概念进行完善,作出了贡献,被国家中医药管理局列为十大重点推广项目之一。从远古走来的中国灸法,既凝聚着古人的心血,又饱含着今人的智慧,在继往开来的传承中不断为人类带来福音。

3. 操作安全,容易掌握 针刺操作不慎,容易造成医疗事故,灸法在这方面要安全得多。而且,灸法在操作技术方面也较针刺简单,容易掌握。因此,历史上很多中医都常用灸法治病。

4. "针所不为,灸之所宜" 《灵枢·官能篇》云:"针所不为,灸之所宜"。一方面表明灸法有特殊疗效,针刺灸法各有所长,灸法有自己的适用范围;另一方面,灸法还可补针药之不足,凡针药无效时,改用灸法往往能收到较为满意的效果。特别值得一提的是艾灸的保健养生功效,古人在灸疗保健方面积累了丰富的经验,在这方面艾灸优于针刺,因此艾灸又有"保健灸"的美称。《扁鹊心书·须识扶阳》说:"人于无病时,常灸关元、气海、命门、中脘,虽未得长生,亦可保百年寿也"。

第二节 操 作 方 法

一、艾炷灸

施灸时将艾绒搓捏成一个个圆锥形艾团,称为艾炷(图5-1)。艾炷有大炷、中炷和小炷之分。搓

图片：直接灸法

视频：直接灸法

捏成蚕豆大者为大炷,用于间接灸;如黄豆大者为中炷;如麦粒大者为小炷,用于直接灸。每烧尽一个艾炷,称为一壮。施灸时,即以艾炷的大小和壮数多少来掌握刺激量的轻重。艾炷灸可分为直接灸和间接灸两类。直接灸包括化脓灸和非化脓灸,间接灸包括隔姜灸、隔蒜灸、隔药饼灸。

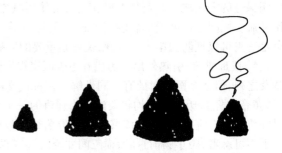

图 5-1　艾炷灸

（一）直接灸法

将艾炷直接放置于患者皮肤上施灸的方法。根据灸后对皮肤刺激的程度不同,包括化脓灸和非化脓灸两种。

1. 化脓灸　施灸时先将所灸穴位部位涂以少量大蒜汁,以增强黏附和刺激作用,然后将中艾炷放在穴位上施灸 7~9 壮,局部组织经热力渗透后产生无菌性化脓现象,称为化脓灸。化脓后会产生灸疮,灸疮愈合后会形成瘢痕,故此灸法又称为瘢痕灸。此法能改善体质,增强机体的抗病能力,从而起到治疗和保健作用。《针灸资生经》中说:"凡着艾得灸疮,所患即瘥,若不发,其病不愈"。说明古代灸法一般要求达到化脓,即所谓"灸疮",而且把灸疮的发或不发,看成是取得疗效的关键。目前临床上,多用此法对哮喘、慢性胃肠炎、发育障碍等疾病和体质虚弱者进行施治。

知识拓展

足三里灸——长寿灸

足三里穴有补益脾胃、调和气血、扶正培元、祛邪防病的作用,在此穴施灸能预防疾病、祛病延年,古人把足三里灸称为"长寿灸"。古代多用艾炷直接灸(尤以化脓灸为常用)。临床实践证实,灸足三里对机体免疫功能、血液循环、神经、内分泌、消化等系统都有一定的促进和调整作用。因瘢痕灸具有创伤性,现代一般使用艾条温和灸或非化脓灸达到强壮保健之目的。无病之人施灸可每周 1 次,或每月初连续灸 4~6d,亦可在气候变化剧烈之时,如夏交秋、秋交冬时增加施灸次数,而夏季可适当减少施灸次。使用艾条温和灸,每次 10~20min,灸至局部皮肤红晕、感觉灼热即可。使用艾炷直接灸时,一般用小艾炷(如麦粒大小),每次灸 5~7 壮,至局部红晕。也可以用温灸器灸足三里。

图片：隔姜灸

视频：隔姜灸

图片：隔蒜灸

视频：隔蒜灸

2. 非化脓灸　灸后以自觉温烫为主,不致透发成灸疮者,称为非化脓灸。因灸后不形成瘢痕,故又称无瘢痕灸。操作时,先在所灸穴位部位涂以少量凡士林,以使艾炷便于黏附,然后将中、小艾炷放在穴位上,点火后,不等艾火烧到皮肤,当患者感到烫时即用镊子将艾炷夹去或压灭,一般连续 3~7 壮,以局部皮肤发生红晕为止。因艾炷小,灼痛时间短,不留瘢痕,故易为患者所接受。本法适用于虚寒的轻证,常用于气血虚弱、眩晕和皮肤疣等。

（二）间接灸法

间接灸法又称间隔灸或隔物灸,即在艾炷下垫衬一些药物进行施灸的方法(图 5-2)。因衬隔物的不同,可分为多种灸法,如隔姜灸、隔蒜灸、隔药饼灸等。此法火力温和,具有艾灸和药物的双重作用,易为患者接受。

1. 隔姜灸　切取直径约 2~3cm、厚约 0.5cm 的生姜一片,用针穿刺数孔,上置艾炷,放在穴位上施灸。如患者感觉灼热不可忍受时,可将

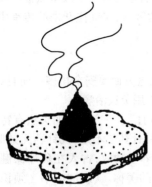

图 5-2　间接灸法

姜片向上提起,或衬一些纸片或干棉花,放下再灸,如此反复进行,直到局部皮肤潮红为止。一般灸 5~10 壮。多用于治疗外感表证和虚寒性疾病,如感冒、腹痛、泄泻、呕吐、关节疼痛、遗精、阳痿、早泄、痛经等症。

2. 隔蒜灸　用独头大蒜切成 0.5cm 厚的薄片,用针穿刺数孔,放在穴位或肿块上(如未溃破化脓的脓头处),用艾炷灸之,每穴一般灸 5~7 壮,中途可换蒜片 1 次。因大蒜液对皮肤有刺激性,灸后容易起疱,故应注意防护。多用于治疗肺痨、腹中积块及未溃疮疖、蛇蝎毒虫所伤等症。

笔记

另有一法名为铺灸或长蛇灸。取大蒜 500g,去皮捣成蒜泥,使患者伏卧,于其脊柱正中,自大椎穴至腰俞穴铺敷蒜泥一层,约 2.5cm 厚,6cm 宽,周围用棉皮纸封固,然后用中艾炷在大椎穴及腰俞穴点火施灸,不计壮数,直到患者自觉口鼻中有蒜味时停灸。灸后,以温开水渗湿棉皮纸周围,移去蒜泥。因蒜泥和火热的刺激,脊柱正中多起水疱,灸后须注意局部防护。本法多用来治疗虚劳顽痹等证。

3. 隔盐灸 用纯净的食盐填敷于脐部,或于盐上再置一薄姜片,上置大艾炷施灸,可防止食盐受火爆起而伤人。一般 3~7 壮。此法有回阳、救逆、固脱之功,但需连续施灸,不拘壮数,以待脉起、肤温、证候改善。临床上常用于治疗急性寒性腹痛、吐泻、痢疾、淋病、中风脱证等。

4. 隔附子饼灸 将附子研成粉末,以黄酒调和,做成直径约 3cm,厚约 0.8cm 的附子饼,中间留一小孔或用针刺数孔,将艾炷置于附子饼上,放在应灸穴位或患处,点燃施灸。由于附子辛温大热,有温肾补阳的作用,故多用于治疗命门火衰而致的阳痿、早泄、遗精或疮疡久溃不敛等症。

间接灸的方法除上述外,还有隔胡椒饼灸、隔葱灸、隔黄土灸、隔黄蜡灸、隔巴豆灸等,在临床上根据情况选择使用。

二、艾条灸

即用桑皮包裹艾绒,卷成圆筒形制成艾卷,将其一端点燃,对准穴位或患处施灸的一种方法。在艾绒内加入药物,再用纸卷成条状艾卷施灸,称为药物艾条灸,按所加药物的不同,又分为"雷火神针"和"太乙神针"等。不加药物者,则称为单纯艾条灸。艾条灸分为悬灸、实按灸两种。

(一)悬灸

按其操作方法,分为温和灸、雀啄灸、回旋灸等。

1. 温和灸 将艾条的一端点燃,对准施灸部位,距离约 2~3cm 进行熏灸,使患者局部有温热感而无灼痛,一般每穴灸 5~7min,至皮肤稍有红晕为度(图 5-3)。对于昏厥或局部知觉减退的患者和小儿,医者可将示、中两指,置于施灸部位两侧,这样可以通过医生手指的感觉来测知患部受热程度,以便随时调节施灸距离,掌握施灸时间,防止烫伤。适用于一切适于灸法治疗的疾病。

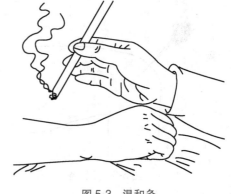

2. 雀啄灸 点燃艾条一端,对准施灸部位的皮肤,但并不固定在一定的距离,而是如鸟雀啄食一样,一上一下地移动来施灸(图 5-4)。可用于治疗昏厥急救、胎位不正等病证。

图 5-3 温和灸

3. 回旋灸 点燃艾条一端,将艾条燃着的一端与施灸部位保持在一定的距离,可均匀地向左右方向移动或反复旋转施灸(图 5-5)。用于治疗面积较大的风湿痹痛、损伤、麻木等病证。

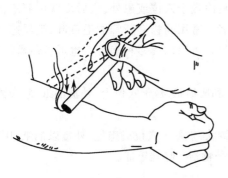

图 5-4 雀啄灸

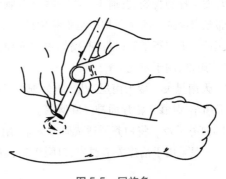

图 5-5 回旋灸

笔记

（二）实按灸

施灸时，先在施灸穴位或患处垫上布或纸数层，然后将药物艾卷的一端点燃，趁热按到施术部位上，使热力透达深部，若艾火熄灭，再点再按；或者以布6~7层包裹艾火熨于穴位，若火熄灭，再点再熨。最常用的为太乙针灸和雷火针灸，适用于风寒湿痹、痿证和虚寒证。

三、温针灸

温针灸是将针刺与艾灸结合使用的一种方法（图5-6）。适用于既需要留针，又需施灸的疾病。操作方法是针刺得气后，将毫针留在适当的深度，在针柄上套置一段约2cm的艾条，或将艾绒捏在针柄上点燃，直到艾绒燃尽为止，使热力通过针身传入体内，达到治疗目的。本法既能发挥针刺的作用，又能发挥灸法的作用，还解放了施灸者人力，故临床应用较多。用此法应注意防止灰火脱落烧伤皮肤。

四、温灸器灸

施行温灸器灸法，必须要有特制的温灸器。温灸器的样式很多，金属制作，大都底部均有数十小孔，内有小筒1个，可以装置艾绒和药物（图5-7）。临床常用的温灸器有温灸盒和温灸筒，适用于灸治腹部、腰部的一般常见病。施灸时，将艾绒及药末放入温灸器内点燃，扣好盖子，然后在施灸穴位或部位上来回熨烫，到局部发红为止。本法患者乐于接受，可用于妇人、小儿及畏惧灸治者，因此，目前临床应用较广。

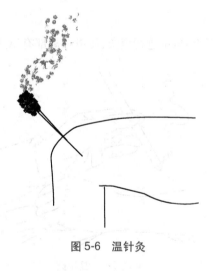

图5-6　温针灸

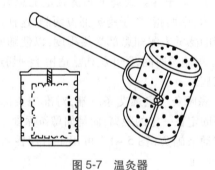

图5-7　温灸器

五、天灸

天灸又称药物灸、发疱灸。将一些具有刺激性的药物涂敷于穴位或患处，敷后皮肤可起疱，或仅使局部充血潮红。所用药物多是单味中药，也有用复方者。常用药物有新鲜的毛茛叶、墨旱莲、大蒜泥、天南星、生白芥子等，将这些捣烂敷置穴位上，使之发疱，可以治疗多种病证。也可将斑蝥浸于醋中，擦抹患部，用于发疱。

1. 天南星灸　取天南星适量，研为细末，用生姜汁调和成糊状，敷于穴位上，外覆油纸，胶布固定。如敷于颊车、颧髎穴治疗面神经麻痹等。

2. 白芥子灸　将白芥子适量研成细末，用水调和成糊状，敷贴于穴位或患处，外覆以油纸，用胶布固定。一般可用于治疗关节痹痛、口眼歪斜，或配合其他药物治疗哮喘等证。

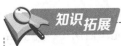

三 伏 灸

三伏灸属于天灸范畴,又称穴位敷贴疗法,是根据"春夏养阳""冬病夏治"的原理,在一年中最热的"三伏天"对特定的穴位进行温热刺激,从而达到温肺祛痰、健脾补胃,有效增强体质、提高免疫能力等目的,尤其适宜呼吸系统疾病、消化系统疾病、慢性骨关节病的康复。

一般选取延胡索、白芥子等多味中药按比例研末,用姜汁调成膏状,用胶布将块状药膏贴于穴位上。每年初伏、中伏、末伏各贴药一次,贴于相应穴位,各种病症所取的穴位都有所不同。成人一般贴 2~4h,儿童贴 1~2h,连续 3 年为一疗程。贴药后皮肤有发热感、灼痛感,以能耐受为度。贴药后如皮肤出现水疱,应注意保护好创面,避免抓破引起感染。

三伏灸疗法虽然有较好的效果,但因所用中药有些为有毒之品,有些对皮肤有强烈的刺激作用,故孕妇、年老体弱者、皮肤过敏者应慎用或禁用。

第三节 临 床 应 用

一、灸法的适应证和禁忌证

(一)灸法的适应证

灸法的适应证范围较广,临床多用于虚证、寒证和阴证。常见病证有慢性支气管炎、支气管扩张症、肝硬化、支气管哮喘、呃逆、慢性胃炎、胃下垂、风湿性关节炎、冠心病、高血压、血栓闭塞性脉管炎、肥胖、糖尿病、类风湿关节炎、脑卒中、遗传性共济失调、急性脊髓炎、周围性面神经麻痹、面肌痉挛、股外侧皮神经炎、肌萎缩性侧索硬化症、慢性肾炎、肾下垂、恶性肿瘤、颈椎病、骨折、急性腰扭伤、压疮、狭窄性腱鞘炎、肱骨外上髁炎、骨关节炎、带状疱疹、冻疮、子宫脱垂、脑积水、颞下颌关节紊乱症等。

(二)禁忌证

热证、实证、阴虚阳亢、邪热内炽者,要慎用灸法。另外,对于过饱、过劳、过饥、醉酒、大渴、大惊、大恐、大怒者,慎用灸法。

二、灸法的注意事项

(一)施灸方法的选择

1. 因人而异 老人、小儿尽量少用或不用直接灸。不同的人体部位也应有所不同。如面部宜用艾条温和灸或艾炷间接灸,而不能用直接灸,以防烫伤皮肤或出现灸疮。糖尿病患者因其易出现严重的化脓感染,伤口不易愈合,故一般也不用直接灸。

2. 因病而异 随着灸治方法的发展,出现了专病专法化的趋向,所以在选用灸疗时也要充分考虑到此点。大量临床经验表明,直接灸(化脓灸)防治慢性支气管炎和哮喘、铺灸治强直性脊柱炎等有良好的效果。

(二)施灸剂量的掌握

施灸剂量取决于施灸的方式、灸炷的大小、壮数的多少等因素。一般而言,病深痼疾灸量宜大,病情轻浅灸量宜小;初病、体质强壮者,灸量宜大,久病体弱者,灸量宜小;施灸时患者热感不明显者灸量宜大,热感明显者灸量宜小;青壮年灸量宜大,老人妇幼灸量宜小;皮肉厚实部位灸量宜大,皮肉浅薄部位灸量宜小;腰背腹部施灸,灸量宜大,胸部四肢施灸,灸量宜少;治疗疾病时灸量宜大,防病保健时灸量宜小,但须长期坚持。另外,冬日灸量宜大,夏日灸量宜小;北方施灸灸量宜大,南方施灸灸量宜小。

总之,在具体施灸时要综合考虑病情、体质、年龄、施灸部位、施灸目的,甚至施灸时的季节、地域等。对现代人来说,灼伤皮肤形成灸疮的灸量往往难以接受,为增强灸量,可采用减少单次灸量,而采用提高灸疗频度的方法以提高疗效。

（三）施灸的先后顺序

古人对于施灸的先后顺序有明确的论述。如《备急千金要方》说："凡灸当先阳后阴……先上后下"。《明堂灸经》也指出："先灸上，后灸下；先灸少，后灸多"。这是说应先灸阳经，后灸阴经；先灸上部，后灸下部；就壮数而言，先灸少而后灸多；就大小而言，先灸艾炷小者而后灸大者。但上述施灸的顺序是指一般的规律，临床上需结合病情灵活应用，不能拘泥不变。如脱肛的灸治，应先灸长强以收肛，后灸百会以举陷，便是先灸下而后灸上。此外，施灸应注意在通风环境中进行。

（四）施灸的补泻方法

艾灸的补泻，始载于《内经》。《灵枢·背腧》说："气盛则泻之，虚则补之。以火补者，毋吹其火，须自灭也。以火泻者，疾吹其火，传其艾，须其火灭也"。《针灸大成》也记载说："以火补者，毋吹其火，须待自灭，即按其穴。以火泻者，速吹其火，开其穴也"。指出灸法的补泻亦需根据辨证施治的原则，虚证用补法，而实证则用泻法。

（五）灸后的处理

施灸过量，时间过长，局部出现水疱，只要不擦破，可任其自然吸收，如水疱较大，可用消毒毫针刺破水疱，放出水液，再涂以甲紫药水。瘢痕灸者，在灸疮化脓期间，1个月内慎做重体力劳动，疮面局部勿用手搔抓，以保护痂皮，并保持清洁，防止感染。

（六）施灸的禁忌

1. 颜面部、大血管或重要脏器附近，应尽量避免施灸，特别不宜用艾炷直接灸，可选择适宜的灸疗。孕妇腹部和腰骶部禁灸。

2. 昏迷、感觉迟钝或消失的患者，应注意勿灸过量，避免灼伤，引起不良后果。

3. 非化脓灸时，灸灼过度局部可出现水疱，如水疱不大，可用甲紫药水擦涂，并嘱患者不要抓破，一般数日后即可吸收自愈。如水疱过大，宜用消毒针具，放出水疱内液，外用消毒敷料保护，也可在数日内痊愈。

4. 化脓灸时，在化脓期或灸后起疱破溃期，均应忌酒、鱼腥及刺激性食物，因为这些食物能助湿化热、生痰助风，并可刺激皮肤产生不良反应，从而使创面不易收敛或愈合。

5. 对于过劳、过饥、过饱、醉酒、大渴、大惊、大恐、大怒者，慎用灸法。

6. 施艾灸时，要注意用火安全，要防止艾火脱落灼伤患者或烧坏衣服、被褥，灸法结束后必须将燃着的艾炷或者艾条熄灭，以防复燃事故发生。

热　敏　灸

热敏灸又称热敏悬灸，全称"腧穴热敏化艾灸新疗法"。研究发现，人体腧穴存在敏化态与静息态两种功能态，当人体发生疾病时能使体表腧穴发生敏化，敏化的类型多种多样，而腧穴热敏化是腧穴敏化的一种类型。腧穴热敏化态在艾热刺激下极易激发灸性感传，乃至气至病所，临床疗效优于常规静息态腧穴的灸疗。

基本操作是采用点燃的艾材产生的艾热悬灸热敏化腧穴，激发透热、扩热、传热、局部不（微）热远部热、表面不（微）热深部热、非热等热敏灸感和经气传导，并施以个体化的饱和消敏灸量，从而提高艾灸疗效。可用于肌筋膜疼痛综合征、膝关节骨性关节炎、腰椎间盘突出症、枕神经痛、慢性腰肌劳损等康复医学科常见疾病。

第四节　实　训

艾灸

【目的要求】

1. 掌握艾炷灸（无瘢痕灸）、隔姜灸、艾条灸的操作方法。

2. 熟悉艾灸的分类以及温针灸、温灸器灸的操作方法。

3. 了解艾灸的材料、艾炷的制作方法。

【标本教具】

教学视频、学生模特、艾条、艾绒、大蒜汁或医用凡士林、打火机、生姜、三棱针、温灸器、各种规格的一次性无菌针灸针、75%医用乙醇、无菌棉签、针盘、镊子、治疗盘等。

【实训方式】

讲授、示教、操作：

1. 教师结合教学光盘进行讲授，明确艾灸操作方法，操作要点，适应证、禁忌证。向学生展示艾绒、艾条，嗅气味，触摸性状，了解艾草的性能。

2. 教师在学生模特身上演示操作各种灸法。

3. 学生相互操作练习。

4. 注意事项：注意用火安全，保持室内空气流通。

【实训内容、方法】

实训前检查实训材料是否齐全，备好用品，携至床旁，做好解释沟通，取得配合。协助选取合适体位，暴露施术部位，注意保暖。进行下列灸法操作。

1. 直接灸（无瘢痕灸） 先将艾绒捏成直径约2cm的圆锥形的艾炷，在施灸穴位涂以少量大蒜汁或凡士林等黏附剂，放置艾炷，用打火机点燃，当艾炷燃到3/5或3/4时，受术者感到烫时即用镊子将艾炷夹去，放于治疗盘中，更换新艾炷再灸，连续3~7壮，以局部皮肤发生红晕为度。

注意：①艾绒要捏紧，勿使燃烧时艾绒松动掉落，以免烫伤皮肤或烧坏衣物；②移去艾炷的时间以受术者的感觉为度；③未燃尽的艾炷应妥善处理，以防复燃。

2. 隔物灸（隔姜灸） 将生姜切取厚约0.5cm的薄片，在中心处用三棱针穿刺数孔备用，然后将艾绒捏成小圆锥形的艾炷数壮备用。在施灸穴位涂以少量大蒜汁或凡士林等黏附剂，放置生姜片，然后上置艾炷，点燃，当艾炷燃尽或受术者感到灼痛时，易炷再灸，直到局部皮肤潮红为止，一般灸5~9壮。

注意：①用火安全，勿烧伤皮肤或衣物；②如受术者感觉灼热不可忍受时，可将姜片向上提起，衬一些纸片或干棉花，放下再灸。

3. 艾条灸

（1）温和灸：将艾条的一端点燃，对准施灸部位进行熏灸，至患者感觉局部温热舒适而不灼烫，即固定不动，一般距皮肤约3cm左右，一般每穴灸3~5min，至皮肤稍呈红晕为度。

（2）雀啄灸：点燃艾条一端，对准施灸部位的皮肤，但并不固定在一定的距离，而是如鸟雀啄食一样，一上一下地移动来施灸。

（3）回旋灸：艾条燃着的一端，与施灸部位保持在一定的距离，可均匀地向左右方向移动或反复旋转施灸。

注意：施灸的距离以受术者皮肤感觉为度，施灸的程度以皮肤稍呈红晕为度，切勿烫伤。

4. 温针灸 先进行毫针刺法操作。常规消毒后，将针刺入穴位得气后，将毫针留在适当的深度，将艾绒捏在针柄上点燃，直到艾绒燃尽为止，或在针柄上套置一段约1~2cm的艾条施灸，使热力通过针身传入体内。

注意：①若用艾绒捏在针柄上，艾绒一定要捏紧，防止艾绒燃烧时松动掉落烫伤皮肤或烧坏衣物；②若用艾条一定要在针柄上套紧，防止艾条滑落，烫伤皮肤或烧坏衣物；③为了安全，可在针周围夹一小块薄纸板，以防烧尽的艾灰脱落，污染皮肤；④若用艾条施灸，要注意从底部点燃。

5. 温灸器灸 先将艾绒及药末放入小筒内燃着，然后在拟灸的腧穴或部位上来回熨烫，到局部发红为止。

注意：施灸时间以受术者皮肤感觉为度，一般到皮肤发红为度，若觉太烫可在薄的衣物外面进行操作。

施灸完毕后，清洁受术者局部皮肤，协助整理衣物、床单，安置舒适体位。清理归还实训用品。完成思考题/作业。

【思考题/作业】
1. 常用的灸法有哪几种?
2. 归纳艾炷灸的注意事项。
3. 互相操作练习,反复实践,并做好记录(或写好实训报告)。

艾灸方法	物品准备	操作方法	局部反应

本章小结

　　1. "针之不及,灸之所宜",说明灸法具有针刺法等传统康复技术不可替代的作用。至今为止,也未找到能替代艾叶的理想灸材。灸法具有益气温阳的作用,多用于虚证、寒证和阴证,但并非不可用于热证。适应证广泛,尤其擅长预防保健,有待进一步开发。

　　2. 灸法的基本操作技术比较简单,分为艾炷灸、艾条灸、温针灸、温灸器灸和天灸等。化脓灸因会留下瘢痕,虽然疗效显著,但应用受到限制,临床上多运用非化脓灸。不同药物的天灸有不同的作用,应用有待进一步拓展,通过皮肤发疱实施灸治过程,虽一般不留瘢痕,但须注意色素沉着等问题。对灸法适应证、施灸方法的选择,灸治的剂量、顺序、补泻方法的掌握是灸法疗效差异的关键,不可忽视。

(杨志伟　曹月)

扫一扫,测一测

思考题

1. 作为一名康复治疗师,如何在临床实践中应用灸法?
2. 灸法在养生保健方面有哪些应用?

思路解析

第六章 拔罐技术

学习目标

1. 掌握:拔罐技术的操作方法、应用方法、适应证和禁忌证。
2. 熟悉:拔罐意外的预防处理和注意事项。
3. 了解:拔罐技术的原理和特点。
4. 能熟练进行拔罐技术操作。
5. 能向患者及其家属说明拔罐后的护理,能指导患者及其家属规范地运用拔罐技术进行保健康复。

第一节 概 述

拔罐技术(cupping technique)古称"角法",是一种以杯罐类器皿为工具,借助热力或其他方法排除罐内空气以产生负压,使其吸附于施术部位,并导致皮肤充血、瘀血,以达到防治疾病目的的治疗技术。

一、拔罐法原理和特点

(一)原理

拔罐技术早在晋代医家葛洪的《肘后方》中就有记载,对多种疾病都具有良好的疗效,尤其是针对肌肉骨骼系统、内科系统等需活血化瘀、疏通经络、消炎镇痛的疾患有独特疗效。

现代医学有时将其归属于物理疗法,由于拔罐疗法采用负压、热能原理,使皮肤表面有大量气泡溢出,局部毛细血管充血,甚至破裂产生表皮瘀血,对机体产生一种良性刺激的作用。同时促进局部血液循环,改善充血状态,加强新陈代谢,使体内的废物、毒素加速排出。拔罐刺激反射到中枢神经系统,使患部皮肤相应的组织代谢旺盛,吞噬作用增强。1944年薛定谔在《生命是什么》一书中提出了熵,并用来描述生物体内的无序程度,他指出"生物赖负熵而生"。拔罐法通过促进局部代谢,可有效减少人体内的熵,从而使机体变得有序,促进疾病的康复。

传统医学认为,拔罐技术通过罐体边缘的按压及负压的吸吮,刮熨皮肤,牵拉、挤压浅层肌肉,刺激经络、穴位,由表及里,引导营卫之气;由经及脏,鼓动经脉气血,振奋脏腑功能;循经传感,以达到通其经脉、调整气血、平衡阴阳、祛病健身的目的。

(二)特点

1. 适应证广,安全高效 拔罐技术种类很多,不同的拔罐技术有不同的作用。如火罐法的密排可以泻实,疏排可以补虚;水罐法能温经散寒;刺血拔罐能逐瘀化滞、解闭通结;药罐法和针罐法依所选药物与手法不同,作用不同;循经走罐可调整经络的整体功能。拔罐技术不仅适应证广泛,而且疗效显著,尤其是在处理疼痛问题上,无论内科的头痛、腹痛、胆绞痛、风湿痛、癌性疼痛等,还是外科、伤科的落枕、急性腰扭伤等皆可立时见效。拔罐技术安全可靠,不良反应少,只要掌握操作要领,把握禁忌证和注意事项,即可取得明显疗效。

2. 方便易学,便于推广　拔罐技术所用器械及辅助用品诸如罐头瓶、杯子等居家举目皆是,且操作方法简单,便于学习和运用,短期内即可掌握操作,用于防病治病。病人可随时接受无痛苦的康复治疗,避免药物疗法等给机体带来的损害和不良反应,易于推广和普及。

3. 双向调节,异病同治　拔罐技术不仅可以祛除机体内的各种邪气,使邪去而正安,还具有双向的调节作用及扶助正气、运行气血、濡润经络等独特功效,在取穴、操作等不变的情况下,可以治疗多种疾病。如火罐疗法具有降低高血压、升高低血压的双向调节作用,且血压调整与疾病的好转是一致的;大椎穴刺血拔罐,既可以治疗风寒感冒、风热感冒,又可以治疗高血压、头痛等内科疾患和顽固性荨麻疹、痤疮等皮肤科疾患。

4. 反映病证,协助诊断　《灵枢·邪客》说:"肺心有邪,其气留于两肘;肝有邪,其气留于两腋;脾有邪,其气留于两髀;肾有邪,其气留于两腘。""有诸于内,必形于外",经络、脏腑功能的异常,往往会体现于人体体表,通过观察所有拔罐后体表的变化可以在一定程度上反映经络、脏腑、组织器官的病变,推断疾病的性质、部位及与内脏的关系,为协助诊断增添了新的内容。

二、罐具的种类

罐具的种类很多,目前临床常用的有玻璃罐、竹木罐和抽气罐(图6-1、图6-2)。

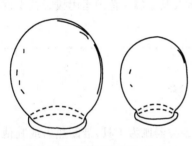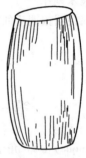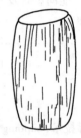

图 6-1　玻璃罐　　　　　　　　　　　图 6-2　竹木罐

1. 玻璃罐　玻璃罐由耐热玻璃加工制成,其形状如球,罐口较平滑,分大、中、小不同型号。优点是罐口光滑,质地透明,便于观察拔罐部位皮肤充血、瘀血程度,从而掌握留罐时间;是目前临床应用最广泛的罐具,特别适用于走罐、闪罐、刺络拔罐及留针拔罐。缺点是易摔、易烫伤。

2. 竹木罐　采用竹子或木材制作而成,长约6～8cm或8～10cm,罐口光滑平整。优点是取材广泛、经济廉价、制作简单、不易摔碎,适于煎煮,不仅可以用于肩背等肌肉丰满之处,而且应用于腕、踝、足背、手背、肩颈等皮薄肉少的部位;另外,竹木罐可放于煮沸的药液中煎煮后吸拔于腧穴或体表,进行药罐疗法。缺点是易爆裂漏气,不透明。

3. 抽气罐　多用透明塑料制成钟形器皿,钟形顶部加以活塞装置与抽气筒相连而制成。抽气罐具有使用安全方便、吸附力强、不易摔碎的特点,可普遍用于个人和家庭的自我医疗保健。缺点是无火罐的温热刺激效应。

第二节　操　作　方　法

根据罐具的不同特点,吸拔方法也很多,临床常用的吸拔方法有以下几种。

一、火罐

(一)拔罐前准备

根据拔罐方法、施术部位的面积大小、患者体质强弱以及病情需要选用材质适宜、大小合适、罐口光滑无缺损的罐具。患者的体位应以舒适且能持续长时间肌肉放松,施术部位能充分暴露,施术者便于操作为原则。常用的体位有仰卧位、俯卧位、侧卧位、俯伏坐位、侧伏坐位等。先用毛巾浸温水洗净应拔部位,再以干纱布擦干。为防止发生烫伤,一般不用酒精或碘酒消毒。如因治疗需要必须在有毛发的地方或毛发附近拔罐时,为防止引火烧伤皮肤造成感染,应行剃毛。

（二）吸拔方法

火罐吸拔方法是指利用燃烧时火焰的热力,排出罐内空气,使之产生负压,将罐轻、快、准、稳地吸着在皮肤上。具体有以下几种方法。

1. 闪火法　用止血钳或镊子夹取95%的酒精棉球,点燃后在罐内绕1~2圈,迅速退出,并将罐扣在施术部位上,此时罐内已经产生负压,即可吸住。此法不受体位限制,罐内无火,应用比较安全,是常用的吸附方法。应注意酒精不可过多,以免滴于皮肤之上烧伤皮肤。闪火时棉球必须伸入罐内,罐口不可烧热,以免引起烫伤。

2. 投火法　将纸条或酒精棉球点燃后投入罐内,迅速将罐扣在施术部位上,即可吸附于体表。本法吸附力强,但由于罐内有燃烧物质,火球落下容易烫伤皮肤,故适用于侧面横拔。

3. 贴棉法　将浸有95%的酒精棉球贴于罐内壁下1/3段或罐底,点燃后扣在施术部位。此法操作时应注意棉球浸酒精不宜过多,以免酒精滴下时容易烫伤皮肤。

4. 架火法　将直径小于罐口、不易燃烧的物体（如小瓶盖）放在应拔部位,上置小块酒精棉球,点燃后迅速将罐扣于其上。本法只适用于四肢肌肉丰厚的平坦部位。

5. 滴酒法　在罐内壁滴入1~2滴95%酒精,将罐子转动一周,使酒精均匀附于罐壁上,不可接近罐口,点燃后迅速将罐扣在应拔部位。本法应注意滴入酒精适量,过少不易燃着,过多则易滴下灼伤皮肤,引起烫伤。

（三）起罐

起罐时一般先用左手夹住火罐向一侧稍微倾斜,右手拇指或示指、中指按压罐口边皮肤,使罐口与皮肤之间形成空隙,空气进入罐内,即可将罐取下。起罐时,用力宜轻缓,切不可强力硬拔或旋动,以免损伤皮肤。

二、水罐

（一）拔罐前准备

同上述"火罐"相关内容。准备镊子、毛巾等器具,并根据病情和辨证选用不同的药物。

（二）吸拔方法

利用水热排出罐内空气,使之产生负压,适用于竹木罐,有以下几种方法。

1. 水煮法　先将罐放在锅内加水煮沸2~3min,使用时用镊子将罐夹出,倾倒并甩去水液,用湿毛巾紧扣罐口,吸出罐内水蒸气,趁热拔在施术部位,轻轻按压30s左右,待其吸牢后松手。本法适用部位广泛,同时可在锅内加入不同药物,但吸附力小,操作要求动作熟练快捷。

2. 蒸汽法　将水或药液煮沸,令蒸汽喷入罐内,迅速拔在施术部位,轻轻按压30s左右,待其吸牢后松手。

（三）起罐

水罐起罐时需防止药液漏出,应将拔罐部位倾斜后再起罐。

三、抽气罐

（一）拔罐前准备

抽气罐准备见"火罐"相关内容。

（二）吸拔方法

将抽气罐紧扣于应拔部位,用抽气筒套在抽气罐活塞上,将空气抽出即能吸住。此法操作简单、安全,适用于塑料罐等抽气罐。

（三）起罐

拔起抽气罐的气嘴,待空气进入后,罐即脱落。

第三节 临床应用

一、应用方法

1. 单罐法 亦称单罐独用,一般用于治疗病变范围局限的疾病,可按病变或压痛范围大小,选用适当口径的火罐。如软组织扭挫伤、劳损选阿是穴,"网球肘"选肱骨外上髁处,痈疖切开后或自溃后在其上拔罐以排脓等。

2. 多罐法 即多罐并用,一般用于治疗病变范围比较广泛、病变处肌肉丰满的疾病,或敏感反应点较多者,可根据病变部位的解剖形态等情况,酌情吸拔几个至10余个。如某一肌肉劳损时可按肌肉的走向成行排列吸拔多个火罐,称排罐法。间距可密可疏,罐距小于3.5cm的称为密排罐法;罐距大于7cm的称为疏排罐法。

3. 定罐法 又称留罐法、坐罐法,指罐吸拔在应拔部位后留置一段时间的拔罐法。留置时间一般为5~20min,罐大吸拔力强的应适当减少留罐时间,夏季及肌肤薄处留罐时间不宜过长,如需拔瘀血罐,时间可稍延长。但不要拔破皮肤和起水疱。留罐法可用于拔罐治疗的大部分病证,是最常用的拔罐法。

图片:单罐法

图片:多罐法

图片:走罐法

4. 走罐法 又称推罐法、行罐法或旋罐法。操作前先在罐口或吸拔部位涂上一层薄薄的润滑油,如石蜡、凡士林(也可根据病情等选用风油精、红花油、风湿油、消炎止痛膏、药酒等提高疗效),便于滑动。吸拔后握住罐底平推或稍倾斜推动,作前、后、左、右方向移动。也可根据患部需要做环形旋转移动。此时走罐部位皮肤可见潮红、深红或起丹痧点,治疗即告结束。本法宜选用罐口较大、罐口壁较厚且光滑的玻璃或有机玻璃罐。多用于胸背、腰骶、腹部、大腿等面积较大、肌肉较厚的部位,常用于治疗麻痹、肌肉萎缩、神经痛和风湿痹痛等。

5. 闪罐法 指罐吸拔在应拔部位后随即取下。反复操作至皮肤潮红为止的拔罐方法,若连续吸拔20次左右,又称连续闪罐法。此法的兴奋作用较为明显。适用于肌肉痿弱、局部皮肤麻木或功能减退的虚弱病症及脑卒中后遗症等。由于闪罐法属于充血拔罐法,拔后在皮肤上不留瘀紫斑,较适合面部拔罐。

图片:针罐法

图片:刺血拔罐

6. 针罐法 指在穴位上用毫针针刺"得气"后,将针留在原处,再以针刺处为中心拔罐,又称留针拔罐或带针坐罐。还可针刺穴位"得气"后出针,不按压针孔,立即在出针的穴位上拔罐,并吸出少许血液或组织液。此法有拔罐和针刺的双重作用,可提高疗效,多用于单独拔罐疗效欠佳的顽固性痛痹及各种软组织慢性损伤等。

7. 刺血拔罐 也称刺络拔罐。先用三棱针、梅花针(皮肤针)、注射针等按病变部位的大小和出血量的要求,针刺穴位或治疗部位(轻刺以皮肤出现红晕为度,中刺以微出血为度,重刺以点状出血为度),然后再拔罐并留罐。留罐时间长短按不同部位和病证需要的出血量而定。一般出血量在数滴和数毫升之间。适用于各种急慢性软组织损伤、高热、神经痛、神经性皮炎、丹毒等。

二、拔罐法的适应证和禁忌证

(一)适应证

拔罐法具有疏通经络、行气活血、消肿止痛、祛风散寒、吸毒拔脓的作用,适用范围较广,常用于风湿痹痛、肩背腰腿痛、感冒、头痛、咳嗽、哮喘、胃脘痛、腹痛、泄泻、闭经、中风偏瘫、面瘫、痤疮、荨麻疹、肥胖症等。具体归纳如下。

1. 神经系统疾病

(1)神经性头痛、枕神经痛:取大椎、大杼、天柱、至阳等穴位拔罐。

(2)肋间神经痛:取章门、期门等穴位及肋间疼痛区域拔罐。

(3)坐骨神经痛:取秩边、环跳、委中等穴位拔罐。

(4)因风湿劳损引起的四肢神经麻痹症:取大椎、膏肓、肾俞、风市等穴位及麻痹部位拔罐。

(5)面神经麻痹:取下关、印堂、颊车等穴位,行闪罐法,连续拔10~20次。

2. 运动系统疾病

笔记

（1）颈椎病、肩周炎、肘关节痛：在压痛点及病变关节周围拔罐。

（2）背痛、腰椎痛、骶椎痛、髋痛：在疼痛局部及病变关节周围拔罐。

（3）膝痛、踝部痛、足跟痛：在疼痛部位及病变关节周围，用小型玻璃火罐进行拔罐。

3. 皮肤疾病　急性湿疹、慢性荨麻疹、带状疱疹、痤疮、黄褐斑等。

4. 其他内外科疾病　感冒、发烧、咳嗽、支气管哮喘、慢性支气管炎、慢性胃炎、功能性消化不良、功能性便秘、胃痛、腹痛、腹泻、老年习惯性便秘、肠易激综合征、流行性腮腺炎、急性乳腺炎、急性淋巴管炎等。

5. 其他　保健、美容、减肥、慢性疲劳综合征、职业倦怠、青少年假性近视、毒蛇咬伤等。

（二）禁忌证

1. 年老体弱、久病体虚、极度疲劳、剧烈运动后、过饥过饱及饮酒者慎用。

2. 五官部位、前后二阴部位、大血管附近禁止拔罐。

3. 妇女经期慎用，孕妇的腹部及腰骶部禁用拔罐。

4. 皮肤高度过敏以及皮肤肿瘤部位、皮肤糜烂部位禁用。

5. 急性严重疾病、慢性全身虚弱性疾病及接触性传染病者禁用。

6. 出血性疾病，如紫癜、白血病、血友病等患者禁用。

7. 急性外伤性骨折、严重水肿等患者禁用。

8. 精神分裂症、抽搐、神经质及不合作者禁用。

三、拔罐意外的预防与处理

（一）晕罐

1. 症状　在拔罐的过程中，患者出现头晕目眩、心慌气短、面色苍白、四肢厥冷、烦躁不安、恶心呕吐、冷汗淋漓、脉虚弱无力甚至晕厥等。

2. 原因　晕罐的常见原因是患者精神过于紧张、体质虚弱、过饥过饱过渴、过于疲劳、置罐于禁忌部位等。一般而言，单纯拔罐引起晕罐者较为罕见，只有在施针罐和刺血拔罐时偶有发生。

3. 处理　发生晕罐后，立即起罐，迅速让患者平卧，采取头低足高体位，松解衣带，注意保暖。轻者饮用一杯温水或糖水，静卧休息片刻即可恢复；重者掐人中、针刺十宣、擦涌泉，灸百会、关元、气海、内关、足三里，若仍未缓解者采取中西医综合急救措施。

4. 预防　对于精神过度紧张者，做好解释工作，消除患者对拔罐的顾虑；过劳、过饥、过饱、过渴者，应令其进食、休息、饮水后再予拔罐；体质虚弱者，尽量采取卧位，手法不宜过重，适当减少罐数，缩短留罐时间；保持室内空气新鲜、环境安静；医者在拔罐过程中要精神专注，随时注意观察患者的神色，询问患者的感受，一旦有不适情况应尽早采取处理措施，防患于未然。

（二）灼烫伤皮肤

在拔火罐过程中，由于手法生硬、不熟练，有时会灼伤或烫伤皮肤。临床上常见于三种情况：一是酒精用得过多，从罐内滴在皮肤上，烫起血疱；二是火焰烧热罐口，皮肤被罐口烙伤；三是留罐时间过长，容易拔起白水疱。第一种情况和第二种情况可在烫伤局部涂湿润烫伤膏。若因留罐时间过长等原因出现皮肤起小水疱时，注意局部保持洁净，小水疱可任其自行吸收；若水疱较大或皮肤破损，则可用消毒细针挑破水疱，放出液体，再涂上甲紫，用消毒纱布包敷，以防感染。预防方法是拔罐前在施术部位涂少量水，使局部降温，保护皮肤；酒精棉球火焰朝向罐底，避免罐口过热或沾上酒精；缩短留罐时间。

四、拔罐的注意事项

1. 拔罐前需向患者解释可能出现的症状，征求患者同意后施术。应尽量选择向阳避风温度适宜的场所拔罐。

2. 拔罐时，一般选肌肉丰满的部位，如骨骼凸凹不平或毛发较多之处不宜使用，同时还要避开大血管和重要器官。

3. 操作火罐和水罐时，应严格注意热源处理，以免灼伤或烫伤皮肤。

4. 应用针罐时，须防止肌肉收缩或罐体碰撞针柄；刺血拔罐时应注意出血量不可过多，以不超过

10ml 为宜;排罐时注意罐与罐之间距离;走罐时避开骨突出部位。

5. 留罐时间不宜太长,以皮肤充血、瘀血为度。

6. 起罐时手法应轻缓,不可硬拉或旋动,以免损伤皮肤。

7. 如果出现烫伤或因留罐时间过长而出现水疱时,应注意消毒。水疱大者,可用消毒针具挑破放水后,再外涂甲紫,以防感染。

8. 拔罐期间注意询问患者的感觉,观察患者反应,防止晕罐。

第四节 实　训

拔火罐

【目的要求】

1. 掌握留罐、闪罐、走罐的操作要领。

2. 通过实践练习,使学生能在活体上稳、准、快的规范操作留罐、闪罐、走罐。

【标本教具】

教学光盘、活体模特(学生)、治疗盘、玻璃罐、火柴(或打火机)、95%酒精棉球、镊子(或止血钳)、凡士林、棉签、纱布、毛巾、屏风等。

【实训方式】

讲授、示教:

1. 教师先结合教学光盘,进行讲授。

2. 教师再在活体模特(学生)身上示范操作留罐、闪罐、走罐。

3. 学生相互进行留罐、闪罐、走罐的操作练习。

【实训内容、方法】

1. 施术前准备　准备罐具等用品——→选择体位——→清洁擦洗。

2. 实施拔罐

(1) 留罐:一手持火罐,另一手持镊子或止血钳夹住95%的酒精棉球点燃,伸入罐内中下端绕1~2周后迅速抽出,迅速将罐口扣在选定部位上不动,确定吸牢后,留置10~15min,待施术部位皮肤充血或瘀血呈紫红色为度。最后左手夹住火罐向一侧稍微倾斜,右手拇指或示指、中指按压罐口皮肤,使空气进入罐内,即将罐取下。

(2) 闪罐:一手持火罐,另一手持止血钳或镊子夹住95%的酒精棉球点燃,伸入罐内中下端绕1~2周后迅速抽出,迅速将罐口扣在选定部位上不动,待吸牢后,随即用腕力取下,再迅速拔住,如此反复操作直至皮肤潮红为度。

(3) 走罐:在罐口或欲拔罐部位涂一些凡士林油膏等润滑油,用闪火法将罐拔住,然后用双手握住罐子,上下往返推移,至所拔部位皮肤潮红、充血甚或瘀血时止。最后左手夹住火罐向一侧稍微倾斜,右手拇指或示指、中指按压罐口皮肤,使空气进入罐内,即将罐取下。

3. 整理　协助患者整理衣着;整理床单、物品等。

【思考题/作业】

1. 走罐的操作要领是什么?

2. 按下列进行操作练习,反复实践,并做好记录(或写好实验报告)。

拔火罐方法	留罐	闪罐	走罐
动作要领			
操作部位			
操作时间			
感受与体会			

(赵守彰　潘红发)

本章小结

　　本章主要内容为拔罐技术的原理、方法及临床运用。

　　拔罐技术具有适应证广、安全高效、方便易学、双向调节、协助诊断等特点。本章的重点是要求能熟练运用单罐法、多罐法、定罐法、走罐法、闪罐法、针罐法、刺血拔罐等各种拔罐技术的操作方法。难点是拔罐的临床应用，能针对不同部位和病证采用不同的拔罐技术，从而达到防治疾病和保健强身的目的。要充分掌握拔罐技术的适应证、禁忌证和注意事项，严格且规范地进行练习，只有反复训练才能在临床做到得心应手，取得良好效果。

扫一扫，测一测

思考题

1. 简述闪罐法的操作。
2. 简述走罐法的操作。
3. 简述拔罐疗法的作用和适用范围。

思路解析

第七章　传统运动疗法

07章 PPT

学习目标

1. 掌握：太极拳、八段锦、易筋经、五禽戏、少林内功及六字诀的动作要领和临床应用。
2. 熟悉：太极拳、八段锦、易筋经、五禽戏、少林内功及六字诀的特点和应用原则。
3. 了解：太极拳、八段锦、易筋经、五禽戏、少林内功及六字诀的注意事项。
4. 能与患者及家属进行沟通；帮助和指导患者进行传统运动疗法康复锻炼。

第一节　概　　述

一、传统运动疗法的概念和特点

（一）概念

传统运动疗法（traditional exercise therapy），古代称"导引按跷"，是指在中医理论指导下，根据患者病情特点，运用我国传统的运动形式以帮助患者康复治疗疾病的方法。它是我国传统康复治疗的重要手段之一。

传统运动疗法是我国古代劳动人民在长期与疾病作斗争的实践过程中逐渐认识、创造和总结而来的，源于"导引"，即"导气令和，引体令柔"，使"骨正筋柔，气血以流"。

（二）特点

传统运动疗法有其自身特点，根据患者的体质及病情特点，选择相应的运动方法，选取其中对应的段式，安排合理的运动量，以达到康复治疗疾病的目的，这一点有别于现代运动疗法。传统运动疗法不同于一般的体育运动，它是经过我国历代名家不断地探索与总结，形成的具有运动疗效的固定套路，并配合呼吸、意念，从而调理内在的脏腑气血功能，以达到康复治疗目的。传统运动疗法又不同于其他传统康复技术，它要求患者主动参加康复治疗过程，通过运动来恢复和增强机体功能，有别于中药、针刺、推拿等康复治疗手段，强调自身主动参与。传统运动疗法的主要特点如下：

1. 动静结合、内外兼修　动中有静，在运动时要保持精神宁静，全神贯注；静中有动，要保持呼吸和意念自然和谐，流动顺畅。

2. 舒缓柔和、圆活连贯　传统运动疗法演练时，应注意形体动作舒展大方，和缓自然，不拘不僵，轻松自如。动作形态如太极图形，动作线路多走弧线，一招一式衔接流畅，如行云流水。

3. 松紧结合、刚柔并济　心静体松，松而不懈，适度用力，缓慢进行，动静相兼，刚柔并济，阴阳平衡。

4. 呼吸自然、以意领气　传统运动疗法强调的是呼吸自然、和谐，以意领气，调呼吸以练气，以气行推动血运，周流全身。

二、传统运动疗法的作用

（一）调摄情志

通过传统康复运动，一方面可移情易性，减少不良情绪的影响；另一方面可以调畅气机，身心愉悦。同时，通过主动积极的锻炼，还可增强患者的康复信心，树立康复信念。

（二）改善肢体功能

传统运动疗法对肢体功能的康复有着独特的作用。偏瘫、痹症、痿症等均可有不同程度的肢体功能障碍，通过积极的传统运动疗法的锻炼，可疏通经络，调和气血，强筋壮骨，促进肢体功能康复。

（三）促进代偿功能

伤病残者可通过积极的传统运动疗法的锻炼，提高健侧的代偿功能，尽量恢复机体协调，维持相对稳定的整体功能。

三、传统运动疗法的应用原则与注意事项

（一）应用原则

1. 松静自然　体松心静是取得成效的前提条件。松，是指形与神、身与心的放松。静，是指在训练过程中保持心境的安宁。传统医学倡导天人合一，法于自然。

2. 动静适宜　动则不衰，用则不退。强调运动康复，必须建立在科学合理的基础之上，选择适宜的运动疗法，才能达到康复治疗的目的。但不能因为强调"动"而忘了"静"，应动静结合，动于外而静于内，神形兼顾，内外和谐。合理运动，要求适宜的运动量。练习后以不感觉明显疲劳，全身微微有汗为度。如果以脉搏衡量，（170-年龄）应为运动后的脉率。

3. 循序渐进　进行传统运动疗法练习时，切忌急于求成。正确的运动方法是一招一式应规范到位，动作由简单到复杂。应视患者情况具体分析，当身体状况逐渐改善，运动量可渐进加大，运动时间亦可逐渐延长，但不能超过自身体能限度，防止急功近利。

4. 三因制宜

（1）因人制宜：根据患者的年龄、性别、体质、病情特点等制订适宜的康复运动计划。

（2）因时制宜：季节气候的不同会对人体产生不同的影响，根据不同季节的气候特点，选择适宜的时间来进行康复运动。

（3）因地制宜：地域环境、气候条件和人的生活习惯不同，使得人体的生理活动、病理特点会有所差异，所以治疗法则也有所不同。

（二）注意事项

1. 做好运动前的准备工作

（1）运动时宜穿宽大舒适的运动服装，布料柔软，摘除帽子、手表等饰品。

（2）练功之前半小时，应停止剧烈活动，不空腹、不饱食，排空二便。

（3）做好热身运动，如慢跑、压腿、弯腰等小幅度活动，使各关节、肌肉处于兴奋状态。

（4）保持情绪稳定，不应该有任何思想负担，在大喜、大怒、过于兴奋或烦恼等情绪时不宜立即练功。

（5）选择清静、整洁的环境练功，光线柔和，空气流通。

2. 练功时要凝神静气，形神合一，呼吸自然

（1）调匀呼吸。呼吸不快不慢，自然均匀。

（2）心理活动逐步趋于简单，排除杂念，放松心情。

3. 加强运动后防护

（1）练功后不宜立即冷水洗浴，注意保暖，活动后忌汗出当风。

（2）活动量较大或汗出较多，切忌暴饮暴食。忌食生冷，以免引起肠胃功能紊乱，产生腹痛、腹泻等病理现象。

4. 劳逸结合，睡眠充足

（1）不能超限度地运动，应根据自身情况选择运动项目，合理安排运动与休息的时间与频度。

（2）保证充足的睡眠有利于解除疲劳、振奋精神。

第二节 常用传统运动疗法

一、太极拳

太极拳（Taijiquan），是中国传统的运动疗法之一。《易传·系辞传》写道："易有太极，是生两仪。两仪生四象，四象生八卦。"太极拳是依据太极阴阳之理，结合中医经络学说和道家导引吐纳之术编创出来的一套符合"天人合一"之道的拳术。太极拳经过三百多年的流传衍变，发展出许多流派，其中流传较广的有陈氏、杨氏、吴氏、武氏、孙氏等流派。本节主要介绍24式简化太极拳。

24式简化太极拳是国家体育总局（原国家体委）于1956年组织太极拳专家以流传面和适应面最为广泛的杨氏太极拳为基础，以简练明确、易学易练为原则，在内容上做了精简和提炼，保留太极拳传统风格，突出太极拳的群众性和实用性，创编了《二十四式简化太极拳》。此套太极拳的特点是：动作轻柔和缓，平稳均匀；保留了传统太极拳的主要技术内容及基本规格要领，编排上本着易学易练、由简到繁、由易到难的原则，体现了循序渐进的学习规律；锻炼更具全面性、均衡性，重点动作增加了左右势对称练习；有明确的规格和要领。

（一）姿势要求

1. 头部　虚领顶劲，下颌微收，舌抵上腭，目视前手。
2. 躯干　含胸拔背，松腰敛臀，圆裆松胯，立身中正。
3. 上肢　沉肩坠肘，臂呈弧形，屈指坐腕，掌心含蓄。
4. 下肢　移动平稳，旋转轻灵，落脚踏实，虚实分明。

（二）24式简化太极拳动作要领

预备式：并脚直立，全身放松，双眼平视，两臂下垂。

1. 起势　①左脚横开一步，与肩同宽；②两臂向前缓缓向前平举，掌心向下，两手与肩同高，两臂与肩同宽；③上体保持正直，两腿屈膝下蹲，同时两掌轻按于腹前，两肘下垂与两膝相对（图7-1）。

2. 左右野马分鬃

（1）左野马分鬃：①收脚抱球：上体微转向右，重心右移，左脚收于右脚旁，脚尖着地，同时右臂收在胸前平屈，手心向下，左手经体前向右下划弧，置于右手下，两掌右上左下相对，合抱于体前，目视右手；②转体上步：身体略向左转，左脚向左前方迈出，脚跟着地；③弓步分手：落平脚掌，屈膝成弓步，同时左右手随转体左上右下分开，右掌落于右髋旁，左手与肩同高，掌心斜向上，目视左掌（图7-2）。

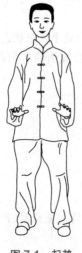

图7-1　起势

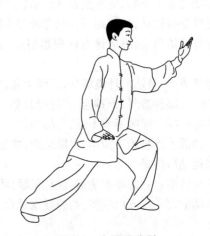

图7-2　左野马分鬃

（2）右野马分鬃：①后坐撇脚：重心后移，左脚尖抬起外旋 45°；②收脚抱球：落平脚掌，屈膝前弓，重心前移，同时两掌向心收拢，左上右下合抱成球，右脚收于左脚旁，脚尖着地，目视左手；③转体上步：身体略向右转，右脚向右前方迈出，脚跟着地；④弓步分手：落平脚掌，屈膝成弓步，同时左右手随转体右上左下分开，左掌落于左髋旁，右手与肩同高，掌心斜向上，目视右掌。

（3）左野马分鬃：①后坐撇脚：重心后移，右脚尖抬起外旋 45°；②③④同（1）②③④。

3. 白鹤亮翅

（1）跟步抱球：身体略向左转，右脚上跟半步，左手翻掌向下，右手向左上划弧，手心转向上，两手左上右下合拢，呈抱球状。

（2）后坐转体：重心后移，身体略向右转，再面向右前方，眼看右手。

（3）虚步分手：左脚前移，足尖点地呈虚步，上体再微向左转，面向前方，同时两手随转体慢慢右上左下分开，右手位于右额前，左手停于左髋旁，手心向下，手指尖向前，眼看前方（图 7-3）。

4. 左右搂膝拗步

（1）右搂膝拗步：①后坐撇脚：右腿屈膝，重心后移，左脚尖翘起外旋呈 45°；②摆臂收脚：转腰向左后方划弧至左肩外，右手随转腰划弧收于左肩前，同时左脚落平脚掌，重心前移屈膝，右脚足尖点地收于左脚旁；③上步屈肘、弓步搂推：身体右转，右脚迈出成右弓步，同时左手向外翻掌，由左后向上划弧至左肩外侧，屈肘经耳侧前推，右手随转体向上，向左下划弧落于左胸前，手心斜向下，目视左手（图 7-4）。

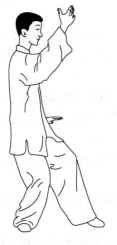

图 7-3 白鹤亮翅

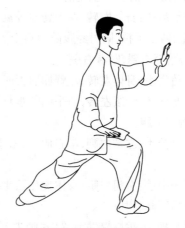

图 7-4 右搂膝拗步

（2）左搂膝拗步：同（1），左右方向相反。

5. 手挥琵琶 右脚跟进半步，身体后坐，身体重心右移，身体略向右转，右臂随转体后引；身体略向左转，左脚稍前移呈左虚步，脚尖翘起，脚跟着地，膝部微屈，同时屈左肘向上挑举，掌与鼻尖同高，掌心向右，臂微屈，右掌收于左肘部内侧，掌心向左，目视左手（图 7-5）。

6. 左右倒卷肱

（1）右倒卷肱：①转体撤手：身体右转，右掌变掌心向上，经腹前由下向后上方划弧后撤，左手随即翻掌向上，眼的视线随着向右转体先向右看，再转向前方看左手；②退步卷肱：左脚尖提起后退一步，脚掌着地，重心后移，落平脚跟；③虚步推掌：右脚呈虚步，同时右手屈肘，由耳侧向前推出，手心向前左臂屈肘后撤，手心向上，撤至左肋外侧，眼看右手（图 7-6）。

（2）左倒卷肱：同（1），左右方向相反。

（3）右倒卷肱：同（1）。

（4）左倒卷肱：同（2）。

7. 左揽雀尾

（1）转体撤手、收脚抱球：身体右转，同时右手随转体向后上方划弧平举，手心向上，眼看左手，左手自然下落，逐渐翻掌经腹前划弧至左肋前，手心向上，右手屈肘，手心转向下，收至左胸前，两手右上左下呈抱球状，同时重心右移，左脚足尖点地收于右脚旁，目视右手。

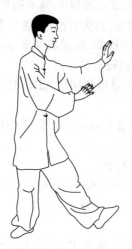

图 7-5 手挥琵琶

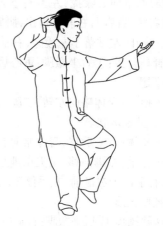

图 7-6 右倒卷肱

(2) 转体上步、弓步棚臂：身体左转,左脚向左前方迈出,屈膝呈左弓步,右脚自然蹬直,同时左臂向前棚出(左臂平屈呈弓形,用前臂外侧和手背向前方退出),掌心朝里,高与肩平,右手下落于右髋旁,手心向下,指尖向前,目视左前臂。

(3) 摆臂后捋：身体左转,左手转掌外旋翻掌向下,右手翻掌向上,经腹前上划至左肘旁,掌心向上;身体后坐,两手下捋,同时经腹前向后上方划弧,直至右手手心向上,高与肩平,左臂平屈胸前,手心向后,重心落至右腿,眼看右手。

(4) 转体搭手：身体左转,左臂屈肘折回,掌心向内,右手搭在左手腕内侧,掌心向外。

(5) 弓步前挤：继续左转,两手向前慢慢挤出,左手心向后,右手心向前,身体重心前移逐渐变成左弓步,眼看左手腕。

(6) 转腕分手：左掌内翻,掌心向下,右手经左掌背向前、向右伸出,高与左手齐,手心向下,两手与肩同宽。

(7) 后坐引手：右腿屈膝,身体慢慢后坐,重心移至右腿上,左脚尖翘起,同时两手屈肘后撤至腹前,手心均向下,眼平视。

(8) 弓步推掌：重心慢慢前移,左脚尖下落,屈膝前弓,呈左弓步,同时两掌向前上推出,掌心向前,眼平视(图 7-7)。

8. 右揽雀尾

(1) 后坐扣脚：上体后坐,并向右移,右腿屈膝后坐,重心移至右腿,左脚内扣。

(2) 收脚抱球：重心左移,右脚收于左脚旁,脚尖着地,同时右手平开至右侧,经腹前向左上划弧至左肋前,左臂内收,手心向下,两手相对,左上右下合抱呈球,目视左手。余与 7(2)~(8)动作相同,方向相反。

9. 单鞭

(1) 后坐扣脚：上体后坐,重心逐渐左移至左腿,左腿屈膝后坐,右脚内扣。

(2) 转体运臂：身体左转,左手掌心朝外向左划弧,直至左臂平举,右手转至左腹前,掌心向上。

(3) 钩手收脚：身体再逐渐右转,右手手心朝内向右呈弧形移回,至右侧前方变成钩手,钩尖向下,臂与肩平,左手随转体向下经腹前向右上划弧移行于右肩前,掌心向内,左脚尖着地收于右脚旁,眼看左手。

(4) 转体上步：身体左转,左脚向左前方迈出,左手划弧左转。

(5) 弓步推掌：左腿屈膝呈弓步,右脚跟后蹬,呈左弓步,同时左手向外翻掌前推,手心向前,手指与眼平齐,臂微屈,眼看左手(图 7-8)。

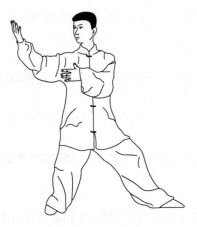

图7-7　左揽雀尾

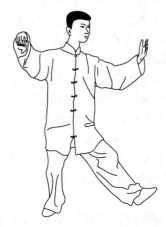

图7-8　单鞭

10. 云手

（1）后坐扣脚：身体重心右移，右腿屈膝后坐，左脚内扣。

（2）转体松钩：身体右转，右钩手松开变掌，手心向右前，眼看右手。

（3）并步云手：身体慢慢左转，重心左移，左手掌心向内经腹部向右上划弧到右肩前，再向左划弧，过体中线后旋臂翻掌；右手掌心向内经腹部向左上划弧到左肩前，再向右划弧，过体中线后旋臂翻掌。左右掌交替上起、下落。右脚在左手旋臂翻掌时并于左脚旁，相距约10cm，眼看右手。

（4）开步云手：上体再向右转，同时左手经腹前向右上划弧至右肩前，手心斜向后，右手向右侧运转，手心翻转向右，当右手旋臂翻掌时左脚向左平开一步，眼看左手（图7-9）。

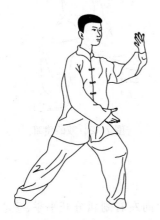

图7-9　开步云手

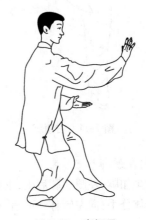

图7-10　高探马

（5）并步云手：动作同前，当左手旋臂翻掌时右脚并于左脚旁。

（6）开步云手：同（4）。

（7）扣步云手：同（5），右脚并步时，脚尖向里内扣。

11. 单鞭

（1）转体钩手：身体右转，右手随之转至右侧上方后变钩手，左手经腹前向右上划弧至右肩前，掌心向内，身体重心落在右腿上，左脚脚尖点地，眼看左手。

（2）转体上步，弓步推掌：身体略向左转，左脚向左前开步，重心前移，屈膝呈弓步，同时左掌外翻慢慢向前推出。

12. 高探马

（1）跟步翻手：右脚上跟半部，身体重心移至右腿上，右钩手变掌，两掌外翻使掌心向上，两肘微屈身体向右转，左脚跟渐渐离地，眼看左前方。

笔记

183

（2）后坐卷肱：身体后坐，右肘内屈。

（3）虚步推掌：左脚前点呈虚步，左手内收于腹前，手心向上，右手经耳旁向前推出，手心向前，手指与眼同高，眼看右手（图7-10）。

13. 右蹬脚

（1）穿手上步，分手弓腿：左手前伸至右手背上，两手交叉，手背相对，两手分开向两侧划弧，手心斜外，同时左脚提起向左前侧方迈步，脚尖外撇，重心前移，呈左弓步。

（2）抱手收脚：两手划弧内收交叉合抱于胸前，右手在外，左手在内，手心均向后，同时右脚尖着地收于左脚旁，眼看右前方。

（3）蹬脚分手：左脚支撑，右脚屈膝提起向右前方慢慢外蹬，两手随之经面前向两侧划弧分开平举，手心均向外，眼看右手（图7-11）。

14. 双峰贯耳

（1）屈膝并手：右脚屈膝收回，左手划弧收到胸前，两手同时向下划弧，掌心均翻转向上，落于右膝盖两侧，与肩相平，眼看前方。

（2）上步落手：右脚向右前迈步，脚跟着地，面向右前方，两手后撤收于腰间。

（3）弓步贯拳：重心前移，呈右弓步，两手变拳从体侧向前上划弧至面前，拳眼相对斜向内下，相距与头同宽，两臂呈圆弓，目视右拳（图7-12）。

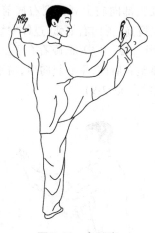
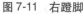
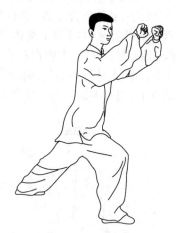

图7-11　右蹬脚　　　　　　　　　　图7-12　双峰贯耳

15. 转身左蹬脚

（1）后坐扣脚：左腿屈膝后坐，重心移至左腿，右脚内扣。

（2）转体分手：向左转体180°呈左弓步，两拳变掌，由上向左右划弧分开平举，手心向外，眼看左手。

（3）收脚合抱：身体重心再移至右腿，左脚足尖点地收于右脚旁，两掌由外向内上划弧交叉收于胸前，左手在外，右手在内，手心均向后，眼平视左方。

（4）蹬脚分手：两手左右划弧分开平举，肘微屈，手心均向外，同时右脚支撑，左脚屈膝提起向左前方外蹬，与右蹬脚方向相反。

16. 左下势独立

（1）落脚钩手：屈膝收回左脚，身体略右转，右掌变钩手，左手向右上划弧立于右臂前，掌心斜向后，眼看右手。

（2）屈蹲仆步：右腿屈膝慢慢下蹲，左腿由内向左侧划出呈左仆步，左手下落，掌心向外。

（3）穿掌转体：左手顺左腿内侧穿出上举，身体随穿掌左转，眼看左手。

（4）弓腿起身：重心前移，左脚跟为轴，脚尖外撇，左腿前弓，右脚内扣，右钩手上翻使钩尖向上，眼看左手。

笔记

（5）独立挑掌：右腿慢慢收起平屈，呈左金鸡独立势，右手由钩变掌，顺右腿外侧上挑屈肘立于右腿上,肘与膝相对,手心向左,左手按下于左髋旁,手心向下,指尖向前,眼看右手(图7-13)。

17. 右下势独立

(1) 落脚钩手:右脚脚掌着地落在左脚旁,左脚以脚掌为轴向左拧转约45°,随之身体左转,左手向后平举变成钩手,右掌随之经面前划弧立于左臂旁,掌心斜向后,眼看左手。

(2) 余与16(2)(3)(4)(5)同,左右方向相反。

18. 左右穿梭

(1) 右穿梭:①落脚抱球:身体左转,右腿屈膝,左脚向左前方迈出,脚跟着地,两手自然下落,继而重心前移,左脚掌着地,略屈膝,两腿呈半坐盘势,右脚上跟,脚尖点于左脚旁,同时两手在左胸前呈抱球状,左上右下,眼看左前臂;②转体上步:上体右转,右脚向右前方迈出,脚跟着地,同时右手向右前方伸出,左手向左后方下落;③弓步架推:重心前移,右脚落平脚掌,屈膝成弓步,右手翻掌上举停在右额前,手心斜向上;左手经体前向前推出,高与鼻尖平,手心向前,眼看左手(图7-14)。

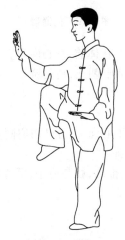

图7-13　左下势独立

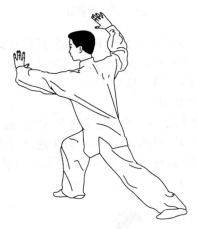

图7-14　右穿梭

(2) 左穿梭:①后坐撇脚:重心略后移,右脚尖抬起略向外撇;②跟步抱球:重心前移,左脚上跟,脚尖点于右脚旁,同时两手在右胸前合抱,右上左下;余与"右穿梭"②③相同,方向相反。

19. 海底针

(1) 跟步提手:右脚上跟半步,重心右移至右腿,左脚稍前移,脚尖轻点地,呈左虚步,同时身体右转,右手下落,经体前向后向上变屈肘上提至耳旁,掌心向内。

(2) 虚步插掌:左脚提起前移成虚步,右掌自耳旁斜向前下方插出,掌心向左,指尖斜向下,左手向前下划弧落于左髋旁,掌心向下,指尖向前(图7-15)。

20. 闪通臂

(1) 提手收脚:右手上提起身,身体略向右转,左脚收回,脚尖点于右脚旁,左手上提贴于右腕内侧。

(2) 弓步推掌:左脚向前迈出,重心前移,屈膝成左弓步,右手翻掌外旋,撑于头部右前上方,掌心翻转向上,拇指朝下,左手上起经胸前向前推出,高与鼻尖平,手心向前,眼看左手(图7-16)。

21. 转身搬拦捶

(1) 后坐扣脚:重心后移,身体右转,右腿屈膝,左脚内扣,同时两手经面前由左向右摆动,右手落在右前方,左手架在右额上方。

(2) 坐腿握拳:重心再左移,右脚以脚掌为轴左拧正后收回半步,右手向下经腹前摆到左胁旁后变拳,拳眼向内,左手下落于胸前,眼看前方。

(3) 摆步搬拳:重心仍在左脚,右脚收回后向前迈出,脚跟着地,脚尖外撇,右拳经面前划弧搬出,拳眼向右,左手自然划弧摆于体侧,眼看右拳。

(4) 转体收拳:右脚尖外撇,重心前移,脚掌落平,身体右转,右拳随转体向外划弧,收于腰间,拳心向上。

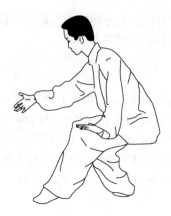

图 7-15 海底针

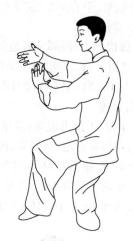

图 7-16 闪通臂

（5）上步拦掌：左脚点于右踝旁，然后上步，脚跟着地，左手随之拦在体前，掌心向内。

（6）弓步进拳：重心前移，落平脚掌，屈膝弓步，右拳向前冲出，拳眼朝上，高与胸平，左手附于右前臂内侧，眼看右拳（图 7-17）。

22. 如封似闭

（1）穿掌翻手：左手经右手腕下向前伸出，右拳变掌，两手外翻，手心向上，分开与肩同宽。

（2）后坐引手：重心后移，左脚尖翘起，手腕内旋，向后回收至腹前。

（3）弓步前按：重心前移呈左弓步，两手向下经腹前再向前、向上推出，腕与肩平，手心向前，眼看前方（图 7-18）。

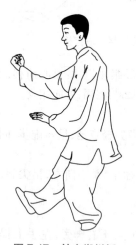

图 7-17 转身搬拦捶

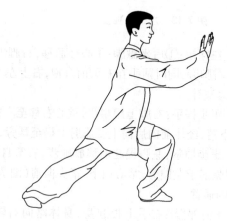

图 7-18 如封似闭

23. 十字手

（1）后坐扣脚：重心后移，左脚内扣。

（2）弓步分手：身体右转，重心右移，呈右弓步，右手随转动平摆至右前方，与左手呈两臂侧平举，掌心向前，肘部微屈，眼看右手。

（3）交叉搭手，收脚合抱：重心左移，右脚内扣，随即向左收回，两脚与肩同宽，两腿逐渐蹬直，呈开立步，两手由下向上交叉于胸前，腕与肩平，左手在内，右手在外，呈十字手，手心均向后，眼看前方（图 7-19）。

24. 收势

（1）翻掌分手：两手向外翻掌，掌心向下，平抹分开，与肩同宽。

（2）垂臂落手：屈肘下落与体侧，掌心向内。

笔记

186

（3）并步还原：左脚收回，并于右脚旁，还原到预备式。

（三）康复应用

1. 太极拳身法要求 ①虚领顶劲，头部做水平运动，目随手动，主要刺激颈部大椎穴，大椎穴为"诸阳之会"，可振奋人体阳气，防治外感，健脑增智；②立身中正，躯干与地面保持垂直，目的在于调理任督二脉，保持阴阳平衡；③四肢动作形态如太极图形，动作线路多走弧线，阴阳虚实，交替转换，舒缓柔和，刚柔相济，增强了四肢的柔韧性，利于关节的灵活与稳固，起到强筋健骨的作用。总而言之，太极拳促进了身体的协调与平衡，起到调和阴阳、协调脏腑、疏经通络的作用，长久练习可增强机体抗病康复能力。

2. 太极拳倡导天人合一，法于自然。要求体松心静，呼吸匀长，意守丹田，以意领气。坚持练习可调和脏腑，调畅气机，调整阴阳，强身健体。对于慢性病患者常见的抑郁、焦虑等情绪，还有一定的舒缓、调适作用。

（四）注意事项

1. 动作应顺应太极，自然流畅，圆润和谐。

2. 套路架势平稳，速度均匀，外柔内刚，循序渐进，量力而行。

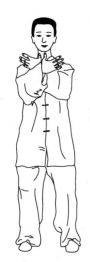

图 7-19 十字手

二、八段锦

八段锦（eight-section brocade），是指由八段连续动作组成的强身健体和养生延年的一种功法。"八段"是指其动作共有八节；"锦"有典雅华美之意，通过肢体躯干合理的屈伸俯仰，使全身筋脉得以伸拉舒展，起到调和脏腑、行气活血、通经活络、增智强体的作用。

"八段锦"的文献记载最早见于宋代洪迈所著的《夷坚志》。其在我国流传广泛，并在实践中不断加以修改、创新，分为很多流派，如十二段锦、岳飞八段锦、自摩八段锦等。八段锦就其姿势分为立式和坐式。本节重点介绍的是出自清代梁世昌所编《易筋经图说》中的立式八段锦。

（一）八段锦动作要领

预备式：全身放松，自然站立，左脚横开，与肩同宽，脚尖朝前，目视前方；两臂外开，与髋相平；两膝稍弯，两掌内收于腹前，与脐同高，合抱成圆，掌心向内，指尖相距约 10cm。要求端正身形，调匀呼吸，平心静气，做好准备。

第一式：两手托天理三焦。两臂外旋微下落，两掌下沉，掌心向上，五指分开，在腹前交叉。两腿慢慢伸直，两手上提于胸前，随之两臂内旋向上托举，掌心翻转 180°，舒胸直肘，仰头视掌，身体重心缓慢下降，两膝微屈，十指分开，两臂从体侧下落，捧于腹前，掌心向上，平视前方。如此反复上举、下落，共做 6 次（图 7-20）。

两手交叉上举，两臂分开下落，由上肢带动上、中、下三焦运动，可使"三焦通畅"，气血调和；通过拉长躯干与上肢各关节周围肌肉、韧带等软组织，对防治肩周炎、颈椎病等具有较好的作用。

第二式：左右开弓似射雕。身体重心右移，左脚向左侧开步站立，膝部伸直；两掌上移，左外右内，在胸部交叉，两腿缓慢屈膝半蹲成马步，右手弯曲成"爪"（五指并拢，屈指内扣，手腕伸直），肘向右拉，左掌呈"八字掌"（拇、示指分开成八字，其余三指弯曲内收），左臂朝左侧推出，与肩相平，坐腕，两臂呈拉弓射箭之势，动作略停，目视左掌。重心右移，右掌手指伸开复原，前臂向上、外划弧伸出，与肩相平，掌心斜向前，左掌伸开复原，掌心斜向后，目视右掌，左脚收回，呈并步站立，同时两手分别由两侧下落，捧于腹前，之间相对，掌心向上，目视前方。如此左右对称，本式一左一右为 1 遍，共做 3 遍（图 7-21）。

扩胸夹脊，可疏通督脉和膀胱经气，因刺激背俞穴而调节脏腑功能；拉弓射箭之势，疏通手三阴、三阳经脉之气，而八字掌尤其调节肺与大肠经脉。本式可有效增加前臂和手部肌肉的力量，提高手腕关节及指关节的灵活性，有利于上肢不遂的康复，同时有利于矫正不良姿势，如驼背、肩内收等，对于颈肩疾病有良好的防治作用。

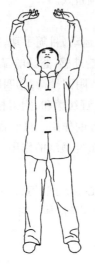

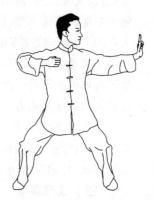

图 7-20　两手托天理三焦　　　　　　　　　　图 7-21　左右开弓似射雕

第三式：调理脾胃须单举。两腿徐缓直膝起立，上托左掌至面部后外翻上举至头左上方，肘部微屈，力贯掌根，掌心向上，指尖向右。右掌微上托，平脐后随之下按至右髋旁，指尖向前，肘关节微屈，力聚掌根，动作略挺，目视前方。松腰沉髋，重心缓缓下移，左掌经面前回落，至腹前内翻使掌心向上，右掌外旋上翻，使两掌指尖相对，间隔 10cm，目视前方。左右交替，本式一左一右为 1 遍，共做 3 遍。结束时，两膝微屈，两掌下按于髋前（图 7-22）。

通过左右上肢上下对拉，一松一紧，可牵及脾胃肝胆，加强脾升胃降、疏肝利胆之功效，同时可刺激腹部及胸胁部的经络及背部腧穴等，达到调理脏腑经络的作用，此外，脊柱各小关节及肌肉也得到锻炼，增强其灵活性和稳定性，对于防治颈肩疾病有良好作用。

第四式：五劳七伤往后瞧。两腿徐缓挺膝伸直，两臂伸直，掌心向后，指尖向下，目视前方。两掌充分外旋使掌心向外后方，头转向左右后方，动作略停，目视左侧斜后方，松腰垂髋，两膝微屈，两掌内旋使掌心朝下，指尖朝前，按于髋旁，同时头转回，目视前方。左右对称，本式一左一右为 1 遍，共做 3 遍。结束时，两腿膝关节微屈，两掌上捧于腹前，掌心向下，指尖向前，目视前方（图 7-23）。

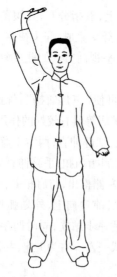

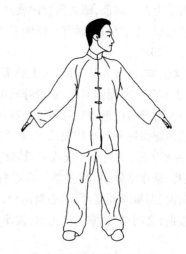

图 7-22　调理脾胃须单举　　　　　　　　　　图 7-23　五劳七伤往后瞧

五劳指五脏劳损，七伤指七情太过致病。通过上肢的充分外旋，静力牵伸，起到扩展心肺的作用；"肺朝百脉，心主神志"，调节心肺，可达到防治劳伤五脏七情的目的。同时"往后瞧"刺激颈部三阳、督脉之会大椎,起到振奋人体阳气、调节脏腑功能、健脑增智的作用。练习本式,可增加颈部及肩关节周围肌群收缩,对于颈肩疾病及背部疾病有良好的防治作用。

第五式:摇头摆尾去心火。身体重心左移,右脚开步,直膝站立,两掌上托与胸同高,两臂内旋,两掌上托至头顶,肘关节微屈,掌心向上,指尖相对,目视前方。两腿徐缓屈膝半蹲成马步,两掌由体侧下落,双手扶于大腿上,肘关节微屈,四指内斜,目视前方。以腰为轴,以颈、尾骨为首尾,沿右—前—左—中方向摇转。本式一左一右为1遍,共做3遍。结束时,右脚收回成开步站立,与肩同宽,同时两掌经体侧上举,指尖直立,掌心相对,随后松腰沉髋,身体重心缓缓下降,屈膝,两掌经面、胸下按至腹前,指尖相对,掌心向下,目视前方(图7-24)。

通过两腿下蹲,脊柱首尾伸拉,可刺激督脉。督脉为"阳脉之海",通过摇头刺激大椎、陶道等,解表泄热,祛除心肺火邪。此外,在摇头摆尾的过程中,颈椎、腰椎有较大幅度的侧屈、回旋,可使背腰部肌群参与收缩,增强关节灵活性与稳定性,对于调整颈、背、腰部疾病有良好的防治作用。

第六式:两手攀足固肾腰。直膝站立,手腕外旋使指尖朝前,两臂朝前上举,肘部伸直,掌心朝前,目视前方。两臂外旋使掌心相对,屈肘下按至胸,掌心向下,指尖相对,两臂外旋,使掌心朝上,两掌顺腋下后插,沿背两侧抚运至臀部,身体前俯,两掌继续沿腿后向下抚运直至足面,抬头,动作略停,目视前下方。本式一左一右为1遍,共做6遍。结束时,上体直立,两臂朝前上举,肘部伸直,掌心朝前,目视前方,随后松腰沉髋,身体重心缓缓下降,屈膝,两掌向前下按于腹侧,掌心向下,指尖朝前,目视前方(图7-25)。

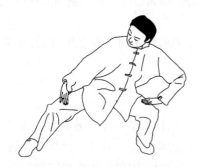
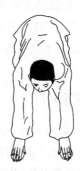

图7-24 摇头摆尾去心火 图7-25 两手攀足固肾腰

大幅度前俯后伸,可伸拉背部督脉、膀胱经,刺激腰阳关、命门、肾俞、委中等穴,起到壮腰固肾的作用。同时,通过脊柱大幅度的前屈后伸,还可有效发展躯干前屈、后伸肌群的力量与伸展性。

第七式:攒拳怒目增气力。身体重心右移,左脚平开,徐缓下蹲成马步。两掌变握拳,拳眼朝上,贴于腰侧,左拳缓慢用力向前上冲出,与肩同高,拳眼向上,怒视左拳,左拳变掌内旋使虎口向下,左掌外旋变掌心向上后握固,屈肘回收至腰侧,拳眼朝上,目视前方。左右对称,本式一左一右为1遍,共做3遍。结束时,身体重心右移,左脚回收成并步,两拳变掌,下垂体侧,目视前方(图7-26)。

"肝主筋,开窍于目,其志为怒"。"怒目圆睁"可使肝经气血充盈而起到柔筋利节的作用。此式动作使筋肉关节充分伸展,长期锻炼可强筋健骨,增强气力。

第八式:背后七颠百病消。足跟上提,下颌微收,头上顶,目视前方,足跟下落,微震地面。一起一落,起落7次(图7-27)。

足趾为足三阳与足三阴止、起交会之处,足趾用力可刺激足六经脉及其所属脏腑。"颠足"震及督脉和膀胱经,刺激背俞穴而起到调节五脏六腑功能,疏通气血的作用,同时还可发展小腿后部肌群力量,拉长韧带,提高平衡能力;落地震动等可刺激下肢及脊柱,有助于解除肌肉紧张。

收势:两臂内旋90°,向两侧摆,与髋相平,掌心向后,屈肘内收,两掌相叠(男左内右外,女左外右内),覆于丹田,两臂自然下垂,两掌贴于体侧,目视前方。全身放松,气纳丹田,心情愉悦,精神乃治。

(二)康复应用

1. 八段锦可舒筋活络,强身健体。患者可有针对性选择其中一式或几式进行锻炼,如脾虚气滞者,可选择二、三式;心肾不交者,可选择五、六式;肝阳上亢者,可选用四、八式。心脑血管病者选用前四式为宜;呼吸系统疾病者,多练习一、二、三、七式。

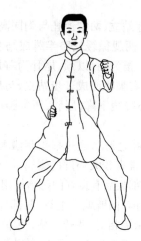

图 7-26 攒拳怒目增气力

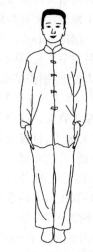

图 7-27 背后七颠百病消

2. 循序渐进练习,可调畅气机,疏通气血,调节脏腑功能,有利于各种慢性疾病的康复。

（三）注意事项

1. 习练时形体动作要柔和匀缓,圆活连贯,刚柔相济,松紧结合。运动量因人而异,不可强求,以运动后不觉疲劳、微微汗出为宜。

2. 过饥、过饱不宜习练;血压过高者不宜习练;严重器质性疾病不宜习练;妇女经期及孕妇不宜习练。

三、易筋经

易筋经(classics of tendon changing),源于我国古代导引术,是一种强健筋骨的方法。"易"是变通、改换、脱换之意,"筋"指筋骨、筋膜,"经"则带有指南、法典之意。易筋经就是改变筋骨,通过修炼丹田真气打通全身经络的内功方法。它是以中医阴阳气血理论为指导,经络腧穴理论为基础,通过手足的屈伸开合和脊柱的旋转俯仰,以带动四肢和内脏的运动,使全身气血流通,经络畅达而起到强筋健骨的作用。

本节介绍的是清代潘蔚整理编辑的《易筋经十二势》。

（一）预备桩功

自然站立,下颏微收,百会虚领,唇齿合拢,舌抵上腭,目视前方,两臂下垂,左脚横开,与肩同宽,五指并拢,掌心含蓄,双膝微屈。两眼轻轻闭合,目若垂帘,全身自上而下头、颈、肩、臂、手、胸、腹、背、腰、臀、大腿、小腿、足各部位依次放松,四肢躯干各关节以及内脏放松,使身无紧处。继而导气下行,做内观放松——内视泥丸,自觉头脑清新,如沐晨露;内视咽喉,自觉颈项放松,口咽滋润;内视膻中,自觉胸怀宽阔,心旷神怡;内观脾胃,自觉中焦温通,胃脘舒适;内视关元,自觉元气充盛,腹暖融融;内视会阴,自觉下极放松;导气沿两腿内侧下行;内视涌泉,自觉从足心涌出无限生机。

（二）十二势动作要领

1. 韦驮献杵第一势 左脚向左开半步,与肩同宽,两膝微曲,两臂自体侧向前方平举至与肩相平,两掌对立,指尖朝前,屈肘回收,两掌合贴于胸前,指尖斜向前30°,掌根与膻中相平,松肩虚腋,目视前下方,动作稍停(图7-28)。口诀:立身期正直,环拱手当胸,气定神皆敛,心澄貌亦恭。

2. 韦驮献杵第二势 接上式,两肘提起,掌臂与肩水平,指尖相对,掌心向下,直肘,两掌向前平伸,然后向左右分开呈"一"字,掌臂与肩平,坐腕立掌,力聚掌根,目视前下自然呼吸,气定神敛(图7-29)。口诀:足趾柱地,两手平开,心平气静,目瞪口呆。

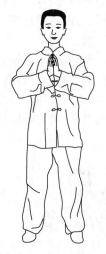
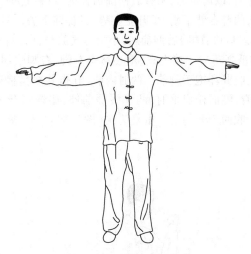

图 7-28　韦驮献杵第一势　　　　　　　　　　　图 7-29　韦驮献杵第二势

3. 韦驮献杵第三势　接上式,松腕,直臂朝前划弧,屈肘,平收两掌于胸前,掌心向下,指尖相对,掌与胸相距约一拳,目视前下方,两掌内旋,两肘外展,经耳前尽力上托,掌心向上,虎口相对,目视前下,意想通过囟会穴注视两掌,同时身体重心前移至前脚掌支撑,提起脚跟,微收下颏,舌抵上腭,咬紧牙关,静立片刻(图 7-30)。口诀:掌托天门目上观,足尖着地立身端;力周腿胁浑如植,咬紧牙关不放宽;舌可生津将腭舐,鼻能调息觉心安;两拳缓缓收回处,用力换将挟重看。

4. 摘星换斗势　左摘星换斗势,接上式,脚跟缓缓着地,两手握拳,下落至侧上方。松拳变掌,掌心斜下;上体左转,微屈膝,左臂下摆于后腰,掌背轻贴命门穴,右臂经体前下摆至左髋旁"摘星",目随右掌,直膝,上体转回,右掌经体前向额上摆至头顶右后上方,松腕屈肘,掌心向下,指尖向左,中指尖与肩髃垂直相对,目视右手,静立片刻。两臂自然平展呈"一"字,掌心向下,换"右摘星换斗势",与前动作相同,方向相反(图 7-31)。口诀:只手擎天掌覆头,更从掌内注双眸。鼻端吸气频调息,用力收回左右眸。

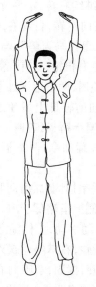
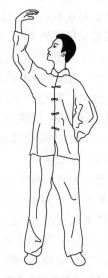

图 7-30　韦驮献杵第三势　　　　　　　　　　　图 7-31　摘星换斗势

5. 倒拽九牛尾势　右倒拽九牛尾势,接上式,左手下落,双膝微屈,重心右移,左脚向左后方约 45° 撤步,右脚跟内转,屈膝呈右弓步。左手内旋,手臂向前、向下划弧后伸,右手向前上方划弧外伸,与肩相平,两掌从小指依次屈指成拳,拳心向上,目视右拳。重心后移,左膝略屈,腰稍向右转,以腰带肩,以肩带肘,右臂外旋,收于右肩,左臂内旋,收于后背,目视右拳。重心前移,屈膝成弓步,腰稍向左

笔记

191

转,以腰带肩,以肩带肘,两臂放松前后伸展,目视右拳,重复2~3次。重心前移至右脚,左脚收回,右脚尖外转,两臂自然下垂,呈开立姿势,目视前下方。换"左倒拽九牛尾势",与前动作相同,方向相反(图7-32)。口诀:两腿后伸前屈,小腹运气放松;用力在于两膀,观拳须注双瞳。

6. 出爪亮翅势　接上式,重心移至左脚,右脚收回,同时,右臂外旋,左臂内旋,摆置两臂侧平举,掌心向前,收臂环抱于胸前。两肘内收,五指并拢呈柳叶掌立于云门穴前,指尖向上,目视前下方,展肩扩胸夹脊,继而松肩垂肘,两臂缓缓前伸,逐渐张开五指呈荷叶掌徐徐前推,指尖向上,怒目圆睁。松腕屈肘,收回于云门前。重复7次(图7-33)。口诀:挺身兼怒目,推手向当前;用力收回处,功须七次全。

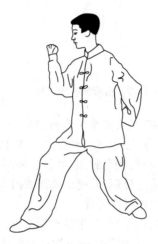

图7-32　倒拽九牛尾势

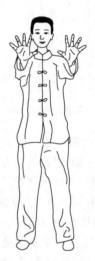

图7-33　出爪亮翅势

7. 九鬼拔马刀势　右九鬼拔马刀势,接上式,上体右转,右手外旋,掌心向上,左手内旋,掌心向下,两手掌心上下相对,右上左下。右手内旋,经右腋下向后伸展,掌心朝外,左手由胸前经右、上伸展划弧至左前上方,掌心向外。上体左转,右手经体侧划弧前摆至头前上方,屈肘,经左耳绕头半周,中指压住耳郭,掌心贴按玉枕穴,同时左手经左侧向左后下划弧。上体继续右转,左手背贴于脊柱,尽量上提,头右转,含胸,目视右脚跟,上体右转,两臂尽量扩胸后展,头略向右转,目视右上方,挺膝,上体转正,两臂经划弧摆动后成侧平举,掌心向下,目视前下方。换"左九鬼拔马刀势",与前动作相同,方向相反(图7-34)。口诀:侧首弯肱,抱顶及颈;自头收回,弗嫌力猛;左右相轮,身直气静。

8. 三盘落地势　左脚开步略比肩宽,脚尖向前,屈膝下蹲,沉肩坠肘,两掌逐渐加力下按于髋关节旁,两肘微屈,指尖向外,掌心向下,口吐"嗨"字音,音吐尽时,舌尖向前轻抵上下牙之间。翻掌肘微屈,缓缓上托起身至侧平举。重复下蹲、起身3次,第一遍微蹲,第二遍半蹲,第三遍全蹲,逐渐加大下蹲深度(图7-35)。口诀:上腭坚撑舌,张眸意注牙;足开蹲似踞,手按猛如拿;两掌翻齐起,千斤重有加;瞪目兼闭口,起立足无斜。

9. 青龙探爪势　左青龙爪势,接上式,左脚收回至与肩同宽,两手呈握固,屈肘回收至腰间章门穴处,拳心向上,右拳变掌,右臂向下伸直,经下向右侧外展,掌心朝外,侧上举略低于肩,目随手动,右臂收肘屈腕,右掌变"龙爪",指尖向左,经下颏向身体左侧水平伸出,目随手动,上体随之左转90°,龙爪随转体向左伸出,目视右手所指方向,"龙爪"分开变掌,身体前屈,直膝,右掌经左腿外侧下按至左脚(左膝)外侧,再由左脚(左膝)外侧划弧到右脚(右膝)外侧,手腕外旋,握固,拳眼向右,身体直立,右拳随之收回至章门穴。换"右青龙探爪势",与前动作相同,方向相反(图7-36)。口诀:青龙探爪,左从右出;修士效之,掌气平实;力周肩背,围收过膝;两目平注,息调心谧。

10. 卧虎扑食势　左卧虎扑食势,接上式,右脚尖抬起内扣45°,左脚收于右脚内侧,呈丁字步,并使身体左转90°,两手握固于腰间章门穴不变,目随转体视左前方,左脚向左前方迈出,屈膝呈左弓步,两拳上提至云门穴,手腕内旋,掌变"虎爪",上肢向前下划弧扑按,肘微屈,如虎扑食,目视前方,身体重心后移,继而前移,躯干由腰到胸逐节屈伸,上臂随之由下—后—上—前环绕一周,俯身,两"爪"下按,十指尖着地,同时左脚跟略抬起,右腿屈膝,右脚跟提起,脚趾抓地,塌腰、挺胸、抬头、瞪目,目视前上方,动作稍停,年老体弱者可俯身,两手前按至左膝前两侧,顺势逐步塌腰、挺胸、抬头、瞪目,起身,两手成握固收回至章门穴处,同时重心后移,左脚尖提起内扣约135°,同时重心左移,身体右转180°,右脚收于左脚内侧呈丁字步。换"右卧虎扑食势",与前动作相同,方向相反(图7-37)。口诀:两足分蹲身似倾,屈伸左右腿相更;昂头胸作探前势,偃背腰还似砥平;鼻息调元均出入,指尖着地赖支撑;降龙伏虎神仙事,学得真形也卫生。

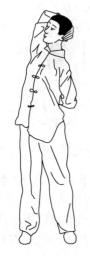

图7-34 九鬼拔马刀势

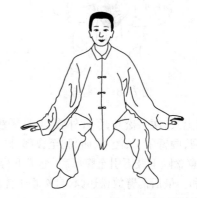

图7-35 三盘落地势

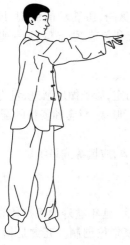

图7-36 青龙探爪势

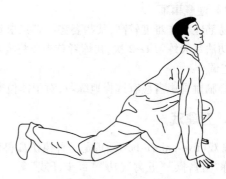

图7-37 卧虎扑食势

11. 打躬势 接上式,起身,重心后移,身体转正,右脚尖回扣,脚尖向前,重心前移,左脚收回,使两腿呈开立姿势。两掌随左转放松、外旋,掌心向前,继而掌心向前上移成侧平举,屈肘向后,两掌掩耳,十指贴按后枕部,指尖相对,以两手示指弹拨中指叩打枕部7下,即鸣天鼓,俯视前下方,身体前俯由头经颈椎、胸椎、腰椎、骶椎逐节向下缓缓牵动使上体前屈,直膝,俯视脚尖,停留片刻,再由骶椎、腰椎、胸椎、颈椎、头逐节向上缓缓牵动使上体伸直,两掌掩耳,十指扶按枕部,目视前下方。以上动作重复3次,逐渐加大屈度,第一遍前屈小于90°,第二遍前屈约90°,第三遍前屈大于90°。年老体弱者可适当减少前屈角度(图7-38)。口诀:两手齐持脑,垂腰至膝间;头惟探胯下,口更齿牙关;掩耳聪教塞,调元气自闲;舌尖还抵腭,力在肘双弯。

12. 掉尾势 接上式,两手猛然拔离双耳,两臂前伸,两掌内旋,十指交叉相握,掌心向内,屈肘,向外翻掌,前伸,再屈肘,旋转90°使掌心向下,收于胸前,上体前屈,塌腰,抬头,直膝,两掌交叉缓缓下按,目视前方,年老体弱者身体前屈、抬头,两掌下按可至膝前。头向左后方转动,臀部向左前方扭动,目视尾闾;两手交叉不动,还原至目视前方;头向右后方转动,臀部向右前方扭动,目视尾闾;两手交叉不动,还原至目视前方;左顾右盼重复 3 次(图 7-39)。口诀:膝直膀伸,推手自地;瞪目昂头,凝神一志。

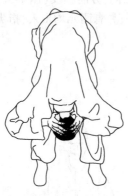

图 7-38　打躬势

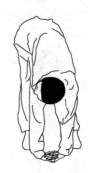

图 7-39　掉尾势

收势:接上式,两手松开,手臂外旋,上身缓缓立直;两臂外展成侧平举,掌心向上;上举至头顶上方,屈肘,松肩,两臂下引,经头、面、胸至腹部丹田,掌心向下,手指含蓄,目视前下方。重复上举、下引 3 次,前 2 次意念随上肢下引至腹部后,继续下行,经涌泉穴入地。第 3 次略在腹部停顿,引气归原,待全身气血调和。最后两臂放松还原,自然垂于体侧,左脚收回,两脚并拢,舌抵上腭,目视前方。

（三）康复应用

1. 易筋经是保健强身的基础功法,通过身体充分伸展转动能够"伸筋拔骨",激发人体周身气机,利于人体气血通畅,气机升降,有利于疾病与功能康复。

2. 通过脊柱的旋转俯仰,督脉和膀胱经背俞穴得以刺激,阳气振奋,脏腑功能协调,抗病能力增强;通过手足的屈伸开合,改善关节活动功能,增强肌肉力量,能够疏利关节,强筋健骨;一些特定动作如"鸣天鼓""拔耳"有醒脑聪耳的功效。

（四）注意事项

1. 易筋经动作难度较高,某些姿势不必强求到位,视个人情况而定,做到循序渐进,量力而行。

2. 功法每天练习 1~2 次,初练者首先要将姿势练熟,然后再进行呼吸、意念和姿势的配合锻炼,最终达到三调合一。

3. 心脑血管患者应有选择地练习,对于体位变化幅度较大的架势,应慎练或忌练。

四、五禽戏

五禽戏(five-animal boxing),是一种模仿禽兽动作,用以防病治病、延年益寿的医疗体育活动。五禽戏又称"五禽操""五禽气功""百步汗戏"等。据说由东汉医学家华佗创制。五禽是指虎、鹿、熊、猿、鸟,戏为嬉戏、表演之义。因此五禽戏不仅外形动作要效仿虎之威武、鹿之安闲、熊之稳健、猿之机敏、鸟之轻捷,而且要内蕴"五禽"神韵,做到形神合一,以达到舒展筋骨、调畅气血、强身健体、延年益寿的目的。

本节所介绍功法是现代编练的一套以"动功"为主的五禽戏功法。

（一）五禽与五脏的关系（表 7-1）

表 7-1　五禽与五脏的关系

五脏	肝	心	脾	肺	肾
五行	木	火	土	金	水
五禽	鹿	猿	熊	鹤	虎

（二）基本手型

1. 虎爪　五指张开,虎口撑圆,第一、二指节屈曲内扣,形似老虎的利爪(图 7-40)。

2. 鹿角　拇指外展,示指与小指伸直,中指和无名指掌指关节屈曲内扣(图7-41)。

3. 熊掌　拇指压在示指、中指的末端指节上,虎口撑圆,其余四指并拢屈曲(图7-42)。

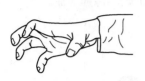 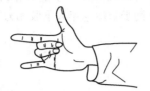 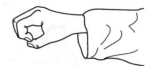

图7-40　虎爪　　　　　　图7-41　鹿角　　　　　　图7-42　熊掌

4. 猿钩　五指撮拢于指腹,手腕下屈(图7-43)。

5. 鸟翅　五指伸直并拢,拇指、示指和小指上翘,无名指、中指并拢略向下压(图7-44)。

6. 握固　拇指压在无名指掌侧指根处,其余四指屈握(图7-45)。

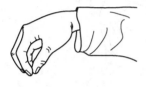 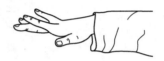 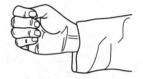

图7-43　猿钩　　　　　　图7-44　鸟翅　　　　　　图7-45　握固

（三）基本步型

1. 弓步　两脚略分开,左(右)向前迈一大步,横向保持一定宽度,左(右)腿屈膝前弓,膝与脚尖上下相对,右(左)腿伸直,脚跟着地,脚尖稍内扣,全脚掌着地,形成左(右)弓步。

2. 虚步　右(左)脚向前方迈出,脚跟着地,脚尖上翘,膝微屈,左(右)脚尖斜向前方,脚掌着地,屈膝下蹲,臀部与脚跟上下相对,重心落在左(右)脚。

3. 丁步　两脚左右分开一定距离约10~20厘米,两膝略屈,右(左)脚跟抬起,脚尖点地,虚点地面,置于左(右)脚脚弓处,左(右)腿全脚掌着地踏实。

4. 提膝平衡　左(右)腿直立站稳,上体正直;右(左)腿在体前屈膝上提,小腿自然下垂,脚尖向下。

5. 后举腿平衡　右(左)腿蹬直站稳,左(右)腿伸直,向体后举起,脚面绷平,脚尖向下。

（四）动作要领

五禽戏每式可左右交换各做一次或数次,在每式结束后,做一到两次侧举上提吸气、下按呼气的调息动作,以调匀呼吸,为下一式做准备。

起势:两脚并拢,自然直立,两目平视前方,舌抵上腭,下颌微收,双臂自然下垂,双膝略屈,左脚横开一步,略比肩宽,松劲站立,呼吸调匀,意守丹田。掌心相对,屈肘内合,成掌心向上后,上提至膻中,随上提吸气,掌心内翻向下,缓缓下按于关元,随下按呼气,再重复上提、下按一次。速度均匀,动作柔和连贯,然后两手垂于体侧。

1. 熊戏　熊动作虽笨拙,却憨态可掬,故要有熊稳健厚实之感。熊戏主要加强中焦脾胃的运化,增进食欲。

预备式:身体自然站立,两脚分开与肩同宽,两臂自然下垂,两眼平视前方。

（1）熊运:两手握空拳呈"熊掌"垂于下腹部,拳眼相对,两脚站稳,上体前俯内抠,如熊前掌和颈背。以腰胯为轴,上体做顺时针转动身体,同时熊掌沿左—上—右—下划圈,目随上体摇晃环视。继而逆时针转动,熊掌沿右—上—左—下划圈。手上升时吸气,下降时呼气(图7-46)。两拳变掌下落,自然垂于体侧,目视前方。熊运可促进脾升胃降,运化正常,可防治消化不良、腹胀纳呆、便秘、腹泻等症,并可加强腰背部的活动,可防治腰肌劳损及软组织损伤。

（2）熊晃:两手呈熊掌,身体重心右移,左髋上提,以髋带腿,左膝微屈,向左前方落步,目视前方,重心前移,身体右晃,左臂前靠,身体后坐,左臂后摆,同时右臂前靠。两臂随重心前后移动,交替晃动,腰部两侧亦随重心移动交替压紧、放松(图7-47),左脚上步,开步站立,同时,两手自然垂于体侧。两掌向身体侧前方举起,与胸同高,掌心向上,目视前方。屈肘,两掌内合下按,自然垂于体侧,目视前方。熊晃加强了肩、髋关节的活动,腰部的运动加强了中焦脏腑的运化,提髋行走,落步微震,增强髋关节周围肌肉的力量,提高平衡能力,有助于防治老年人下肢无力、髋关节损伤、膝痛等症。

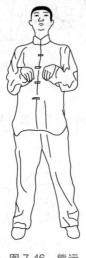

图 7-46　熊运

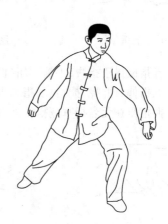

图 7-47　熊晃

2. 虎戏　要体现"森林之王"的威猛,动作要刚柔相济。虎戏主要加强脊柱的活动,有利于颈背腰骶部疾病的康复,可健腰固肾。

预备式:脚跟并拢,松静站立,两臂自然下垂,目视前方。

(1) 虎举:两手掌心向下,十指撑开,由小指起依次屈指外旋握拳,拳眼朝上,两拳沿体前缓慢上提至胸前后缓缓松拳,手掌下翻,两臂上举,手掌外翻,上臂撑展,目视两掌,继而再屈指握拳,下拽至胸前,松拳变掌,沿体前下落至腹前,十指撑开,掌心向下,目视两掌(图7-48)。两手自然垂于体侧,目视前方。上举时身体上拔,提胸吸气;下拽时如下拉吊环,含胸呼气。虎举可以加强掌指关节活动,促进手部的微循环,适宜手部活动不利、循环障碍的康复。同时,两掌一升一降,疏通三焦气机,调理三焦功能。

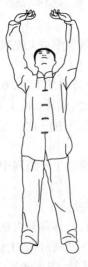

图 7-48　虎举

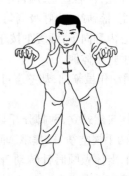

图 7-49　虎扑

(2) 虎扑:两手握空拳,于体侧上提,身体由后仰变前伸,抬头,两手向上、向前划弧,十指弯曲呈"虎爪",掌心向下,身体前扑,拔腰伸膝,手变虎爪,再屈膝,虎爪下按至膝部两侧,再经体侧上提,左腿上步,脚跟着地,脚尖上翘成虚步,身体向前下扑(图7-49)。两掌向身体侧前方举起,与胸同高,掌心向上。目视前方。两臂屈肘,两掌内合下按,自然垂于体侧,目视前方。重复时可右腿上步。演练过程由慢到快,动作由柔变刚,力贯虎爪。虎扑动作后仰前伸,增强了脊柱的伸展度和柔韧性,对常见的腰部疾病有防治作用。同时,脊柱的前后伸展折叠,牵动任、督两脉,起到调理阴阳、流通经络、活跃气血的作用。

3. 猿戏 猿生性好动,机灵敏捷,要模仿猿猴东张西望、爬树摘果的神态。猿戏可提高机体的敏捷度,有怡神醒脑之功。

预备式:脚跟并拢立正姿势,两臂自然下垂,目视前方。

(1) 猿提:两手放于腹前,十指撑开,快速撮拢屈腕紧捏成"猿钩",耸肩缩脖,重心上提,两臂夹紧,两手上提至胸,含胸收腹提肛,脚跟上提,头左转90°,目随头动,视身体左侧,头转正,两肩下沉,重心下落,松腹落肛,脚跟着地,同时两手于胸前变掌,掌心向下,下按于关元(图7-50),两掌沿体前下按落于体侧,目视前方。重复时头向右转。猿提加强了肩颈部位的活动,有助于颈椎病的康复。

(2) 猿摘:左脚朝左后方退步,脚尖点地,右腿屈膝,重心落于右腿,屈左肘,左手呈猿钩夹于体侧。眼视右手,右手掌随头左转摆到左耳旁,而后头转向右前方,屈膝下蹲,右脚向右前方掠步,右手掌内翻,掌心朝下,随着掠步向前划弧至右前方呈猿钩,左手上前摘果后呈猿钩,左手由猿钩变为握固,收于头左侧,掌指分开,掌心向上,呈托桃状,右掌经体前向左划弧至左肘下捧托,目视左掌,右腿随之收回成丁步(图7-51),左脚向左横开一步,两腿直立。同时,两手自然垂于体侧。两掌向身体侧前方举起,与胸同高,掌心向上,目视前方。屈肘,两掌内合下按,自然垂于体侧,目视前方。猿摘需要手眼并举、四肢协调,可提高机体的反应速度,利于神经系统疾病的康复。

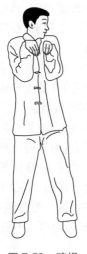

图 7-50 猿提

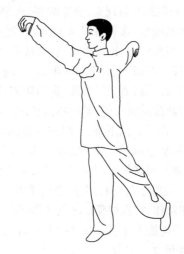

图 7-51 猿摘

4. 鹿戏 要有鹿安闲静怡的神态,舒展轻盈的动作。鹿戏主要活动筋肉关节,可起到疏肝理气、活血柔筋的作用。

预备式:脚跟并拢立正姿势,两臂自然下垂,目视前方。

(1) 鹿抵:两腿稍微屈曲,重心右移,左脚经右脚内侧向左前方迈步,脚跟着地,脚尖外展近90°。同时两手空拳,双臂自下而上从右侧摆起,拳心向下,当与肩等高时,空拳变为鹿角,目随手动,身体稍前倾,左肘贴及腰侧,右臂充分伸拉,两手随腰部左转,头左转经左肩峰,目视右脚跟(图7-52),随后,身体右转,左脚收回,开步站立。同时两手向上、向右、向下划弧,两掌握空拳下落于体前,目视前下方。尾闾运转,可起到强腰补肾、强筋健骨的功效。鹿抵重在运动颈、腰部两侧,增强其肌肉力量和活动幅度,对于腰椎小关节紊乱等有较好防治作用。

(2) 鹿奔:左脚跟提起,向前迈步,屈膝,右腿伸直呈左弓步,同时两手握空拳,上肢由身体侧部自下而上划弧前伸,屈腕,高与肩平,与肩同宽,拳心向下,目视前方。重心后坐,手呈鹿角,前臂内旋,手背相对,同时含胸低头,使肩背部如横弓,弓背收腹,使腰背部如竖弓。重心前移,呈左弓步,手变空拳,重心后移,两手随左脚收回,开步直立。两拳变掌,回落于体侧,目视前方,右脚跟提起,向前迈步,形成右弓步,重复上述动作(图7-53)。两掌向身体侧前方举起,与胸同高,掌心向上,目视前方。屈肘,两掌内合下按,自然垂于体侧,目视前方。鹿奔动作使肩关节内旋,并充分伸展了背部肌肉,利于肩背部疾病的康复,同时,躯干弓背收腹,还可矫正脊柱畸形。

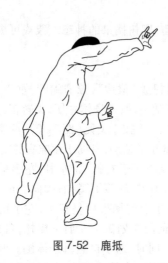

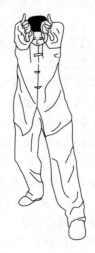

图 7-52 鹿抵　　　　　　　　　　　　　　　　　　图 7-53 鹿奔

5. 鸟戏　要有仙鹤昂首挺拔、展翅飞翔之神韵,动作要舒展大方。练习鸟戏可起到宽胸利肺的作用。

预备式:两脚平行站立,两臂下垂,目视前方。

（1）鸟伸:两脚与肩同宽,双膝微屈,两手于腹前相叠。双手上举至头前上方,掌心向下,指尖向前,屈腕,身体稍前倾,耸肩缩颈,挺胸塌腰,尾骶上翘,目视下方。手掌下按于腹前,双臂展开后伸,两手呈鸟翅状。与此同时,抬头松颈,右脚站稳蹬直,重心右移,左腿伸直向后抬起(图 7-54)。重复上述动作,左右相反。左脚下落,两脚开步站立,两手自然垂于体侧,目视前方。鸟伸借助手臂上举下按,身体松紧交替,起到疏通任督二脉、协调阴阳的作用。双臂展开,金鸡独立,可锻炼平衡能力。同时,还能加强肺的吐故纳新功能,增加肺活量,改善慢性支气管炎、肺气肿等病的症状。

（2）鸟飞:两手自然下垂,于腹前相合,掌心向上,继而沉肩、起肘、抬腕,呈波浪状向两侧平举,手腕略高于肩部,掌心向下。目视前方,左腿随上肢运动屈膝提起,松肩、沉肘,两掌合于腹前,左腿随之下落,脚尖着地。两掌如前,上举至头顶,手背相对,指尖向上,再下落至腹前,左腿同前随手上提、下落(图 7-55)。左脚下落在右脚旁,全脚掌着地,两腿微屈。同时,两掌合于腹前,掌心相对,目视前下方。重复上述动作,左右相反。鸟飞动作要求上下肢配合协调,身体保持平衡。经常练习可使四肢关节灵活,身体平衡能力加强。两臂的上下运动可改变胸腔容积,配合呼吸运动可起到按摩心肺作用,增强血氧交换能力。

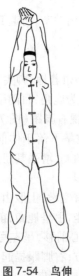

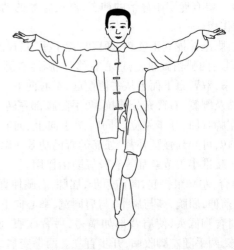

图 7-54 鸟伸　　　　　　　　　　　　　　　　　　图 7-55 鸟飞

收势：两手垂于腹前，经体侧掌心向上举至头顶，配合吸气，变掌心向下，指尖相对，缓缓下按于丹田，配合呼气，继而两手在腹前由外向内划弧交拢，虎口交叉，叠掌于腹前。闭目养神，呼吸调匀，意守丹田，引火归原。休息片刻，缓缓睁眼，双手合掌，搓手至手心发热。浴面数次，两掌经面部、头顶、耳后、体前缓缓下落，垂于体侧，两脚收拢。

（五）康复应用

1. 通过模仿动物不同形态、动作及气势，结合意念活动，可疏通经络，调和脏腑，坚持练习，有助于慢性疾病的康复，如慢性胃炎、便秘、慢性支气管炎、慢性疲劳综合征、慢性盆腔炎等疾病。

2. 通过肢体关节的屈伸、舒展活动，有助于颈项、肩背、腰腿部病证的康复，如颈椎病、落枕、肩周炎、背阔肌筋膜炎、腰肌劳损等病证。

（六）注意事项

1. 练习时要静心安神，思想集中，呼吸自然。

2. 手形、基本步形要尽量按要求做到位，以利气血流通。动作要刚柔相济、柔和连贯、舒展大方、速度均匀，注意一招一式的练习。

3. 锻炼时既可整套练习，又可分节选取某一动作进行锻炼，练习者自行掌握，灵活运用，量力而行，锻炼时掌握一定的度，以微微汗出为宜。

五、少林内功

少林内功（Shaolin skills），是以站裆为基础，注重运用腰腿和足部的力量，配合上肢的运动，以通调气血、强健筋肉的一种运动疗法。少林内功着重锻炼下肢的霸力及上肢的灵活性和力量。霸力就是突然发生的强大的力量，也就是爆发力，锻炼时，以意领气，以气生劲，循经络而达四肢。

（一）基本裆式

起势：并步直立，两手下垂，挺胸收腹，目视前方。

1. 站裆势　左脚横开一步略比肩宽，两足尖内扣，足趾紧踩地面，劲力由上向下贯注于足部。前胸微挺，直肘屈腕，两臂后伸，臂伸直，腕背伸，掌心向下，四指并拢向前，拇指外分，力在掌根。虚领顶劲，目视前方，精神贯注（图 7-56）。

本式为少林内功的主要基础功，常练此势，可扶正祛邪、调整阴阳、疏通经络，使人精神焕发，祛病延年。

2. 马裆势　左脚横开一步略比肩宽，足尖内扣，屈膝屈髋下蹲，两膝与足尖略向内收，足跟稍向外蹬。挺胸收腹，上体微微前倾，重心置于两腿之间，两手平按于两髋旁，掌心向下，四指并拢向前，虎口向前，拇指外分，力在掌根。虚领顶劲，目视前方，精神贯注（图 7-57）。

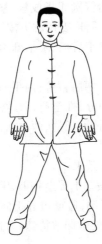

图 7-56　站裆势

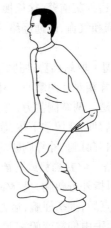

图 7-57　马裆势

本式是锻炼下肢的基本功，具有补肾健腰的功效。

3. 弓箭裆势　身体右转，右脚向前大跨一步，屈膝约 90°，膝不过趾，足尖略内扣。左腿伸直，足尖稍向外撇,脚跟着地,呈前弓后箭之势,上体略向前倾,重心下沉,两手平按于两髋旁,掌心向下,四指并拢向前,虎口向前,拇指外分,力在掌根。虚领顶劲,目视前方,精神贯注(图7-58)。

本式是裆势中重要的"运功",即左右变换动作。该势具有行气通经、提神活血、祛病延年的作用。

4. 并裆势　两足跟分开外蹬,足尖靠拢,十趾抓地,呈内八字形。两臂微向后伸,挺胸收腹,腕背伸,掌心向下,四指并拢,拇指外分,力在掌根。虚领顶劲,目视前方,精神贯注(图7-59)。

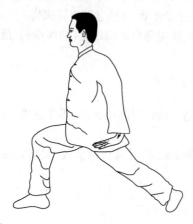
图7-58　弓箭裆势

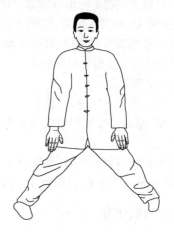
图7-59　并裆势

本式是少林内功中基本功之一,作用同站裆势。

5. 大裆势　左脚向左横开一大步,间距约为自身肩宽的一倍以上,两足尖略向内扣,脚底均匀用力踏地,两膝挺直。两臂微向后伸,挺胸收腹,腕背伸,掌心向下,四指并拢,拇指外分,力在掌根。虚领顶劲,目视前方,精神贯注。

本式是少林内功基本功之一,常练此势,能够增强腿部力量,增强踝部耐受力。

(二)基本动作要领

1. 前推八匹马　取站裆势,变屈肘直掌,于两胁蓄势。掌心相对,拇指伸直向上,四指并拢向前,蓄力于上肢,两臂运力徐徐向前直线推出,至掌与肩相平。前胸微挺,臂略内收,目视前方,慢慢屈肘,收于两胁,两臂后伸,变俯掌下按,恢复为原裆势。

本式具有宽胸理气、健脾益气、开通关节的作用,可作为气喘、胃病、高血压等患者及体虚者的锻炼方法。

2. 倒拉九头牛　取马裆势,变屈肘直掌,于两胁蓄势。两掌徐徐前推,边推边内旋前臂,上肢完全伸直时,虎口恰好向下,四指并拢向前,两手臂与肩相平。由小指始依次屈指成拳,拳眼朝上,劲注拳心,边屈肘收拳边外旋前臂,徐徐拽拉回两胁,上体前倾、收臀,两臂后伸,变俯掌下按,恢复为原裆势。

本式具有调和气血、疏通经络、平衡阴阳、补肺益肾的作用。对于肩痛、手指麻木、体虚等有较好的治疗作用。

3. 凤凰展翅　取站裆势,屈膝下蹲成马步,两臂变屈肘仰掌,于两胁蓄势;两手屈肘上提,于胸前呈立掌交叉,掌背相对。两掌心向外,直肘屈腕,徐徐用力向两侧外分,推至肩、肘、腕相平,两臂极力伸直,如凤凰展翅。两掌侧蓄力,直肘屈腕,缓缓收拢,至体前手腕外旋,屈肘,两掌徐徐收回至胸前呈立掌交叉;两臂后伸,变俯掌下按,恢复成原裆势。

本式具有内调脏腑、外舒胸胁的作用,对于心肺疾患有较好治疗效果。

4. 仙人指路　取并裆势或马裆势,变屈肘仰掌,于两胁蓄势。右掌上提至胸前,手腕内旋,四指并拢,指尖朝上,拇指外分朝胸,呈立掌匀力推出,贯劲于双臂,力达指端,边推边五指向掌心微收,呈瓦楞掌,当上臂推直后,握拳屈腕,运力回收,边收边前臂外旋,至右胁处呈仰掌待势,力达掌心。换左手做相同动作。两手由仰掌变俯掌下按,恢复为原裆势。

本式具有疏经通络、增力强身的作用,对于肘、腕关节障碍的患者具有较好的治疗作用。

5. 霸王举鼎　取大裆势,变屈肘仰掌,于两胁蓄势。两掌缓缓上托,过肩后,翻转两掌使掌心向上,掌跟用力外撑,慢慢上举如托重物,直至肘部直挺,指尖相对,指尖距离约3指宽,旋腕翻掌,使掌心

笔记

向后,指尖向上,渐渐下移,收回两胁。两臂后伸,由仰掌变为俯掌下按,恢复成原裆势。

本式具有增力祛病、宽胸理气的作用,适用于肩腰疼痛、胸胁不舒等病证。

6. 风摆荷叶 取站裆势或马裆势,屈肘仰掌,于两胁蓄势。两臂用劲缓缓向前上方推出,左上右下交叉后再分掌向两侧外展,使两臂平伸,肩、肘、掌呈一直线,头如顶物,目视前方,继而慢慢用劲合拢,左上右下交叉后收回两胁。两臂后伸,仰掌变俯掌下按,恢复成原裆势。

本式具有补益肾气、调和阴阳、强筋健骨等作用,对于气喘、肺气肿、胸胁不舒、高血压等病症有良好的治疗作用。

7. 顺水推舟 取马裆势,变屈肘直掌,于两胁蓄势。两掌缓缓运力前推,边推边手腕内旋背屈,拇指向下,掌心向前,四指相对,肘部直挺,掌与肩平,屈膝下蹲成马步,头勿低,身勿倾,手腕外旋,手掌前伸变成直掌,四指向前,拇指外分,用力后翘,屈肘蓄力,缓缓收回于两胁。两臂后伸,由直掌变为俯掌下按,恢复成原裆势。

本式有助于治疗不寐、腰背劳损等病证。

8. 海底捞月 取大裆势,变屈肘仰掌,于两胁蓄势。两掌仰掌上提,之间相对,过胸后翻掌上托,掌跟外撑,至顶点时,两掌距离比肩宽,目视前方,继而向两侧分推,与肩相平后,两掌由两侧向中心聚拢,同时直腿弯腰,上体前屈,近地后屈腕、掌心向上,两手左右分开,两臂随势合抱如海底捞月,目视两掌之间,十指抓地,着力上提,上体随势立直,屈肘仰掌收至两胁,目视前方。两臂后伸,变俯掌下按,恢复成原裆势。

本式具有增力强身的作用,治疗肩痛、腰痛、失眠等病证。因动作幅度较大,故老年人及高血压患者慎用。

9. 单凤朝阳 取并裆势,屈肘仰掌,掌心向上,于两胁蓄势。右掌向左前方伸提,上臂伸直后旋腕使掌心向外,运力划弧,推向胸前右上方,随后经右前方到右下方,翻掌仰掌屈肘收回腰际。换左掌做相同动作,唯方向相反。两臂后伸,仰掌变俯掌下按,恢复成原裆势。

本式具有滑利肩、肘关节的作用,适用于肩周关节功能障碍等病证。

10. 两手托天 取站裆势或大裆势,两掌心向上置于腰旁,双手缓慢上抬置于头前上方,四指并拢,拇指外分;两臂分别向两侧划弧下落,置于腰旁。

本式具有疏通经络的作用,对于肩肘、腰背疼痛具有较好的治疗作用。

11. 力劈华山 取大裆势,屈肘仰掌,于两胁蓄势。两手屈肘上提,于胸前呈立掌交叉,两掌心向外,徐徐用力向两侧分推,推至肩、肘、腕相平时,立掌化为正掌。松肩,微屈肘,掌心向前,拇指后翘,四指并拢,两臂同时用力,下劈3次后收掌于两胁,掌心向上。两臂后伸,由仰掌变俯掌下按,恢复成原裆势。

本式具有增力强身的作用,对于治疗肩痛、腰痛、失眠等病证具有较好的治疗效果。

12. 三起三落 取站裆势,变屈肘直掌,于两胁蓄势。两掌运力徐徐前推,同时两膝屈曲下蹲,两掌运力收回,同时两膝伸直起立,推掌、收掌往返3次后,两臂后伸,直掌变俯掌下按,恢复成原裆势。

本式具有滑利关节的作用,适用于肩肘关节功能障碍等病证的演练。

13. 乌龙钻洞 取弓箭裆势,变屈肘直掌,于两胁蓄势。两掌心相对,自腰旁徐徐平行前推,并逐渐内旋使掌心向下,两臂伸直,贯劲于双臂,同时上身随势前倾,两足内扣,两掌外旋呈直掌,掌心相对,蓄力回收,并继续外旋呈仰掌收于腰间。两臂后伸,变俯掌下按,恢复成原裆势。

（三）康复应用

1. 少林内功采用各种站裆姿势,强调下肢与足的霸力,促使气贯足之六条经脉,使下肢气血充足、畅通,从而调节全身阴阳及气血津液,使经脉、筋肉得以濡养。

2. 腰部静止性用力,使力从丹田发出,达到充实下盘的目的。基本裆势中上肢姿势均为两臂后伸,直肘屈腕,挺胸夹脊,可刺激督脉及膀胱经背俞穴,以达到调节五脏六腑之功能。上肢运动两臂均在两胁蓄势,起到疏通肝胆气机、调理脾胃的作用。

3. 少林内功非常强调"气"之升、降、出、入的调摄,以此达到调理脏腑、疏通经络、舒筋健骨、和畅气血、调理阴阳的综合功用。可用于治疗气喘、胃痛、头痛、不寐、腰背疼痛等多种病症,适用于各类慢性病的康复治疗。

（四）注意事项

1. 少林内功整套功法动作较多,运动量较大,可根据患者具体情况适当选择其中2~3式进行练习。对于某些动作,如海底捞月等,因动作幅度较大,对于老年人及高血压患者应慎用。初练者要循序渐进,平心静气,摒除杂念,不可急于求成。

2. 上肢运动要与下盘协调一致,动作舒展大方,用力外柔内刚,柔中有刚,刚中有柔,刚柔相济。练功时做到动中有静,静中有动,意气相随,意到气到,力从心出,气(力)到手上。

六、六字诀

六字诀(Six character formula),是指嘘、呵、呼、呬、吹、嘻吐气读音诀窍的一种呼吸吐纳的养生保健方法。具有调节脏腑功能、疏通三焦气机、平衡阴阳气血的作用。

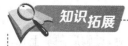

六字诀对慢性阻塞性肺病的特殊治疗作用

临床试验观察六字诀呼吸操能更好改善慢性阻塞性肺病(chronic obstructive pulmonary disease,COPD)患者呼吸困难症状,提高运动耐力,减轻活动受限,与全身呼吸操相比有更加明显的治疗效果,是COPD稳定期患者肺功能锻炼的良好方法。

（一）功法溯源

现存最早"六字诀"见于南北朝时陶弘景所著《养性延命录》,其中记载:"纳气有一,吐气有六。纳气一者谓吸也;吐气六者,谓吹、呼、嘻、呵、嘘、呬,皆出气也……委曲治病。吹以去风,呼以去热,嘻以去烦,呵以下气,嘘以散寒,呬以解极。"此后历代医家在此基础上不断对六字诀的理论、发音、方法及应用等方面做以不同的补充和发展。

（二）六字与五脏关系（表7-2）

表7-2　六字与五脏配属

嘘	呵	呼	呬	吹	嘻
肝	心	脾	肺	肾	三焦
木	火	土	金	水	木

（三）六字读音

清代江慎修《河洛精蕴》中载:"人之言出于喉,掉于舌,触击于牙、齿、唇,以应五行。喉音为土,舌音为火,牙音为木,齿音为金,唇音为水。"根据六字的汉语拼音及其发音部位,参照历代文献各家名派读音,总结如表7-3所示。

表7-3　六字读音

六字	嘘	呵	呼	呬	吹	嘻
拼音	xū	hē	hū	sī	chuī	xī
五音	牙音	舌音	喉音	齿音	唇音	牙音

（四）六字发音口形

受地域口音的影响,六字读音会有一定差异,用读音的口形与气流走向来规范六字的吐气发声,更容易体现六字发音的内在区别。

1. 嘘字音　嘴角微向后引,舌尖向前并向内微缩,齿间与舌两边留有缝隙,使吐气从缝隙缓缓而出,发 xū 音。

2. 呵字音　口形半张,舌轻抵下牙,舌面下压,气流从舌与上腭间吐出,发 hē 音。

3. 呼字音　口形撮圆,舌向上微卷,用力前伸,气息从喉吐出,发 hū 音。

4. 呬字音　两唇略向后收,上下齿相对而留一缝隙,舌尖插入缝隙中,发 sī 音。

5. 吹字音　两唇向中心撮聚,音从唇出,发 chuī 音。

6. 嘻字音　两唇微张,两齿间留有缝隙,舌尖向下抵下牙,气流从齿间吐出,发 xī 音。

（五）六字诀动作要领

练习时,多按五行相生的顺序:嘘—呵—呼—呬—吹—嘻。吐字发声要轻,自己听见即可。

1. 预备式　自然站立,左脚横开与肩同宽,头正项直,下颌微收,目视前下方,口唇闭合,轻合嘴唇,舌体轻抵上腭,含胸拔背,松腰压胯,两膝略屈,沉肩坠肘,两臂下垂,全身放松。

2. 起势　接上式,屈肘,两掌向中心聚拢,上提至膻中后,手掌内翻,缓缓下按至神阙。两掌内旋使掌心朝外下方,两臂徐徐向前推成圆形,屈膝后坐,掌心向内翻转,缓缓起立,两手收拢于脐前,虎口交叉,两掌相叠,轻抚神阙穴,目视前下,养息片刻。

（1）"嘘"字功平肝气:接上式,松开两手,掌心朝上,尺侧贴于腰际,向后收于腋下腰间。以腰为轴,左转 90°,同时右掌由腰间向身体前上方伸出,当与肩平时,口吐"嘘"字音。两目逐渐睁圆,目视右指尖。收回右掌,身体转回,目视前下。右转 90°,左掌伸出,左右对称上述动作重复(图 7-60)。

练习"嘘"字诀可降肝火、补肝阴,对于两目干涩、头晕目眩、食欲缺乏、消化不良等有较好治疗作用。

（2）"呵"字功补心气:接上式,两掌贴腰上提,指尖斜下 45°,吸气,两膝略屈下蹲,两掌斜下插出,肘部微屈,目视掌心,收臂内靠,使两掌尺侧相贴,与脐相平呈"捧掌"。直膝站起,屈肘上提,捧于胸前,掌心向内,中指与下颌同高,目视前下。肘尖外展,与肩相平,两掌内翻,指尖朝下,手背相贴。两掌下插,同时口吐"呼"字音,目视前下方。当插至肚脐时,屈膝下蹲,两掌外拨,掌心朝外下,使掌、臂拱成圆形。手腕外旋,两掌尺侧相贴,与脐相平呈"捧掌",目视掌心,重复捧掌后动作(图 7-61)。

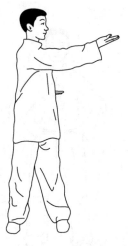

图 7-60　嘘字诀

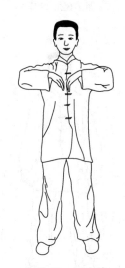

图 7-61　呵字诀

练习"呼"字诀对于心悸、心绞痛、失眠健忘、舌强语謇等疾病有较好的治疗效果。

（3）"呼"字功培脾气:接上式,掌心转向神阙,直膝站起,两掌内收距脐 10cm 处,略屈膝下蹲,两掌外撑使上肢呈拱圆,并读"呼"字音,目视前下方,缓缓站立,两手内收于脐前(图 7-62)。

练习"呼"字诀对于脾虚泄泻、消化不良、食欲缺乏、水肿、肌肉萎缩、便血、头目沉重、四肢疲乏等有较好的治疗效果。

（4）"呬"字功补肺气:接上式,两掌自然下落于髋前,上托平膻中,两肘内旋夹肋,两掌顺势相对,指尖朝上。两肘后挤,展肩扩胸,藏首缩颈,目视斜上,屈膝后坐,两掌向前推出,同时口吐"呬"字音,转腕向内收掌于胸前(图 7-63)。

练习"呬"字诀可用于防治外感伤风、背痛怕冷、发热咳嗽、呼吸急促、尿频量少等病证。

（5）"吹"字功补肾气:接上式,两掌前推,松腕前伸,两臂外展呈"一"字,两臂向后下划弧,两掌扶于腰眼,屈膝下蹲,同时口吐"吹"字,两掌沿腰、骶、大腿外侧下滑,提臂收掌环抱于脐前。两膝挺直,收掌贴于腹侧,沿带脉抚运至后腰,再下滑、提臂收掌环抱(图7-64)。

　　练习"吹"字诀对于腰腿无力冷痛、潮热盗汗、头晕健忘、耳鸣目涩、齿摇发脱、遗精、阳痿早泄、宫寒虚冷等病证有较好的治疗作用。

　　(6)"嘻"字功理三焦:接上式,掌臂环绕,自然下落。两掌翻转手指朝下,手背相贴,直膝,同时抬肘提手至面前分掌,外开、上举,两手划一弧形,掌心向前上方,目视前上方,屈肘,收掌回落于胸前,指尖相对,两膝微屈下蹲,同时口吐"嘻"字音,两掌下按到脐下后外分,停于髂外。两掌背相对内合,再直膝,抬肘,重复上述动作(图7-65)。

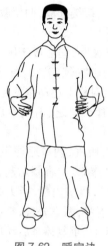

图7-62　呼字诀

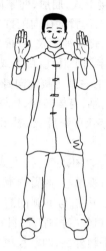

图7-63　呬字诀

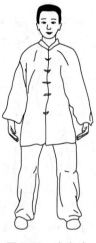

图7-64　吹字诀

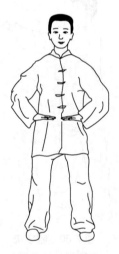

图7-65　嘻字诀

　　练习"嘻"字诀可用于三焦不畅引起的眩晕耳鸣、咽喉肿痛、胸腹胀闷、小便不利等病证。

　　3. 收势　两掌外旋90°,收掌环抱于腹前,虎口交叉相叠,覆在脐上。同时伸膝站立,目视前下方,养息片刻。

　　(六)康复应用

　　1. 根据中医整体观念、五行相生原则,演练六字诀全套,每字吐6次,六六三十六次谓之小周天。早晚各练习3次,若欲改善某一脏腑功能,可加练1~3倍。

　　2. 五脏中某脏有病,增加与之相应字诀的练习次数。嘘字诀平肝火,呵字诀降心火,呼字诀健脾运,呬字诀肃肺气,吹字诀补肾气,嘻字诀调气机。其效验如清代徐文弼的《寿世传真》所载:"嘘属肝兮外主目,赤翳昏蒙泪如哭,只因肝火上来攻,嘘而治之效最速。呵属心兮外主舌,口中干苦心烦热,量疾深浅以呵之,喉舌口疮并消灭,呬属肺兮外皮毛,伤风咳嗽痰如胶,鼻中流涕兼寒热,以呬治之医不劳。吹属肾分外主耳,腰膝酸疼阳道痿,微微吐气以吹之,不用求方需药理。呼属脾分主中土,胸膛气胀腹如鼓,四肢滞闷肠泻多,呼面治之复如故。嘻属三焦治壅塞,三焦通畅除积热,但顺六次以嘻之,此效常行容易得。"

3. 根据五脏疾病的虚实,采取补母泻子法治疗。如肺气不足,可用脾之音呼字诀以补肺气,肝火上炎可用心之音呵字诀以泻肝火。

4. 六字诀的呼吸吐纳方法为鼻息口呼,重在呼气,并区分六个吐气字音。呼吸的着力点在腹部,用腹式呼吸。

5. 六字诀疗效偏于泻法,更适宜各脏腑所患的实证、热证。如"呵"字心气诀,用于心神烦躁、口舌生疮;"呼"字脾气诀,用于痰湿生热、泻痢肠鸣;"呬"字肺气诀,用于肺生咳嗽痰涎、胸膈烦躁。

（七）注意事项

1. 自然站立,呼吸均匀平稳,切忌用力,集中思想,摒除一切杂念,做到头空、心静、身正、肉松之境界。

2. 动作舒展大方,配合发音做肢体运动。发音和肢体运动要协调自然。

3. 一般不单练某一字,以免引起不适。

第三节　实　　训

实训一　太极拳

【目的要求】

1. 掌握24式简化太极拳各式名称,并熟练演示。

2. 熟悉24式简化太极拳动作要领。

3. 了解24式简化太极拳康复应用和注意事项。

【标本教具】

教学光盘、挂图、模特。

【实训方式】

讲授、示教:

1. 分段观看教学光盘,讲授。

2. 教师示范教学。

3. 学生之间相互学习。

【实训内容、方法】

1. 教授身体各部位姿势要求,强调动作特点。

2. 教授24式简化太极拳各式动作,强调每一式动作要点,提示易犯错误,纠正错误及不规范动作。

演练步骤:起势;左右野马分鬃;白鹤亮翅;左右搂膝拗步;手挥琵琶;左右倒卷肱;左揽雀尾;右揽雀尾;单鞭;云手;单鞭;高探马;右蹬脚;双峰贯耳;转身左蹬脚;左下势独立;右下势独立;左右穿梭;海底针;闪通臂;转身搬拦捶;如封似闭;十字手;收势。

身法要求:①虚灵顶劲,头部做水平运动;②立身中正,躯干与地面保持垂直;③四肢动作形态如太极图形,动作线路多走弧线,阴阳虚实,交替转换,舒缓柔和,刚柔相济。

学生跟随教师注意动作进行演练,要求动作规范、熟练、连贯、流畅。

【思考题/作业】

1. 24式简化太极拳的特点是什么?

2. 熟练操作各式动作,重点掌握野马分鬃、白鹤亮翅、搂膝拗步、手挥琵琶、单鞭、云手等动作。

实训二　八段锦

【目的要求】

1. 掌握八段锦各式名称,并熟练演示。

2. 熟悉八段锦各式动作特点。

3. 了解八段锦康复应用和注意事项。

【标本教具】

教学光盘、挂图、模特。

【实训方式】

讲授、示教：

1. 分段观看教学光盘,讲授。

2. 教师示范教学。

3. 学生之间相互学习。

【实训内容、方法】

1. 教授各式动作,强调各式动作要领。

2. 动作要点　形体动作要柔和匀缓,圆活连贯,刚柔相济,松紧结合。

演练步骤:两手托天理三焦;左右开弓似射雕;调理脾胃须单举;五劳七伤往后瞧;摇头摆尾去心火;两手攀足固肾腰;攒拳怒目增气力;背后七颠百病消。

学生跟随教师逐一完成动作,同时在讲授过程中强调动作要点及注意事项,提示易犯错误,纠正错误及不规范动作。

【思考题/作业】

1. 背诵八段锦各式名称。

2. 熟练操作八段锦各式动作。

实训三　易筋经

【目的要求】

1. 掌握易筋经各式名称,并熟练演示十二式动作。

2. 熟悉易筋经十二式口诀。

3. 了解易筋经康复应用和注意事项。

【标本教具】

教学光盘、挂图、模特。

【实训方式】

讲授、示教：

1. 分段观看教学光盘,讲授。

2. 教师示范教学。

3. 学生之间相互学习。

【实训内容、方法】

1. 教授预备桩功,做到自然站立,四肢和躯干各处及内脏充分放松,导气沿两腿内侧下行,内观放松。学生跟随教师逐一完成动作,不仅要求动作要准确规范,而且要求意念符合要求,形神兼备。

2. 教授易筋经十二式动作要领,逐一讲解各式动作,强调动作要点,提示易犯错误,纠正错误及不规范动作,并通过口诀加以强化巩固。

演练步骤:韦驮献杵第一势;韦驮献杵第二势;韦驮献杵第三势;摘星换斗势;倒拽九牛尾势;出爪亮翅势;九鬼拔马刀势;三盘落地势;青龙探爪势;卧虎扑食势;打躬势;掉尾势。

【思考题/作业】

1. 背诵易筋经十二式名称。

2. 熟练操作易筋经各式动作。

实训四　五禽戏

【目的要求】

1. 掌握五禽戏各式名称,并熟练演示五禽戏各式动作。

2. 熟悉五禽戏各式动作特点。

3. 了解五禽戏康复应用和注意事项。

【标本教具】

教学光盘、挂图、模特。

【实训方式】

讲授、示教：

1. 分段观看教学光盘,讲授。

2. 教师示范教学。

3. 学生之间相互学习。

【实训内容、方法】

1. 教授五禽戏基本手型、基本步行。

2. 教授各式动作,首先要求学生做到形似,然后要求学生做到神似——虎之威武、鹿之安闲、熊之稳健、猿之机敏、鸟之轻捷。内蕴"五禽"神韵,做到形神合一。

教师示范操作,学生跟随教师逐一完成动作,提示易犯错误,纠正错误及不规范动作。

【思考题/作业】

1. 五禽戏适于哪些患者康复应用?

2. 熟练操作五禽戏各式动作。

实训五 少林内功

【目的要求】

1. 掌握少林内功基本裆式、基本动作要领。

2. 熟悉少林内功基本动作名称。

3. 了解少林内功康复应用和注意事项。

【标本教具】

教学光盘、挂图、模特。

【实训方式】

讲授、示教：

1. 分段观看教学光盘,讲授。

2. 教师示范教学。

3. 学生之间相互学习。

【实训内容、方法】

1. 教授各种站裆姿势,教师逐一动作操作演练,学生跟随。

2. 教授少林内功每一式基本动作要领,提示易犯错误。强调下肢与足的霸力,动作舒展大方,用力外柔内刚,柔中有刚,刚中有柔,刚柔相兼,意气相随,意到气到,力从心出,气到手上。

【思考题/作业】

1. 熟记少林内功基本动作名称。

2. 演练时如何做到刚柔相济、意气相随?

实训六 六字诀

【目的要求】

1. 掌握六字诀动作要领,熟练演示六字诀。

2. 熟悉六字诀读音及发音口型。

3. 了解六字诀康复应用和注意事项。

【标本教具】

教学光盘、挂图、模特。

【实训方式】

讲授、示教：

1. 分段观看教学光盘,讲授。

2. 教师示范教学。

3. 学生之间相互学习。

【实训内容、方法】

1. 教授学生六字诀读音及发音口型　①嘘字音:嘴角微向后引,舌尖向前并向内微缩,齿间与舌两边留有缝隙,使吐气从缝隙缓缓而出,发 xū 音;②呵字音:口型半张,舌轻抵下牙,舌面下压,气流从舌与上腭间吐出,发 hē 音;③呼字音:口型撮圆,舌向上微卷,用力前伸,气息从喉吐出,发 hū 音;④呬字音:两唇略向后收,上下齿相对而留一缝隙,舌尖插入缝隙中,发 sī 音;⑤吹字音:两唇向中心撮聚,音从唇出,发 chuī 音;⑥嘻字音:两唇微张,两齿间留有缝隙,舌尖向下抵下牙,气流从齿间吐出,发 xī 音。

2. 教授六字诀每一式动作要领,教师示范操作,学生跟随教师逐一完成动作,教师纠正不规范动作。

【思考题/作业】

1. 练习六字诀呼吸吐纳方法。

2. 如何运用六字诀对慢性阻塞性肺病患者进行康复训练?

本章小结

1. 本章的学习重点和难点是掌握传统运动疗法的操作和应用。传统运动疗法是根据患者的体质及病情特点,选择相应的运动方法,选取其中对应的段式,安排合理的运动量,并配合呼吸、意念,从而调理内在的脏腑气血功能,以治疗疾病,其强调的是运动自主参与性,有别于其他的运动疗法,在康复训练中具有极其重要的作用。

2. "形神合一"是传统运动疗法的显著特点,通过动形体以蓄精,理呼吸以练气,调意识以养神,使人体意气相随、形神兼备。在学习的过程中必须坚持长期不懈的练习,不断感悟,才可运用自如。

3. 指导患者进行传统运动疗法练习时,切忌急于求成,正确的运动方法是一招一式应规范到位,动作由简单到复杂,根据患者具体情况具体分析。

（张立峰　杜立英）

扫一扫,测一测

思考题

1. 哪种传统运动疗法对改善慢性阻塞性肺病患者临床症状效果最佳?

2. 练习八段锦时,可根据患者不同情况,选择其中一式或几式进行练习。请思考如何给脾虚气滞患者选择八段锦练习方法?

思路解析

<table>
<tr><td style="background:#3a3a3a; color:white; text-align:center; padding:8px;">第八章</td><td style="background:#d0d0d0; padding:8px;">其他传统康复技术</td></tr>
</table>

> **学习目标**
>
> 1. 掌握:刮痧的基本手法和不同部位的刮痧操作;足部反射区的分布规律及足部按摩的常用特定手法;中药熏蒸、中药药浴的操作方法。
> 2. 熟悉:刮痧、足部按摩、中药熏蒸、中药药浴治疗的适应证和禁忌证。
> 3. 了解:刮痧技术、足部按摩疗法、中药熏蒸技术、中药药浴技术的注意事项。
> 4. 具有刮痧、足部按摩、中药熏蒸技术、中药药浴技术的基本理论,能进行操作;并能安排合适的康复治疗环境。
> 5. 能与患者及家属进行沟通,帮助和指导患者配合进行刮痧、足疗、中药熏蒸、中药药浴的康复治疗。

第一节 刮 痧 技 术

一、概述

(一)概念

刮痧(skin scraping),是以脏象经络学说为指导,在人体体表一定部位用刮痧器具进行刮拭,达到防治疾病、养生保健和康复目的的一种物理疗法,是传统的自然疗法和非药物疗法及中医外治法之一。

(二)刮痧的作用

1. 调整阴阳　刮痧有明显的调整阴阳平衡的作用。如肠蠕动亢进者,在腹部和背部等处进行刮痧,可使蠕动亢进的肠道得到抑制而恢复正常;反之,肠蠕动功能减退者,则可促进其蠕动恢复正常。这说明刮痧可以改善和调整脏腑功能,使脏腑阴阳得到平衡。

2. 活血祛瘀　刮痧可调节肌肉的收缩和舒张,使组织间压力得到调节,以促进刮拭组织周围的血液循环,增加组织血流量,从而起到活血化瘀、祛瘀生新的作用。

3. 舒筋通络　刮痧可增强局部血液循环,使局部组织温度升高。在刮痧板直接刺激下,局部组织的痛阈提高。通过刮痧板的作用使紧张或痉挛的肌肉得以舒展,从而消除疼痛。

4. 排除毒素　刮痧过程可使局部组织形成高度充血,血管神经受到刺激使血管扩张,血流及淋巴回流增快,吞噬作用及搬运力量加强,使体内废物、毒素加速排除,组织细胞得到营养,从而使血液得到净化,增加全身抵抗力,减轻病势,促进康复。

5. 防病保健　刮痧治疗部位是体表皮肤,皮肤是机体暴露于外的最表浅部分,直接接触外界,且对外界气候等变化起适应与防卫作用。皮肤所以具有这些功能,主要依靠机体内卫气的作用。卫气

图片：刮痧器具

图片：刮痧板

出于上焦，由肺气宣发，行于皮肤之中，卫气调和，则"分肉解利，皮肤调柔，腠理致密"(《灵枢·本藏》)。健康人常做刮痧(如取背俞穴、足三里穴等)可增强卫气，卫气强则护表能力强，外邪不易侵表，机体自可安康。若外邪袭表，出现恶寒、发热、鼻塞、流涕等表证，及时刮痧(如取肺俞、中府等)可将表邪祛除，以免外邪由表入里，进入五脏六腑而生重病。

此外，刮痧还可用于诊断、美容和减肥等。

(三) 刮痧器具

1. 刮痧板

(1) 种类：刮痧板是常用的刮痧工具。目前各种形状的刮痧板、多种功能的刮痧梳相继问世，其中以水牛角和玉制品最为常用。水牛角和玉均属天然材料，具有光滑耐用、易于擦洗消毒和对人体肌表无毒性刺激、无静电的优点。水牛角，味辛、咸，性寒，辛味具有发散行气、活血和润养作用，咸味能软坚泻下，寒性能清热解毒，所以水牛角具有清热解毒、发散行气、凉血、止痛、活血化瘀、软坚散结、解热镇惊等功效，有助于出痧和提高疗效，且货源充足、质地坚韧、加工简便；玉，味甘、性平，润心肺，清肺热，通过其对局部的刮拭还可养神宁志，健身祛病。

(2) 形状：刮痧板一般加工为长方形，边缘光滑，四角钝圆，包括厚边(凹弧形)、薄边(凸弧形)和棱角(图8-1)。

为了便于不同部位的操作和使用，也可制成多种形状。痧板一侧薄或外凸为弧形，用于人体平坦部位的治疗刮痧，刮痧操作时安全且易于出痧；对侧厚或内凹，适合于按摩保健刮痧，多用于体虚或保健者；痧板的棱角适合于人体凹陷部位、关节附近穴位刮拭，多用于点穴。此外，刮痧板棱角处还设置有缺口，曲线状缺口部分对手指、脚趾、脊椎等呈凸曲面的部位进行刮痧治疗，以扩大接触面积，减轻疼痛，提高效果。头发浓厚者，经常使用梳子状刮痧板，便于刮拭头部和保护头发。无论何种形状的刮痧板，边缘必须光滑、圆钝，以便保护皮肤，减轻刮痧时的痛感。

(3) 刮痧板的修藏：是指对刮痧板的维修、养护和保藏。水牛角或玉制品的刮痧板，刮拭完毕可用肥皂水洗净擦干或以酒精擦拭消毒。为避免交叉感染，应专人专板使用。天然水牛角制品，出现一定弯曲属正常现象。若刮痧板边缘出现裂纹、缺口、过钝等现象，应用细磨石或砂纸打磨光滑。玉质板在保存时要避免磕碰。刮痧板应置于阴凉处，必要时可在刮痧板上涂一层食用油或刮痧润肤油，用纸袋或塑料袋密封保存。

(4) 持板方法：用手握住刮痧板，痧板的底边横靠在手掌心部位，大拇指与其余四指呈弯曲状，分别放在痧板两侧(图8-2)，正确的持板刮拭可以提高刮痧的疗效。

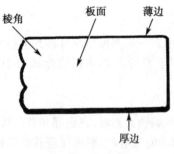
图 8-1　刮痧板

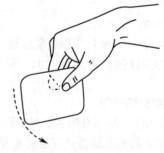
图 8-2　刮痧持板

2. 刮痧介质　在刮痧治疗时，为了减少刮痧阻力，避免皮肤损伤，增强刮痧疗效，操作之前必须在刮痧部位涂上一层刮痧介质，常用的刮痧介质有水、植物油、刮痧油等。

(1) 水：即凉开水或温开水，治疗热证时用凉开水，治疗寒证时用温开水。

(2) 植物油：可用芝麻油(香油)、菜油、橄榄油、花生油等植物油，主要起润滑和保护皮肤的作用。

(3) 刮痧油：由芳香药物与植物油经提炼、浓缩制成，具有祛瘀除湿、行气开窍等作用。

(4) 活血润肤剂：有活血润肤脂和刮痧活血剂两种。采用天然植物油加十余种天然中药制成，具有疏通经络、清热解毒、活血化瘀、开泄毛窍、排毒祛邪等作用，起滋润保护皮肤的作用。

(5) 其他：还可用液状石蜡、滑石粉等，主要起润滑作用。

二、操作方法

（一）刮痧技术手法

1. **刮法** 以刮痧板的薄边、厚边和棱角在人体皮肤上进行直行或横行的反复刮拭的方法,可分为角刮法和面刮法。

（1）角刮法:用刮痧板棱角在穴位自上而下刮拭,痧板面与刮拭皮肤呈45°角倾斜。这种刮法多用于肩部肩贞穴,胸部中府、云门穴。

视频:刮痧技术

图片:角刮法

治疗时,常用刮痧板薄边接触患者皮肤进行刮拭,尽可能让患者皮肤出痧;保健时,一般用刮痧板厚边接触患者皮肤,不必一定出痧。刮拭时用力要均匀,刮拭部位尽量拉长。

（2）面刮法:用刮痧板的1/3边缘接触皮肤,痧板向刮拭的方向倾斜30°~60°角,以45°角应用最为广泛,利用腕力多次向同一方向刮拭,并有一定刮拭长度。这种手法适用于身体比较平坦的部位。颈、背、腹、上肢部从上向下刮拭,胸部从内向外刮拭。

图片:面刮法

根据刮痧时刮拭的力量和速度的不同,还可将刮法分为补法、泻法、平补平泻手法。补法为力量小、速度慢的手法,多用于寒证、虚证的患者;泻法为力量大、速度快的手法,多用于热证、实证的患者;平补平泻为力量适中、速度适中或力量小、速度快,以及力量大、速度慢的手法,多用于慢性病患者和保健。

2. **揉法** 以刮痧板的薄边、厚边或棱角在施术部位上进行前后左右、内旋或外旋揉动刮拭的方法,可分为边揉法和角揉法。

（1）边揉法:以刮痧板在病患处或其附近为重点,依据施治部位局部软组织及肌肉的薄厚,决定施力的轻重。用刮痧板厚边着力于患部,以腕的回旋随之移动,避免触打或跳跃。此法适用于全身各部位,局部操作以20~30次或5~10min为宜。手握刮痧板以薄边对掌心,厚边对患者皮肤,将手腕臂部放松,腕部灵活自如地旋动。动作应连续,着力由轻逐渐加重,再由重逐渐减轻,均匀持续地旋转。

图片:揉刮法

（2）角揉法:以刮痧板厚边棱角着力于患者皮肤穴位或刮痧、走罐出痧后的病灶点进行回旋摆动刮拭的方法。用刮痧板棱角呈20°角倾斜按压在穴位上,做柔和的旋转运动,痧板始终不离开所接触的皮肤,速度较慢,按揉力度应深透至皮下组织或肌肉。常用于对脏腑有强壮作用的穴位,如合谷、足三里、内关以及项背腰部痛点的治疗。

3. **推法** 是以刮痧板厚边棱角在施术部位稍施压力,做单方向直线推移运动的方法。操作时医者上肢肌肉放松,沉肩、垂肘、悬腕,将力贯注于刮痧板厚边棱角,并有节奏地呈直线向前推进,使之产生持续均匀的推力与压力,作用于经络、穴位及病灶点。推动过程中,不可跳跃或略过。此法可用于出痧后的配套手法,亦可单独使用。

4. **按法** 是以刮痧板厚边棱角侧面着力于施术部位,逐渐施力按而留之的方法。用刮痧板厚棱角侧面着力于一定的腧穴,逐渐加力,当达到一定深度,以受术部位有明显酸麻重胀感为度,稍做停留,然后轻缓提起,反复十余次。用刮痧板棱角与穴位呈90°角垂直,由轻到重,逐渐加力,片刻后猛然抬起,使肌肉复原,多次重复,手法连贯。这种手法适用于无骨骼的软组织和骨骼凹陷部位,如人中、膝眼等。

5. **点法** 是以刮痧板棱角着力于施术部位,用力按压深层组织的手法。本法是一种较强的手法,用力要逐渐加重,使患者产生强烈的得气感(酸、麻、重、胀的感觉),类似针灸治疗。点法在治疗中,一般都针对穴位或病灶点以及骨关节缝隙等,如环跳穴可用刮痧板棱角(厚面)点,膝眼穴可用刮痧板棱角(薄面)点。本法作用于人体,刺激性强,一般以刮痧板厚边棱角着力为主,薄边棱角着力少用(仅用于膝眼穴)。操作中禁用暴力,而应按压深沉,逐渐施力,再逐渐减力,反复操作。亦可在使用时略加颤动,以增加疗效。

6. **拍法** 是以刮痧板面拍击施术部位的方法。医者以单手紧握刮痧板一端,在腕关节自然屈伸的带动下,一落一起有节奏地拍而打之。一般以腕为中心活动带动刮痧板拍打为轻力,以肘为中心活动带动刮痧板拍打为中力。在拍打施力时,臂部要放松,着力大小应保持均匀、适度,忌忽快忽慢。此手法常用于肩背部、腰部及上下肢肘窝和腘窝。操作中不宜用暴力,小儿及年老体弱者慎用。

笔记

7. 颤法　是以刮痧板厚棱角按在施术部位,腕部做连续性快速而细微颤抖动作的方法。本法可使患者体内产生舒适的颤抖感觉,常用于头部、腹部及四肢关节缝隙的操作。

8. 啄法　是以刮痧板厚棱角着力于施术部位,腕关节的屈伸摆动带动刮痧板啄击的方法。刮痧板厚棱角与体表垂直,着力须均匀,用力轻而适中。主要适用于背部、臀部等肌肉丰厚部的穴位,以刺激腧穴、调和气血、兴奋神经。手法施力的大小应根据患者的体质、病情和部位而定,如头部应用力轻、幅度小、频率快,背部则幅度大、频率慢。

9. 摩法　是以刮痧板面或厚棱角附着在施术部位,以腕关节为中心,做有节奏的环旋运动的方法。患者坐或卧位,以面或厚棱角附着于施治部位,医者肩臂放松,和缓协调,频率适中,环转移动力量大于向下之压力。

10. 擦法　是以刮痧板面紧贴于施术部位,做直线往返移动,使之产生热量并向身体深部透入的方法。刮痧板面紧贴在皮肤上,向前推和向后拉,一般不用力下压。擦法须直线往返,在一个部位上操作应一气呵成,不能停顿,且用力平稳,速度一般为 100 次/min 左右。

用刮痧板角部与穴区呈 90°角垂直,痧板始终不离皮肤,并施以一定的压力做短距离(约 1 寸长)前后或左右摩擦。这种手法适用于头部穴区。按经络走向,自下而上或自上而下循经刮拭,用力轻柔均匀,平稳和缓,连续不断。常用于刮痧结束后或保健刮痧时对经络进行整体调理,松弛肌肉,消除疲劳。擦法要达到的目的是使热深透体内,而不是使皮肤发烫。施行擦法后在施治部位用热毛巾搭盖,其效果更佳。

11. 叩击法　是以刮痧板厚边用力快速而垂直地击打施术部位,产生较强烈的冲击感的方法。操作时速度力量要均匀,叩击要干脆利索而有节奏。主要用于肩背和下肢,严重心脏疾病患者及体虚者慎用本法。

（二）刮痧技术操作要领

1. 速度均匀、力度一致　刮痧时除向刮拭方向用力外,更重要的是要有一定的按压力,由于经脉和穴位在人体有一定的深度,只有刮拭的作用力传导到深层组织,才能发挥更好的治疗作用。每次刮拭应速度均匀、力度平稳,不要忽轻忽重、头轻尾重或头重尾轻。

2. 长度适当　在刮拭经络时,应有一定的刮拭长度,应尽量拉长,一般 6~15cm,如需要治疗的经脉较长,可分段刮拭。重点穴位的刮拭除凹陷部位外,也应有一定长度。在穴位重点用力,一般须一个部位刮拭完毕后,再刮拭另一个部位。遇到病变反应较严重的经穴或穴区,刮拭反应较大时,为缓解疼痛,可先刮拭其他经穴。让此处稍事休息后,再继续治疗。

3. 点、线、面结合　以疏通调整经络为主,重点穴位加强为辅。经络、穴位相比较,重在经络,刮拭时重点是找准经络,宁失其穴,不失其经。只要经络的位置准确,穴位就在其中,始终重视经脉整体疏通调节的效果。点、线、面相结合的方法是刮痧的特点,也是刮痧简便易学、疗效显著的原因之一。

4. 出痧和退痧　刮痧后皮肤出现红色粟粒状、丘疹样、大片状潮红高起,称为痧象。一般刮拭 5~10min 左右,皮肤表面开始出痧,痧痕逐渐融合成片。由于病证不同,选择的经脉和穴位(部位)及补泻手法不同,出痧的快慢也不同,退痧一般为 5~7d。痧消退的时间与出痧部位、痧的颜色和深浅有密切的关系。胸背部、上肢、颜色浅的痧及皮肤表面的痧消退较快,腹部、下肢、颜色深的痧及皮下深部的痧消退较慢。

（三）不同部位的刮痧操作

根据人体各部位的解剖特点选用刮拭方法和病证需要决定刮拭顺序。操作过程中,同一部位的经穴刮拭完毕后,再进行另一部位的经穴刮拭。

1. 头部　刮痧手法多用刮法,以平补平泻或补法为主。一手扶持患者头部,一手刮拭,以保持头部稳定和安全。

操作步骤:①刮拭头部两侧:刮板竖放在头维穴至下鬓角处,沿耳上发际向后下方刮至后发际。从头两侧太阳穴开始至风池穴,经过的穴位包括头维、颔厌、悬颅、悬厘、率谷、脑空等。②刮拭前头部:从百会穴开始至前发际,经过的穴位包括前顶、通天、囟会、上星、神庭、承光、五处、曲差、头临泣等。③刮拭后头部:从百会穴开始到后发际,经过的穴位包括后顶、络却、强间、脑户、玉枕、脑空、风府、哑门、天柱等(图8-3)。④刮拭全头部:以百会为中心呈放射状的方式向全头部刮拭。经过全头穴位和运动区、感觉区、言语区、晕听区、视区、胃区、胸腔区、生殖区等。

因头部有头发覆盖,不必涂刮痧润滑剂。为增强刮拭效果可使用刮板薄面边缘或刮板角部刮拭,每个部位刮30次左右,以头皮有发热感为宜。刮拭头部具有改善头部血液循环、疏通全身阳气等作用,可预防和治疗脑卒中后遗症、神经衰弱、头痛、高血压、眩晕、记忆力减退、头发早白、感冒、脱发等。具体穴位可配合使用按、推、颤等手法。若施术局部有微痛、酸、胀、麻等感觉,是正常现象。

2. 面部 多用刮法,一般由内向外按肌肉走向刮拭。

操作步骤:①刮拭前额部。前额两侧分别从前正中线由内向外刮拭,前额包括前发际与眉毛之间的皮肤。经过的穴位有印堂、攒竹、鱼腰、丝竹空等。②刮拭两颧部(承泣到巨髎,迎香至耳门、听宫的区域)。分别由内向外刮拭,经过的穴位有承泣、四白、颧髎、巨髎、下关、听宫、听会、耳门等。③刮拭下颌部。以承浆为中心,分别由内向外上刮拭。经过的穴位有承浆、地仓、大迎、颊车等(图8-4)。

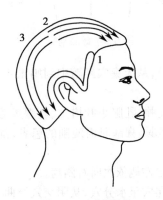

图8-3 头部刮拭

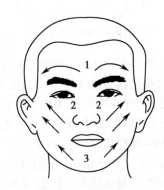

图8-4 面部刮拭

面部出痧影响美观,因此手法须轻柔,忌用重力大面积刮拭。眼、口腔、耳、鼻病的治疗须经本人同意,才可刮出痧。刮拭的重力、方向、角度、次数均以患者耐受程度为原则。面部刮痧不涂抹刮痧油,可用水蒸气或清水(温热最佳)湿润面部皮肤。面部刮痧具有疏通经络、促进气血循环、养颜祛斑美容的作用,如治疗眼病、鼻病、耳病、面瘫、口腔疾病、雀斑、痤疮以及防衰美容等。面部穴位如印堂、攒竹、鱼腰、丝竹空、承泣、听宫、颊车等均可用刮痧板厚棱角进行点、按等手法,以局部酸胀为度。

3. 颈部 以平补平泻和补法为主。

操作步骤:①刮拭颈部正中线(督脉颈部循行部分),从哑门至大椎穴;②刮拭颈部两侧到肩上,从风池穴至肩井穴。经过的穴位包括肩中俞、肩外俞、天髎等(图8-5)。

刮拭颈部主治颈椎病、感冒、头痛、近视、咽炎等病证。颈部正中线(督脉循行部分)刮痧时用力要轻柔,不可用力过重,以补法为宜;刮颈两侧到肩上时,一般从风池穴一直刮到肩井附近,中途不停顿,力度可稍重,以平补平泻法为宜。

4. 背部 背部刮痧由上向下刮拭,一般先刮背正中线的督脉,再刮两侧的膀胱经和夹脊穴,肩部从颈部分别向两侧肩峰处刮拭。

操作步骤:①刮拭背部正中线从大椎穴至长强穴;②刮拭背部两侧,主要刮拭背部足太阳膀胱经循行的第一侧线和第二侧线(图8-6)。

背部刮痧可以治疗五脏六腑的病证,如刮拭心俞可治疗心律失常等,刮拭肺俞可治疗支气管哮喘、肺气肿、咳嗽等。背部刮痧不但可以治疗疾病,还可诊断疾病,如刮拭心俞部位出现明显压痛,或出现大量痧斑,提示心脏有病变或预示心脏即将出现问题等。背部正中线刮拭手法以补法为主,用力不可过大,以免伤及脊椎;身体瘦弱、脊椎棘突突出者,可由上而下用刮板棱角点按两棘突之间。背部两侧刮拭可视患者体质、病情用泻法或平补平泻手法,用力均匀,尽量拉长刮拭长度。

5. 胸部 一般采用平补平泻法或补法。

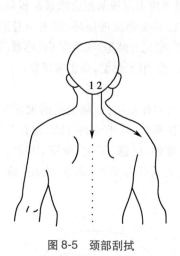
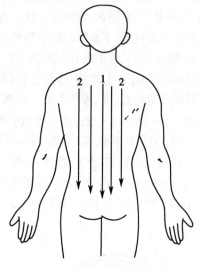

图 8-5　颈部刮拭　　　　　　　　　图 8-6　背部刮拭

操作步骤：①用刮法刮拭胸部正中线（任脉胸部循行部分），从天突穴经膻中到鸠尾穴，从上向下刮；②用刮法刮拭胸部两侧，从正中线由内向外刮（图 8-7）。

胸部刮痧治疗心律不齐、慢性支气管炎、支气管哮喘、肺气肿、乳腺小叶增生、乳腺炎等。胸部两侧及胸部正中线用刮法时应轻柔，不可用力过大。对于久病体弱、胸部肌肉瘦削的患者，刮拭时可用刮痧板棱角沿两肋间隙刮拭。妇女乳头禁刮。

6. 腹部　由上向下刮拭，用刮板的整个边缘或 1/3 边缘，自左侧依次向右侧刮。

操作步骤：①刮拭腹部正中线（腹部任脉循行部分），从鸠尾穴至水分穴，从阴交穴至曲骨穴；②刮拭腹部两侧，从幽门、不容、日月等穴向下，经天枢、肓俞至气冲、横骨穴（图 8-8）。

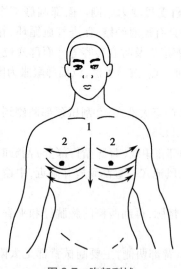
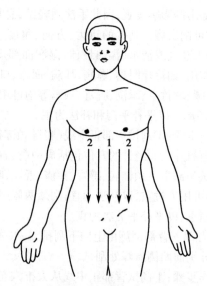

图 8-7　胸部刮拭　　　　　　　　　图 8-8　腹部刮拭

腹部刮痧主要治疗胆囊炎、慢性肝炎、胃十二指肠溃疡、慢性肾炎、前列腺炎、呕吐、胃痛、消化不良、便秘、泄泻、月经不调、不孕、卵巢囊肿、更年期综合征等。腹部除用刮法外，点、按、揉、推等手法亦常用，如按天枢、揉中脘等。空腹或饭后半小时内禁在腹部刮拭，神阙穴禁刮痧。

7. 四肢　由近端向远端刮拭，下肢静脉曲张及下肢水肿患者，从肢体末端向近端刮拭。操作步骤：①从上向下刮拭上肢内侧、外侧（图 8-9）；②从上向下刮拭下肢内侧、前侧、外侧、后侧（图 8-10）。

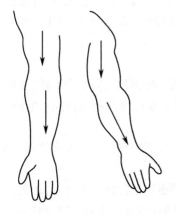

图 8-9　上肢部刮拭

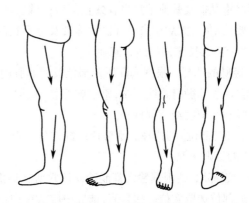

图 8-10　下肢部刮拭

四肢刮痧可主治全身病证,如刮拭手太阴肺经治疗肺脏病证,刮拭足阳明胃经治疗消化系统病证等,亦可起到保健作用。四肢刮痧尽量拉长刮拭长度,关节骨骼凸起部位应顺势减轻力度,不可强力重刮。四肢穴位多用点、按等手法;肘部和腘窝处可用拍法。四肢皮下不明原因的包块、感染病灶、皮肤破溃、痣瘤等处,不宜刮拭;四肢多见的急性骨关节创伤、挫伤之处不宜刮痧;下肢静脉曲张、水肿患者,慎用刮痧。

8. 膝关节　膝关节结构复杂,刮痧时宜用刮痧板棱角用点、按、推等手法。

操作步骤:①先用刮痧板的棱角点按双膝眼,然后点按深陷,向外刮出;②刮拭膝关节以上部分从伏兔经阴市至梁丘穴,膝关节以下部分从犊鼻穴至足三里;③刮拭膝关节内侧部,刮拭穴位有血海、曲泉、阴陵泉、膝关、阴谷等;④刮拭膝关节外侧部,刮拭穴位有膝阳关、阳陵泉等;⑤刮拭膝关节后面部,刮拭穴位有殷门、委中、委阳等(图 8-11)。

膝关节刮痧主要治疗增生性膝关节炎、风湿性关节炎、膝关节韧带、肌腱劳损、髌骨软化等,另外对腰背部疾病、胃肠疾病有一定的治疗作用。年老体弱、关节畸形、肌肉萎缩者宜用补法,即力量小、速度慢的刮法刮拭;膝关节后面部腘窝处则用拍法,以防损伤关节;膝关节腔内积液者,局部不宜用刮法,可选用局部点按和远端穴位刮拭;膝关节后方及下端用刮法时易起痧疱,疱起时宜轻刮,遇曲张之静脉可改变方向,由下向上刮。

图 8-11　膝关节刮拭

三、临床应用

(一)刮痧技术的适应证与禁忌证

1. 刮痧的适应证

(1)内、外科疾病:感冒、咳嗽、哮喘、支气管炎、呃逆、呕吐、胃痛、腹痛、泄泻、便秘、眩晕、惊悸、肋间神经痛、三叉神经痛、单纯性肥胖、癃闭、遗精、面部黄褐斑、前列腺疾病、发热、扁平疣、带状疱疹、痤疮、斑秃等。

(2)骨伤科疾病:颈椎病、落枕、肩周炎、软组织扭挫伤、关节损伤、肌筋膜炎、坐骨神经痛、急性腰扭伤、腰肌劳损、梨状肌损伤、腰腿痛、退行性骨关节病、风湿性关节炎、跟痛症等。

(3)妇、儿科疾病:乳腺小叶增生、产后缺乳、痛经、月经不调、闭经、带下病、慢性盆腔炎、更年期综合征;小儿肌性斜颈、小儿麻痹后遗症、小儿遗尿、小儿腹泻、小儿便秘、小儿疳积、小儿发热、小儿咳嗽等。

(4)五官科疾病:近视、耳鸣、耳聋、鼻渊、鼻出血、慢性鼻炎、牙痛、咽喉肿痛等。

2. 刮痧的禁忌证

(1)部位禁忌:妇女的乳头及妊娠期、月经期的腹部、腰骶部;皮肤局部有感染、疖疮、溃疡、瘢痕、肿瘤、严重过敏、外伤骨折处;小儿囟门未合者的头顶部;五官、二阴、肚脐等部位禁刮痧。对骨骼凸起处、大血管显现处、尿潴留患者的小腹部、下肢静脉曲张处、水肿处要慎用刮痧。

（2）患者禁忌：有出血倾向的血液病患者，传染性疾病患者，心力衰竭、肾衰竭、肝硬化腹腔积液等脏器严重受损及其他重病患者禁止刮痧；过饥、过饱、过渴、过劳、醉酒者禁刮痧；对年老体弱、久病、消瘦者要慎刮痧；大病初愈及气血亏虚者及也不宜刮痧。

（二）刮痧技术选经取穴原则

1. 经脉的选择 根据病证所在部位及所属脏腑，选取相应的经脉刮拭。如半身不遂，选取手足三阳经脉在体表的循行路线刮拭；急性腰扭伤，选取背部足太阳经脉循行路线刮拭；恶心、呕吐，选取手厥阴经脉和足阳明经脉刮拭等。

2. 穴位（部位）的选择 刮痧疗法的穴位（部位）选择主要以"经脉所过，主治所及""腧穴所在，主治所能"的原则选取。

（1）近部取穴：根据腧穴都能治疗该穴所在局部和邻近脏腑组织器官病证的特点，即在病证的局部或邻近部位选取穴位。如胃痛，选取中脘或梁门刮拭；近视，选取丝竹空、太阳、攒竹刮拭等。另外，在病痛处（部位）或阳性反应点取穴，也是近部取穴的应用。

（2）远部取穴：又称循经取穴。根据某些腧穴不仅能治疗该穴所在局部和邻近脏腑组织器官病证，而且还能治疗该穴所属经脉循行所到部位病证的特点，选取穴位进行刮拭。如胃痛，选取内关、足三里刮拭；急性腰扭伤，选取委中刮拭等。

（3）对症取穴：又称辨证取穴、经验取穴。选取在临床上对某些病证的治疗行之有效的腧穴进行刮试，如面口疾患，选取合谷刮拭；头项疾患，选取列缺刮拭；感冒发热，选取大椎刮拭等。

（三）刮痧技术注意事项

1. 刮痧的调护

（1）防寒保暖：刮痧治疗时，环境要保持一定的温度，室温较低应尽量减少暴露部位，夏季高温时不可在电扇直吹或有对流风处刮痧；刮痧后亦应避免受凉感寒，须待皮肤毛孔闭合恢复原状，一般约需3h之后方可洗浴，忌冷水洗浴。

（2）饮食宜忌：因刮痧可消耗部分体内的津液，刮痧后饮热水一杯，不但可以补充消耗水分，还能促进新陈代谢，加速代谢废物的排出。忌食油腻、寒凉及难以消化的食物。

2. 晕刮的预防与处理 晕刮，即在刮痧过程中出现晕厥的现象。虽然一般来说，刮痧比较安全、无不良反应，但个别患者有时因其本身在某个时刻不具备接受刮痧治疗的条件，或刮痧治疗时操作者的刮拭手法不当、刮拭时间过长，亦会出现晕刮现象。

（1）晕刮的原因：患者对刮痧治疗缺乏了解，精神过度紧张或对疼痛特别敏感；患者空腹、熬夜及过度疲劳；施术者刮拭手法不当，如因体质虚弱、出汗、吐泻过多或失血过多等虚证，采用了泻刮手法；刮拭部位过多，时间过长。

（2）晕刮的症状：发生晕刮时，轻者出现精神疲倦、头晕目眩、面色苍白、恶心欲呕、出冷汗、心慌、四肢发凉，重者血压下降、神志昏迷。

（3）晕刮的处理：立即停止刮痧，抚慰患者，告知其勿紧张，帮助其平卧，注意保暖，饮温开水或糖水。用刮板角部点按人中穴，力量宜轻，避免重力点按后局部水肿。对百会穴和涌泉穴施以泻刮法，患者病情好转后，继续刮内关、足三里。若仍未缓解则应采取中西医综合急救措施。

（4）晕刮的预防：对初次接受刮痧治疗者，应做好说明解释工作，消除顾虑；选择舒适的体位以配合治疗；空腹、过度疲劳、熬夜后不宜用刮痧法；根据患者体质选用适当的刮拭手法，对体质虚弱、出汗、吐泻过多、失血过多等虚证，宜用补刮手法；刮痧部位宜少而精，掌握好刮痧时间，一般不超过20min。当夏季室温过高时，患者出汗过多，加之刮痧时汗孔开泄，体力消耗，易出现疲劳，因此更应严格控制刮拭时间；在刮痧过程中，要善于察言观色，经常询问患者的感觉，及时发现晕刮的先兆。

3. 不可片面追求出痧 刮痧时，不可过分追求痧的出现。出痧多少与诸多因素有关，如患者的体质、病情、平时服用药物多少及室内的温度等。一般情况下，血瘀之证出痧多；虚证出痧少；实证、热证比虚证、寒证容易出痧；服药多者特别是服用激素类药物后，不易出痧；肥胖之人与肌肉丰满发达者不易出痧；室温较低时不易出痧。

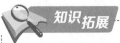

刮 痧 歌

1. 常刮头,气血流,祛病强身延年寿;防偏瘫,防卒中,醒脑开窍智慧增。
2. 刮刮脸,血脉通,祛斑养颜又美容;防面瘫,防感冒,五官疾病有疗效。
3. 刮颈肩,颈脉通,消除疲劳好轻松;颈椎病,肩周炎,退热止痛镇咽痛。
4. 刮上肢,调阴阳,阴平阳秘才健康;防手麻,消肿痛,强身理肺身无恙。
5. 刮腰背,阳脉通,脏腑疾病影无踪;刮脊椎,督脉通,增强体质免疫增。
6. 刮胸腹,阴经通,调理脏腑气血兴;脏腑病,乳腺炎,化脂减肥有奇功。
7. 刮下肢,壮筋骨,消除疾患血脉通;足不麻,腰不痛,关节滑活行如风。
8. 刮全身,经络通,铲除病根正气充;增免疫,阴阳平,健康幸福乐融融。

第二节　足部按摩疗法

一、概念与作用原理

(一)概念

足部按摩疗法,又称足部反射疗法,是通过各种按摩手法对足部各个反射区、穴位的刺激,经神经反射使人体的生理功能得到调整,提高自身免疫系统的功能,从而达到防治疾病、保健强身的一种治疗方法。

足部存在着与人体相对应的反射区,包括足底、足内侧、足背及踝部等处的反射区,反射区不像穴道只有一个点,而是指一个区域。当身体某组织器官异常时,在足部反射区就会出现相应部位的痛点,每个痛点触觉反应不同,有的如沙子,有的呈颗粒状,有的只有肿胀的感觉。通过对足反射区的刺激,可以加快排除沉积在组织周围的毒素和废物,从而达到保健治病的作用。

(二)作用原理

足部按摩疗法的作用原理一般可概括为4个方面。

1. 神经反射　反射是人体对外界刺激的一种本能反应。当人体器官或某部位出现异常,其足部相对应的反射区亦会出现不同程度变化。按摩刺激这些反射区时就非常明显地有压痛感,这种痛感传递至中枢神经,经中枢神经协调,产生新的神经冲动传导到体内组织器官,引起一系列的神经体液调节,激发人体的潜能,调节机体的免疫力和抗病功能;同时也可以阻断原有病理信息的反射,将病理的恶性循环变为良性循环,从而起到保健治病的作用。

2. 血液循环　足部离心脏最远,血液流经此处速度最慢,再加上地心引力的影响,足部容易出现供血不足,血液中的代谢产物和未被利用的矿物质容易沉积在足部。通过对足部按摩刺激,可增加血液回流速度,加强代谢产物的排泄,使血液循环畅通,器官的功能和新陈代谢恢复正常水平,疾病得以痊愈。

3. 经络感传　经络是运行全身气血、联络脏腑肢节、沟通上下内外、调节体内各部分的通路。足部有许多穴位通过经络与脏腑相连,脏腑的病变也可以通过经络反映到足部。所以按摩足部反射区可以起到改善脏腑功能的作用。

4. 生物全息　现代研究表明,人体的任一具有生命功能又相对独立的局部(又称全息元),包括了整体的全部信息。全息元在一定程度上可以说是整体的缩影,如人体耳、鼻、手、足和头都是这样的局部,它们都是人体的一个缩影,都是"全息胚"。经过比较,发现足部面积最大,结构也很复杂,所以足部所包含整体的生物特性也就比其他全息胚强,加上足部离心远,微循环相对差,所以足部按摩是一种非常好的选择。当身体某一部分出现病变时,与其同源的足部某一反射区会有所表现,比如出现压痛、凹陷或者有突出物等,按摩这些部位便可取得治病效果。

二、足部反射区

（一）分布规律

将双足并拢，其反射区的分布如屈腿盘坐的人形，足部反射区基本是按照人体器官实际位置的上下、左右、前后顺序排列，与人体解剖部位大体一致。

头颈部反射区均分布在足趾上，如将左右踇趾并拢合一，大踇趾就相当于人体的头部，踇趾的内侧为头部的正中，外侧为头的外侧部，掌面为头后部，背面为颜面部，趾腹的根部相当于颈部，颈椎反射区就分布在踇趾的内侧面，眼反射区分布在第2、3足趾，耳反射区分布在第4、5足趾。特别需要注意的是，头颈部器官相应的对应区是交叉性的，如左耳的对应区在右足，右耳的对应区在左足。

若把人体从鼻尖到肚脐划一条直线，这条中线将人体分成左右各半，双足合并起来的中线就是人体从鼻尖到肚脐所划的这条中线。中线左右内侧缘的位置是人体的脊椎，外侧缘相当于人体上、下肢部分。双足跟相当于人体的臀部、盆腔内器官。

双足并拢在一起，脚底前脚掌，相当于人体的胸部和上腹部，足心部相当于人体的下腹部。人体各脏腑器官位于中线左侧的，只在左足底有其相对应的反射区；位于右侧的，只在右侧有其相对应的反射区。位于中线上的脏器，均在左、右足上有其对应的反射区。成对的脏器在左、右足都有其相对应反射区，而且在双足反射区的解剖位置也是相对称的，人体心脏在左侧，所以心脏对应区在左足。

双足并拢时，人体正面的组织器官相对应的反射区分布在足背上，其反射区的分布形式和人体各组织器官的分布排列是相对应的。足部各反射区分布见图8-12~图8-17。

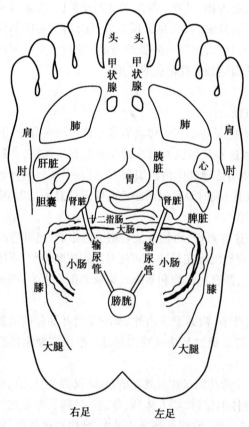

图8-12　双足反射区的分布特点

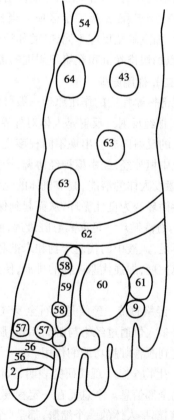

图8-13　足背反射区

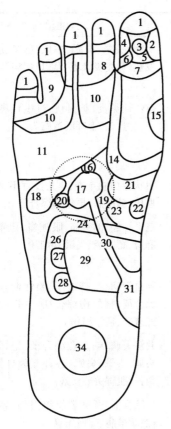

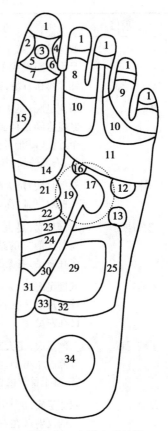

图 8-14　左足底反射区　　　　　　　　图 8-15　右足底反射区

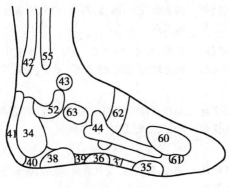

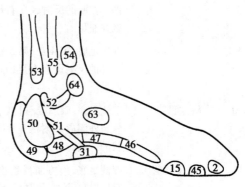

图 8-16　足外侧反射区　　　　　　　　图 8-17　足内侧反射区

（二）反射区定位与主治

为便于掌握足部反射区的定位与主治，现将其介绍如下（表 8-1）。

（三）选取反射区的原则

一般原则是足部所有反射区都要按摩一遍，然后根据具体病情，选取重点反射区着重加强刺激。重点反射区包括基本反射区、主要反射区、相关反射区 3 部分。

1. 基本反射区　指肾、输尿管和膀胱这三个反射区，其作用是增强排泄功能，将体内有害物质及代谢产物排出体外。

2. 主要反射区　指与病变组织器官在足部相对应的反射区。如各种原因导致的腰部病变，主要反射区都是腰椎反射区。

3. 相关反射区　根据病证的性质，可选用与病变有密切关系的反射区，如各种炎症可选取脾、淋巴结、肾上腺、甲状旁腺、扁桃体等反射区。

表 8-1 足部反射区定位与主治

序号	反射区	定位	主治
1	额窦	双侧足底,第 1 趾至第 2 趾的趾腹部,足大趾距趾尖的范围约 1cm 以内。左侧额窦在右足,右侧额窦在左足	头痛、头晕、失眠、中风、脑外伤综合征、发热、鼻窦炎及眼、耳、口疾病等
2	鼻	双侧足底,足大趾远节趾骨的内侧,自趾腹边缘延伸到足大趾甲根部形成一个近似"L"形部分。左鼻的反射区在右足,右鼻的反射区在左足	急慢性鼻炎、鼻出血、过敏性鼻炎、鼻窦炎、鼻息肉、上呼吸道感染
3	垂体	双侧足底,足大趾趾腹的中央偏内侧处(在脑反射区深处)	甲状腺功能亢进、小儿发育不良、肾性高血压、糖尿病、更年期综合征、遗尿等
4	三叉神经	双侧足底,足大趾末节的外侧,在小脑反射区前方的趾腹边缘。左侧的反射区在右足,右侧的反射区在左足	三叉神经、偏头痛、眼眶痛、牙痛、面神经麻痹、腮腺炎、失眠、鼻咽癌
5	大脑	双侧足底,足大趾的趾腹部。大脑左半球的反射区在右足,大脑右半球的反射区在左足	脑血管病变、高血压、脑性偏瘫、帕金森综合征、脑外伤综合征、中枢性瘫痪、神经衰弱、视觉损伤
6	小脑、脑干	双侧足底,足大趾趾腹根部第 2 节趾骨外侧。左小脑、脑干反射区在右足,右脑、脑干反射区在左足	共济失调、帕金森综合征、记忆力减退、头痛、头晕、失眠、各种原因导致的肌肉紧张、肌腱关节疾病
7	颈项	双侧足底,足大趾根部横纹处。左侧颈项的反射区在右足,右侧颈项的反射区在左足	肩综合征、颈部软组织损伤、高血压、落枕、颈椎病、高血压等
8	眼	双侧足底,第 2 趾与第 3 趾的趾腹根部。左眼的反射区在右足,右眼的反射区在左足	近视、远视、复视、散光、青光眼、结膜炎、角膜炎、白内障、睑腺炎、睑板腺囊肿、眼底出血
9	耳	双侧足底,第 4 趾、第 5 趾的趾腹根部。左耳的反射区在右足,右耳的反射区在左足	耳鸣、耳聋、中耳炎、重听、外耳道疖肿、梅尼埃病、鼻咽癌、眩晕、晕车、晕船等
10	斜方肌	双侧足底,眼、耳反射区下方,自第 2 趾骨至外侧肩反射区呈一宽约 1cm 横带状的区域	颈部、肩部、背部的酸麻疼痛,斜方肌综合征、上肢无力、落枕等
11	肺、支气管	双侧足底,斜方肌反射区下方,自甲状腺反射区至肩反射区下方,呈一宽约 1cm 带状区域	肺炎、肺气肿、支气管炎、哮喘、鼻病等
12	心	左侧足底,肺反射区后方,第 4 跖骨与第 5 跖骨之间	冠心病、心绞痛、心律失常、休克、心力衰竭、失眠、健忘、癫痫、抑郁症、癔症等
13	脾	左侧足底,第 4 跖骨与第 5 跖骨之间,心脏反射区下方约 1cm 处	贫血、食欲缺乏、消化不良、月经不调、皮肤病、各种炎症、癌症等
14	甲状腺	双侧足底,足大趾与第 2 趾之间的趾蹼处沿第 1 跖骨头向内呈"L"形带状区域	甲状腺功能亢进或减退、甲状腺炎、甲状腺肿大、肥胖症、失眠等
15	甲状旁腺	双侧足底内侧缘,第 1 跖趾关节前方的凹陷处	甲状旁腺功能减退时出现手足痉挛或麻痹、指掌关节屈曲、喉及气管痉挛、失眠、呃逆、惊厥、骨质疏松等;甲状旁腺功能亢进时出现四肢肌肉松弛、肾结石、病理性骨折等

笔记

续表

序号	反射区	定位	主治
16	肾上腺	双侧足底,第2跖骨与第3跖骨之间,平前掌处所形成的"人"字形交叉点	哮喘、风湿病、心律不齐、昏厥、休克、高血压、低血压、糖尿病、阳痿、早泄、遗精、下肢无力、腰膝酸软等
17	肾	双侧足底中央,肾上腺反射区下约1cm处,即足跖屈时"人"字纹的中央凹陷处	急慢性肾炎、肾盂肾炎、肾结石、肾肿瘤、肾功能不全、前列腺增生、前列腺炎、高血压、贫血、阳痿、遗精、早泄、女性不孕、斑秃、耳鸣、眩晕、水肿、高血压、头痛、关节炎等
18	肝	右侧足底,第4跖骨与第5跖骨间,反射区的后方	肝炎、肝硬化、脂肪肝、肝功能不全、胆囊炎、胆结石、胆道蛔虫症、高血脂、眼疾、眩晕等
19	腹腔神经丛	双侧足底中心,肾与胃反射区的附近,呈一椭圆形	胃肠神经官能症、肠功能紊乱、失眠、虚脱、休克、高血压、头痛等
20	胆囊	右侧足底,第3跖骨与第4跖骨间,肝反射区内侧	胆囊炎、胆石症、胆道蛔虫、肝脏疾患、高脂血症、胃肠功能紊乱、失眠、肝胆湿热引起的皮肤病、痤疮等
21	胃	双侧足底,第1跖趾关节后方宽约1cm处	急慢性胃炎、胃溃疡、胃胀气、胃肿瘤、胃下垂、消化不良、厌食症、胰腺炎等
22	胰	双侧足底,胃反射区与十二指肠反射区之间	慢性胰腺炎、胰腺肿瘤、消化不良、糖尿病等
23	十二指肠	双侧足底,第1跖骨底处,胰反射区之下方	胃及十二指肠溃疡、十二指肠憩室、腹胀、腹痛、消化不良等
24	横结肠	双侧足底中央,横穿足掌呈一带状区域	便秘、腹泻、腹痛、结肠炎等
25	降结肠	左侧足底,第5跖骨底沿骰骨外缘至跟骨前缘呈一带状区域	便秘、腹泻、腹痛、腹胀、便血等
26	升结肠	右侧足底,跟骨前缘,沿骰骨外侧至第5跖骨底呈一带状区域	便秘、腹泻、腹痛、腹胀等
27	回盲瓣	右侧足底,跟骨前缘靠外侧,在盲肠反射区的上方	消化不良、腹胀、腹痛、腹泻等
28	盲肠(阑尾)	右侧足底,跟骨外侧前缘,第4趾与第5趾之间的垂直线上	阑尾炎、消化不良、下腹胀气、便秘等
29	小肠	双侧足底中部凹陷处,被升结肠、横结肠、降结肠、直肠反射区所包围的区域	急慢性肠炎、腹痛、腹胀、腹泻、便秘、肠功能紊乱、肠扭转、肠套叠、消化不良、心血管病、失眠等
30	输尿管	双侧足底,自肾脏反射区至膀胱反射区间呈一条弧线的带状区域	肾盂积水、输尿管狭窄、输尿管结石、泌尿系统感染、排尿困难、高血压、动脉硬化、关节炎、风湿热、食物中毒、药物中毒、乙醇中毒等
31	膀胱	双侧足底,内踝前下方,内侧舟骨下方,足大趾展肌内缘处	泌尿系统结石、炎症、遗尿、尿潴留、食物中毒、药物中毒、乙醇中毒、高血压、动脉硬化等
32	乙状结肠及直肠	左侧足底,跟骨前缘呈一带状区域	直肠炎、直肠癌、痔疮、乙状结肠炎、结肠炎、便秘、腹泻、腹痛、便血等

续表

序号	反射区	定位	主治
33	肛门	左侧足底,跟骨内侧前缘,直肠反射区的末端	痔疮、肛裂、便血、便秘、直肠癌、肛周围炎、肛门脱垂、直肠静脉曲张等
34	生殖腺（睾丸、卵巢）	双侧足底,一是在跟骨的中央处;二是在外踝后下方呈直角三角形的区域	男女不孕症、性功能低下、阳痿、早泄、前列腺增生、睾丸炎、月经不调、闭经、痛经、子宫肌瘤、卵巢囊肿等
35	肩	双侧足外侧第5跖趾关节处	肩关节周围炎、肩关节脱位、肩关节扭伤、颈肩综合征、手臂麻木无力、上肢瘫痪等
36	肘	双侧足外侧第5跖骨粗隆凸起前后形成的区域	肘关节炎、肘关节软组织损伤、肱骨外上髁炎、上肢瘫痪等
37	手臂	双侧足外侧缘,在肘关节反射区与肩反射区之间的带状区域	上臂酸痛、上肢麻木或无力、上肢瘫痪及肩关节、肘关节疾患等
38	膝	双侧足外侧,骰骨与跟骨前缘形成的凹陷处	膝关节扭伤、膝关节炎、膝关节疼痛,半月板损伤、下肢瘫痪等
39	脚（下肢）	双侧足底,升结肠、降结肠反射区的外侧缘,肘与膝反射区之间的带状区	坐骨神经痛、下肢软组织损伤、下肢麻木或无力、下肢肌肉酸痛、下肢瘫痪等
40	臀	双侧足跟骨的外侧缘,膝反射区后方的区域	梨状肌综合征、臀部软组织损伤、坐骨神经痛、下肢无力及瘫痪等
41	外尾骨	双侧足跟骨外侧,沿跟骨结节后方外侧呈一带状区域	骶尾骨软组织损伤、坐骨神经痛、神经衰弱、痔疮、生殖系统疾病、头痛、失眠、足跟痛等
42	下腹部	双侧下肢腓骨外侧后方,自足外踝后向上呈4cm长的带状区域	痛经、经期紧张、月经不调、腹痛、腹胀、性冷淡等
43	上身淋巴结	双侧足背,外踝关节前方,由距骨与骰骨之间形成的凹陷处	各种炎症、发热、组织囊肿、肌瘤、蜂窝织炎、免疫力低下、癌症等
44	肩胛骨	双侧足背外侧,第四跖骨与第五跖骨之间至骰骨处稍向两侧分开的带状区域	肩关节周围炎、落枕、颈部和肩部及背部软组织损伤、风湿性关节炎等
45	颈椎	双侧足大趾根部横纹处。左侧颈椎反射区在右足,右侧颈椎反射区在左足	颈椎病、颈部酸痛、颈部僵硬、高血压、颈椎骨质增生、颈部软组织损伤等
46	胸椎	双侧足弓的内侧缘,第1跖骨头下方至第1楔骨前的带状区域	肩臂酸痛、胸椎间盘突出症、胸椎骨质增生、腰肌劳损、急性腰扭伤等
47	腰椎	双侧足弓的内侧缘,第1楔骨至舟骨的带状区域,前连胸椎反射区,后连骶骨反射区	腰椎间盘突出症、慢性腰肌劳损、腰椎骨质增生、急性腰扭伤、腰腿痛、坐骨神经痛、腰肌间筋膜炎等
48	骶椎	双侧足弓内侧缘,舟状骨后方,距骨下方至跟骨前缘的带状区域,前连腰椎反射区	骶椎病变、腰椎间盘突出症、梨状肌损伤、慢性腰肌劳损、坐骨神经痛、盆腔脏器疾病等
49	内尾骨	双侧足跟骨内侧缘,跟骨结节后内侧呈一带状"L"形区域	骶尾骨软组织损伤及后遗症、坐骨神经痛、神经衰弱、痔疮、生殖系统疾病、头痛、失眠、足跟痛等
50	子宫、前列腺	双侧足跟骨内侧,内踝后下方类似三角形区域	急慢性前列腺炎、前列腺增生、阳痿、早泄、遗精、性冷淡、不育症、痛经等

序号	反射区	定位	主治
51	尿道、阴道（阴茎）	双侧足跟内侧，自膀胱反射区向后上延伸，经距骨至内踝的后下方所呈的带状区域	阴道炎、尿道感染、膀胱炎、前列腺炎、前列腺增生、排尿困难、尿路结石、白带增多、遗尿等
52	髋关节	双侧足内踝下方及双足外踝下缘，呈一弧形区域	髋关节疼痛、髋关节脱位、梨状肌损伤、股外侧皮神经炎、腰背疼痛、坐骨神经痛、下肢瘫痪等
53	直肠、肛门（痔疾）	双侧下肢胫骨内侧后方与趾长屈肌腱之间，内踝后方向上延伸4cm长的带状区域	痔疮、肛裂、痔疮出血、便秘、直肠炎症、直肠息肉、直肠肿瘤、肛门脓肿、肛门红肿疼痛等
54	腹股沟	双侧下肢胫骨内侧，内踝尖上方2cm处的凹陷中	生殖系统疾患、阳痿、早泄、遗精、不孕症、性冷淡、疝气、精索静脉曲张等
55	坐骨神经	双侧下肢，一是在内踝后上方沿胫骨内侧后缘向上至胫骨内侧髁下；二是在外踝前缘沿腓骨前缘向上至腓骨小头处	坐骨神经痛、腰椎间盘突出症、腰椎管狭窄、急性腰扭伤、末梢神经炎、下肢静脉曲张、下肢肌肉萎缩、脑卒中后遗症等
56	上颌、下颌	双侧足背，足大趾趾间关节横纹前的带状区域为上颌；足大趾趾间关节横纹后的带状区域为下颌	牙痛、牙周炎、牙龈炎、上下颌关节炎、颞颌关节紊乱、三叉神经痛、味觉异常、口腔溃疡、口腔炎、打鼾等
57	扁桃腺	双侧足背，足大趾第1节趾骨左右两侧	扁桃腺炎、发热、上呼吸道感染、免疫功能低下等
58	喉、气管	双侧足背，第1跖趾关节与第2跖趾关节之间	咳嗽、气喘、失音、急性咽喉炎、急慢性咽炎、声音嘶哑、感冒、支气管炎、上呼吸道感染等
59	胸部淋巴结	双侧足背，第1跖骨与第2跖骨间的凹陷处	各种炎症、发热、胸痛、组织囊肿、子宫肌瘤、乳房及胸部肿物、蜂窝织炎、白细胞减少、再生障碍性贫血、白血病、免疫功能低下等
60	胸（乳房）	双侧足背，第2跖骨、第3跖骨、第4跖骨所形成的区域	乳腺炎、乳腺癌、乳腺囊肿、乳腺增生、经前乳房胀痛、肋间神经痛、胸闷、胸痛、食管疾患等
61	平衡器（内耳迷路）	双足足背，第4跖骨与第5跖骨结合部前端的凹陷处	头晕、晕车、晕船、梅尼埃病、耳鸣、耳聋、高血压、低血压、平衡障碍等
62	膈（横膈膜）	双侧足背，跖骨、楔骨、骰骨关节处，横跨足背的带状区域	胸闷、呃逆、恶心、呕吐、膈肌痉挛、腹胀、腹痛、横膈膜疝气等
63	肋骨	双侧足背，第1、2楔骨与舟骨之间的区域为内侧肋骨反射区；骰骨与舟骨、距骨之间的区域为外侧肋骨反射区	胸闷、胸痛、肋间神经痛、肋软骨炎、胸部软组织损伤、胸膜炎、肩周炎、岔气、急性腰肌损伤等
64	下身淋巴结	双侧足背，内踝前下方，距骨与舟骨之间形成的凹陷	各种炎症、各种癌症、水肿、发热、组织囊肿、子宫肌瘤、肌纤维瘤、蜂窝织炎、免疫功能低下等

三、操作方法

（一）足部按摩常用特定手法

足部按摩常用特定手法主要包括点法、按法、揉法、推法、掐法、拍法、击法、刮法、擦法、捏法等，在足部按摩中可根据各反射区选择应用。本节重点介绍足部按摩疗法中的常用特定手法。

1. 示指扣拳法　操作者用一手持脚，另一手的示指关节弯曲扣紧，其余四指握拳，拇指固定在示指最后一节指骨的下方，以示指中节近第1指间关节背侧为施力点，进行点按、顶压或压刮。需要注意的是，由于顶压对人体的刺激比较大，因此力度不要太大。本法在足部按摩中最为常用（图8-18）。

2. 拇指扣拳法　操作者一手握足，另一手拇指屈曲，与其余四指相对用力夹住足部，以前臂、腕部用力带动拇指发力，以拇指指间关节突起处为施力点进行顶按或压刮（图8-19）。

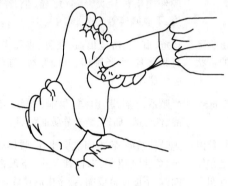
图 8-18　示指扣拳法

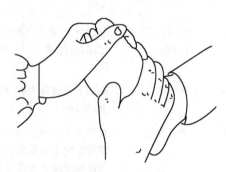
图 8-19　拇指扣拳法

3. 示指压刮法　操作者以拇指固定，示指弯曲呈镰刀状，其余三指半握拳，肘关节屈曲，腕关节伸直，以肘关节为支点，前臂主动发力，以屈曲示指的桡侧缘为施力点进行压刮。

4. 拇指平推法　操作者一手扶持患者的足部，另一手的拇指与其余四指对掌，虎口打开，拇指螺纹面着力于反射区，其余四指微屈压在足部以助力，肘关节伸直，腕关节为支点，以拇指指腹或桡侧缘为施力点做直线或螺旋推动（图8-20）。

5. 双指上推法　操作者双手拇指指腹朝向前方，虎口略张开，其余四指指关节微屈，以双手拇指指腹或桡侧缘为施力点进行推按。

6. 双指钳法　操作者左手固定按摩部位，右手无名指、小指第1、2指关节屈曲紧扣于掌心，示指、中指弯曲呈钳状，相对用力夹住反射区，以前臂及腕部用力带动示、中二指发力，使屈曲呈钳状的示指和中指做均匀的来回刮擦（图8-21）。也可将拇指指腹紧按在示指第2指关节的桡侧面上，借拇指指关节的屈伸动作按压示指第2指关节刺激反射区。

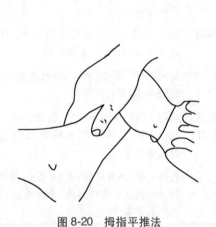
图 8-20　拇指平推法

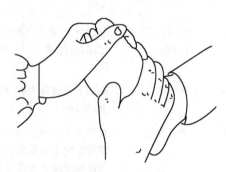
图 8-21　双指钳法

（二）操作规程

1. 药物浸泡　药物浸泡以膝关节以下为浸泡部位，时间约为20min。在进行浸泡的同时，可以根据患者病情，选取在头、背部进行推拿手法操作10~20min。

2. 按摩顺序　在足部按摩中先检查心脏反射区，先做左足，后做右足。

全足按摩时,先按摩肾、输尿管、膀胱三个反射区,然后按照足底→足内侧→足外侧→足背的顺序,由足趾端向下依次按摩,总体按摩方向是向心性按摩。

重点反射区按摩时,一般可按照基本反射区→主要反射区→相关反射区→基本反射区的顺序进行。

按摩时要注意找准敏感点,这样可以起到事半功倍的作用。一般每个反射区推拿 3~6 次,力度由轻渐重。每次按摩开始和结束时都要连续按摩肾、输尿管、膀胱反射区各 4~5 遍。

3. 按摩力度　按摩力度大小直接影响疗效,力度过小则没有治疗效果,过大则患者无法忍受,所以按摩力度要适度、均匀,力度以能让患者感觉有酸痛感即可,按摩力量应由轻渐重,不可时轻时重,操作也不可忽快忽慢。

4. 按摩时间　一般 30~45min 为宜,不宜过长,也可根据患者病情、体质等情况适当增减,比如严重心、肝、肾疾病患者,按摩时间应尽量缩短,一般不超过 15min。保健性足部按摩一般每周 1 次,治疗性足部按摩可隔日 1 次或每天 1 次。

四、临床应用

（一）适应证

足部按摩几乎对人体各器官疾病都有防治作用,特别是对功能性疾病疗效好且快,它适用于男女老幼,还可用于保健强身和诊查疾病。

（二）禁忌证

1. 妇女月经期及妊娠期一般不宜做足部按摩。

2. 脑出血、内脏出血、凝血机制障碍及其他原因所致的严重出血性疾病患者,不能使用,以免引起更多的出血。

3. 严重肾衰、心衰、肝坏死等危重病人,频发心绞痛、肺结核活动期的患者,禁用足部按摩。

4. 局部皮肤溃烂、高热、长期服用激素、性病、肿瘤、昏迷等患者不宜按摩。

（三）注意事项

1. 按摩前,按摩室要空气新鲜、温度适宜;按摩师要洗手、修剪指甲,并备好按摩巾、按摩膏等所需用品。

2. 按摩开始时,心须先探查心脏反射区,并按轻、中、重 3 种手法力度进行。在了解心脏功能是否正常的情况下,再决定按摩力度及施术方案,以免发生意外。

3. 饭后、沐浴后 1h 内不可按摩;空腹、过度饥饿、疲劳不宜按摩。

4. 按摩时尽量避开骨骼突起处,以防损伤骨膜。对敏感区应避免重度刺激,对儿童及多数女性,手法宜轻。

5. 按摩后半小时内,嘱患者饮用 300~500ml 温开水,以促进代谢产物及时排出体外。儿童、老人、体弱多病者,可适当减少饮水量,以 150~200ml 为宜。按摩结束后,术者必须用热水洗手,受术者的足部必须保暖。

第三节　中药熏蒸技术

一、概念及作用原理

（一）概念

中药熏蒸技术是中药外治方法之一,是一种以中草药煎煮之后,通过对全身或者局部进行熏蒸,达到治病、保健和美容目的的一种治疗方法。

中药熏蒸技术是祖国医学中的一颗璀璨明珠,历史悠久,源远流长。自人类学会用火之后,就产生了简单的热熨疗法,早在原始社会,就有用火烧石块,熨治关节和肌肉疼痛的方法。随着历史的变迁、社会的进步、医学不断发展,中药熏蒸技术也得到了进一步的提高,在马王堆汉墓出土的《五十二病方》中,明确提出用中药煎煮的热药蒸汽熏蒸治疗疾病,其中有熏蒸洗浴八方;《黄帝内经》中有用椒、姜、桂和酒煮沸熏蒸治疗关节肿胀、疼痛、屈伸不利等痹症的记载;东汉医圣张仲景的《金匮要略》亦记述了用苦参汤熏洗治疗狐惑病蚀于妇人下部的药方与方法;晋、南北朝、隋唐时期,临床医学发展迅速,中药熏蒸疗法被广泛的应用到临床各科,晋朝葛洪的《肘后备急方》记述了用煮黄柏、黄芩熏洗治疗创伤与疡痈症;到了清朝,随着《急救广生集》《理瀹骈文》等中医药外治专著的出现,中药熏蒸疗法已进入比较成熟和完善的阶段;中华人民共和国成立后,随着科学技术的日新月异,中药熏蒸疗法无论是理论还是实践均有长足发展,其治疗范围已涉及内、外、妇、儿、五官、皮肤等各科疾病,还广泛应用于康复疗养、休闲保健。

（二）作用原理

中药熏蒸疗法的作用机制在历代文献中已有所涉及,《黄帝内经》中提出"善治者治皮毛,其次治肌肤",认为可以通过熏蒸发汗使邪外出,邪出则疾病不生;《外科大成》提出"……使气血疏通以舒其毒,则易于溃散而无瘀滞也",认为熏蒸有疏通气血、活血祛瘀、解毒止痛的功效;清代名医吴师机在《理瀹骈文》中对熏蒸疗法作用机制进行了较深入系统的阐述,认为熏蒸的基本作用是"可以升降变化,分清浊而理阴阳。营卫气通,五脏肠胃既和,而九窍皆顺,并达于腠理,行于四肢也",并认为此法"最妙,内外治贯通在此……可必期其效",通过熏蒸疗法可解腠理,改善气血运行。中药熏蒸疗法通过熏洗,使局部皮肤温度增高、腠理疏通、气血流畅,促使药力快速通过皮肤和患处,以快速吸收,发挥治疗作用,达到化瘀消肿、散寒止痛、祛风除湿等目的。

中药熏蒸疗法的主要作用原理有:

1. 局部作用　中药熏蒸疗法是利用温度和药物共同作用在患部,药蒸汽通过皮肤的渗透、转运、吸收,药效高度聚集,药物直达病灶,产生对局部的化瘀消肿、散寒止痛、祛风除湿的功效。中药熏蒸药物不需要经过消化、吸收、输布等漫长过程,作用到疾病部位,因此,较为安全、有效,尤其对老幼虚弱之体、攻补难施之时、不肯服药之患者、不能服药之病症,就更为适宜。这是中药熏蒸相对内服药最为突出的优势。

2. 全身作用　中药熏蒸疗法的治疗作用与皮肤相关,药方中多芳香类药物,其中挥发性成分对人体体表的汗孔、毛囊、皮脂腺等组织有很好的亲和性,药物从皮肤吸收,分布全身,加速全身血液及淋巴的循环,加强代谢产物的排泄,促进炎性因子的吸收与排泄,较快缓解肌肉及周围软组织紧张,缓解痉挛,使局部致痛物质迅速消失,从而缓解疼痛,使人产生一系列如情绪轻松、肌肉松弛、睡眠改善、身心舒畅等生理、心理变化。

二、操作方法

（一）设备

需设立单独的蒸疗室,室内设备包括全身熏蒸仪、熏蒸床、盆、小木凳、浴桶、毛巾、浴罩、床单等,并配有洗浴室及休息室。

（二）治疗方法

根据病情选用全身熏、支凳熏、坐熏、碗口熏等熏蒸方法。

1. 全身熏蒸法　传统的熏蒸技术是将药物煎煮成药液,趁热倒入器具里(不锈钢的、瓷的、瓷砂的),外罩浴罩,期间可对药液不断加热,使蒸汽不断产生,患者坐入其中,进行全身熏蒸。现代可采用中药熏蒸机(药浴机),把中药包放在中药煮蒸器中煎煮,患者坐在机器里面进行蒸汽浴。每次熏蒸时间为 20~30min,每日 1~2 次。

2. 局部熏蒸法　传统的熏蒸技术中,上下肢部位的熏洗可采用支凳熏法,药物煎煮成药液,趁热倒入盆里,盆中放一木凳,将上肢或腿搭放于木凳上,外罩布单,进行熏蒸,也可边加热、边熏蒸;颈肩腰背熏蒸时,治疗床上相应部位挖孔,煎煮好的药液放在孔下,患者采用卧位,将患处对准蒸汽进行治疗,外罩布单,边加热边熏蒸;熏蒸口、鼻、眼、面部的时候,可将煎煮好的药液,趁热倒入碗内、保温瓶或其他器皿里,两手捂住碗口或瓶口,留出适宜缝隙,口、鼻、眼或面部对着缝隙进行熏蒸;对于前后二阴部的熏洗可将煎煮好的药液趁热倒入盆内,盆上倒扣熏笼,坐在熏笼上,外罩布单,边加热边熏蒸。现代可采用熏蒸床、熏蒸治疗仪等,治疗时将病变局部置于蒸汽孔上,或将四肢伸入治疗仪内,有自动控温和计时功能。每次熏蒸时间为 10~30min,每日 1~2 次。

三、临床应用

（一）适应证

中药熏蒸疗法在临床上应用广泛，可应用于内、外、妇、儿、骨伤、皮肤、五官等临床各科疾病的治疗，还用于保健美容。

1. 内科疾病　如感冒、不寐、脑卒中、痹症、水肿等。
2. 周围血管疾病　如糖尿病血管病变、血栓闭塞性脉管炎、闭塞性动脉硬化症、下肢静脉曲张、下肢深静脉血栓形成、大动脉炎等。
3. 外科疾病　如疖、痈、丹毒、慢性溃疡、淋巴管炎等。
4. 骨科疾病　如颈椎病、腰痛、风湿性关节炎、软组织损伤、骨折、增生性骨关节炎等。
5. 皮肤科疾病　如银屑病、湿疹、神经性皮炎、带状疱疹等。
6. 儿科疾病　如伤风感冒、咳嗽（支气管炎）、小儿麻疹、痘疹透发不畅，小儿麻痹症后遗症等。
7. 妇科疾病　如痛经、阴痒等。
8. 其他　现代广泛用于健康保健、美容等。

（二）禁忌证

1. 各种急性热病初起、痈疡成脓期禁用。
2. 急性传染病、严重心脏病、肾病、中高度高血压、有出血倾向者禁用。
3. 主动脉瘤、恶性肿瘤禁用熏蒸疗法。
4. 有严重哮喘病患者应避免使用。
5. 皮肤敏感性降低或温度觉缺失者禁用。

（三）注意事项

1. 饭前饭后30min内、空腹、大汗以及过度疲劳时，不宜立即进行中药熏蒸疗法。
2. 老年人、儿童熏蒸时要有专人陪护，避免烫伤、着凉或发生意外。
3. 严格掌握熏蒸药物温度，若温度过高，则易发生烫伤；温度过低，则不能正常发挥药效。
4. 煎药所用清水适量。水过多，则药液淡而疗效差；水少，虽然药物浓度高，但热力不够，不能达到"熏"的目的。
5. 对皮肤有刺激性和腐蚀性的药物禁用。
6. 孕妇及月经期妇女不宜进行熏蒸疗法。

（四）临床应用举例

中药熏蒸疗法一般以活血化瘀药、祛风除湿药、发汗解表药、杀虫止痒药为主。用于治疗风寒湿痹症、脑卒中偏瘫、感冒风寒、皮肤病等病证。通常选用当归、五加皮、丹参、防风、艾叶、川牛膝、桑枝、伸筋草、红花、肉桂、羌活、独活等药物。中药熏蒸疗法的药物和方法很多，以下是可供临床熏蒸选用的几组药物。

1. 头痛　方药与用法：当归60g、川芎30g、荆芥穗120g。煎汤熏头面。（《理瀹骈文》）
2. 鹅掌风　方药与用法：白矾、皂矾各120g，孩儿茶15g，侧柏叶250g。上药同煎，熏蒸患处，待药液降温后沐洗患处。（《外科正宗》）
3. 风湿性关节炎　方药与用法：海风藤、豨莶草、防风、秦艽、桑枝、松节、木瓜、白芷、川芎、当归、羌活、续断各30～50g，细辛10g。上药同煎，熏蒸患处。（《理瀹骈文》）
4. 阴痒　方药与用法：苦参60g、蛇床子30g、白芷15g、银花30g、菊花60g、黄柏15g、地肤子15g、大菖蒲9g。煎汤熏洗。（《疡科心得集》）
5. 痔疮　方药与用法：五倍子、朴硝、桑寄生、莲房、荆芥各30g。上方共煎取液，先熏，待药液温度适宜后沐洗患处。（《疡科选粹》）
6. 骨折　方药与用法：海桐皮6g、透骨草6g、乳香6g、没药6g、当归5g、川椒10g、川芎3g、红花3g、威灵仙3g、甘草3g、防风3g、白芷2g。上药同煎，熏蒸患处，待药液降温后沐洗患处。（《医宗金鉴》）
7. 鼻窒　方药与用法：苍耳子9g、辛夷花15g、白芷30g、薄荷1.5g。上药同煎，倒入合适的容器中，令患者用鼻吸入热气，从口中吐出，反复多次。（《重订严氏济生方》）

8. 脑卒中　方药与用法：伸筋草、透骨草、姜黄、老桑枝、红花各30g。以上药物加水煮沸10min，熏蒸患侧肢体。（《中国传统康复技术》，主编：陈健尔、甄德江）

9. 小儿脑性瘫痪　方药与用法：红花10g、钻地风10g、香樟木50g、苏木50g、老紫草15g、伸筋草15g、千年健15g、桂枝15g、路路通15g、乳香10g、没药10g、宣木瓜10g。加入清水煮沸进行患部熏蒸。（《中国传统康复技术》）

10. 腰腿痛　方药与用法：红花20g、威灵仙30g、川芎20g、艾叶20g、制川乌15g、制草乌15g、桂枝15g、鸡血藤30g、独活15g、木瓜15g、伸筋草30g、透骨草30g、杜仲30g、白花蛇1条。浸泡30min后，煮沸，腰部暴露，进行熏蒸。（《中国传统康复技术》）

第四节　中药药浴技术

一、概念及作用原理

（一）概念

中药药浴技术是常用的中医外治方法之一，是在中医理论的指导下，选配适当的中药，将药物煎汤取液进行全身或局部洗浴（如坐浴、足浴、手臂浴、面浴、目浴等），以达到防治疾病、康复目的的一种外治技术。

中药药浴疗法源远流长，历史悠久。《黄帝内经》中有"其有邪者，渍形以为汗"，《礼记》中有"头疮则沐，身有病则浴"的记载。随着中医药学的发展，中药药浴疗法的种类不断增加，应用范围不断扩大。至清代其治疗已涉及内、外、妇、儿、五官、皮肤等各科疾病，在药浴种类上有洗、沐、浴、浸、渍、浇等法。药浴疗法具有毒副作用较少、适用范围广泛、简便易于推广等特点，易于被患者接受，现今已风靡世界，形成了世界范围的药浴热。

（二）作用原理

中药药浴用药与内服药一样，亦需遵循处方原则，辨病辨证，谨慎选药，同时根据各自的体质、病情等因素，选用不同的方药，各司其属，组成药浴方剂，制备成药浴液进行药浴。通过热力和药物的双重作用，药物作用于全身肌表、局部、患处，并经吸收，循行经络血脉，由表及里，内达脏腑，因而产生效应。药浴洗浴可起到疏通经络、通行气血、活血化瘀、祛风散寒、清热解毒、消肿止痛、调整阴阳、协调脏腑、濡养全身等作用。现代研究认为药浴的主要作用原理如下。

1. 温热刺激　温热的药液可使血管扩张、充血，促进血液循环和新陈代谢，降低神经的兴奋性，缓解痉挛，减轻疼痛；蒸汽作用于人体所产生的"发汗"效应，具有解表祛邪、祛风除湿、利水消肿的功能，产生一系列如情绪轻松、肌肉松弛、睡眠改善、身心舒畅等生理与心理变化，使偏胜或偏衰的脏器功能得到有益调节，使机体趋于协调、平衡。

2. 机械效应　药浴疗法通过药液的冲洗、摩擦等碰撞身体表面产生机械效应。在全身泡浴时，静水压力为40~60g/cm²。这种静水压力可压迫体表静脉和淋巴管，使体液回流量增加，促进了血液和淋巴循环，有利于创面血液循环，促进创面愈合。

3. 药物作用　药浴所用药物多为芳香走窜、辛散通阳、活血通络之品，此类药物气味俱厚，经煎煮及热水浸泡，药气极易逸出，从肌肤腠理进入人体，发挥通经走络、行气活血等多重功效。

二、操作方法

（一）设备

中药药浴疗法具有操作简单的特点，一些简单的药浴疗法，患者可以在家中进行。而一些较复杂的药浴疗法，则需要专门的设备和专业人员进行。设备较完善的药浴室由下列各室组成：更衣室、沐浴室、盆浴室及治疗后休息室等。

（二）治疗方法

常用药浴液的制备方法有如下四种：①加水适量，将药物煎煮为液；②将药物放入溶液（水、酒等）中浸泡数日制成浴液；③将药物研细过筛，制成散剂或丸剂保存，用时加热水溶解而成浴液；④将药液进行有效成分提取,加入皮肤吸收促进剂,调成药浴液。

药浴疗法可分为全身沐浴和局部洗浴两大类。根据病情,可选用全身洗浴或局部浸洗、擦洗、冲洗、坐洗等方法。

1. 全身洗浴法 全身洗涤时,将药物煎煮取汁,倒入浴盆内,调制水温适宜后,仰卧于药液中进行洗浴,为保持药液温度,可不断地添加少量热水。每次洗 10~30min,每日 1 次。

2. 坐洗法 洗涤外阴和臀部时,可将煎煮好的药液取汁,倒入盆中,待水温适宜,坐于药液中洗涤。每次 20~30min,每日 1~2 次。

3. 浸洗法 洗涤上下肢时,将煎煮好的药液取汁,倒入盆中,待水温适宜,将患肢放入药液中浸泡洗涤,为保持药液温度,可不断地添加少量热水。每次 20~30min,每日 1~2 次。

4. 擦洗法 洗涤躯干部位时,将煎煮好的药液取汁,倒入盆中,待水温适宜,用纱布或者毛巾蘸药液擦洗需要洗涤的部位,为保持药液温度,可不断地添加少量热水。每次 20~30min,每日 3~5 次。

5. 冲洗法 洗涤面部时,将煎煮好的药液取汁,倒入盆中,待水温适宜,将所洗部位放在盆口上方,用手将药液撩向所洗部位,进行冲洗,为保持药液温度,可不断地添加少量热水。每次洗 10~30min,每日 1 次。

6. 熏洗疗法 熏洗法是将熏法和洗法结合在一起的一种复合方法。一般都是先熏后洗,不同的熏法和不同的洗法可根据需要任意结合。例如:全身熏—洗浴;全身熏—擦洗;支凳熏—浸洗;支凳熏—擦洗;坐熏—坐洗;瓶口熏—冲洗等。

三、临床应用

(一)适应证

伤风感冒、咳嗽、痹证、扭伤、脑卒中偏瘫、小儿麻疹、痘疹透发不畅,小儿麻痹症后遗症,皮肤湿疹、体癣、头癣、瘙痒症等,现代还广泛用于保健、美容等。

(二)禁忌证

1. 高热大汗、有出血倾向等患者。

2. 高血压病、主动脉瘤、冠心病、心力衰竭、呼吸衰竭肾衰竭等。

3. 月经期妇女不宜进行坐浴疗法。

4. 眼部有新鲜出血或患有恶疮者,忌用本法。

(三)注意事项

1. 浴液加水后,温度要适中,不能过热,以免烫伤。

2. 沐浴时要注意保暖,避免受寒、吹风,洗浴完毕后马上拭干皮肤,尤其是在秋冬之季,更应注意浴处宜暖而避风。《老老恒言》谓:"浴后当风,腠理开,风易感,感而即发,仅在皮毛则为寒热,积久入里患甚大,故风来宜避,浴后尤宜避。"

3. 饭前、饭后 30min 内不宜沐浴。空腹洗浴,容易发生低血糖,而虚脱昏倒;饭后饱腹沐浴,全身体表血管被热水刺激而扩张,胃肠等内脏血液都会被动员而分散到身体表层,胃肠道的血量供应减少,同时会降低胃酸分泌,并使消化器官功能减低而影响食物的消化吸收。

4. 药浴时间以 20~30min 为宜。

5. 沐浴时,对于急性炎症性渗出明显的皮肤病应该慎用。

6. 对皮肤有刺激性或腐蚀性的药物不宜使用。

7. 在沐浴过程中如发现有药物过敏者,应立即停止沐浴。

8. 对于年老和心、肺、脑等病的患者,不宜单独洗浴,应有家属助浴,洗浴的时间不宜过长。

9. 沐浴时洗剂必须过滤,以免药渣进入眼内;除了说明是内服药、洗眼药外,所有洗浴药物应防止溅入口、眼、鼻内;同时,一切器皿、纱布、棉球及手指必须消毒。

(四)临床应用举例

中药药浴疗法常用药物有黄芪、羌活、当归、独活、鸡血藤、桃仁、红花、伸筋草、杜仲、续断、麻黄、细辛、藿香、蝉衣、佩兰、海桐皮、透骨草、刘寄奴、钩藤、防风等。用于康复治疗偏瘫、截瘫、骨关节病及全身性皮肤病等病症,还可用于美容、保健等诸多方面。

1. 头风久痛　方药与用法:莽草,煎汤沐之,勿令入目。(《太平圣惠方》)

2. 疥疮　方药与用法:苦参250g,猪胆4~5枚,上方共煎取液,以药液淋洗患处。3d 1次,可洗3~5次。(《圣济总录》)

3. 眩晕(高血压)　方药与用法:桑叶、桑枝各30g,茺蔚子15g。上药加水煎成15 000ml,每日浸足2~3次,10d为一疗程。(《经验方》)

4. 阴痒　方药与用法:苦参60g、蛇床子30g、白芷15g、银花30g、菊花60g、黄柏15g、地肤子15g、大菖蒲9g。水煎去渣,临用亦可加猪胆汁4~5滴,一般洗2~3次即可。(《疡科心得集》)

5. 上肢损伤洗方　方药与用法:伸筋草15g、透骨草15g、荆芥9g、防风9g、红花9g、千年健12g、刘寄奴9g、苏木9g、川芎9g、威灵仙9g。煎水熏洗患处。(《中医伤科学讲义》,主编:上海中医学院伤科教研室。)

6. 下肢损伤洗方　方药与用法:伸筋草15g、透骨草15g、五加皮12g、三棱12g、莪术12g、秦艽12g、海桐皮12g、牛膝10g、木瓜10g、红花10g、苏木10g。煎水熏洗患处。(《中医伤科学讲义》,主编:上海中医学院伤科教研室)

7. 骨科外洗一方　方药与用法:宽筋藤30g、钩藤30g、金银花藤30g、王不留行30g、刘寄奴15g、防风15g、大黄15g、荆芥10g。煎水熏洗患处。适用于骨折及软组织损伤中后期。(《外伤科学》,主编:广东中医学院。)

8. 骨科外洗二方　方药与用法:桂枝15g、威灵仙15g、防风15g、五加皮15g、细辛10g、荆芥10g、没药10g。煎水熏洗患处。适用于骨折及软组织损伤中后期、肢体冷痛、关节不利及风寒湿邪侵注,局部遇冷则痛增,得温稍适的痹症。(《外伤科学》,主编:广东中医学院)

9. 外痔　方药与用法:黄连、黄柏、黄芩、大黄、荆芥、防风、栀子、槐角、苦参、甘草各30g,朴硝15g。上药加水适量,煎3次,合并煎汁,坐浴。(《张氏医通》)

10. 小儿麻疹(疹出不畅)　方药与用法:熟石膏60g、干葛根30g、当归30g、桑白皮30g、地骨皮25g、荆芥25g、炒枳壳20g、牵牛子5g、陈皮5g、川贝母5g、赤芍5g、薄荷5g、生甘草15g、红花10g、桔梗3g。煎水3沸,待温浴儿,每日1~2次。(《理瀹骈文》)

11. 鼻疳　方药与用法:马齿苋、地肤子、黄柏、枯矾各30g。煎水局部外洗。(《中医耳鼻咽喉科学》,主编:刘蓬。)

12. 小儿肌性斜颈　方药与用法:赤芍10g、威灵仙10g、浙贝母15g、生半夏15g、泽兰10g、当归10g、透骨草15g、香樟木15g、红花10g、五加皮15g。加入清水煮沸10min,用纱布或毛巾浸透汤汁擦洗患部。注意温度,以免烫伤。(《中国传统康复技术》,主编:陈健尔、甄德江)

13. 发鬓枯黄　方药与用法:桑皮、柏叶汤沐头,能润泽头发,增添光泽。(《太平圣惠方》)

第五节　实　　训

实训一　刮痧技术

【目的要求】

1. 掌握常用刮痧技术的操作方法。

2. 熟悉刮痧的技巧,并恰当把握刮痧的角度、方向、力度,细心体会刮痧的各种感觉。

3. 了解刮痧板(牛角、玉器等)的结构、规格、种类,并正确选择使用刮痧板。

4. 通过实体练习,进行评测,完成实验报告。

【标本教具】

教学视频、活体模特,各种类型的刮痧板,刮痧油、75%酒精棉球、2%碘酒棉球、消毒干棉球、治疗盘、镊子等,学生自备棉团、卫生纸。

【实训方式】

讲授、示教:

1. 教师先结合教学光盘讲授。

2. 教师在活体模特(学生)身上做各种手法的演示。

3. 学员相互刮痧练习。

【实训内容、方法】

（一）评估

1. 核对患者,自我介绍,解释操作目的,与患者沟通时语言要恰当。

2. 患者的心理状况及配合程度。

3. 患者当前主要症状、临床表现、既往史及药物过敏史、体质和发病相关因素。

4. 有无皮肤出血、破溃、水肿,育龄女性有无怀孕等其他相关禁忌证。

5. 了解患者年龄、文化层次、目前心理状态及对疼痛的耐受程度。

6. 刮痧部位皮肤情况,取得患者配合。

（二）准备

1. 治疗师 仪表符合要求,洗手、戴口罩。

2. 用物 刮具(牛角刮痧板、玉器等)、治疗碗(内盛刮具及纱布2~3块),另一治疗碗盛少量清水(刮痧油或药液)、弯盘、消毒干棉球、卫生纸、必要时备浴巾、屏风等。

3. 环境 安静、整洁、舒适,温度适宜。

（三）操作方法

每个部位一般刮拭20~30次,通常一个患者选3~5个部位;局部刮痧一般3~5min,全身刮痧宜10~20min。在较瘦的患者腰背部刮痧时,手法宜轻以免损伤脊柱周围皮肤。

1. 核对医嘱(两人核对),核对患者床号、姓名,评估患者。

2. 洗手、戴口罩。

3. 备齐用物,携至患者床旁,再次核对,解释操作方法,取得患者配合,协助患者取舒适体位。

4. 根据病情或遵医嘱确定刮痧部位。充分暴露刮痧部位,注意保暖,必要时遮挡患者。

5. 检查刮具边缘是否光滑、有无缺损,以免划破皮肤。

6. 手持刮具或瓷匙,蘸少许介质,在选定的刮痧部位由内而外、自上而下单一方向刮拭皮肤;每一部位刮20次左右,以患者能耐受为宜;刮痧部位应尽量拉长,一般选3~5个部位;如刮背部,应在脊椎两侧、肩部、肋间隙刮,刮时应呈弧线由内向外,每次刮8~10条,每条长6~15cm。刮痧过程中应保持刮痧板的湿润,感到干涩时,要及时蘸取润滑剂再刮,直至皮下呈现红色或紫红色痧痕为度。

7. 刮治过程中,用力均匀,蘸湿刮具在确定的刮痧部位从上至下刮拭,方向单一,以皮肤呈现出红、紫色痧点为宜。

8. 询问患者有无不适,观察病情及局部皮肤颜色变化,调节手法力度。

9. 操作完毕,清洁局部皮肤后,协助患者穿衣,安置舒适的体位,整理床单,询问患者需要。

10. 分类处理用物。

11. 洗手、取口罩。

12. 记录。

（四）注意事项

1. 保持空气清新,以防复感风寒而加重病情。

2. 操作中用力要均匀,勿损伤皮肤。

3. 刮痧过程中要随时观察病情变化,发现异常,立即停刮,报告医师,配合处理。

4. 刮痧后嘱患者保持情绪安定,饮食宜清淡,忌食生冷油腻之品。

5. 使用过的刮具,应消毒后备用。

【思考题/作业】

1. 常用的刮痧方法有哪几种?

2. 试述刮痧的角度、方向、力度。

3. 细心体会刮痧的各种感觉。

4. 按下列进行操作练习,反复实践,并做好记录(或写好实验报告)。

刮痧部位	刮痧方法名称	幅度、频率、操作时间	刮痧感觉

实训二 足部按摩疗法

【目的要求】

1. 掌握足部按摩特定手法:示指扣拳法、拇指扣拳法、示指压刮法、拇指平推法、双指上推法、双指钳法的操作要领和技巧;足部按摩的操作规程。

2. 通过实体练习,进行评测,完成实验报告。

【标本教具】

教学光盘(视频)、活体模特、按摩乳膏、按摩巾、毛巾、卫生纸等。

【实训方式】

讲授、示教:

1. 教师先结合教学光盘讲授。

2. 教师在活体模特(学生)身上做各种手法和整套操作流程的演示。

3. 学员相互做足底按摩练习。

【实训内容、方法】

(一)评估

1. 核对患者,自我介绍,解释操作目的,与患者沟通时语言要恰当。

2. 患者的心理状况及配合程度。

3. 患者当前主要症状、临床表现、既往史及药物过敏史、体质和发病相关因素。

4. 有无皮肤出血、破溃、水肿,育龄女性有无怀孕等及其他相关禁忌证。

5. 了解患者年龄、文化层次、目前心理状态及对疼痛的耐受程度。

(二)准备

1. 治疗师 仪表符合要求,洗手、戴口罩。

2. 用物 按摩介质(按摩乳膏或油膏)、按摩巾、毛巾、卫生纸等。

3. 环境 安静、整洁、舒适,温度适宜。

(三)操作方法

1. 特定手法练习

(1)示指扣拳法:操作者用一手持脚,另一手的示指关节弯曲扣紧,其余四指握拳,拇指固定在示指最后一节指骨的下方,以示指中节近第1指间关节背侧为施力点,进行点按、顶压或压刮。需要注意的是,由于顶压对人体的刺激比较大,因此力度不要太大。

(2)拇指扣拳法:操作者一手握足,另一手拇指屈曲,与其余四指相对用力夹住足部,以前臂、腕部用力带动拇指发力,以拇指指间关节突起处为施力点进行顶按或压刮。

(3)食指压刮法:操作者以拇指固定,示指弯曲呈镰刀状,其余三指半握拳,肘关节屈曲,腕关节伸直,以肘关节为支点,前臂主动发力,以屈曲示指的桡侧缘为施力点进行压刮。

(4)拇指平推法:操作者一手扶持患者的足部,另一手的拇指与其余四指对掌,虎口打开,拇指螺纹面着力于反射区,其余四指微屈压在足部以助力,肘关节伸直,腕关节为支点,以拇指指腹或桡侧缘为施力点做直线或螺旋推动。

(5)双指上推法:操作者双手拇指指腹朝向前方,虎口略张开,其余四指指关节微屈,以双手拇指指腹或桡侧缘为施力点进行推按。

(6)双指钳法:操作者左手固定按摩部位,右手无名指、小指第1、2指关节屈曲紧扣于掌心,示指、中指弯曲呈钳状,相对用力夹住反射区,以前臂及腕部用力带动示、中二指发力,使屈曲呈钳状的示指和中指做均匀地来回刮擦(图 8-21)。也可将拇指指腹紧按在示指第 2 指关节的桡侧面上,借拇指指关节的屈伸动作按压示指第 2 指关节刺激反射区。

2. 操作规程　在足部按摩前,先检查心脏反射区,先做左足,后做右足。全足按摩时,先按摩肾、输尿管、膀胱三个反射区,然后按照足底→足内侧→足外侧→足背的顺序,由足趾端向下依次按摩,总体按摩方向是向心性按摩。重点反射区按摩时,一般可按照基本反射区→主要反射区→相关反射区→基本反射区的顺序进行。

(1) 核对医嘱(两人核对),核对患者床号、姓名,评估患者。

(2) 洗手、戴口罩。

(3) 备齐用物,携用物至患者身旁,再次核对、解释操作方法,取得患者配合,协助患者取舒适体位。

(4) 根据病情或遵医嘱确定选取按摩区域和配区。

(5) 检查心脏反射区。

(6) 按摩全足,先按摩肾、输尿管、膀胱三个反射区,然后按照足底→足内侧→足外侧→足背的顺序,由足趾端向下依次按摩,总体按摩方向是向心性按摩。

(7) 再按重点反射区,按照基本反射区→主要反射区→相关反射区→基本反射区的顺序进行。

(8) 询问患者有无不适,观察病情,调节手法力度。

(9) 操作完毕,清洁足部皮肤,协助患者穿鞋,注意保暖,询问患者需要。

(10) 分类处理用物。

(11) 洗手、取口罩。

(12) 记录。

(四)注意事项

1. 保持空气清新,以防复感风寒而加重病情。

2. 操作中用力要适度、均匀。

3. 操作过程中要随时观察病情变化,发现异常,立即停止按摩,报告医师,配合处理。

4. 按摩后嘱患者饮用 300～500ml 温开水。儿童、老人、体弱多病者,可适当减少饮水量,以 150～200ml 为宜。

【思考题】

1. 足底基本反射区是什么?

2. 试述足部按摩的操作规程。

3. 细心体会足部按摩的各种感觉。

实训三　中药熏蒸与药浴技术

【目的要求】

1. 掌握中药熏蒸与药浴疗法的临床操作方法、注意事项。

2. 熟悉中药熏蒸与药浴疗法的适应证和禁忌证。

3. 通过实体练习,进行评测,完成实训报告。

【标本教具】

中药熏蒸床、熏蒸或药浴的药物、盆、小木凳、浴桶、毛巾、浴罩、床单等。

【实训方式】

讲授、示教:

1. 教师先结合教学光盘讲授。

2. 教师在活体模特(学生)身上做演示。

3. 学员相互练习。

【实训内容、方法】

(一)评估

1. 核对患者,自我介绍,解释操作目的,与患者沟通时语言要恰当。

2. 患者的心理状况及配合程度。

3. 患者当前主要症状、临床表现、既往史及药物过敏史、体质和发病相关因素。

4. 有无相关禁忌证。

5. 了解患者年龄、文化层次、目前心理状态及对温度的耐受程度。

（二）准备

1. 治疗师　仪表符合要求，洗手、戴口罩。

2. 环境　安静、整洁、舒适，温度适宜。

（三）操作方法

1. 核对医嘱（两人核对），核对患者床号、姓名，评估患者。

2. 洗手、戴口罩。

3. 备齐用物，再次核对、解释操作方法，取得患者配合，协助患者取舒适体位。

4. 根据病情或遵医嘱，确定熏洗部位，充分暴露熏洗部位，注意保暖。

5. 询问患者有无不适，调节药浴或熏洗温度及时间。

6. 操作完毕，清洁局部皮肤后，协助患者穿衣，安置舒适的体位，整理床单，询问患者需要。

7. 分类处理用物。

8. 洗手、取口罩。

9. 记录。

（四）注意事项

1. 治疗前，询问患者有无中药熏蒸与药浴疗法的禁忌证，饭前饭后 30min 内、空腹、大汗以及过度疲劳时不宜立即进行治疗。

2. 治疗中，要严格掌握熏洗药物温度，药液与所熏部位的距离，过近易烫伤，过远达不到预计的效果；老年人、儿童熏洗时要有专人陪护，避免烫伤、着凉或发生意外；浸洗时间不可太短或过长，一般在 15～30min 左右；除了洗眼药液外，所有熏洗药液应防止溅入口、眼、鼻内。

3. 保暖，洗浴后及时擦干皮肤，注意休息。

【思考题/作业】

1. 试述中药熏蒸与药浴治疗的操作流程及方法。

2. 中药熏蒸与药浴治疗有哪些注意事项？

本章小结

本章的内容包括刮痧、足部按摩及中药熏蒸与洗浴三个部分。

刮痧技术的重点和难点是刮痧操作方法、临床应用。要求能做到灵活应用刮痧板，速度均匀、力度一致平稳，针对不同部位和病证采用不同的刮痧方法，张弛有度，以发挥舒筋通络、活血化瘀、排毒祛邪、调整阴阳的作用，从而达到防治疾病和保健强身的目的。不可过分强调出痧，防止刮伤皮肤。要充分掌握刮痧技术的适应证、禁忌证和注意事项，严格且规范地进行练习，只有反复训练才能在临床应用时做到得心应手，取得良好效果。

足部按摩疗法学习的重点内容是足部反射区的分布规律、定位和主治，足部按摩的操作方法。难点是足部反射区的分布规律、定位和主治。在学习中要抓住重点，注意比较，学会综合归纳，注重特定手法的练习来巩固知识和加深记忆。

中药熏蒸与洗浴技术是中药外治法的分支，以中草药煎煮之后，通过对全身或者局部进行熏蒸、浸浴、烫洗，达到治病、保健和美容目的的一种治疗方法。中药熏蒸和药浴疗法是利用温度和药物的作用，直接在接触的肌肤部位产生药效，引起皮肤和患部血管扩张，促进局部和周身血液循环，增强新陈代谢，从而改善局部组织营养和全身功能，调节免疫状态，增强机体抗病能力，发挥显著、强大、持久的生理、药理效应。

（李艳生　李丽英　郭彬兵）

扫一扫,测一测

思考题

1. 简述刮痧技术的作用。
2. 简述刮痧技术的适应证和禁忌证。
3. 刮痧技术的注意事项有哪些?
4. 足部按摩结束半小时内,受术者需饮用温开水多少毫升?目的是什么?
5. 足部的基本反射区是什么?为什么要反复按摩该反射区?
6. 试述足部按摩疗法的禁忌证。
7. 简述中药熏蒸疗法的注意事项。
8. 简述中药药浴疗法的禁忌证。

思路解析

第九章　神经系统常见疾病的传统康复治疗

09 PPT

学习目标

1. 掌握:脑卒中、脊髓损伤、吉兰-巴雷综合征、小儿脑性瘫痪的康复策略和传统康复技术应用。

2. 熟悉:脑卒中、脊髓损伤、吉兰-巴雷综合征、小儿脑性瘫痪的病因病机、辨证分型和康复注意事项。

3. 了解:脑卒中、脊髓损伤、吉兰-巴雷综合征、小儿脑性瘫痪的现代康复评定方法。

4. 具有传统康复治疗基本理论,能进行传统康复技术的操作,能安排合适的康复环境。

5. 能与患者及家属进行有效沟通,开展健康教育,能与相关医务人员进行专业交流与团结协作开展医疗工作,帮助和指导患者进行康复训练。

第一节　脑卒中的传统康复治疗

病例导学

刘某,男,63 岁。主因"右侧肢体活动不利 10h"收入我院神经内科。患者 1d 前与邻居争吵,情绪激动,临睡时感觉头晕、右手麻木,未引起重视,次日晨起发现右侧肢体无力,遂来我院急诊,当时血压 180/100mmHg,行头颅 CT 检查未见明显异常。现见:神志清楚,语言謇涩,口角㖞斜,头晕头痛,无视物旋转,无恶心呕吐,无二便失禁,右侧肢体无力伴麻木,行走需人搀扶,舌黯红,苔黄厚腻,脉弦滑。

问题:

1. 该患者最可能的诊断是什么?

2. 该患者的康复要点是什么?

一、概述

脑卒中(cerebral stroke)又称"中风""脑血管意外",是一种急性脑血管疾病,是由于脑部血管突然破裂或因血管阻塞导致血液不能流入大脑而引起脑组织损伤的一组疾病,包括缺血性和出血性卒中。缺血性卒中的发病率高于出血性卒中,占脑卒中总数的 60%~70%。

脑卒中的患者大多起病较急,有头痛、呕吐、血压变化、体温变化等一般症状及意识障碍、运动障碍、感觉障碍、言语障碍等临床表现。由于病变的部位、范围和性质等不同,脑卒中后的表现不尽相

笔记

同,多见有一侧上下肢瘫痪无力,肌肤不仁,口眼㖞斜,时流口水,面色萎黄,舌强语謇。久之,则肢体逐渐痉挛僵硬,拘急不张,甚则肢体出现失用性强直、挛缩,进而导致肢体畸形和功能丧失等,其中以偏瘫、失语最为常见。

传统医学称脑卒中为"中风",认为本病主要因风(肝风、外风)、火(肝火、心火)、痰(风痰、湿痰)、气(气逆)、虚(阴虚、气虚)、瘀(血瘀)等因素,造成阴阳失调,气血逆乱,上犯于脑而发病。

传统康复技术主要以针灸、推拿、中药和传统运动疗法等为手段,能减轻结构功能缺损(残损),在促进患者的整体康复方面发挥重要作用。

二、康复评定

(一)现代康复评定方法

1. 脑损害严重程度评定　常用格拉斯哥昏迷量表(Glasgow coma scale,GCS)和中国脑卒中患者临床神经功能缺损程度评定(1995年)来进行。

2. 运动功能评定　主要包括肌力、关节活动度、痉挛、步态分析、平衡功能、运动式等内容,常用的评定方法有 Brunnstrom 6 阶段评价法、Fugl-Meyer 运动评定量表等。

3. 言语功能评定　主要为失语症检查。国内通常采用汉语标准失语症检查(China rehabilitation research center aphasia examination,CRRCAE),国外多采用波士顿诊断性失语症检查(Boston diagnostic aphasia examination,BDAE)中的失语症严重程度分级标准进行。

4. 吞咽功能评定　通过饮水、唾液吞咽试验等方法评价吞咽功能。

5. 认知障碍评定　常用的方法有简易精神状态检查量表(mini-mental state examination,MMSE)、洛文斯顿作业疗法认知评定成套试验记录表(Loewenstein occupational therapy cognitive assessment,LOTCA)等。

6. 心理评定　常用的方法有汉密尔顿抑郁评定量表和汉密尔顿焦虑评定量表等。

7. 日常生活能力评定　其方法主要有 Barthel 指数和功能独立性评定。

8. 生活质量评定　分为主观取向、客观取向和疾病相关的生存质量评定(quality of life,QOL)3种,常用的量表有生活满意度量表(life satisfaction rating scales,LSR)、世界卫生组织生存质量测定量表(World Health Organization quality of life scale,WHOQOL-100)和健康调查简表(the MOS item short from health survey,SF-36)等。

(二)传统康复辨证

1. 病因病机　本病是由于气血不足、脏腑阴阳失调、痰浊瘀血、风火内盛引起。脑血栓形成多以正气内虚、肝风内动为致病原因,同时与老年人运化不健、痰湿阻滞经络、气血运行不畅有关。脑栓塞多由于心阳不振,瘀血阻络以及气血不足等因素,影响了气血的正常运行,加之肝风内动、清窍不利所致。脑出血则多因饮食不节,素体痰盛,阴亏于下,阳亢于上,遇恼怒等诱因引起肝阳暴张化风,扰动气血,血随气逆,挟痰挟火,上冲于脑,蒙蔽清窍而致。病发之时,风火痰等邪势鸱张,阳气或被邪闭,或致外脱。危急过后,可因风痰、瘀血等阻滞经络,气血不复留下后遗症状。

2. 辨证分型　临床上常在急性期将本病分为中脏腑与中经络两大类。中脏腑者,病位较深,病情较重,主要表现为神志不清,㖞僻不遂,并且常有先兆及后遗症状出现。中经络者,病位较浅,病情较轻,一般无神志改变,仅表现为口眼㖞斜,语言不利,半身不遂。一般而言,经四诊可辨证为以下证型。

(1)络脉空虚,风邪入中:手足麻木,肌肤不仁,或突然口眼㖞斜、语言不利、口角流涎,甚则半身不遂;或兼见恶寒发热、肢体拘急、关节酸痛等症,舌苔薄白,脉浮弦或弦细。

(2)肝肾阴虚,风阳上扰:平素头晕头痛,耳鸣目眩,腰酸腿软,突然发生口眼㖞斜,舌强言謇,半身不遂,舌质红或苔黄,脉弦细数或弦滑。

(3)气虚血瘀,脉络瘀阻:半身不遂,肢软无力,或见肢体麻木,患侧手足水肿,语言謇涩,口眼㖞斜,面色萎黄,或黯淡无华,舌色淡紫,瘀斑瘀点,苔白,脉细涩无力。

(4)肝阳上亢,痰火阻络:半身不遂,患侧僵硬拘挛,语言謇涩或不语,兼见头痛头晕,面赤耳鸣,舌红苔黄糙或黄腻,脉弦滑有力。

知识拓展

与脑卒中的发生密切相关的危险因素

　　流行病学调查表明：一些因素与脑卒中的发生密切相关，又称脑卒中危险因素。它们分为两类：一类是无法干预的因素，如年龄、基因、遗传等，称为不可干预的因素；另一类是可以干预的因素，如能对这些因素予以有效的干预，则脑血管病的发病率和死亡率就能显著降低。

　　1. 不可干预的因素

　　（1）年龄：是重要的、独立的脑卒中危险因素之一。脑卒中发病率随年龄增加而增加，55 岁后每 10 年增加 1 倍。大多数脑卒中发生于 65 岁以上。脑卒中发生率：老年人>中年人>青年人。

　　（2）性别：男性比女性的脑卒中发生率高大约 30%。在每个年龄组的发病率都是男性>女性。

　　（3）家族史：脑血管病家族史是易发生脑卒中的一个因素。父母双方直系亲属发生脑卒中或心脏病时<60 岁即为有家族史。

　　（4）种族：不同种族的脑卒中发病率不同，有色人种脑卒中发病率高于白色人种。

　　此外，社会因素，如生活方式和环境，也可能起一定作用。

　　2. 可干预的因素

　　（1）高血压：高血压是一个公认的、强有力的、重要的、独立的脑卒中危险因素。

　　（2）心脏病：包括心瓣膜疾病、非风湿性心房纤颤、冠心病等和各种原因所致的心力衰竭。

　　（3）糖尿病：糖耐量异常或糖尿病患者发生脑卒中可能性可较一般人群成倍增加。

　　（4）短暂性脑缺血发作（transient ischemic attack，TIA）：TIA 是患者发生脑卒中危险的警示信号。

　　（5）吸烟和酗酒：卒中危险性与吸烟、饮酒量及持续时间正相关。

　　（6）高脂血症：高血脂增加血液黏滞度，加速脑动脉硬化的发生。

　　（7）其他脑卒中危险因素：如饮食（过多摄入盐量及肉类、动物油等）、超重、药物滥用、口服避孕药、血液病及血液流变学异常等。

三、康复治疗

（一）康复策略

　　重视脑卒中早期康复治疗，一般主张在生命体征稳定 48h 后，原发神经学症状无加重或有改善的情况下即可开始进行。脑梗死一般在发病后 1 周，脑出血一般在发病后 2~3 周开始治疗，若合并蛛网膜下腔出血，则须注意在 30d 内治疗时不宜坐起和过多变换体位，以防再次出血。一般而言，康复的最佳时间是发病后 3 个月以内，而发病后 6 个月内都是有效康复期；若病程在 1 年以上，则康复效果较差。

　　脑卒中的传统康复技术包括针灸、推拿和气功疗法以及中药治疗等。根据病情和功能障碍情况，综合运用多种传统与现代康复技术，有利于优势互补，提高疗效。

　　偏瘫恢复的不同阶段治疗方法不同，软瘫时应以提高患侧肌张力、促进随意运动出现为主要治疗原则，痉挛时则应注意降低肌张力，此阶段不恰当的针刺治疗易引起肌张力增高，故应特别注意，可以以运动疗法治疗为主。脑卒中的不同证型治疗方法亦不相同：络脉空虚、风邪入中者治宜疏风通络；肝肾阴虚、风阳上扰者治宜平肝潜阳、息风通络；气虚血瘀、脉络瘀阻者治宜补气养血、祛瘀通络；肝阳上亢、痰火阻络者治宜清热化痰、息风通络。另外，气血两虚者宜益气养血通络；肝肾亏虚者宜补益肝肾。

（二）治疗方法

　　1. 推拿治疗　　以舒筋通络、行气活血为治疗原则，病程长者须辅以补益气血、扶正固本。重点选取手、足阳明经脉及腧穴。推拿对于抑制痉挛、缓解疼痛、防止关节挛缩、促进随意运动恢复都有良好作用。

　　在偏瘫的不同阶段，应采用不同的推拿手法。在偏瘫弛缓期，应多采用兴奋性手法提高患肢肌张力，促使随意运动恢复。可对肢体进行推、揉、捏、拿、搓、点、拍等手法。痉挛期，则应多采用抑制性手法控制痉挛,一般用较缓和的手法,如揉、摩、捏、拿、擦手法,治疗时间宜长,使痉挛肌群松弛。

(1)头面部:患者取仰卧位,治疗师坐于患侧。拇指推印堂至神庭,用一指禅推法自印堂依次至阳白、睛明、四白、迎香、下关、颊车、地仓、人中等穴,往返推1~2次,力度以患者微感酸胀为度。推百会穴1min,并从百会穴横向推到耳郭上方发际,往返数次,范围要广,强度渐大,以患者微感酸胀痛为度。用掌根揉瘫痪一侧的面颊部,并重点揉风池穴。以扫散法施于头颞部(重点在少阳经),擦面部。口眼㖞斜者,先自患侧地仓抹至颊车、下关,然后按揉地仓、颊车、下关、牵正、迎香等穴。

(2)上肢部:患者取仰卧位,治疗师位于患侧。先施㨰法在患侧肩关节周围,再从肩到腕依次操作上肢的后侧、外侧与前侧,往返2~3次,同时配合肩、肘、腕关节诸方向被动活动;用拿法从患侧肩部拿至腕部,往返3~4次,重点是肩关节和肘关节,拿三角肌时嘱患者尽力做肩外展动作,拿肱三头肌时嘱患者尽力伸肘;按揉肩髃、臂臑、尺泽、曲池、手三里、合谷,力度可逐渐加大,每穴操作1~2min;轻摇肩关节、肘关节及腕关节,配合做指间关节、腕关节和肘关节的伸展以及肩关节的外展;自肩部搓至腕部2~3次;拔伸患侧指间关节,捻患侧各手指。

视频:偏瘫的推拿治疗(头面部操作)

视频:偏瘫的推拿治疗(上肢部操作)

(3)腰背部及下肢后侧:患者俯卧位,治疗师位于患侧。先推督脉与膀胱经(用八字推法)至骶尾部,自上而下2~3次;按揉天宗、肝俞、胆俞、膈俞、肾俞;再用㨰法沿脊柱两侧向下至臀部、大腿后部、小腿后部,操作2~3次,约5min;按揉患侧八髎、环跳、承扶、委中、承山及跟腱部,要逐渐加大力度,每穴操作1~2min,在按揉环跳穴时让患者尽力做下肢的内旋、内收、屈曲动作;轻拍腰骶部及背部。

(4)下肢前、外侧:患者健侧卧位,治疗师位于患侧。用㨰法从患侧臀部沿大腿外侧经膝部至小腿外侧,重点治疗部位是髋关节和膝关节,约5min。患者仰卧位,治疗师位于患侧。在患侧下肢,用㨰法自髂前上棘向下沿大腿前面至踝关节及足背部2~3次,约5min,同时配合髋、膝、踝关节的被动运动;按揉患侧髀关、伏兔、风市、膝眼、阳陵泉、足三里、解溪等穴,每穴操作1min;拿患侧下肢5次,重点治疗部位是大腿内侧中部及膝关节周围;轻摇髋关节、膝关节和踝关节,同时配合做髋关节的外展和踝关节的背屈;搓下肢,捻五趾。

视频:偏瘫的推拿治疗(腰背及下肢部操作)

手法加减:①口眼㖞斜:先用抹法自患侧地仓穴抹至颊车、下关3~5min,然后重点按揉地仓、颊车、下关、牵正、迎香等穴。②吞咽困难:按揉廉泉、天突、承浆等穴,每穴操作1~2min;按揉风池、完骨、翳风、天突等穴,每穴操作1~2min;按揉心俞(言为心声),若有痰阻心窍加揉丰隆、脾俞等穴,也可用消毒的按摩棒(筷子大小)按揉金津、玉液两穴,对言语和吞咽功能的恢复有辅助作用。③言语障碍:推百会穴1min,并从百会穴横向推到耳郭上方发际,往返数次,范围要广,强度渐大,以患者微感酸胀痛为度。按揉天突、廉泉、承浆等穴,每穴操作1~2min。按揉心俞、风府、通里、合谷穴,每穴操作1~2min。④头痛、头昏:按揉风池、风府、角孙、百会、太阳、太冲等穴,每穴操作1~2min。用五指拿法从前额拿至后项(颈根处)3~5遍,约2min。⑤足下垂、内翻:按揉解溪、冲阳、丘墟等穴,每穴操作1~2min,治疗足下垂;按揉光明、昆仑、绝骨、丘墟等穴,并摇踝关节5~6遍,应尽量向外摇,治疗足内翻。

2. 针灸治疗 以疏通经络、调畅气血、醒脑开窍为原则,可选用毫针刺法、头皮针法和艾灸疗法。

(1)毫针刺法:选取手足阳明经脉腧穴为主,辅以手足太阳经脉、手足少阳经脉腧穴。

主穴:上肢取肩髃、曲池、手三里、外关、合谷等;下肢取环跳、阳陵泉、足三里、解溪、昆仑等;口角㖞斜取地仓、颊车、合谷、内庭、太冲等。

配穴:上肢还可轮换取肩髎、臂臑、天井、阳池、后溪等穴,下肢亦可轮换取承扶、髀关、伏兔、风市、阴市、梁丘、悬钟等穴,也可取患侧肢体的井穴点刺出血。另外:①肢体屈曲拘挛者,肘部配曲泽,腕部配大陵,膝部配曲泉,踝部配太溪,手指拘挛配八邪,足趾拘挛配八风,足内翻配丘墟透照海;②面舌瘫者,抬眉困难加攒竹,鼻唇沟变浅加迎香,人中沟歪斜加水沟,颊唇沟歪斜加承浆,舌肌萎缩及舌下络脉瘀血者可舌下脉络放血;③失语症或构音障碍,取哑门、风府、风池、完骨、天柱、印堂、人中、廉泉、神门、内关、通里、三阴交、涌泉、金津、玉液等;④假性延髓麻痹引起吞咽障碍者,取内关、水沟、通里、风池、金津、玉液、咽后壁;⑤血压偏高者,可泻太冲、曲池、风池;⑥肝肾阴亏,加肝俞、肾俞、命门、曲泉、复溜、太溪等以滋补肝肾;气虚血滞,取气海、膻中、脾俞、肺俞、章门、公孙、中脘、足三里以益气,取血海、膈俞以活血;肝阳上亢,加行间、太冲、侠溪、阳陵泉等以平肝潜阳。

操作方法:一般说来,新病、实证用泻法;久病、虚证用补法;虚实错杂或虚实不明显,用平补平泻法。每日针刺1次,留针30min。一般30次为1个疗程,疗程间休息5~7d。

笔记

　　治疗时还可结合偏瘫不同时期的特点采用不同的治疗方法。如按照偏瘫 Brunnstrom 运动功能恢复分期，在出现联合反应之前，采用巨刺法，即针刺健侧；出现联合反应但尚无自主运动时，采用针刺双侧的方法；当患肢出现自主运动之后，则采用针刺患侧。巨刺法可促进联合反应和自主运动的出现。但有些脑卒中患者病变范围较广，巨刺法虽可诱发出联合反应，然而促使其出现明显的自主运动仍然比较困难。

　　在松弛性瘫痪（软瘫）期，上肢可适当取屈肌群穴位，下肢可适当取伸肌群穴位。如上肢软瘫加肩髃、曲池、外关、颈夹脊；下肢软瘫加环跳、阳陵泉、髀关、腰夹脊；颈项软瘫配天柱、肾俞；腰部软瘫配腰阳关、肾俞。

　　在痉挛期，应根据偏瘫上肢屈肌痉挛模式和下肢伸肌痉挛模式，多选取痉挛肌相应的拮抗肌所在的腧穴进行针刺，即上肢选伸肌群腧穴，下肢选屈肌群腧穴。重点选择肩关节周围、上肢手少阳经、手阳明经、骶腰肌处、大腿后侧股后肌群（足太阳膀胱经穴）、小腿外侧腓骨长短肌处（足少阳胆经穴）的穴位为主。如上肢屈曲痉挛，取患侧天井、清冷渊、消泺、臑会、中渚、三阳络、外关、支沟；腕、指屈曲痉挛，取阳池、中渚、合谷。每次选 2~3 穴，交替使用。下肢伸肌痉挛，取患侧殷门、委中、足三里、上巨虚；垂足，取解溪、冲阳、陷谷、丘墟；足内翻，取光明、悬钟、丘墟、昆仑。每次选 1~2 个穴。

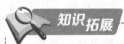

知识拓展

巨　刺　法

　　针刺方法九刺之一的巨刺，又称"互刺"，早在《黄帝内经》中就有相关记载。在许多古医籍中可以看到相关表述，如《灵枢·官针》云："巨刺者，左取右，右取左。"《素问·调经论》又言："病在于左，而右脉病者，巨刺之。"后《针灸大成》进一步讲到"邪客于经，左盛则右病，右盛则左病，亦有移易者，左痛未已，而右脉先病，如此者必巨刺之。"《素问·五常政大论》谓："气反者，病在上，取之下，病在下，取之上"。《灵枢·终始篇》言："病在上者，下取之，病在下者，高取之"。《素问·阴阳应象大论》曰："故善用针者，从阴引阳，从阳引阴，以左治右，以右治左，以我知彼，以表知里，以观过与不及之理，见微得过，用之不殆。"

　　人体的经络体系就像网络一样在人体上交互错综，把身体各个部位都连接到一块，不论手足各经脉都是互相连接，气血运行"阴阳相贯，如环无端"。经脉、腧穴之间相互协同、相互依存、相互对称的深层次内在联系，经脉之气左右、上下、前后相通交贯，当病邪侵袭人体通过经络既可影响局部，又可波及左右、上下引起经络气血内外、左右倾移，左盛右虚或右盛左虚。采用巨刺法针刺健侧（或特定的某一部位、穴位）可调整机体左右、上下气血的偏盛偏衰状况，使气血流通趋于平衡统一，重新回到平衡状态。

　　（2）头皮针法：选择焦氏头针，按临床体征选瘫痪对侧的刺激区。运动功能障碍选运动区，感觉障碍选感觉区，下肢感觉运动功能障碍选用足运感区，肌张力障碍选舞蹈震颤控制区，运动性失语选言语一区，命名性失语选言语二区，感觉性失语选言语三区，完全性失语取言语一区至三区，失用症选运用区，小脑性平衡障碍选平衡区。

　　操作方法：消毒，针与头皮呈 30°斜刺，快速刺入头皮下推进至帽状腱膜下层，待指下感到不松不紧而有吸针感时，可行持续快速捻转 2~3min，留针 30min 或数小时，期间捻转 2~3 次。行针及留针时嘱患者活动患侧肢体（重症患者可做被动活动）有助于提高疗效。急性期每日 1 次，10 次为 1 个疗程，恢复期和后遗症期每日或隔日 1 次，5~7 次为 1 个疗程，中间休息 5~7d 再进行下一疗程。

　　不管是毫针刺法还是头针治疗，均可加用电针以提高疗效，但须注意选择电针参数。一般软瘫可选断续波，电流刺激后可见肌肉出现规律性收缩为度。痉挛期选密波，电流强度以患者耐受且肢体有细微颤动为度。通电时间：面部 10~20min，其他部位 20~30min 为宜。皮肤针法、拔罐疗法等也可用于偏瘫治疗，但临床上应用相对较少。

　　（3）艾灸疗法：多选取阳明经穴位、督脉穴位、俞募穴位等，常用温灸器灸法。

　　具体操作：将艾条点燃后插入艾灸器内，艾灸孔对准穴位，以皮肤潮红、发热为度，每处 10~20min，每日 1 次。

图片：偏瘫
电针疗法

笔记

3. 传统运动疗法　脑卒中先兆或症状较轻者,可选择练习八段锦、易筋经、五禽戏等功法。通过躯体活动促进气血的运行,调畅气机,舒缓病后抑郁情绪。运动量可根据各人具体情况而定,一般每次练习 20~30min,每日 1~2 次,30d 为 1 个疗程。

4. 中药熏蒸　将黄芪 30~50g,赤芍、当归、川芎、桃仁、红花各 9g,丹参 15g 等中药放入砂锅内,加清水 3000ml,煮沸 5~10min,取出药汁,倒入盆中,趁热熏蒸患处,待药汁温度适度可用毛巾蘸药液擦洗患处,每次熏蒸、擦洗 30min 左右,每日 1 剂。

5. 日常生活能力训练　包括床椅转移、穿衣、进食、如厕、洗澡、行走、上下楼梯、个人卫生等。

6. 中医养生

(1) 精神养生:如果情志波动过于持久,过于剧烈,超越了常度,则将引起机体多种功能紊乱而导致疾病,故可清静养神。少私寡欲,节制对私欲和对名利的奢望,则可减轻不必要的思想负担,使人变得心地坦然、心情舒畅;养良好的性格,看问题、处理问题目光远大,心胸开阔,宽以待人,大度处事,科学、合理地安排自己的工作、学习和业余生活,丰富生活内容,陶冶性情;遇事戒怒。

(2) 起居养生:人们的起卧休息只有与自然界阴阳消长的变化规律相适应,才能有益于健康。人们应在白昼阳气隆盛之时从事日常活动,而到夜晚阳气衰微的时候,就要安卧休息,也就是古人所说的"日出而作,日入而息",这样可以起到保持阴阳运动平衡协调的作用。正确处理劳逸之间的关系,劳逸结合,互相协调。

(3) 季节养生:春夏养阳,秋冬养阴。春夏两季,天气由寒转暖,由暖转暑,是人体阳气生长之时,故应以调养阳气为主;秋冬两季,气候逐渐变凉,是人体阳气收敛、阴精潜藏于内之时,故应以保养阴精为主。

四、注意事项

1. 在偏瘫的不同阶段,应采用不同的推拿手法。软瘫期,应采用兴奋性手法促进随意运动出现;在痉挛期,应采用放松性手法降低肌张力。

2. 推拿操作时力量应由轻到重,强度过大或时间过长的手法有加重肌肉萎缩的危险。在软瘫期,做肩关节活动时,活动幅度不宜过大,手法应柔和,以免发生肩关节半脱位。对于肌张力高的肢体切忌强拉硬扳,以免引起损伤、骨折或骨化性肌炎。

3. 针刺治疗(包括电针)时应注意观察患者肌张力的变化,如果发现肌痉挛加重应调整治疗方法或停止针刺。对于体质瘦弱者,针刺手法不宜过强。针刺眼区、项部的风府等穴及脊柱部的腧穴,要掌握一定的角度,不宜大幅度的提插、捻转和长时间留针,以免伤及重要组织器官;胸胁腰背部腧穴,不宜深刺、直刺。电针时电流调节应逐渐从小到大,不可突然增强,以免造成弯针、折针、晕针等情况。应避免电针电流回路经过心脏。安装心脏起搏器者禁用电针。

4. 灸法操作时应防止因感觉障碍而造成皮肤的灼伤。

第二节　脊髓损伤的传统康复治疗

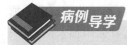

谭某,男,26 岁。高处坠落致腰骶部疼痛,双下肢不能活动 3h。于 2012 年 9 月 28 日入院,10 月 13 日会诊。检查:腰部正中见长约 12cm 纵行手术瘢痕(急诊行 L_1 椎体切开减压及内固定术后),双下肢肌肉轻度萎缩,双下肢肌张力低,肌力 0 级,双下肢股部以下触痛觉明显减退。膝踝反射消失,巴氏征(-)。肛周刺激无感觉并括约肌无收缩。本院 X 片、CT(2012-9-28)显示:L_1 椎体爆裂性、压缩性骨折,继发性椎管狭窄。

问题:

1. 该患者最可能的诊断是什么?

2. 该患者的康复要点是什么?

一、概述

脊髓损伤(spinal cord injury,SCI)是由于各种致病因素引起的脊髓结构、功能的损伤,造成损伤平面以下的脊髓神经功能的障碍。我国SCI的主要原因是交通事故、高处坠落、重物砸伤等。脊髓损伤可分为脊髓震荡、脊髓挫伤、椎管内出血和脊髓血肿4种类型。颈脊髓损伤造成的四肢瘫痪称四肢瘫,胸段以下脊髓损伤造成躯干和下肢瘫痪而未累及上肢时称截瘫。本节介绍外伤性脊髓损伤。

脊髓损伤的共同表现为损伤平面以下出现感觉障碍、运动功能障碍、反射障碍、大小便功能失常等改变。脊髓损伤还可以导致机体多系统、多器官功能紊乱,出现各种并发症。主要表现为关节挛缩、骨质疏松、肌肉痉挛、深静脉血栓、直立性低血压、便秘、排尿障碍、泌尿系感染、压疮及疼痛等。

二、康复评定

(一)现代康复评定方法

1. 脊柱脊髓功能评定　包括脊柱骨折类型与脊柱稳定性及脊柱矫形器评定,根据美国脊髓损伤学会(ASIA)标准对脊髓损伤程度的5级评定,根据肌力评分与感觉评分对脊髓损伤水平的评定。

2. 躯体功能评定　包括关节功能评定、肌肉功能评定、上肢功能评定、下肢功能评定、自助具与步行矫形器的评定、泌尿与性功能评定、心肺功能评定、疼痛评定等。

3. 心理功能评定　包括心理状态评定、性格评定等。

4. 日常生活能力评定　可采用Barthel指数评定或功能独立性评定(functional independence measurement,FIM)。

5. 社会功能评定　一般包括生活能力评定、就业能力评定等。

(二)传统康复辨证

1. 病因病机　本病属于中医之"瘫证""痿证""痿躄""体惰"的范畴。坠落、摔伤、挤压、车祸、砸伤及战时火器伤,造成督脉损伤,肾阳不足。迁延日久,阳损及阴,使肝肾亏损。脊髓损伤病位在督脉,累及肾、脾、肝、肺。在病理性质方面,以经络瘀阻、阳气不足为主,甚则阳损及阴,导致阴阳两虚。

2. 四诊辨证

(1)截瘫或四肢瘫:跌仆外伤后,督脉、肾经等经脉受损,阳气不能运行,而见运动不利。久损及阴,筋脉失养,虚风内动而见肢体强直挛急。常见证型:①督脉受损,瘀血阻络:伤处局部肿痛或刺痛,痛处固定不移,四肢或双下肢瘫痪,痛痒不知,麻木不用,筋缓不收,大便秘结,小便潴留,常伴腹胀纳差,心烦少寐,舌有瘀斑瘀点,脉沉涩。②督脉受损,肾阳不足:四肢或双下肢筋脉弛缓,痿弱不用,患肢发凉,痛痒不知。大便秘结,小便失禁或潴留,兼见面白畏寒,舌淡苔白,脉沉迟。多见于松弛性瘫痪。③阳损及阴,虚风内动:四肢或双下肢筋脉拘急,抽搐而不用,遇寒加重,形寒肢冷,肢体痛痒不知或自觉肢体疼痛,小便艰涩。舌淡苔白或有瘀斑,脉沉紧。多见于痉挛性瘫痪。

(2)痉挛:根据中医学理论,脊髓损伤患者的痉挛是由于督脉损伤,肾阳不足,阳气不能正常温煦筋脉,寒滞于内而致收引;或因肝之阴阳逆乱,虚风内动;或因阳气不足,血流迟滞以致筋失濡养。可参见上述截瘫的辨证。

(3)骨质疏松:属于中医学"虚劳""骨痿""骨痹"范畴。肾主骨生髓,骨质疏松主要与肾脏的盛衰有关。督脉损伤则阳脉经气阻遏,气血运行阻滞,可导致肾阳不足,髓失生化,日久阳损及阴,肾阴不足,精亏血少,骨髓不充。常见证型:①督脉损伤:脊髓外伤,四肢或双下肢瘫痪,肌肉痿废,痛痒不知,肢体冷凉,面色苍白,小便失禁或潴留,舌淡苔白,脉沉迟无力。②肾阳虚:腰膝酸软而痛,畏寒肢冷,尤以下肢为甚,口不渴,阳痿遗精,五更泄泻,多尿或不禁,面色白或漆黑,舌淡胖有齿痕,苔白,脉沉迟。③肾阴虚:腰膝酸软,眩晕耳鸣,失眠多梦,阳强遗精,形体消瘦,两颧潮红,潮热盗汗,五心烦热,口干不欲饮,溲黄便干,舌红少津,脉细数。

(4)直立性低血压:属中医学"虚劳""眩晕""晕厥"范畴。与心、脾、肾等脏关系密切,基本病机是血不养脉。常见证型:①气血两虚:眩晕,动则加剧,劳累即发,面色苍白,唇甲不华,神疲懒言,心悸气短,胸闷失眠,舌质淡,脉细弱。②中气下陷:面色萎黄,少气倦怠,腹胀便溏,纳呆食少,坐起或起立则头晕眼花,甚或腹部坠胀感,脱肛或子宫脱垂,舌淡脉虚。③肾精不足:动辄眩晕,神疲健忘,腰膝酸软,遗精耳鸣,五心烦热,舌质红,脉弦细。④肾阳不足:动辄眩晕,神疲健忘,腰膝酸软,遗精耳鸣,身寒肢冷,气短,五更泄泻,舌淡苔白,脉沉迟无力而两尺尤甚。⑤肝气郁结:情志抑郁,动辄眩晕,胸闷而喜太息,胸胁或乳房、少腹胀痛,月经不调,脉弦。

(5)便秘:大肠传导功能失常,粪便在肠内停留时间过久,以致便质干燥难解。便秘可分为实秘和虚秘两类,脊髓损伤所致便秘多属虚证。虚证多因气血亏耗,气虚则运转无力,血虚则肠失润下,或下焦阳气不充,不能化气布津,阴寒凝结,腑气受阻,糟粕不行,凝结肠道而成便秘。本病病位在肠,与脾胃及肾脏关系密切。基本病机为大肠传导不利。常见证型:①气虚:虽有便意,临厕努挣,便后汗出气短,大便并不干硬,舌淡苔薄,脉虚弱。②血虚:大便秘结,面色无华,头晕目眩,心悸,唇舌淡,脉细。③阴寒凝结:大便艰涩,排出困难,小便清长,四肢不温,喜热怕冷,腹中冷痛或腰膝酸冷,舌淡苔白,脉沉迟。

(6)尿潴留:属于中医学"癃闭"的范畴。本病因肾气不足,膀胱气化无权,开合失司而排尿无力,或湿热下注,阻遏膀胱气化,尿道闭塞不通,或因外伤或手术,膀胱气机受损,欲溲不下。本病病位在膀胱,与肾、三焦、肺、脾关系密切。基本病机是膀胱气化功能失常。常见证型:①膀胱湿热:小便点滴不通,或量少而短赤灼热,小腹胀满,口苦口黏,或口渴不欲饮,舌红,苔黄腻,脉数。②肺热壅盛:小便不畅或点滴不爽,咽干,烦渴欲饮,呼吸短促,或咳嗽,苔薄黄,脉数。③肝郁气滞:情志抑郁,小便不通或通而不畅,胁腹胀满,苔薄或薄黄,舌红,脉弦。④尿路阻塞:小便滴沥不畅,甚至阻塞不通,小腹胀满疼痛,舌质紫黯,或有瘀点,脉涩。⑤中气不足:小腹坠胀,时欲小便而不得出,或量少而不畅,气短声低,食欲缺乏,舌质黯,苔薄,脉细弱。⑥肾阳衰惫:小便不通或点滴不爽,排出无力,畏寒,腰膝酸冷,舌淡,脉沉细。

(7)泌尿系感染:属于中医学"淋证"范畴。秽浊之邪侵入膀胱,酿成湿热,膀胱气化不利。日久则可由实转虚,或虚实夹杂,但湿热存在于疾病的全过程。由于脊髓损伤患者存在感觉障碍,因此,泌尿系感染时往往没有尿频、尿急、尿痛等症状。常见证型:①膀胱湿热:畏冷发热,尿液浑浊或有尿频、尿急、尿痛,苔黄腻,脉滑数。②肝胆郁热:寒热往来,心烦欲呕,不思饮食,少腹痛,尿液浑浊频数,苔深黄,脉弦数。③肾阴不足,湿热留恋:头晕耳鸣,腰膝酸软,咽干唇燥,尿频而短,小便涩痛,欲出不尽,或伴有低热,舌质偏红,苔薄,脉弦细而数。④脾肾两虚,余邪未清:面浮足肿,纳呆腹胀,神疲乏力,头晕耳鸣,大便溏薄,小便频数,淋沥不尽,苔薄白,舌偏淡,脉沉细无力。

(8)脊髓损伤神经痛:主要病机应为血瘀气滞,经脉不通。常见证型:①瘀血停着,经脉痹阻:痛处不移,入夜尤甚,舌质紫黯或有瘀斑、瘀点,脉沉涩。②肝气郁结,经气阻滞:脊髓损伤平面以下肢体疼痛,每因情志郁闷而加重,胁胀纳减,苔薄脉弦。

三、康复治疗

(一)康复策略

传统康复疗法可使脊髓损伤患者的患肢肌力得到不同程度的提高,能降低痉挛性瘫痪(硬瘫)患者的肌张力,对痉挛有一定的缓解作用,还可改善二便功能,减缓肌肉挛缩或增加肌容积,减轻患肢疼痛,对泌尿系统感染、继发性骨质疏松和压疮等并发症也有较好的防治作用。

脊髓损伤导致的各种功能障碍和并发症,需采取不同的治疗策略。截瘫或四肢瘫宜疏通督脉,通达阳气;痉挛宜疏通督脉,养血柔肝散寒;骨质疏松应补肾通经,行气活血;直立性低血压应补脾益肾;便秘宜调理肠胃,行滞通便;尿潴留应疏调气机,通利小便;泌尿系感染宜利尿通淋;脊髓损伤神经痛应通经活血,行气止痛。

(二)治疗方法

1. 截瘫、四肢瘫

(1)推拿治疗:以疏通经络、行气活血、补益肝肾为原则。选择以足阳明胃经和督脉的腧穴为主,辅以足少阳胆经、足太阳膀胱经经脉及腧穴。推拿手法的轻重可根据患者的体质和瘫痪性质来决定。痉挛性瘫痪患者手法宜轻,时间宜长;弛缓性瘫痪患者手法宜重,时间宜短。对于痉挛性瘫痪患者来说,以捏、拿为主,放松过高的肌张力,并顺其自然缓慢屈伸关节;对于弛缓性瘫痪者则以拍、打、抖、震颤为主。如瘫痪部位的肌肉已有一定的自主活动,推拿手法应逐渐加重,常用搓法、搌法、拿法等手法

243

及揉捏肌肉法、捶拍肢体法，并加强对患肢的被动运动。

具体操作：患者仰卧位，治疗师位于患者一侧。治疗师用㨰法沿上肢自上而下操作 2~3 遍；拿上肢，然后按揉上肢，以手三阳经穴位合谷、阳溪、手三里、曲池、臂臑、肩贞、肩髎等穴为主，每穴操作 1~2min。用捻法捻五指。用㨰法沿下肢前面自上而下，操作 2~3 遍。按揉髀关、伏兔、足三里、解溪等穴，每穴操作 1~2min。用拿法从大腿根部拿向小腿至足踝部，操作 2~3 遍，以腓肠肌部位为重点。患者取俯卧位，治疗师位于患者一侧。治疗师用㨰法沿背部膀胱经、督脉来回操作 5 遍，病变脊椎节段以下手法可稍加重。自下而上对华佗夹脊及督脉施捏脊法。用拇指揉法揉腰俞、腰阳关、肾俞、脾俞等穴，每穴按揉 1~2min。拍打脊背部，以皮肤发红为度。用拿法拿下肢 2~3 遍后，用拇指揉法揉环跳、风市、阳陵泉、委中、承山等穴。施摇法于下肢，结束治疗。

（2）针灸治疗

1）毫针刺法：是治疗脊髓损伤中广泛应用的一种方法。以疏通经络、活血化瘀为原则。临床一般常用循经取穴和对症取穴施术。

循经取穴：以足阳明胃经、足太阳膀胱经、足少阳胆经、督脉、任脉为主。胃经取梁门、天枢、水道、归来、髀关、阴市、足三里、巨虚；膀胱经取各脏腑背俞穴及膈俞穴；胆经取京门、环跳、风市、阳陵泉、悬钟、丘墟、足临泣；督脉取大椎、陶道、身柱、神道、至阳、筋缩、脊中、悬枢、命门、腰阳关；任脉选中脘、建里、水分、气海、关元、中极。也可酌选足三阴经穴，如章门、三阴交、地机、血海、涌泉等。

对症取穴：二便障碍，选取八髎、天枢、气海、关元、中极、三阴交；下肢瘫，下肢前侧选取髀关、伏兔、梁丘，下肢外侧选取风市、阳陵泉、足三里、绝骨，下肢后侧选取承扶、殷门、昆仑；足下垂选取解溪、商丘、太冲；足外翻选取照海；足内翻选取申脉；上肢瘫选取肩髃、肩髎、臂臑、曲池、手三里、外关透内关、阳溪、合谷。

另外，还可按脊髓损伤节段取穴：$C_{5~7}$ 节段损伤取手太阴经或手阳明经的穴位；$C_8~T_2$ 节段损伤取手少阴经或手太阳经的穴位；$T_{4~5}$ 损伤取双乳头连线相平的背部腧穴；$T_{7~9}$ 损伤取平肋缘或肋缘下方的背部腧穴；T_{10} 损伤取脐两旁腰部的穴位；$L_{1~5}$ 损伤取足阳明经和足太阴经的穴位；$S_{1~3}$ 损伤取足太阳经和足少阳经穴位。临床还常用华佗夹脊疗法：一般选取从受损脊柱两侧上 1~2 椎体至第 5 骶椎夹脊穴为主。

具体操作：各经腧穴轮流交替使用。常规方法针刺上述穴位，松弛性瘫痪（软瘫）宜用补法，痉挛性瘫痪宜用泻法，针感差者常加电刺激。留针 30min，隔日或每日 1 次，30 次为 1 个疗程。1 个疗程结束后休息 1 周再进行下一个疗程。

2）头皮针疗法：以疏通经络、行气活血为原则。选择焦氏头针进行治疗，截瘫选取双侧运动区上 1/5，感觉区上 1/5；四肢瘫选取双侧运动区上 1/5、中 2/5，感觉区上 1/5、中 2/5 及足运感区。痉挛者加取舞蹈震颤区。

具体操作：采用大幅度捻转手法，每次捻针 15~20min，隔日 1 次。

3）电针疗法：选择损伤脊髓平面上下的椎间隙处督脉穴位，选穴时应避开手术瘢痕。

具体操作：取督脉穴沿棘突倾斜方向进针，针刺的深度以达硬膜外为止，针刺颈段和上胸段时尤应慎重，不可伤及脊髓。针刺到位后，上下两针的针柄上分别连接直流脉冲电针仪的两个输出电极（连接电极之前，要把电针仪的开关关闭，并将频率及电流强度旋钮旋至零位）。弛缓性瘫痪，以疏波为主，输入电极正极在下，负极在上；痉挛性瘫痪以密波为主，输入电极正极在上，负极在下。打开开关，电刺激频率为 1~5Hz，电流强度宜从小到大逐渐加大，以引起肌肉明显收缩，患者能够耐受而无痛苦或者以患者下肢出现酸、麻、胀、轻度触电样等感觉为度。对高位损伤的患者强度不宜过大。每日治疗 1 次，每次 30min，30 次为 1 个疗程。1 个疗程结束后，可休息 1~2 周再进行下一个疗程的治疗。

4）灸法：选择损伤脊髓平面上下的督脉穴位，可进行督灸疗法。

具体操作：令患者裸背俯卧于床上，取损伤脊髓平面上下的脊柱部位。常规消毒后在治疗部位涂抹生姜汁，再在治疗部位上撒上督灸粉（将麝香、肉桂、杭白芍、斑蝥等药末），之后在其上覆盖桑皮纸，然后再在桑皮纸上铺生姜泥如梯状，最后在姜泥上面放置三角锥形艾炷，然后点燃三点，连续灸治 3 次后把姜泥和艾灰去除。然后用湿热毛巾把治疗部位擦干净。灸疗后局部皮肤红润，4~6h 后慢慢起小泡，第 2 天放掉水泡中的液体，灸痂一般 3~5d 脱落。1 个月治疗 1 次，3 次为 1 个疗程。

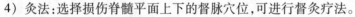

（3）中药熏蒸：威灵仙、川牛膝、秦艽、艾叶、伸筋草各30g，独活、羌活、野木瓜、赤芍、川乌、草乌各20g，乳香、没药、桂枝、红花、补骨脂各10g，放入布袋，置于中药熏蒸仪水槽内，预热20min，达到35℃，患者平躺于熏蒸床，密闭熏蒸空间，持续熏蒸20min，每日1次，每周5次。

（4）日常生活活动能力训练：在疾病早期，病情较轻者可进行吃饭、刷牙、刮脸、擦脸、梳头、写字（根据需要使用吊带）、更衣、物品整理等ADL训练；在中后期，可进行各种移动（翻身、起坐、转移）、进食、更衣、梳洗修饰、洗澡及如厕等自理活动。

（5）中医养生：上肢以动为养，上肢经常运动，就是最好的保健方法。常用的一种上肢甩动法：双手轻轻握拳，由前而后甩动上肢，先向左侧甩动，再向右侧甩动，然后两肢垂于身体两侧甩动，各24次。本法有舒展筋骨关节、流通经络气血、强健上肢的作用。下肢宜勤动，俗话说："人老腿先老"，下肢运动的方法比较多，如跑步跳跃、长途跋涉、爬山、散步等均可采用。足膝宜保暖，脚下为阴脉所聚，阴气常盛，膝为筋之府，寒则易于挛急，所以足膝部要特别注意保暖，以护其阳气。用温水泡脚，促进血液循环，对心脏、肾脏及睡眠都有益处。古今中外许多长寿老人和学者，都认为常洗脚非常有利于健康长寿，如果洗脚和按摩合在一起做，效果更好。

2. 痉挛

（1）推拿治疗：以疏通督脉、养血柔肝、息风散寒为原则。

具体操作：颈椎骨折所致四肢瘫先取仰卧位，用拇指揉、捏、按及弹拨患者双侧颈（一般从骨折的上2节段椎旁开始）、上肢及手指，并点压缺盆、肩髃、曲池、十宣及依次沿手阳明经、手少阳经、手太阳经的腧穴各3次；做手指、腕、肘关节的屈伸，肩关节外展和上举的被动运动3次。下肢用同样的方法，沿足阳明胃经、足少阳胆经、足太阳膀胱经及足太阴脾经的腧穴以及八风、趾尖及涌泉穴进行揉捏、点压、弹拨，同时进行下肢髋、膝、踝关节及趾关节的屈曲、伸展和牵拉的被动运动3次。四肢治疗结束后帮助患者侧卧位，避开手术伤口，沿督脉、膀胱经和夹脊穴从上到下进行揉、按、点及拍打治疗。腰椎骨折所致截瘫亦从骨折上2节段的椎旁开始，沿督脉、膀胱经及下肢足阳明经、足少阳经、足太阴经进行揉、捏、按及弹拨等，最后点压其经络上的部分腧穴以及涌泉穴。每日1次，每次30min，10次为1个疗程。

（2）针灸治疗

1）毫针刺法：以疏通经络、行气活血为原则。四肢瘫：选取颈椎损伤平面的头、尾两端，再选肩髃、臂臑、曲池、手三里、外关、合谷等。截瘫：选取脊髓损伤的头尾两端以及环跳、殷门、委中、承山、三阴交、髀关、血海、风市、足三里、解溪。膀胱功能障碍：选取气海、关元、中极、膀胱俞、小肠俞等。

具体操作：针刺得气后施以泻法，留针30min，其间每10min行针1次，每日1次，10次为1个疗程。

2）灸法：以温通经脉、散寒解痉、舒筋止痛、扶正祛邪为原则。一般可根据痉挛部位选择穴位，下肢痉挛取肾俞、委阳、浮郄、承山，隔姜灸，每日1次，每穴15min。

3）电针疗法：选择损伤脊髓平面上下的椎间隙处督脉穴位（所取穴位尽量靠近损伤的脊髓节段）。

具体操作：针刺时沿棘突方向进针至硬膜外。常规针刺入穴位得气后，接通电针治疗仪，以密波为主，频率为100Hz，电流强度以患者耐受且肢体有细微颤动为度（1.5~2.5mA），每次持续刺激30min，每日1次，10次为1个疗程。

4）拔罐疗法：可参照毫针刺法局部取穴，也可用刺络拔罐法；选用大号玻璃罐在股四头肌和肱二头肌的相应皮肤区行闪罐，刺激量以皮肤充血红润为度；或者取督脉、背部膀胱经为主，外涂红花油走罐、闪罐或皮肤针叩刺后闪罐，每日1次，10次为1个疗程。

图片：刺络拔罐

（3）中药熏蒸：将药物黄芪30g、透骨草30g、伸筋草30g、红花15g、当归15g、生川乌10g、防风10g、桂枝10g、威灵仙10g、花椒6g，加水1000ml，浸泡6~8h，放入熏蒸器的熏气锅中，熏蒸患者头部及瘫痪肢体痉挛侧，以患者耐受为度，30min/次，每日1次，10d为1个疗程，连续治疗3个疗程，疗程之间间隔2d。

3. 继发性骨质疏松

（1）推拿治疗：以健脾养胃、益肾壮骨为原则。选取肾俞、关元、气海、脾俞、大杼、阳陵泉、足三

笔记

里。具体操作：一指禅法点穴，每穴操作约 1min。

（2）针灸治疗

1）毫针刺法：以疏通经脉，通达气血。选取足太阳膀胱经、足少阴肾经及督脉的穴位为主。主穴：肾俞、志室、委中、太溪穴。配穴：腰背酸痛明显者，取夹脊、身柱、阿是穴；两膝酸软者，配犊鼻、梁丘、阳陵泉、膝阳关。偏阴虚者，加三阴交、肝俞、血海；偏阳虚者，灸命门、腰阳关。

具体操作：毫针用补法，得气后留针 30min，每日 1 次，30 次为 1 个疗程。

2）灸法：以壮骨补肾、温通经脉为原则。取关元、中脘、足三里。

具体操作：采用艾条温和灸。隔日 1 次，15 次为 1 个疗程。

图片：温和灸

4. 直立性低血压

（1）推拿治疗：以补虚泻实、调整阴阳为原则。

具体操作：患者仰卧位，治疗师按揉患者睛明、太阳、百会，每穴 1~2min，推印堂至发际、分推额部、眼眶部，抹太阳至颞侧 5~8 遍。按揉足三里、三阴交，每穴操作 2min；拿上肢，屈侧力量重，伸侧力量宜轻；按揉下肢内侧 3~5min。然后患者俯卧位，治疗师抹项部督脉，拿风池、风府 3~5min；横擦心俞、肾俞、脾俞，以透热为度；直推背部膀胱经 5~10 遍。

辨证操作：气血两虚推中脘，摩腹，按揉血海、足三里；推心俞、脾俞、胃俞，每穴操作约 5min 左右。中气下陷按揉气海、关元、足三里，每穴操作约 2min；推脾俞、胃俞，每穴约 1min。肾精不足按揉太溪；重推肾俞、命门，擦涌泉。肾阳不足按揉气海、关元，每穴约 3min；直擦背部督脉，横擦命门，延长横擦肾俞时间。肝气郁结按揉章门、期门各 1min 左右，搓两侧胁肋部 1min 左右。

（2）针灸治疗

1）毫针刺法：以补益心脾、益肾充髓为原则。选择背俞穴为主。主穴：心俞、脾俞、肾俞、百会、气海、足三里。配穴：心阳不振配膻中、厥阴俞；中气不足配中脘、胃俞；心肾阳虚配内关、太溪；阳气虚脱配神阙、关元。

具体操作：毫针常规刺法，补法，可灸；心俞穴不可深刺；神阙、关元用重灸法。

2）皮肤针法：取心俞、脾俞、肾俞、百会、气海、足三里。每次选用 2~3 穴，叩刺至局部皮肤潮红为度。

3）灸法：取百会、大椎、肾俞、神阙、关元、足三里。

具体操作：采用艾条温和灸。隔日 1 次，15 次为 1 个疗程。

5. 便秘

（1）推拿治疗：以和肠通便、调理气机为原则。

具体操作：患者仰卧位，治疗师以一指禅推法施于中脘、天枢、大横穴，每穴操作约 1min；用掌摩法以顺时针方向摩腹约 8min。然后患者俯卧位，用一指禅推法或用𠃊法沿脊柱两侧从肝俞、脾俞到八髎穴往返施术，时间约 5min；用按揉法在肾俞、大肠俞、八髎、长强穴施术，每穴操作约 1min。

辨证操作：气血亏损可加横擦胸上部、左侧背部及八髎穴，均以透热为度；再按揉足三里、脾俞穴各 1min，并配合捏脊 3 遍。阴寒凝结加横擦肩背部、肾俞、命门及八髎穴，均以透热为度；直擦背部督脉，以透热为度。

（2）针灸治疗

1）毫针刺法：以调肠通便为原则。取大肠的背俞穴、募穴及下合穴为主。主穴：天枢、大肠俞、上巨虚、支沟、照海。配穴：气虚者加脾俞、气海；血虚者加足三里、三阴交；阴寒凝结者加神阙、关元。

具体操作：毫针用补法，阴寒凝结可加灸。

2）电针疗法：选取大横、下巨虚，或石门、支沟，两组穴位可交替使用。通电 10~20min，采用疏密波，隔日 1 次。

（3）中药熏蒸：将艾叶、干姜、桂枝、厚朴、苍术、木香等药物粉末适量，用隔渣药袋放入熏蒸仪的加热容器中，再加入清水 1000ml。启动电源加热药液产生蒸气，在距离腹部 15~20cm 进行熏蒸，温度设置在 40℃左右，对患者腹部进行熏蒸治疗，每次 30min，每日 1 次，3 周为 1 个疗程。

（4）传统运动疗法：选择少林内功、八段锦等锻炼方法。

（5）中医养生：食后摩腹有利于腹腔血液循环，可促进胃肠消化功能，经常进行食后摩腹，不仅于

笔记

消化有益,对全身健康也有好处,是一种简便易行、行之有效的养生法。其具体方法是:进食以后,自左而右顺时针摩腹,可连续做20~30次。

6. 尿潴留

(1)推拿治疗:以调畅气机、通利小便为原则。

具体操作:患者仰卧位。治疗师用掌摩法顺时针方向摩小腹,约6min;一指禅推或指按揉中极、气海、关元,每穴操作约1min;再用掌摩法和掌揉法摩、揉两大腿内侧,约5min;指按揉髀关、足三里、三阴交,每穴约1min,以局部酸胀为度。

辨证操作:膀胱湿热指按揉阴陵泉、膀胱俞,每穴约1min;横擦八髎穴,以透热为度。肺热壅盛横擦前胸上部、大椎、后背部及八髎穴,以透热为度;再指按揉中府、云门、曲池、太渊、合谷,每穴约1min,用力以酸胀为度;最后斜擦两胁,以透热为度。肝气郁滞按揉太冲、行间、蠡沟,每穴操作约1min,有明显酸胀感;再用擦法顺肋间隙斜擦3~5min,以透热为度。尿路阻塞指按揉肾俞、志室、三焦俞、膀胱俞、水道、阳陵泉,每穴约1min;横擦腰骶部,以透热为度。中气不足指按揉中脘、脾俞、胃俞,每穴约1min,以酸胀为度;在足三里的治疗时间可延长。肾阳衰惫指按揉肾俞、命门,每穴约1min;横擦肾俞、命门、八髎穴,直擦督脉,均以透热为度。

(2)针灸治疗

1)毫针刺法:以调理膀胱、行气通闭为原则。选取足太阳膀胱经的背俞穴、募穴为主。主穴:中极、膀胱俞、委阳、三阴交、阴陵泉。配穴:膀胱湿热配委中、行间;肝郁气滞配蠡沟、太冲;尿路阻塞配膈俞、血海;肺热壅盛配肺俞、尺泽;肾阳虚配肾俞、太溪;中气不足配脾俞、足三里。

具体操作:毫针平补平泻,留针20~30min,每隔10min行针1次;针刺中极时针尖向下,不可过深,以免伤及膀胱。余穴均常规针刺。

2)灸法:以疏通经络、温经通阳为原则。选取中极、关元、水道、三阴交。

具体操作:采用温针灸,每日1次,每次5~10min。

图片:温针灸

3)电针疗法:选取双侧维道。

具体操作:沿皮刺,针尖向曲骨透刺约2~3寸,采用断续波,刺激量逐渐加强,通电15~30min。

4)穴位贴敷法:选取神阙穴。

具体操作:将食盐炒黄待冷放于神阙穴填平,再用2根葱白压成0.3cm厚的饼置于盐上,艾炷置葱饼上施灸,至温热入腹内有尿意为止。也可用葱白、冰片、田螺或鲜青蒿、甘草、甘遂各适量,混合捣烂后敷于脐部,外用纱布固定,加热敷。

7. 泌尿系统感染

(1)推拿治疗:以实则清利、虚则补益为原则。

具体操作:患者俯卧位,治疗师用一指禅推法或指按揉法在患者肾俞、膀胱俞处施术,每穴约2min;用掌按揉法按揉腰骶部八髎穴3min左右。患者仰卧位,治疗师用一指禅推法或指按揉法在患者中极、关元处施术,每穴约2min;用掌摩法在小腹部施术5min。

辨证操作:膀胱湿热用点法点三阴交、阴陵泉、足三里各2min左右,用力以酸胀为度;用拿法拿下肢前侧、内侧肌肉5min左右。肝胆郁热用一指禅推法或指按揉法在肝俞、章门、期门处施术,每穴约2min;点按阳陵泉、丰隆各1min左右;拿下肢前侧、内侧肌肉3min左右。肾阴不足,湿热留恋按揉志室、然谷、太溪,每穴操作2min左右。脾肾两虚,余邪未清用一指禅推法或指按揉法在脾俞、命门、气海、关元处施术,每穴约2min;擦涌泉穴,以透热为度。

(2)针灸治疗

1)毫针刺法:以利尿通淋为原则。取膀胱的背俞穴、募穴为主。主穴:中极、膀胱俞、三阴交、阴陵泉。膀胱湿热配委中、行间;肝胆郁热配蠡沟、太冲;肾阴不足,湿热留恋配复溜、太冲;脾肾两虚,余邪未清配脾俞、肾俞。

具体操作:毫针平补平泻,每日1次,每次留针20min,10次为1个疗程。

2)电针疗法:取肾俞、三阴交。针刺得气后接电针,选用疏密波或断续波,刺激5~10min,强度以患者能够耐受为度。

3)皮肤针法:取三阴交、曲泉、关元、曲骨、归来、水道、腹股沟部、第3腰椎至第4骶椎夹脊,叩刺至皮肤潮红为度。

（3）中药熏蒸：采用苦参、蒲公英中药熏蒸治疗。按1∶1比例将苦参和蒲公英磨成粉，取20g装入药袋。患者在熏蒸仪中加水至规定刻度，取药粉一包置于熏蒸仪。打开开关，将水煮至沸腾，当喷药口有雾气喷出时，患者开始熏蒸治疗患处，温度42~45℃，每次20min，每日1次，5d为1疗程。

8. 脊髓损伤神经痛

（1）推拿治疗：以疏通经络、行气活血为原则。

主穴：曲池、血海、三阴交、太溪。配穴：肩痛加肩髎、肩井；肘痛加手三里；腕痛加阳池、外关；膝痛加膝眼、阳陵泉；踝痛加丘墟、悬钟；趾痛加大都、太冲。手法宜选用轻中度的擦法、搓法或一指禅推法。

（2）针灸治疗

1）毫针刺法：以通经活血、行气止痛为原则。取穴与推拿疗法相同。

具体操作：毫针刺，平补平泻，每日1次，每次留针20~30min，10次为1个疗程。也可应用下痛上取之法，即下肢痛针刺同侧上肢同名经相应穴位或相应部位疼痛反应点。

2）头皮针疗法：采用焦氏头针，取足运感区和神经痛相应的感觉区，如右下肢神经痛，刺对侧感觉区的上1/5。采用强刺激。

3）电针疗法：采用直流脉冲电针仪，刺激频率100Hz，间歇波，应由小到大调整刺激强度，以患者能够耐受为最大限度，刺激时间为15~20min。下肢远端痛选两侧涌泉穴，肛门痛选长强、腰阳关。这种电针法对于其他疗法无效的严重疼痛常有奇效。

四、注意事项

1. 脊髓损伤初期，推拿手法宜轻柔，不可用强刺激手法；已有肌肉痉挛者，推拿重点应放在其拮抗肌上，以恢复拮抗肌的肌力为主；背部推拿时，应在不影响脊柱稳定性的前提下进行；运用摇法时注意幅度、频率和力度等。

2. 自主神经过反射者，慎用针刺治疗；对于体质瘦弱者，针刺手法不宜过强；针刺眼区、项部的风府等穴及脊柱部的腧穴，要掌握一定的角度，不宜大幅度的提插、捻转和长时间留针，以免伤及重要组织器官；胸胁腰背部腧穴，不宜深刺、直刺；对尿潴留患者小腹部的腧穴，应掌握适当的针刺方向、角度、深度等，以免误伤膀胱等器官。

3. 由于脊髓损伤患者存在不同程度的感觉障碍，施灸法时要注意患者的皮肤温度和颜色，避免造成烫伤。

4. 电针的电流调节应逐渐从小到大，不可突然增强，以免造成弯针、折针、晕针等情况。应避免电针电流回路经过心脏。安装心脏起搏器者禁用电针。

第三节　吉兰-巴雷综合征的传统康复治疗

张某，女，44岁。肠道感染后突然出现手脚麻木、腰痛严重、发音不清、四肢不能随意运动、肌肉压痛并轻度萎缩，肌力1~2级，膝腱反射、跟腱反射左右均减弱。

问题：

1. 该患者最可能的诊断是什么？

2. 该患者的康复要点是什么？

一、概述

吉兰-巴雷综合征（Guillain-Barre syndrome，GBS）是常见的脊神经和周围神经的脱髓鞘疾病，又称急性特发性多神经炎或对称性多神经根炎。病因不明，可能与感染和免疫机制有关。其特征是四肢对称性弛缓性瘫痪,脑脊液蛋白细胞分离,重症者因呼吸肌麻痹而危及生命。发病年龄以儿童和青壮年多见,夏秋季发病率高,农村的患病率高于城市。

本病属于中医"痿证"范畴。痿证是以肢体筋脉弛缓、软弱无力,日久因不能随意运动而致肌肉萎缩的一种病证。临床以下肢痿弱较多见,故又有"痿躄"之称。

吉兰-巴雷综合征的主要功能障碍可表现为运动功能障碍、感觉功能障碍、脑神经麻痹、自主神经功能障碍等。

二、康复评定

(一)现代康复评定方法

1. 运动功能评定　包括肌力评定、关节活动度测定、患肢周径的测量、运动功能恢复等级评定等内容。

2. 感觉功能评定　包括浅感觉评定(触觉、温度觉、痛觉的评定)、深感觉评定(运动觉、位置觉、振动觉的检查)、复合感觉评定(两点分辨觉、实体觉等检查)等内容。

3. 反射检查　常检查肱二头肌反射、肱三头肌反射、桡骨膜反射、膝反射、踝反射等。

4. 自主神经检查　常用发汗试验。

5. 日常生活能力评定　常用功能独立性评定(FIM)方法评定。

6. 电检查诊断　一般包括直流感应电检查、强度-时间曲线检查、肌电图检查、神经传导速度的测定等内容。

(二)传统康复辨证

1. 病因病机　本病多因正气不足,外感温热之邪,侵袭于肺,肺热伤津,筋失柔润,筋脉弛缓;或由于感受湿邪,郁而化热,浸淫筋脉,致使气血不运,宗筋弛缓,筋脉肌肉失养;或脾胃亏虚,气血生化不足,精微不布,筋骨失养;或久病体虚,房劳过度,肾精亏虚,肝血不足,筋脉失养所致。本病的病位在筋脉肌肉,但根于五脏虚损。总之,筋脉阻滞或筋脉失养是本病的主要病机。

2. 四诊辨证

(1) 肺热津伤型:病初发热,热退后突然出现肢体软弱无力,皮肤枯燥,心烦口渴,呛咳无痰,咽喉不利,小便短赤,大便干燥,舌红,苔黄,脉细数。

(2) 湿热浸淫型:四肢痿软无力,多以下肢为重,肢体沉重,肌肤麻木不仁或微肿,或足胫热感,胸脘痞闷,小便赤涩热痛,舌苔黄腻,脉濡数或滑数。

(3) 脾胃虚弱型:肢体痿软无力日久,食少纳呆,腹胀便溏,面浮无华,神疲乏力,舌淡苔薄白,脉细弱。

(4) 肝肾亏虚型:起病缓慢,下肢痿软无力,腰膝酸软,不能久立,甚至步履艰难,腿胫大肉渐脱,头昏目眩,发落耳鸣,咽干,遗精或遗尿,妇女月经不调,舌红苔少,脉细数。

三、康复治疗

(一)康复策略

康复治疗本病的目的是维持和扩大关节活动范围,预防关节挛缩、肌肉萎缩和畸形等并发症的发生,增强肌力和耐力,改善和提高日常生活自理能力,解除心理障碍,促进患者回归家庭和社会。

传统康复方法辨证施治能明显改善 GBS 患者临床症状,达到增强肌力、增长肌肉、恢复功能的目的。

(二)治疗方法

1. 推拿治疗　以疏通经络、行气活血、强筋壮骨为原则。一般采用分部操作和辨证操作。

(1) 分部操作:分部选择腧穴和推拿手法治疗。

1) 胸腹部:选取穴位包括中府、云门、膻中、中脘、气海、关元。主要手法有一指禅推法、按揉法等。

具体操作:患者仰卧位。治疗师在其中府、云门、膻中、中脘、气海、关元穴处用一指禅推法或指按揉法治疗,每穴约 1min。

2）腰背部:选取穴位包括肺俞、肝俞、胆俞、脾俞、胃俞、肾俞、命门。主要手法有按揉法、推法、擦法等。

具体操作:患者俯卧位。治疗师用指按揉法在肺俞、肝俞、胆俞、脾俞、胃俞、肾俞、命门按揉,每穴约 1min。用拇指平推法从肺俞穴开始向下推至肾俞穴,反复操作 3min 左右。擦背部督脉与膀胱经,以透热为度。

3）上肢部:选取穴位包括肩髃、臂臑、曲池、尺泽、手三里、外关、列缺、合谷。主要手法有擦法、按揉法、拿法、捻法、擦法。

具体操作:患者仰卧位。治疗师在肩及上肢部施法,同时配合患肢的被动运动,反复操作 3min 左右。在肩髃、臂臑、曲池、尺泽、手三里、外关、列缺穴处应用指按揉法,每穴约 1min。在腕关节处用拿法,在掌指关节、指关节处用捻法操作,约 2min。最后在上肢部施擦法,以透热为度。

4）下肢部:选取穴位包括阳陵泉、解溪、环跳、居髎、承扶、风市、委中、承山。主要手法有擦法、拿法、按揉法、平推法。

具体操作:患者仰卧位。治疗师先在下肢前侧、内侧、外侧施擦法,同时配合下肢的被动运动,时间约 5min。然后在上述部位应用拿法治疗,时间约 3min;用指按揉阳陵泉、解溪各 1min 左右。患者取俯卧位。治疗师施擦法于下肢后侧、外侧、内侧,时间约 5min,同时配合下肢的被动运动;拇指按揉环跳、居髎、承扶、风市、委中、承山,每穴约 1min;用掌平推法从臀部向下推到足跟部,反复平推 2min 左右。

（2）辨证操作:根据辨证而选择腧穴和推拿手法治疗。

1）肺热伤津:治以清热润燥。选取穴位:中府、云门、膻中、风门、风池、肩井。主要手法:按揉法、拿法等。

具体操作:患者仰卧位,治疗师指按揉中府、云门、膻中,每穴操作约 1min;再嘱患者俯卧位,治疗师指按揉风门穴约 1min;患者坐位,治疗师拿风池、肩井,每穴 1min。

2）湿热浸淫:治以利湿清热。选取穴位:中脘、脾俞、胃俞、肝俞、胆俞、足三里、阴陵泉、三阴交。主要手法:按揉法、点法、按法、摩法等。

具体操作:患者仰卧位。治疗师指按揉中脘穴 5min;掌摩腹部 3min 左右;指按揉足三里、阴陵泉、三阴交各 1min 左右。患者俯卧位。治疗师点按脾俞、胃俞、肝俞、胆俞,每穴 5min。

3）脾胃虚弱:治以健脾益胃。选取穴位:中脘、脾俞、胃俞、足三里、三阴交、阳陵泉、悬钟。主要手法:按揉法、点法、按法、摩法等。

具体操作:患者仰卧位。治疗师指按揉中脘 5min;掌摩腹部约 5min;指按揉足三里、三阴交、阳陵泉、悬钟,每穴约 1min。患者俯卧位。治疗师点按脾俞、胃俞,每穴操作 5min。

4）肝肾亏虚:治以补益肝肾。选取穴位:肝俞、肾俞、命门、阴陵泉、三阴交、太溪、八髎穴。主要手法:按揉法、点法、按法、擦法等。

具体操作:患者俯卧位,治疗师点按肝俞、肾俞、命门,每穴操作 5min;横擦肾俞、命门、骶部八髎穴,以透热为度;患者仰卧位,治疗师指按揉阴陵泉、三阴交、太溪各 2min。

2. 针灸治疗

（1）毫针刺法:以疏通经络、扶正祛邪为原则。取手足阳明经穴和相应夹脊穴为主。主穴:上肢取肩髃、曲池、手三里、外关、合谷及颈、胸部夹脊穴;下肢取髀关、梁丘、足三里、阳陵泉、三阴交、解溪、腰部夹脊穴。配穴:肺热津伤者配尺泽、肺俞、二间;湿热浸淫者配阴陵泉、大椎、脾俞;脾胃虚弱者配脾俞、胃俞、中脘;肝肾不足者配肝俞、肾俞、悬钟、阳陵泉;面肌麻痹取地仓、颊车、迎香、下关、阳白、四白、攒竹、翳风,可加用电针。

具体操作:毫针刺法,实证针刺用泻法,虚证针刺用补法,可加灸。上肢肌肉萎缩可在手阳明经排刺,下肢肌肉萎缩在足阳明经排刺。

（2）灸法:可温经通络散寒。根据毫针刺法疗法选用穴位,每次选 2~4 个穴位,每穴灸 5~7 壮,每日 1 次,12 次为 1 个疗程。

（3）电针疗法:选取肩髃、曲池、合谷、髀关、梁丘、足三里。每次选穴 2~3 对,针刺得气后,连接脉冲电针仪,用断续波中强度刺激,刺激量宜逐渐加大,以患肢出现规律性收缩、患者能耐受为度。每日

1 次,每次留针 30min,10 次为 1 个疗程。

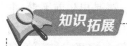

治痿独取阳明

"治痿独取阳明"乃《黄帝内经》的治痿选穴原则,首见于《灵枢·根结》篇,而《素问·痿论》曰"论言治痿者独取阳明,何也? 岐伯曰:阳明者,五脏六腑之海,主润宗筋,宗筋主束骨而利机关也。"此乃治痿之大法,痿证是指肢体筋脉弛缓,软弱无力,日久因不能随意运动而致肌肉萎缩的一种病证,如《素问·玄机原病式·五运主病》中言:"痿,谓手足痿弱,无力以运行也。"现代医学的吉兰-巴雷综合征、感染性运动神经元病、重症肌无力、脑血管病后遗症等引起肢体瘫痪无力的一类疾病均可纳入痿证之范畴。

3. 日常生活能力训练　可进行洗脸、梳头、穿衣、伸手取物等练习。

4. 中医养生　随四时气候的变化而调节饮食,是饮食养生的原则之一,对于保证机体健康是有很好作用的。元代忽思慧所著的《饮膳正要》一书中说:"春气温,宜食麦以凉之;夏气热,宜食菽以寒之,秋气燥,宜食麻以润其燥;冬气寒,宜食黍以热性治其寒",概括地指明了饮食四时宜忌的原则。饮食调摄,还可根据不同的年龄、体质、个性、习惯等方面的差异,分别予以安排,例如:胃酸偏多的人,宜适当多食碱性食物;而胃酸缺乏的人宜适当选择偏于酸性的食品,以保证食物的酸碱适度。体胖之人,多有痰湿,故饮食宜清淡,而肥甘油腻则不宜多食;体瘦之人,多阴虚内热,故在饮食上宜多吃甘润生津的食品,而辛辣燥烈之品则不宜多食。

四、注意事项

1. 推拿治疗吉兰-巴雷综合征具有舒筋通络、行气活血的作用。推拿治疗可兴奋肌肉、神经,加速瘫痪肌肉的血液循环,改善肌肉的营养状况,减轻患肢的肿胀,提高肌肉的肌力和张力,并可防治肌肉萎缩和关节挛缩等并发症;同时推拿疗法还能提高机体的免疫功能,促进疾病的康复。

2. 推拿的力度因人而异,一般要求力透肌肉深层,但因病变处感觉障碍,不可用蛮力,以免造成新的肌肉损伤。

3. 针灸治疗本病,对体质瘦弱者,针刺手法不宜过强;施灸时应防止因感觉障碍而致烧烫伤;电针应逐渐从小到大调节电针电流,不可突然增强,以免造成弯针、折针、晕针等情况。应避免电针电流回路经过心脏。安装心脏起搏器者禁用电针;皮肤针叩刺时,重刺而出血者,应及时清洁和消毒,防止感染。

第四节　小儿脑性瘫痪的传统康复治疗

王某,男,5 岁。牵扶行走时姿势异常,双脚跟不着地 3 年余。患儿足月顺产生,无缺氧、窒息、黄疸等。1 月龄时,有高热(>40℃)数天伴惊厥 2d。抬头、翻身、独坐、站立等运动均明显迟于同龄儿童。1 岁时左手不能完全伸直,手扭转向后,直腿坐时不稳易倒。2 岁时牵能行,发现双脚跟不着地,去年能独立行走。现行走时上身前倾臀部后翘,双脚跟不着地。

问题:

1. 该患儿最可能的诊断是什么?

2. 该患儿的康复要点是什么?

一、概述

小儿脑性瘫痪(cerebral palsy),简称脑瘫,是自受孕开始至婴儿期非进行性脑损伤和发育缺陷所导致的综合征,主要表现为运动障碍及姿势异常,是小儿时期常见的中枢神经障碍综合征。

现代医学认为本病的病因是多种因素造成的。目前一般将病因归纳为3种。一是出生前因素:主要由于先天性感染、中毒、缺氧、频繁接触放射线、孕妇营养不良、妊娠高血压综合征、糖尿病、腹部创伤以及遗传等因素引起的脑发育不良或畸形。二是出生时因素:主要因早产、羊水栓塞、过期产、多胎、胎粪吸入、脐带绕颈、产伤等所致的窒息;或者难产、产钳所致的产伤导致颅内出血及缺氧引起。三是出生后因素:新生儿各种感染、颅内出血、核黄疸等引起。本病的病理变化常见为弥散的不同程度的大脑皮质发育不良或萎缩性脑叶硬化,皮质和基底节有分散的病灶瘢痕,还可见脑局部白质硬化和脑积水,脑内点状出血。约1/3患儿肉眼可见不同程度的脑沟增宽、脑回变窄、脑室增大、脑实质萎缩等;约2/3患儿可有显微镜下结构异常,可见神经细胞不同程度的减少,白质萎缩,部分中枢结构胶质细胞增生。

脑性瘫痪的主要功能障碍可表现为:①运动功能障碍:可出现痉挛、共济失调、手足徐动、震颤麻痹、肌张力降低等;②言语功能障碍:可表现为口齿不清,速度、节律不协调,说话时不恰当地停顿等;③智力功能障碍:可表现为智力低下;④其他功能障碍:包括发育障碍、精神障碍、心理障碍、听力障碍等。

本病在传统医学中属于"五迟""五软""五硬"和"痿证"的范畴。五迟是指立迟、行迟、发迟、齿迟、语迟;五软是指头颈软、口软、手软、脚软、肌肉软;五硬是指头颈硬、口硬、手硬、脚硬、肌肉硬。现代康复临床上按运动功能障碍的特点一般将本病分为痉挛型、不随意运动型、强直型、共济失调型、肌张力低下型和混合型。按瘫痪部位可将本病分为单瘫、双瘫、三肢瘫、偏瘫和四肢瘫。

二、康复评定

(一)现代康复评定方法

1. 粗大运动功能评定　常采用GMFM量表。

2. 肌张力评定　包括静止性肌张力测定(包括肌肉形态、硬度、关节伸展度等)、姿势性肌张力测定、运动性肌张力测定。

3. 肌力评定　多用徒手肌力检查法(manual muscle testing,MMT)。

4. 关节活动度评定　测量关节活动范围或肌肉长度是比较可靠、客观的方法。但是,对于痉挛性瘫痪患儿,需要鉴别是功能性还是结构性异常,以判断痉挛或挛缩的程度。如果患儿关节活动范围因痉挛而受限,放松时正常,则这种瘫痪为功能性而非结构性。

5. 智能评定　包括智力测验(常用韦氏幼儿智力量表、韦氏儿童智力量表、Gesell发育量表等)、适应行为测验。

6. 反射发育评定　包括原始反射、病理反射、平衡反射等。

7. 姿势与运动发育评定　脑瘫儿童多有姿势异常,表现多样,与原始反射残存和肌张力异常有关,可从不同体位对异常姿势进行评定,包括步态分析等。发育评定常使用Peabody运动发育量表、Gesell发育量表。

8. 日常生活能力评定　常用的有日常生活活动能力评定量表和儿童功能独立检查量表。

9. 其他评定　包括一般状况评定、精神评定、感知评定、认知能力评定、心理评定、言语评定、听力评定、步态分析等。

(二)传统康复辨证

1. 病因病机　主要有3个方面。一是先天不足:父母精血亏虚、气血不足或者近亲通婚,致胎儿先天禀赋不足、精血亏虚,不能濡养脑髓;母体在孕期营养匮乏、受惊吓或是抑郁悲伤,扰动胎儿,以致胎育不良。先天责之于肝肾不足,胎元失养,致筋骨失养,肌肉萎缩,日久颓废。二是后天失养:小儿初生,禀气怯弱,由于护理不当致生大病,伤及脑髓,累及四肢。后天责之于脾,久病伤脾,痰浊内生,筋骨肌肉失于濡养,日渐颓废。脑髓失养,而致空虚。三是其他因素:产程中损伤脑髓,或因脑部外伤、瘀血内阻、邪毒侵袭、高热久病、正虚邪盛,营血耗伤,伤及脑髓而生。

2. 四诊辨证　通过四诊,临床一般将本病分为以下3型。

(1)肝肾不足型:发育迟缓,智力低下,五迟,面色无华,神志不清,精神呆滞,常伴有龟背、鸡胸,病久则肌肉萎缩,动作无力,舌淡苔薄,指纹色淡。

（2）瘀血阻络型:精神呆滞,神志不清,四肢、颈项及腰背部肌肉僵硬,活动不灵活、不协调,舌淡有瘀斑瘀点,苔腻,脉滑。

（3）脾虚气弱型:面色无华,形体消瘦,五软,智力低下,神疲乏力,肌肉萎缩,舌淡,脉细弱。

三、康复治疗

（一）康复策略

为促进患儿正常的运动发育,抑制异常运动模式和姿势,最大限度地恢复功能,小儿脑瘫的康复应做到早诊断、早治疗,才能达到较好的康复效果。目前主要针对患儿的运动障碍采取综合治疗。在整体康复中,传统康复治疗技术起着举足轻重的作用。脑瘫的康复是一个长期复杂的工程,需要在中西医结合的思想指导下,医生、护士、治疗师、家长共同努力完成。

脑瘫传统康复治疗的目的主要在于减轻功能障碍,提高生活质量。大多以针灸、推拿为主要手段。针灸可以有效地改善脑血流速度,促进脑组织的血液供应,从而进一步改善中枢神经功能,促进康复。临床和实验研究证实,应用有效的治疗方法,给予足够的运动及感觉刺激,可以促进脑电活动和神经递质的分泌,促进脑细胞的发育和髓鞘的形成,激活其他脑细胞的代偿功能,改善脑干功能,调节大脑皮质功能,可恢复部分损伤后脑细胞。有效的推拿方法对于运动和姿势异常而引发的继发性损害如关节挛缩等有良好的预防和康复治疗作用。

肝肾不足者治宜补肾养肝、通经活络;瘀血阻络者治宜活血化瘀、通经活络;脾虚气弱者治宜补脾益气、健脑益智;肢体痉挛者治宜疏通经络、缓解痉挛;肌张力低下者治宜行气活血、荣筋养肌;智力障碍者治宜健脑补肾、益精填髓;听力障碍者治宜补肾填精、通利耳窍;癫痫者治宜活血化瘀、涤痰开窍。

（二）治疗方法

1. 推拿治疗　以疏通经络、强健筋骨、醒神开窍为原则。常采用分部操作和对症操作。一般先用点法、按法、揉法、运法、扫散法等,然后运用拿法、搓揉等,最后被动活动四肢关节。

（1）分部操作:包括上肢功能障碍和下肢功能障碍。

1）上肢功能障碍:在患儿上肢内侧及外侧施以推法,从肩关节至腕关节,反复3~5次;按揉合谷、内关、外关、曲池、小海、肩髃、天宗等穴各5min;拿揉上肢、肩背部3~5次,拿揉劳宫穴、极泉穴各3~5次;摇肩关节、肘关节及腕关节10次;被动屈伸肘关节及掌指关节各10次;捻手指5~10次,搓揉肩部及上肢各3~5次。

2）下肢功能障碍:在患儿下肢前内侧及外侧施以推法,自上而下操作3~5遍;揉按膝眼、足三里、阳陵泉、环跳、委阳、委中、昆仑、太溪、涌泉等穴各10min;拿揉股内收肌群、股后群肌、跟腱各5min;反复被动屈伸髋关节、膝关节、踝关节3~5次;擦涌泉穴,以透热为度。

（2）对症操作:包括智力障碍、大小便失禁、关节挛缩。

1）智力障碍:开天门50~100次,推坎宫50~100次,揉太阳50~100次,揉百会、迎香、颊车、下关、人中穴各50次;推摩两侧颞部0.5min,推大椎穴50次;拿风池、五经各5次;揉按合谷50次,拿肩井穴5次。

2）大小便失禁:在患儿腰背部双侧膀胱经、督脉施以推法,自上而下反复操作3~5遍;擦肾俞、命门、八髎穴,以透热为度;按揉中脘、气海、关元、中极、足三里、三阴交穴各5min;摩腹5~10min,擦涌泉50次。

3）关节挛缩:脑瘫后关节挛缩与早期未进行关节被动活动、失用性萎缩和肌张力增高等因素相关。可取挛缩关节周围的穴位,点按法操作并结合关节活动。动作由轻及重,切忌粗暴,宜循序渐进。患肢痉挛者,应由轻到重地进行掐按。肌肉萎缩、食欲差及体弱者,可在胸腹部拍打、推揉。上肢屈肌肌张力增高、屈曲者,可轻揉上肢前群肌肉,被动活动上肢,外展外旋肩关节,伸展肘、腕关节,伸展手指,改善肩、肘、腕等关节挛缩;下肢内收肌肌张力增高、伸展者,拿揉、搓揉大腿内侧肌群,减轻肌痉挛,被动活动下肢,外旋外展髋关节,屈曲膝关节,改善髋、膝关节挛缩;足尖走路者,被动背伸踝关节,牵拉挛缩肌腱,缓慢用力,避免诱发踝阵挛。

2. 针灸治疗　以疏经通络、行气活血、益智开窍为原则。遵"治痿独取阳明"之旨,阳明经为多气多血之经,常选取手足阳明经脉和腧穴进行针刺,辅以头部腧穴。一般选择毫针刺法、灸法、头皮针法等方法。

（1）毫针刺法:主穴可取四神聪、百会、夹脊、三阴交、肾俞。配穴:肝肾不足加太溪、关元、阴陵泉、太冲;瘀血阻络加风池、风府、血海、膈俞;脾虚气弱加脾俞、气海;上肢瘫痪加肩髃、肩髎、肩贞、曲池、手三里、合谷、外关;下肢瘫痪加伏兔、血海、环跳、承山、委中、足三里、阳陵泉、解溪、悬钟、太冲、足临泣;言语不利加廉泉、哑门、通里;足下垂加昆仑、太溪;颈软加天柱、大椎;腰软加肾俞、腰阳关;斜视加攒竹;流涎加地仓、廉泉、金津、玉液;听力障碍加耳门、听宫、听会、翳风。

具体操作:选用 28 号毫针针刺。一般每次选 2~3 个主穴,5~6 个配穴,平补平泻。廉泉向舌根方向刺 0.5~1 寸;哑门向下颌方向刺 0.5~0.8 寸,不可深刺,不可提插。每日或隔日 1 次,留针 15min,15 次为 1 个疗程,停 1 周后,再继续下一个疗程。

图片:隔姜灸

（2）灸法:选取四神聪、百会、夹脊、足三里、三阴交、命门、肾俞穴。上肢运动障碍配曲池、手三里、合谷、后溪,下肢运动障碍配环跳、足三里、阳陵泉、解溪、悬钟。使用艾条进行雀啄灸,每日 1 次,皮肤红晕为止;或者艾炷隔姜灸,每次选用 3~5 个穴位,每穴灸 3~10 壮,每日或隔日 1 次,10d 为 1 个疗程。

图片:头皮针疗法

（3）头皮针疗法:可采用焦氏头针进行康复治疗。运动功能障碍,取健侧相应部位的运动区;感觉功能障碍,取健侧相应部位的感觉区;下肢运动和感觉功能障碍,配对侧足运感区;平衡功能障碍,配病灶侧或双侧的平衡区。听力障碍取晕听区;言语功能障碍,配言语 1、2、3 区。具体为:运动性失语选取运动区的下 2/5;命名性失语选取言语二区;感觉性失语选取言语三区。

具体操作:一般用 2 寸毫针,头皮常规消毒,沿头皮水平面呈 30°角进针,深度达到帽状腱膜之下,再压低针身进针,捻转,平补平泻,3 岁以内患儿不留针,每日 1 次,10 次为 1 个疗程。

3. 中药熏蒸 将防风 15g,艾叶 15g,透骨草 15g,蒲公英 15g,紫花地丁 20g,川椒 20g,红花 20g,秦艽 20g,独活 20g,苦参 20g,当归 20g,白芷 20g,甘草 10g 研末,装瓶密封备用,每次取 20g 放入熏蒸仪中药桶中,每次熏蒸患处 20min,每日 1 次,10 次为 1 个疗程,可缓解患儿异常步态。

4. 日常生活指导 脑瘫的康复是综合、复杂的过程,单靠医者每天有限的治疗时间不可能解决所有的问题,也不可能达到最佳疗效,必须结合家庭的配合治疗。家长可以根据患儿的临床症状采取治疗与教育相结合、与游戏相结合的原则,调动患儿的主动性和积极性,抑制不良姿势,强化正常动作,以达到最佳的康复效果。

5. 心理治疗 脑瘫患儿常常伴有心理和行为方面的异常,如敏感、胆小、情绪不稳、自我控制能力差、孤僻等,医者应根据患儿不同特点进行心理疏导。鼓励患儿参加各种社会活动,注意平时与患儿交流。3 岁以上的患儿应考虑送至幼儿园接受学前教育,有利于其心理发育。

6. 中医养生 明代医家万全于《妇女秘科》中说:"妇女受胎之后最宜调饮食,淡滋味,避寒暑,常得清纯和平之气,以养其胎,则胎元固固,生子无疾"。女性在孕期,可加强思想品德的修养,胸怀开阔,乐观豁达,怡情养性。从妊娠第 13 周开始,坚持有计划地对胎儿说话、诵读诗歌,让胎儿听悠扬动听的乐曲或歌曲,可以唤起胎儿的注意力。同时,还可以加强抚摩动作训练,孕妇躺在床上,双手放在腹部,用手指轻轻地压抚胎儿,胎儿便出现蠕动。此法于睡前施行较好,怀孕末期尤为必要,但有早期宫缩的孕妇忌用此法。该法可激发胎儿运动的积极性,使得站立行走早于未受过训练的婴儿。

四、注意事项

1. 本病病变在脑,多累及四肢,主要表现为中枢性运动障碍及姿势异常,并可能同时伴有智力低下、听力障碍、癫痫、行为异常等症状。一般在新生儿期即可发现,但少数患儿症状不明显,待坐立困难时才发觉。本病严重影响患儿生长发育及生活能力,是儿童致残的主要疾病之一。因此,应引起广大临床医务工作者及家长的高度重视。

2. 由于婴儿运动系统、神经系统正处于发育阶段,异常姿势运动还没有固化,所以临床上对于小儿脑瘫的治疗应做到早诊断、早治疗,以达到较好的康复效果。提倡在出生后 3~6 个月内确诊,脑瘫一旦确立,康复治疗应立即进行。康复治疗最佳时间不要超过 3 岁,方法包括躯体训练、技能训练、物理治疗、推拿手法治疗、针灸治疗等。

3. 有效推拿方法对于运动和姿势异常而引发的继发性损害如关节挛缩等有良好的预防和康复治疗作用。但应掌握手法的灵活应用,操作时手法宜轻柔,力度不宜过大,特别是对挛缩关节的操作,更应注意手法的力度和摇动的幅度。

4. 针灸治疗本病也有较好的疗效,毫针治疗关键在于选择腧穴和针刺补泻手法,选取腧穴多以阳明经穴和奇穴为主,针刺手法以补法和平补平泻为主;头皮针法刺激量不宜太大;灸法注意不要烫伤患儿皮肤;痉挛型脑瘫患儿的痉挛侧不宜用电针治疗。

第五节 实 训

实训一 脑卒中的传统康复治疗

【目的要求】

1. 掌握偏瘫的推拿、毫针刺法、头皮针刺法、温灸器灸法、电针疗法操作方法。

2. 熟悉偏瘫的推拿、毫针刺法、头皮针刺法、温灸器灸法、电针疗法注意事项。

【标本教具】

教学光盘、模特、毫针、头皮针、电针、艾灸盒、艾条、滑石粉、甘油、凡士林、按摩床等。

【实训方式】

讲授、示教:

1. 教师先结合教学光盘讲授。

2. 教师在模特(学生)身上做推拿手法、毫针刺法、头皮针刺法、温灸器灸法、电针疗法的演示。

3. 学员相互进行推拿、毫针刺法、头皮针刺法、温灸器灸法和电针疗法练习。

【实训内容和步骤】

1. 偏瘫的推拿治疗

(1) 头面部操作:模特仰卧位,教师在模特面部用拇指推印堂至神庭;用一指禅推法自印堂依次至阳白、晴明、四白、迎香、下关、颊车、地仓、人中等穴,往返推1~2次,力度以模特微感酸胀为度;推百会穴1min,并从百会穴横向推到耳郭上方发际,往返数次;掌根揉模特患侧的面颊部,重点揉风池穴;以扫散法施于头颞部;擦面部;若口眼㖞斜,先自模特患侧地仓抹至颊车、下关,然后按揉地仓、颊车、下关、牵正、迎香等穴。

(2) 上肢部操作:模特仰卧位,教师先在模特患侧肩关节周围施㨰法,再从肩到腕依次操作上肢的后侧、外侧与前侧,往返操作2~3次,同时配合肩、肘、腕关节诸方向被动活动;用拿法从模特患侧肩部拿至腕部,往返3~4次,重点是肩和肘关节,当拿三角肌时嘱模特尽力做肩外展动作,拿肱三头肌时嘱模特尽力伸肘;按揉患侧肩髃、臂臑、尺泽、曲池、手三里、合谷,每穴操作1~2min;轻摇患侧肩、肘及腕,配合指间关节、腕和肘关节的伸展以及肩外展;自肩部搓至腕部2~3次;拔伸患侧指间关节;捻患侧各手指。

(3) 腰背部及下肢后侧操作:模特俯卧位,教师先在模特背腰部用八字推法推督脉与膀胱经至骶尾部,自上而下2~3次;按揉天宗、膈俞、肝俞、胆俞、肾俞;再用㨰法沿模特脊柱两侧向下至臀部、大腿后部、小腿后部,操作2~3次,约5min;按揉八髎、环跳、承扶、委中、承山及跟腱部,逐渐加大力度,每穴操作1~2min,在按揉环跳穴时让模特尽力做下肢的内旋、内收、屈曲动作;轻拍模特腰骶部及背部。

(4) 下肢前、外侧操作:模特健侧卧位,教师用㨰法从模特患侧臀部沿大腿外侧经膝部至小腿外侧,重点是髋和膝关节,约5min;模特仰卧位,教师在模特患侧下肢,用㨰法自髂前上棘向下沿大腿前面至踝关节及足背部2~3次,约5min,同时配合髋、膝、踝关节的被动运动;按揉髀关、伏兔、风市、膝眼、阳陵泉、足三里、解溪,每穴操作1min;拿患侧下肢5次,重点是大腿内侧中部及膝关节周围;轻摇模特患侧髋、膝和踝关节,同时配合做髋外展和踝背屈;搓下肢;捻五趾。

2. 偏瘫的毫针刺法

(1) 教师在模特身上做标记,上肢取肩髃、曲池、手三里、外关、合谷、肩髎、臂臑、天井、阳池、后溪等;下肢取环跳、阳陵泉、足三里、解溪、昆仑、承扶、髀关、伏兔、风市、阴市、梁丘、悬钟等;口角㖞斜取地仓、颊车、合谷、内庭、太冲等;肢体屈曲拘挛者,肘部配曲泽,腕部配大陵,膝部配曲泉,踝部配太溪,手指拘挛配八邪,足趾拘挛配八风;足内翻配丘墟透照海;面舌瘫者,抬眉困难加攒竹,鼻唇沟变浅加迎香,人中沟歪斜加水沟,颊唇沟歪斜加承浆;失语症或构音障碍,取哑门、风府、风池、完骨、天柱、印堂、人中、廉泉、神门、内关、通里、三阴交、涌泉、金津、玉液等;假性延髓麻痹引起吞咽障碍者,取内关、水沟、通里、风池、金津、玉液、咽后壁;血压偏高者,取太冲、曲池、风池。

(2) 教师用毫针刺入上述各穴,并分别演示补法、泻法、平补平泻法。

3. 偏瘫的头皮针刺法

(1) 在模特身上选瘫痪对侧的刺激区做好标记。运动功能障碍选运动区,感觉障碍选感觉区,下肢感觉运动功能障碍选用足运感区,肌张力障碍选舞蹈震颤控制区,运动性失语选言语一区,命名性失语选言语二区,感觉性失语选言语三区,完全性失语取言语一区~三区,失用症选运用区,小脑性平衡障碍选平衡区。

(2) 操作方法:消毒,针与头皮呈 30°斜刺,快速刺入头皮下推进至帽状腱膜下层,待指下感到不松不紧而有吸针感时,可行持续快速捻转 2~3min,留针 30min 或数小时,期间捻转 2~3 次。

4. 偏瘫的温灸器灸法

(1) 在模特身上选中脘、足三里、肾俞、脾俞等穴位。

(2) 操作方法:将艾条点燃后插入艾灸器内,艾灸孔对准穴位,以皮肤潮红、发热为度,10~20min/处。

5. 偏瘫的电针疗法

(1) 在以上毫针刺法或者头皮针刺法的基础上,加用电针疗法。

(2) 注意选择电针参数。一般软瘫可选断续波,痉挛选密波。通电时间:面部 10~20min,其他部位 20~30min。

【思考题】

1. 治疗偏瘫常用的推拿手法有哪些? 如何施行?

2. 对偏瘫患者如何施行毫针刺法、头皮针刺法、电针疗法?

实训二　脊髓损伤的传统康复治疗

【目的要求】

1. 掌握脊髓损伤的推拿、毫针刺法、头皮针刺法、电针疗法、督灸疗法、皮肤针刺法、火罐疗法、穴位贴敷法的操作方法。

2. 熟悉脊髓损伤的推拿、毫针刺法、头皮针刺法、电针疗法、皮肤针刺法、火罐疗法、穴位贴敷法的注意事项。

【标本教具】

教学光盘、模特、毫针、头皮针、电针、皮肤针、灸绒、火罐、滑石粉、甘油、生姜、食盐、葱白、按摩床等。

【实训方式】

讲授、示教:

1. 教师先结合教学光盘讲授。

2. 教师在模特(学生)身上做各种推拿手法及针灸法的演示。

3. 学员相互进行推拿及针灸法练习。

【实训内容和步骤】

1. 脊髓损伤截瘫、四肢瘫

(1) 推拿治疗

1) 模特仰卧位,教师沿模特上肢自上而下施法 2~3 遍;拿上肢;按揉合谷、阳溪、手三里、曲池、臂臑、肩贞、肩髎、外关等穴,每穴操作 1~2min;捻五指;教师沿模特下肢前面自上而下施法 2~3 遍;按揉髀关、伏兔、足三里、阳陵泉、解溪等穴,每穴操作 1~2min;用拿法从大腿根部拿向小腿至足踝部,操作 2~3 遍,以腓肠肌部位为重点。

2）模特俯卧位,教师沿模特背部膀胱经、督脉来回施法 5 遍;再沿华佗夹脊及督脉自下而上施捏脊法;教师用拇指按揉法按揉模特腰俞、腰阳关、脾俞、肾俞等穴,每穴按揉 1~2min;拍打模特脊背部,以皮肤发红为度;教师拿模特下肢 2~3 遍;用拇指揉法揉环跳、风市、阳陵泉、委中、承山等穴;摇下肢。

（2）针灸治疗

1）毫针刺法

循经取穴:胃经取梁门、天枢、水道、归来、髀关、阴市、足三里、巨虚;膀胱经取各脏腑背俞穴及膈俞穴;胆经取京门、环跳、风市、阳陵泉、悬钟、丘墟、足临泣;督脉取大椎、陶道、身柱、神道、至阳、筋缩、脊中、悬枢、命门、腰阳关;任脉选中脘、建里、水分、气海、关元、中极;足三阴经选章门、三阴交、地机、血海、涌泉等。

对症取穴:二便障碍,取八髎、天枢、气海、关元、中极、三阴交;下肢瘫,下肢前侧取髀关、伏兔、梁丘,下肢外侧取风市、阳陵泉、足三里、绝骨,下肢后侧取承扶、殷门、昆仑;足下垂取解溪、商丘、太冲;足外翻取照海;足内翻取申脉;上肢瘫取肩髃、肩髎、臂臑、曲池、手三里、外关透内关、阳溪、合谷。

具体操作:各经腧穴轮流交替使用。松弛性瘫痪宜用补法,痉挛性瘫痪宜用泻法,留针 30min。

2）头皮针刺法:截瘫选取双侧运动区上 1/5、感觉区上 1/5;四肢瘫选取双侧运动区上 1/5、中 2/5,感觉区上 1/5、中 2/5 及足运感区。痉挛者加取舞蹈震颤区。

具体操作:采用大幅度捻转手法,每次捻针 15~20min。

3）电针疗法:取损伤脊髓平面上下的椎间隙处督脉穴位。

具体操作:取督脉穴沿棘突倾斜方向进针,针刺的深度以达硬膜外为止。针刺到位后,上下两针的针柄上分别连接直流脉冲电针仪的两个输出电极。弛缓性瘫痪,以疏波为主,输入电极正极在下、负极在上;痉挛性瘫痪以密波为主,输入电极正极在上、负极在下。打开开关,电刺激频率为 1~5Hz,电流强度宜从小到大逐渐加大。

4）灸法:选择损伤脊髓平面上下的督脉穴位,可进行督灸。

具体操作:令患者裸背俯卧于床上,取损伤脊髓平面上下的脊柱部位。常规消毒后在治疗部位涂抹生姜汁,再在治疗部位上撒上督灸粉(将麝香、肉桂、杭白芍、斑蝥等药研末),之后在其上覆盖桑皮纸,然后再在桑皮纸上铺生姜泥如梯状,最后在姜泥上面放置三角锥形艾炷,然后点燃三点,连续灸治三次后把姜泥和艾灰去除。然后用湿热毛巾把治疗部位擦干净。灸疗后局部皮肤红润,4~6h 后慢慢起小泡,第二天放掉水泡中的液体,灸痂一般 3~5d 脱落。

2. 痉挛

（1）推拿治疗

颈椎骨折所致四肢瘫:先取仰卧位,用拇指揉、捏、按及弹拨患者双侧颈肩(一般从骨折的上 2 节段椎旁开始)、上肢及手指;并点压缺盆、肩髃、曲池、十宣及依次沿手阳明经、手少阳经、手太阳经的腧穴各 3 次;做手指、腕、肘关节的屈伸、肩关节外展和上举的被动运动 3 次。下肢用同样的方法,沿足阳明胃经、足少阳胆经、足太阳膀胱经及足太阴脾经的腧穴以及八风、趾尖及涌泉穴进行揉捏、点压、弹拨,同时进行下肢髋、膝、踝关节及趾关节的屈曲、伸展和牵拉的被动运动 3 次。四肢治疗结束后取侧卧位,沿督脉、膀胱经和夹脊穴从上到下进行揉按、点、拍打。

腰椎骨折所致截瘫:亦从骨折上 2 节段的椎旁开始,沿督脉、膀胱经及下肢足阳明经、足少阳经、足太阴经进行揉、捏、按及弹拨等,最后点压其经络上的部分腧穴以及涌泉穴。

（2）针灸治疗

1）毫针刺法

四肢瘫:选取颈椎损伤平面的头、尾两端,再选肩髎、臂臑、曲池、手三里、外关、合谷等。

截瘫:选取脊髓损伤的头尾两端以及环跳、殷门、委中、承山、三阴交、髀关、血海、风市、足三里、解溪。

膀胱功能障碍:选取气海、关元、中极、膀胱俞、小肠俞等。

具体操作:针刺得气后施以泻法,留针 30min,其间每 10min 行针 1 次。

2）灸法:取肾俞、委阳、浮郄、承山,隔姜灸,每日 1 次,每穴 15min。

3）电针疗法:针刺时沿棘突方向进针至硬膜外。常规针刺入穴位得气后,接通电针治疗仪,以密波为主,频率为 100Hz,电流强度以病人耐受且肢体有细微颤动为度(1.5~2.5mA),每次持续刺激 30min。

4)拔罐疗法:选用大号玻璃罐在股四头肌和肱二头肌的相应皮肤区行闪罐,刺激量以皮肤充血红润为度;取督脉、背部膀胱经为主,外涂红花油走罐、闪罐或皮肤针叩刺后闪罐。

3. 继发性骨质疏松

(1) 推拿治疗:①在模特身上选取肾俞、关元、气海、脾俞、大杼、阳陵泉、足三里;②具体操作:一指禅法点穴,每穴操作 1min。

(2) 针灸治疗

1) 毫针刺法

主穴:肾俞、志室、委中、太溪穴。

配穴:腰背酸痛明显者,取夹脊、身柱、阿是穴;两膝酸软者,配犊鼻、梁丘、阳陵泉、膝阳关;偏阴虚者,加三阴交、肝俞、血海;偏阳虚者,灸命门、腰阳关。

具体操作:毫针用补法,得气后留针 30min。

2) 灸法:模特仰卧位,取关元、中脘、足三里。

具体操作:采用艾条温和灸。

4. 体位性低血压

(1) 推拿治疗:模特仰卧位,治疗师按揉患者睛明、太阳、百会,每穴 1~2min,推印堂至发际,分推额部、眼眶部,抹太阳至颞侧 5~8 遍。按揉足三里、三阴交,每穴操作 2min;拿上肢,屈侧力量重,伸侧宜轻;按揉下肢内侧 3~5min。然后模特俯卧位,治疗师抹项部督脉,拿风池、风府 3~5min;横擦心俞、肾俞、脾俞,以透热为度;直推背部膀胱经 5~10 遍。

(2) 针灸治疗

1) 毫针刺法

主穴:心俞、脾俞、肾俞、百会、气海、足三里。

配穴:心阳不振配膻中、厥阴俞;中气不足配中脘、胃俞;心肾阳虚配内关、太溪;阳气虚脱配神阙、关元。

具体操作:毫针常规刺法,补法,可灸;心俞穴不可深刺;神阙、关元用重灸法。

2) 皮肤针刺法:取心俞、脾俞、肾俞、百会、气海、足三里。每次选用 2~3 穴,叩刺。

5. 便秘

(1) 推拿治疗:模特仰卧位,治疗师以一指禅推法施于中脘、天枢、大横穴,每穴操作约 1min;用掌摩法以顺时针方向摩腹约 8min。

模特俯卧位,用一指禅推法或用㨰法沿脊柱两侧从肝俞、脾俞到八髎穴往返施术,时间约 5min;用按揉法在肾俞、大肠俞、八髎、长强穴施术,每穴操作约 1min。

(2) 针灸治疗

1) 毫针刺法

主穴:天枢、大肠俞、上巨虚、支沟、照海。

配穴:气虚者加脾俞、气海;血虚者加足三里、三阴交;阴寒凝结者加神阙、关元。

具体操作:毫针用补法,阴寒凝结可加灸。

2) 电针疗法:取大横、下巨虚或石门、支沟,两组穴位可交替使用。通电 10~20min,采用疏密波。

6. 尿潴留

(1) 推拿治疗:模特仰卧位。治疗师用掌摩法顺时针方向摩小腹,约 6min;一指禅推或指按揉中极、气海、关元,每穴操作约 1min;再用掌摩法和掌揉法摩、揉两大腿内侧,约 5min;指按揉髀关、足三里、三阴交,每穴约 1min。

(2) 针灸治疗

1) 毫针刺法

主穴:中极、膀胱俞、委阳、三阴交、阴陵泉。

配穴:膀胱湿热配委中、行间;肝郁气滞配蠡沟、太冲;尿路阻塞配膈俞、血海;肺热壅盛配肺俞、尺泽;肾阳虚配肾俞、太溪;中气不足配脾俞、足三里。

具体操作:毫针平补平泻,留针 20~30min,每隔 10min 行针 1 次;针刺中极时针尖向下,不可过深,以免伤及膀胱。

2)灸法:取中极、关元、水道、三阴交。

具体操作:采用温针灸,每次 5~10min。

3)电针疗法:选取双侧维道。

具体操作:沿皮刺,针尖向曲骨透刺 2~3 寸,采用断续波,刺激量逐渐加强,通电 15~30min。

4)穴位贴敷法:取神阙穴。

具体操作:将食盐炒黄待冷放于神阙穴填平,再用 2 根葱白压成 0.3cm 厚的饼置于盐上,艾炷置葱饼上施灸。也可用葱白、冰片、田螺或鲜青蒿、甘草、甘遂各适量,混合捣烂后敷于脐部,外用纱布固定。

7. 泌尿系统感染

(1)推拿治疗:模特俯卧位,治疗师用一指禅推法或指按揉法在模特肾俞、膀胱俞处施术,每穴约 2min;用掌按揉法按揉腰骶部八髎穴 3min 左右。模特仰卧位,治疗师用一指禅推法或指按揉法在患者中极、关元处施术,每穴约 2min;用掌摩法在小腹部施术 5min。

(2)针灸治疗

1)毫针刺法

主穴:中极、膀胱俞、三阴交、阴陵泉、委中、行间、蠡沟、太冲、复溜、太冲、脾俞、肾俞。

具体操作:毫针平补平泻,每次留针 20min。

2)电针疗法:取肾俞、三阴交。针刺得气后接电针,选用疏密波或断续波,刺激 5~10min。

3)皮肤针刺法:取三阴交、曲泉、关元、曲骨、归来、水道、腹股沟部、第 3 腰椎至第 4 骶椎夹脊,叩刺至皮肤潮红为度。

8. 脊髓损伤神经痛

(1)推拿治疗

主穴:曲池、血海、三阴交、太溪。

配穴:肩髎、肩井、手三里、阳池、外关、膝眼、阳陵泉、丘墟、悬钟、大都、太冲。

手法选用轻中度的擦法、搓法或一指禅推法。

(2)针灸治疗

1)毫针刺法:取穴与推拿疗法相同。

具体操作:毫针刺,平补平泻,留针 20~30min。

2)头皮针刺法:取足运感区和神经痛相应的感觉区,如右下肢神经痛,刺对侧感觉区的上 1/5。采用强刺激。

3)电针疗法:取穴与推拿疗法相同。

采用直流脉冲电针仪,刺激频率 100Hz,间歇波,应由小到大调整刺激强度,刺激时间为 15~20min。

【思考题】

1. 对脊髓损伤患者各种病症如何施行推拿治疗?

2. 对脊髓损伤患者各种病症如何进行针灸治疗?

实训三 吉兰-巴雷综合征的传统康复治疗

【目的要求】

1. 掌握吉兰-巴雷综合征的推拿、针灸康复治疗方法。

2. 熟悉吉兰-巴雷综合征的推拿、针灸注意事项。

【标本教具】

教学光盘、模特、毫针、电针、灸条、滑石粉、甘油、凡士林、按摩床等。

【实训方式】

讲授、示教:

1. 教师先结合教学光盘讲授。

2. 教师在模特(学生)身上做推拿及针灸的演示。

3. 学员相互进行推拿及针灸练习。

【实训内容和步骤】

1. 吉兰-巴雷综合征的推拿康复治疗

(1) 胸腹部操作:模特仰卧位,教师在模特中府、云门、膻中、中脘、气海、关元穴处用一指禅推法或指按揉法治疗,每穴约 1min。

(2) 腰背部操作:模特俯卧位,教师按揉模特肺俞、肝俞、胆俞、脾俞、胃俞、肾俞、命门,每穴约 1min;教师从模特肺俞穴开始向下平推至肾俞穴,反复操作 3min 左右;擦背部督脉与膀胱经,以透热为度。

(3) 上肢部操作:模特仰卧位,教师在模特肩及上肢部施法,同时配合患肢的被动运动,反复操作 3min 左右;教师按揉模特肩髃、臂臑、曲池、尺泽、手三里、外关、列缺,每穴约 1min;拿腕部;捻手指;最后,教师在模特上肢部施擦法,以透热为度。

(4) 下肢部操作:模特仰卧位,教师先在模特下肢前侧、内侧、外侧施法,同时配合下肢的被动运动,时间约 5min;然后在上述部位应用拿法,时间约 3min;按揉阳陵泉、解溪各 1min 左右。模特俯卧位,教师在模特下肢后侧、外侧、内侧施法,时间约 5min,同时配合下肢的被动运动;按揉环跳、居髎、承扶、风市、委中、承山,每穴约 1min;用掌平推法从模特臀部向下推到足跟部,反复平推 2min 左右。

2. 吉兰-巴雷综合征的针灸治疗

(1) 毫针刺法

上肢:肩髃、曲池、手三里、外关、合谷。

下肢:髀关、梁丘、足三里、阳陵泉、三阴交、解溪。

具体操作:毫针刺法,实证针刺用泻法,虚证针刺用补法。上肢肌肉萎缩可在手阳明经排刺;下肢肌肉萎缩可在足阳明经排刺。

(2) 灸法:模特仰卧位,教师用点穴笔分别标记模特的肩髃、曲池、手三里、外关、合谷、髀关、梁丘、阳陵泉、足三里、解溪。将艾卷的一端点燃,对准应灸的腧穴部位,距离皮肤约 2~3cm,进行熏灸,每穴灸 10~15min,至皮肤红晕为度。注意掌握施灸时间和艾条与腧穴的距离,防止烫伤。

(3) 电针疗法:选取肩髃、曲池、合谷、髀关、梁丘、足三里。每次选穴 2~3 对,针刺后连接脉冲电针仪,用断续波中强度刺激,刺激量宜逐渐加大。

【思考题】

1. 对吉兰-巴雷综合征患者如何施行推拿治疗?

2. 吉兰-巴雷综合征针灸常用穴位有哪些?如何操作?

实训四　小儿脑瘫的传统康复治疗

【目的要求】

1. 掌握小儿脑瘫的推拿和针灸治疗方法。

2. 熟悉小儿脑瘫辨证分型及表现。

【标本教具】

小儿穴位分布挂图、模型、教学光盘、模特、毫针、头皮针、艾条、滑石粉、甘油、按摩床等。

【实训方式】

讲授、示教:

1. 教师先结合人体模特、挂图、模型、教学光盘讲授。

2. 教师在模特(学生)身上示教。

3. 学员相互练习。

【实训内容和步骤】

1. 推拿治疗

（1）上肢功能障碍的推拿康复：在模特上肢内侧及外侧施以推法，从肩关节至腕关节，反复 3~5 次；揉按合谷、内关、外关、曲池、小海、肩髃、天宗穴 5min；拿揉上肢、肩背部 3~5 次，拿揉劳宫穴、极泉穴各 3~5 次；摇肩关节、肘关节及腕关节 10 次；被动屈伸肘关节及掌指关节各 10 次；捻手指 5~10 次；搓揉肩部及上肢各 3~5 次。

（2）下肢功能障碍的推拿康复：在模特下肢前内侧或外侧施以推法，自上而下操作 3~5 遍；揉按膝眼、足三里、阳陵泉、环跳、委阳、委中、昆仑、太溪、涌泉穴各 10min；拿揉股内收肌群、股后肌群、跟腱 5min；反复被动屈伸髋关节、膝关节、踝关节 3~5 次；擦涌泉穴。

（3）智力障碍的推拿康复：开天门 50~100 次，推坎宫 50~100 次，揉太阳 50~100 次，揉百会、迎香、颊车、下关、人中穴各 50 次，推摩两侧颞部 30s，推大椎穴 50 次，拿风池、五经各 5 次，揉按合谷 50 次，拿肩井穴 5 次。

（4）大小便失禁的推拿康复：在模特腰背部双侧膀胱经、督脉施以推法，自上而下反复操作 3~5 遍；擦肾俞、命门、八髎穴，以透热为度；按揉中脘、气海、关元、中极、足三里、三阴交穴各 5min；摩腹 5~10min，擦涌泉 50 次。

（5）关节挛缩的推拿康复：取挛缩关节周围的穴位，点按法操作并结合关节活动，动作由轻及重，切忌粗暴，宜循序渐进。患肢痉挛者，应由轻到重地进行掐按。肌肉萎缩、食欲差及体弱者，可在胸腹部拍打、推揉。上肢屈肌肌张力增高、屈曲者，可轻揉上肢前群肌肉，被动活动上肢，外展外旋肩关节，伸展肘、腕关节，伸展手指，改善肩、肘、腕等关节挛缩；下肢内收肌肌张力增高、伸展者，拿揉、搓揉大腿内侧肌群，减轻肌痉挛，被动活动下肢，外旋外展髋关节，屈曲膝关节，改善髋、膝关节挛缩；足尖走路者，被动背伸踝关节，牵拉挛缩肌腱，缓慢用力，避免诱发踝阵挛。

2. 针灸治疗

（1）毫针刺法

主穴：四神聪、百会、夹脊、三阴交、肾俞。

配穴：肝肾不足加太溪、关元、阴陵泉、太冲；瘀血阻络加风池、风府、血海、膈俞；脾虚气弱加脾俞、气海；上肢瘫痪加肩髃、肩髎、肩贞、曲池、手三里、合谷、外关；下肢瘫痪加伏兔、血海、环跳、承山、委中、足三里、阳陵泉、解溪、悬钟、太冲、足临泣；言语不利加廉泉、哑门、通里；足下垂加昆仑、太溪；颈软加天柱、大椎；腰软加肾俞、腰阳关；斜视加攒竹；流涎加地仓、廉泉、金津、玉液；听力障碍加耳门、听宫、听会、翳风。

具体操作：选用 28 号毫针针刺。一般每次选 2~3 个主穴，5~6 个配穴，平补平泻。廉泉向舌根方向刺 0.5~1 寸；哑门向下颌方向刺 0.5~0.8 寸，不可深刺，不可提插。

（2）灸法：在模特身上取四神聪、百会、夹脊、足三里、三阴交、命门、肾俞穴，上肢运动障碍配曲池、手三里、合谷、后溪；下肢运动障碍配环跳、足三里、阳陵泉、解溪、悬钟。

使用艾条进行雀啄灸，每次选用 3~5 个穴位，每穴灸 3~10 壮。

（3）头皮针疗法：运动功能障碍，取健侧相应部位的运动区；感觉功能障碍，取健侧相应部位的感觉区；下肢运动和感觉功能障碍，配对侧足运感区；平衡功能障碍，配病灶侧或双侧的平衡区。听力障碍取晕听区；言语功能障碍，配言语一、二、三区。具体为：运动性失语，选取运动区的下 2/5；命名性失语，选取言语二区；感觉性失语，选取言语三区。

具体操作：一般用 2 寸毫针，头皮常规消毒，沿头皮水平面呈 30°角进针，深度达到帽状腱膜之下，再压低针身进针，捻转，平补平泻。

【思考题】

1. 小儿脑瘫上肢功能障碍如何进行推拿治疗？
2. 小儿脑瘫下肢功能障碍如何进行推拿治疗？
3. 小儿脑瘫智力障碍如何进行推拿治疗？
4. 小儿脑瘫大小便失禁如何进行推拿治疗？
5. 小儿脑瘫关节挛缩如何进行推拿治疗？

本章小结

　　本章主要介绍了脑卒中、脊髓损伤、吉兰-巴雷综合征、小儿脑性瘫痪的康复评定、康复治疗以及进行传统康复时的注意事项。康复评定中分别介绍了现代康复评定方法和传统康复辨证方法；康复治疗中分别介绍了四种疾病的康复策略和主要的传统康复技术应用。本章的重点和难点是掌握神经系统疾病的传统康复治疗方法，能够熟练运用针灸、推拿对患者进行康复治疗。同时，还要熟悉在使用针灸、推拿疗法时的注意事项。同学们在学习时应抓住重点和难点，采用多媒体、病案讨论、见习等多种学习方法，注意与临床相结合，以巩固知识和加深记忆。

（安建武　马红）

扫一扫,测一测

思考题

　　1. 脑卒中进行针刺治疗的注意事项有哪些？

　　2. 脑卒中的康复策略是什么？

　　3. 脊髓损伤中截瘫、四肢瘫的推拿治疗原则是什么？

　　4. 吉兰-巴雷综合征主要的传统康复手段是什么？

　　5. 小儿脑瘫如何进行针灸治疗？

思路解析

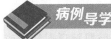学习**目标**

1. 掌握：颈椎病、肩周炎、腰腿痛、急慢性软组织损伤的康复策略和传统康复技术应用。
2. 熟悉：颈椎病、肩周炎、腰腿痛、急慢性软组织损伤的病因病机、辨证分型和康复注意事项。
3. 了解：颈椎病、肩周炎、腰腿痛、急慢性软组织损伤的现代康复评定方法。
4. 具有传统康复治疗基本理论，能进行传统康复技术的操作；能安排合适的康复环境。
5. 能与患者及家属进行有效沟通，开展康复相关的健康教育，帮助和指导患者进行康复锻炼。

第一节 颈椎病的传统康复治疗

病例**导学**

患者，女，38岁。因颈及右上肢疼痛伴头晕1个月就诊。诉1个月前无明显诱因出现颈部疼痛，伴右上肢放射痛，偶有右拇指麻木，头部向右侧转动时有眩晕感，症状于卧床时可缓解，低头时加重。体检：颈椎生理曲度正常，颈部活动可，$C_{4\sim6}$右棘旁压痛，并向右上肢放射，右斜方肌、冈下肌压痛，压顶试验、椎间孔挤压试验、右臂丛牵拉试验、椎动脉扭曲试验均为阳性，神经系统检查无异常。舌质淡黯，苔红，脉细涩。

问题：
1. 患者最有可能的诊断是什么？
2. 确诊需完善哪些检查？
3. 该患者的传统康复治疗方案应如何制订？
4. 怎样预防本病的复发？

一、概述

颈椎病(cervical spondylosis)是指颈椎间盘退行性变及颈椎骨质增生，刺激或压迫邻近的脊髓、神经根、血管及交感神经，出现相应临床表现的综合征，又称颈椎综合征。该病的症状较为复杂，主要有颈肩背部疼痛不适、上肢麻木或乏力、感觉异常、头晕、耳鸣、恶心、视物模糊、心动过速、发作性昏迷、猝倒，甚至瘫痪等。本病多发于中老年人，尤以长期从事伏案工作者发病率高，患病率无明显性别差

263

异,由于现代生活习惯的改变,本病有逐渐年轻化的趋势。

本病的发病机制尚不清楚,一般认为颈椎退行性改变是主要发病原因,其中椎间盘的退变尤为重要,另外长期受风寒、慢性劳损、创伤、不良姿势、先天畸形等亦是其发病的重要因素,发育性颈椎椎管狭窄与颈椎病有十分密切的关系。

二、康复评定

(一)现代康复评定方法

1. 一般状况的评定　包括颈椎活动范围、肌力和肌张力、感觉和反射、疼痛与压痛点、日常生活能力评定等内容,根据患者病情选择具体评定内容。

2. 影像学评定　包括 X 线摄片、CT 和 MRI 检查等。

(1) X 线摄片:正位片可见颈椎侧凸或椎体旋转、钩椎关节增生、椎间隙增宽或变窄,注意第 7 颈椎横突有无过长,有无颈肋。侧位片可见颈椎生理曲度异常(颈椎生理曲度变直、反弓或"天鹅颈"样改变)、前纵韧带和项韧带钙化、骨赘形成、椎间隙变窄、椎体移位或半脱位、椎管狭窄等。双斜位片见椎间孔变形或变小、小关节增生。必要时可摄颈椎动力性侧位片和张口位片,前者主要观察有无椎体移位或节段性不稳,后者了解寰枢椎是否有半脱位。

(2) CT 检查:主要了解椎间盘的改变、后纵韧带和黄韧带钙化、椎体增生、椎管狭窄、横突孔大小等。

(3) MRI 检查:重点了解椎间盘突出程度,硬膜囊和脊髓受压情况,脊髓缺血、变性或软化情况,脑脊液是否中断,神经根受压程度,后纵韧带和黄韧带肥厚,椎管狭窄等。

3. 肌电图检查　对神经根型颈椎病需明确病变节段时可进行肌电图检查。

4. 专项评定　由于颈椎病的症状复杂,故应根据症状表现选用不同的方法以突出侧重点。

(1) 颈部功能不良指数(neck disability index,NDI):是针对颈椎病患者功能水平的评价指标,通过对患者疼痛程度、自理情况、提重物、阅读、头痛、注意力、工作、驾车、睡眠和娱乐 10 个项目进行测评,每个项目得分为 0~5 分,满分为 50 分,分数越高,表示患者功能越差。

(2) 日本骨科学会(Japanese Orthopaedic Association,JOA)制定了对颈脊髓病患者的脊髓功能评定标准(简称 JOA17 分评定法),已为国际学者所接受。国内学者根据我国的国情也制定了相应的标准(简称 40 分法),现已推广应用。

5. 体征　颈肩部肌肉僵硬,棘突、棘上、棘旁、枕下、冈上及肩胛区压痛,颈部活动受限,压顶试验、臂丛神经牵拉试验、椎间孔挤压试验、旋头压肩试验阳性,痛觉过敏或感觉减退,四肢肌腱反射活跃或减退,肌力减弱,肌肉萎缩,肌张力增高,病理反射阳性(Hoffmann 征、Rossolimo 征、Babinski 征等)、共济失调、阵挛等。

(二)传统康复辨证

1. 病因病机　传统医学认为本病的内因为肝肾亏虚、气血不足,外因为风寒湿邪侵袭和慢性劳损。由于肝肾或气血不足,风寒湿邪乘虚而入;或跌仆劳伤,致颈项经络阻滞,气血运行不畅而发病。

2. 四诊辨证　通过四诊,临床一般将本病分以下三型。

(1) 风寒闭阻型:颈项僵痛,肩臂酸楚,遇寒加重,得温则舒,舌淡,苔白,脉弦紧。

(2) 肝肾阴虚型:头痛,头晕眼花,耳鸣,耳聋,失眠健忘,上肢疼痛、麻木乏力,肌肉萎缩,持物或行走不稳,甚至瘫痪,腰膝酸软,夜尿频,诸症休息后减轻,劳累后加重,舌淡,苔白,脉沉细无力。

(3) 劳损血瘀型:颈肩部疼痛,痛定不移,上肢麻木疼痛,昼轻夜重,舌质淡黯,舌边或见瘀点、瘀斑,脉细涩。

三、康复治疗

(一)康复策略

大部分颈椎病患者经非手术治疗效果良好,仅一小部分患者经康复治疗无效或病情严重而需要手术治疗。康复治疗以牵引、推拿、针灸疗法最为有效。本病初期多为实证,宜根据不同证情,以祛风散寒、除湿通络、活血化瘀等法祛邪;久病多虚或虚实错杂,当以补益气血、滋补肝肾等法以扶正,或扶正祛邪兼顾治之。治疗前,颈椎病必须与颈肩部肌筋膜炎、脑动脉硬化、多发性硬化、椎管内肿瘤、颈椎结核、脊髓空洞症、强直性脊柱炎、周围神经病、进行性肌萎缩、胸廓出口综合征、前庭功能障碍、锁骨上窝肿瘤等病相鉴别。

1. 颈型颈椎病　青壮年多见,以颈部症状为主,症状较轻,预后较好,多可自愈。主要表现为反复落枕发作,颈项部僵直不适、疼痛、活动受限,疼痛发僵可蔓延至整个肩背,少数患者可出现一过性上肢痛、麻、感觉异常,但咳嗽或打喷嚏时症状不加重。体格检查:颈项僵直,颈肌紧张,颈部活动受限,病变椎体棘突间压痛,颈两侧、冈上窝、肩胛区可有压痛。X线片可正常或仅有生理曲度改变或轻度椎间隙狭窄,少有骨赘形成、椎间关节不稳定、椎体移位等。

急性期应以颈围固定,必要时加用冷疗。慢性期以针灸、推拿、牵引为主,配合物理因子和运动疗法治疗。

2. 神经根型颈椎病　是发病率最高的一型颈椎病。颈痛和颈僵常是最早出现的症状。具有与受累神经根走行和支配区一致的上肢根性疼痛或麻木,症状与颈部的位置和姿势可有明显关系,咳嗽、喷嚏、用力及深呼吸等腹压增加时可致症状加重。患侧上肢感觉沉重、握力减退,有时出现持物坠落。晚期可出现肌肉萎缩。体格检查:颈部僵直、活动受限。患侧颈部肌肉紧张,棘突、棘突旁、肩胛骨内缘以及受累神经根支配区肌肉压痛。椎间孔部位有压痛并伴上肢放射性疼痛或麻木,或使原有症状加重具有定位意义。椎间孔挤压试验阳性,臂丛神经牵拉试验阳性。仔细、全面的神经系统检查有助于定位诊断。颈椎影像学检查可见颈椎生理曲度变小、消失或反弓,椎体、小关节、钩椎关节骨质增生,颈椎间隙变窄,椎间盘突出,项韧带钙化,椎间孔变小等变化,需要注意的是这些改变应与临床表现基本符合。

急性期颈围固定,慎用牵引,可辅以冷疗。慢性期予以针灸、推拿、颈椎牵引治疗,结合物理因子疗法、运动疗法及其他传统康复疗法。

3. 脊髓型颈椎病　是颈椎病中最严重的一种类型,致残率高,以慢性进行性瘫痪为特征,由于起病隐匿,常被漏诊和误诊。多数患者首先出现一侧或双侧下肢麻木、沉重感,随后逐渐出现行走困难,下肢肌肉发紧、肌力减退、步态笨拙。也有患者表现为一侧或双侧上肢麻木、疼痛,双手无力、不灵活,手精细动作难以完成,持物易落。躯干部可有"束带感",下肢可有烧灼感、冰凉感。严重者出现膀胱、直肠功能障碍和性功能减退,直至双下肢痉挛性瘫痪。体格检查:颈部多无体征。上肢或躯干部出现节段性分布的浅感觉障碍区,深感觉多正常,肌力下降。四肢肌张力增高,腱反射活跃或亢进:包括肱二头肌、肱三头肌、桡骨膜、膝腱、跟腱反射,髌阵挛和踝阵挛阳性。病理反射阳性:如 Hoffmann 征、Rossolimo 征、Babinski 征、Chaddock 征,浅反射如腹壁反射、提睾反射减弱或消失。如果上肢腱反射减弱或消失,提示病损在该神经节段水平。影像学检查可见颈椎后缘增生、后纵韧带钙化、椎间隙狭窄、椎管狭窄,椎间盘膨出、突出、脱出,硬膜囊或脊髓受压变性。影像学的改变应与临床表现相符合,除外进行性肌萎缩性脊髓侧索硬化症、脊髓肿瘤、脊髓损伤、继发性粘连性蛛网膜炎、多发性末梢神经炎等。

治疗以推拿、针灸为主,禁用扳法和颈椎牵引,辅以物理因子治疗、运动疗法及其他传统康复疗法,避免颈部外伤及跌倒。提倡早诊断、早治疗,防止病情的发展,必要时尽早手术治疗。

4. 椎动脉型颈椎病　主要表现为发作性眩晕、复视伴有眼震,有时伴恶心、呕吐、耳鸣或听力下降,症状与颈部位置改变有关。可有猝倒,但意识清醒,多在头颈处于某一位置时发生。偶有肢体麻木、感觉异常。旋颈试验、颈部运动试验阳性。X线摄片显示节段性不稳定,钩椎关节增生,椎间孔变小。72%~85%患者的椎动脉造影有椎动脉弯曲、扭转、骨赘压迫等。应排除其他原因导致的眩晕。

治疗以推拿、针灸、中药为主,慎用牵引,辅以运动疗法及其他传统康复治疗。

5. 交感神经型颈椎病　诊断较难,目前尚缺乏客观的诊断指标。本型颈椎病症状极为多样,常有如下症状:

(1) 头部症状:头晕或眩晕、头痛或偏头痛、头沉、枕部痛,睡眠欠佳、记忆力减退、注意力不易集中等。偶有因头晕而跌倒者。

(2) 眼耳鼻喉部症状:眼胀、干涩或多泪、视力变化、视物不清、耳鸣、耳堵、听力下降、鼻塞、"过敏性鼻炎"、咽部异物感、口干、声带疲劳、味觉改变等。

（3）胃肠道症状：恶心、呕吐、腹胀、腹泻、消化不良、嗳气等。

（4）心血管症状：心悸、胸闷、心率变化、心律失常、血压变化等。

（5）面部或某一肢体多汗、无汗、畏寒或发热，有时感觉疼痛、麻木，但区域与神经节段或走行分布不一致。

体格检查：颈部活动多正常，颈椎棘突间或椎旁小关节周围软组织压痛。可伴有心率、心律、血压等变化。影像学显示颈椎退行性改变，颈椎节段性不稳定，并除外其他原因所致的眩晕有助于诊断。

针灸、推拿、中药治疗对调节自主神经功能有益，辅以其他传统康复疗法。

6. 混合型颈椎病　治疗策略为对症治疗，治疗方法参考以上各型。

（二）治疗方法

1. 推拿治疗　推拿治疗本病疗效肯定，但穴位选择和手法操作是取得疗效的关键。选择循行于颈项部的足太阳经、手足少阳经、手阳明经和督脉，以风池、风府、颈夹脊、肩井、大椎、天宗等为主穴。部位以斜方肌、菱形肌、肩胛提肌、胸锁乳突肌、前中斜角肌、头颈夹肌为主。

（1）颈项部疼痛：治疗原则为舒筋通络、活血化瘀、解痉止痛。

放松方法：①患者俯卧位，治疗师沿患者背部两侧竖脊肌自上而下以㨆法治疗，力度先轻后重，再由重转轻；②从后枕部开始，沿上述部位用指揉法治疗；分别以天宗和肩井为中心在肩胛下和肩胛上区用掌根揉法治疗；③先后沿督脉从风府到至阳；沿夹脊从风池至第7胸椎夹脊；从翳明至肩峰用指揉法由轻而重、由浅入深治疗；④从风池至大椎及双侧肩井以拿法治疗；⑤以掌根分推法在肩背部由内向外至双侧肩峰治疗。以上各手法均反复操作3~5遍。

镇痛方法：①患者俯卧位，治疗师依次用点法、按法、拨法等稍重手法施术于两侧夹脊、膀胱经、肩井、天宗、后溪、合谷、阿是穴等，以产生酸、麻、胀感为度，其中点按后溪、合谷时应嘱患者缓慢转动头部；②点按阿是穴，尤其是有条索状反应物的部位（肩胛间区、竖脊肌、肩胛内缘），以产生酸、麻、胀感为度；③分别从风池和风府穴开始，自上而下沿双侧竖脊肌和督脉有节律地进行点按。以上各手法均反复操作3~5遍。

整理方法：上述手法结束后，直擦颈背部两侧膀胱经，横擦上背部，以透热为度。

（2）颈部活动障碍：治疗原则为舒筋通络、活血化瘀、理筋整复。

放松方法：患者俯卧位，治疗师分别以㨆法、揉法、按法、拿法、推法施术于患者两侧斜方肌和头半棘肌。

松解方法：颈项背部肌肉痉挛和疼痛缓解后，主要用颈项部摇法、拔伸法和扳法以滑利和整复关节。

整理方法：上法结束后，直擦颈背部两侧膀胱经，横擦上背部，以透热为度。

2. 针灸治疗　针灸治疗颈椎病能明显缓解症状，若针刺手法及穴位配伍选择得当，可取得显著疗效，特别是颈型和椎动脉型颈椎病。

（1）治疗原则：祛风散寒、舒筋活络、通经止痛。

（2）选择穴位：主穴选取大椎、后溪、天柱、悬钟、颈夹脊。配穴选取：风寒闭阻证加风池、风门、肩井、外关等穴；劳损血瘀证加身柱、膈俞、肩髃、肩前、天宗、曲池等穴；肝肾阴虚证加肝俞、肾俞、风池、血海、膈俞、髀关、悬钟、阳陵泉等穴。颈型加风池、肩井、列缺、阿是穴等；神经根型加肩外俞、肩井、合谷；椎动脉型加风池、百会；脊髓型加肩髃、曲池；交感型加百会、太阳、膻中、合谷；混合型随症加减，多循经取穴。颈肩痛加外关、阳陵泉、肩井；上肢及手指麻痛甚者加曲池、合谷、外关；头晕、头痛、目眩者加百会、风池、太阳；恶心、呕吐加内关、足三里。

（3）具体操作：可单用毫针刺法。风寒闭阻证用泻法，局部加灸，相应病变颈椎夹脊穴可将针尖向下，沿颈椎两侧斜刺。劳损血瘀证宜平补平泻，大椎、身柱穴进针时可将针尖微微偏向患侧，以求针感向患侧放射，针后加灸。肝肾阴虚证可用平补平泻法，病变颈椎夹脊穴可沿颈椎两侧向下斜刺。针毕可拔罐治疗，疼痛较重者可走罐或点刺放血拔罐（出血性疾病者禁用）。落枕患者加刺落枕穴，行针时令患者活动颈部。亦可选择电针疗法。

3. 颈椎牵引疗法　颈椎牵引是治疗颈椎病常用且有效的方法。治疗时必须掌握牵引的角度、重量和时间三大要素，才能取得最佳治疗效果。常用的牵引方法是枕颌吊带牵引法。具体操作：患者坐位或仰卧位,嘱患者将衣领解开,颈项部放松,根据病变部位调整牵引角度:C_{1-4}颈椎中立位;C_{5-6}颈前屈15°;$C_6 \sim T_1$颈前屈20°~25°。年老体虚、眩晕或病情较重者宜采用仰卧位牵引。牵引重量应根据患者年龄、性别、体重、体质和病情的不同而灵活掌握,一般从4kg开始,逐渐增加到自身体重的10%~20%,持续牵引重量则应适当减轻。牵引时间以连续牵引20min,间歇牵引20~30min为宜,每天1~2次,10~15d为一疗程。牵引同时配合局部热敷、红外线等方法疗效更好。

视频:颈椎牵引

4. 传统运动疗法 常用的有易筋经、八段锦、太极拳等。具体方法可参考本书"第七章传统运动疗法"相关内容。

5. 其他传统康复疗法 包括颈部拔罐、刮痧、中药熏蒸、药物外敷、腕踝针、皮肤针、耳针、穴位注射、针刀、日常生活及活动指导等方法。

(1) 拔罐治疗:是治疗颈椎病的常用方法,常见操作方法有留罐法、刺血拔罐法。

留罐法:取大椎穴、大杼穴、肩井穴、天宗穴为施术部位,使用闪火法将罐吸附在上述穴位上,留置10~15min。隔日1次,6次为一疗程。

刺血拔罐法:取大椎、肩井、天宗等穴位,先用梅花针在上述各穴叩刺3~5遍,以皮肤发红、有少量出血点为度。叩刺后拔罐,留罐10min,以拔出瘀血为宜。隔日1次,10次为一疗程。

(2) 日常生活及活动指导:急性期应注意休息,病情严重者需卧床休息。戒烟限酒,避免过劳及咽喉部反复感染,避免头负重物和舟车劳顿。改变不良的工作和生活习惯,如卧床阅读、看电视等,工作45min后应改变头部体位。选用合适的枕头(仰卧位颈部能够保持正常生理曲度,侧卧头部不出现侧屈,一般成年人颈部垫高约10cm较好)。避免颈部外伤,乘车时应系安全带并勿睡觉。防止风寒湿邪侵袭,避免冷风直接吹向人体,或用冷水冲洗头颈部,或在凉枕上睡觉。适当参加体育锻炼,如游泳等。

四、注意事项

1. 推拿治疗应在诊断明确且没有禁忌证的前提下实施,手法力度应循序渐进,忌粗暴。颈项部疼痛剧烈的患者慎用手法,症状缓解后的推拿手法力度宜轻柔,同时指导患者进行颈部功能锻炼。合并有骨质疏松症、心脑血管疾病和年老患者的治疗手法宜轻柔,慎用扳法,以防发生意外。脊髓型颈椎病患者禁用扳法和颈椎牵伸手法。实施扳法不能一味追求弹响。

2. 患者做牵引时不能过饥或过饱,治疗师应充分考虑个体差异,年老体弱者牵引重量和时间应适当减少,牵引角度以患者感觉舒适且能减轻症状为标准,牵引重量以患者能耐受为度。牵引过程中要注意观察询问患者反应,如有不适或症状加重者应立即停止牵引,查找原因并调整、更改治疗方案。合并有颈椎不稳的患者,牵引完毕后应予以颈托或颈围固定。体质较差、颈髓受压或牵引后症状加重的患者不宜做颈椎牵引,急性发作的交感型和神经根型颈椎病患者慎用牵引。

3. 在进行综合治疗的同时,应积极对患者进行健康教育,注意休息,指导患者进行颈部功能锻炼,以加强颈椎的稳定性。运动训练贵在坚持,否则难以达到减少复发的目的。

第二节 肩关节周围炎的传统康复治疗

病例导学

患者,女,52岁。因左肩关节疼痛伴活动受限半年就诊。诉半年前左肩关节开始疼痛,逐渐出现肩关节活动受限,穿衣、刷牙均感困难。无颈部疼痛及上肢麻木。曾查肩关节X线片未见异常。
体检:左肩部广泛压痛,肩关节前屈、后伸、旋转功能活动受限明显,左三角肌轻度萎缩,肌力正常。舌红,少苔,脉沉弱。

问题:

1. 患者肩周炎属于哪一期?

2. 该患者的传统康复治疗方案应如何制订?

3. 怎样进行关节主动功能锻炼?

一、概述

肩关节周围炎（scapulohumeral periarthritis），简称肩周炎，是肩关节周围肌肉、韧带、肌腱、滑囊、关节囊等软组织病变引起的肩关节疼痛和运动功能受限的综合征。由于 50 岁左右的人易患此病，所以本病又名"五十肩"。传统医学称之为"漏肩风""冻结肩""肩凝症"等，属"痹证"范畴。女性患病率略高于男性，体力劳动者多见。本病病程一般在 1 年以内，较长者可达 1~2 年。单侧发病多见，偶见双侧同时受累。

肩周炎早期以疼痛为主，后期则以功能障碍为主。起初肩痛呈阵发性，多为慢性发作，以后逐渐加剧，为持续性钝痛或刀割样痛，严重者有触痛，疼痛可向颈背部和前臂放射，气候变化或劳累常使疼痛加重。静息痛为本病一大特点，患者不能向患侧卧位，甚至半夜痛醒。后期由于肩关节周围软组织粘连，疼痛减轻，肩关节活动受限明显，病情严重者不能梳头、洗脸、刷牙、穿衣等，甚至局部肌肉萎缩。体格检查可见肩关节周围软组织广泛压痛，关节各方向活动均可受限，以外展、上举、内外旋最为显著。

现代医学认为本病的发生主要包括肩内和肩外两大因素，肩内因素有慢性劳损、外伤、肩部受凉，肩外因素有颈椎病及心、肺、胆道疾病引起的长期肩部牵涉痛而继发肩周炎。软组织退行性变和无菌性炎症是本病的基本病理变化。传统医学认为年老体衰、精血不足、筋脉失养是本病的内因。风寒湿邪侵袭，跌仆闪挫或久劳致损，瘀血闭阻关节，是本病的外因。

二、康复评定

（一）现代康复评定方法

1. 疼痛　常用方法有视觉模拟评分法、口述分级评定法、简氏 McGill 疼痛调查表。压痛点主要在肱二头肌长头肌腱沟、三角肌、肩峰下滑囊、喙突、冈上肌、冈下肌附着点等处。

2. 肩关节活动度和肌力测定　关节活动度是肩关节功能最为直接的反映，操作时用量角器测量肩关节外展、内收、外旋、内旋、前屈、后伸等方向的活动范围，并与健侧进行对比。如有肌肉萎缩或肌力下降，可用徒手肌力评定法测定与肩关节活动有关肌肉的肌力。目前 Constant-Murley 评分法、肩关节疾患治疗成绩判定标准（JOA 制定）等量表已广泛应用于本病临床疗效的评估。

3. 肩关节特殊评定

（1）疼痛弧试验：当患者肩关节外展至 60° 时出现肩关节疼痛，继续外展，超过 120° 后疼痛消失即为阳性，见于冈上肌腱炎。

（2）落臂试验：将患者肩关节外展至 90° 位置，嘱患者缓慢将肩关节下落至体侧，若出现剧烈疼痛或上肢突然坠落则为阳性，见于冈上肌腱断裂。

（3）Neer 检查：患者肘关节伸直，前臂旋前（拇指朝下），将患者上肢在肩关节平面做最大范围被动上举，引发肩部疼痛为阳性，见于肩峰撞击患者。

（4）空罐试验：肩关节外展 90° 位，水平内收 30°，肘关节伸直前臂旋前，向患者前臂远端施加向下压力，嘱患者与之对抗，若出现肩部疼痛为阳性，见于冈上肌腱病变。

（5）Yergason 检查：患者上臂紧贴躯干，肘关节屈曲 90°，前臂从旋前位向旋后位活动，检查者握住患者手腕上方，阻抗患者主动旋后动作，若出现肱二头肌腱部位疼痛即为阳性，见于肱二头肌腱病变。

4. 日常生活活动能力评定　对有严重功能障碍的患者，需进行日常生活活动（activities of daily living，ADL）能力评定以了解日常生活能力受限的程度，尤其是选择一些能够反映肩关节活动的指标，如穿衣、刷牙、洗脸、洗澡等。

5. 影像学评定　影像学检查的目的是排除肩部骨折、脱位、感染、肿瘤、结核、风湿性疾病等。

（1）X 线摄片：X 线平片早期一般无明显变化，可有软组织对比度下降，肩峰下脂肪线模糊变形甚至消失。中晚期可见关节囊、滑液囊、冈上肌腱、肱二头肌长头腱等处钙化影，部分病例可有肱骨大结节骨质增生。病程长者可见到肩部骨质疏松。肩关节造影可能发现关节囊缩小或破裂及肩胛下滑液囊破裂。

（2）CT 检查：有助于详细了解上肢损伤的类型和部位。

（3）MRI 检查：可有肩关节周围软组织的损伤、炎性渗出、肌腱钙化、关节囊积液、骨髓水肿等病理改变。

（4）肌骨超声检查：可以明确诊断及超声引导下精准注射治疗。

（二）传统康复辨证

1. 病因病机　传统医学认为年老体衰、精血不足、筋脉失养是本病的内因。风寒湿邪侵袭，跌仆闪挫或久劳致损，瘀血闭阻关节，是本病的外因。

2. 四诊辨证　通过四诊，临床一般将本病分为以下两型。

（1）感受外邪、外伤劳损：肩部酸胀疼痛，得温痛减，遇寒则重，或肿胀，或有僵硬感，疼痛昼轻夜重，可向颈项及前臂放射，逐渐致肩部活动受限，肩部受到牵拉或撞击后可引起剧痛，舌淡，苔白，脉浮。

（2）肝肾亏虚、气血不足：肩部隐痛，肩关节活动明显受限，甚至可见肩部肌肉萎缩，腰膝酸软无力，面色不华，五心烦热，舌红，少苔，脉虚弱。

三、康复治疗

（一）康复策略

肩周炎是一种自限性疾病，若治疗得当，可使病程缩短，运动功能及早恢复，预后多良好。但若处理不当则会加重病变，甚至导致关节永久性功能障碍。本病的治疗多以传统康复疗法为主，以止痛、促进关节功能恢复为原则，推拿、针灸、运动疗法等方法效果较好，且易为患者接受。治疗前应与颈椎病、肩部肿瘤与结核、肩袖损伤、肺部肿瘤等内脏疾病引起的牵涉痛相鉴别，以免造成误诊、误治。

临床通常根据不同病理过程，将本病分为急性期、粘连期、缓解期进行诊治。

1. 急性期（疼痛期）　病程约 1 个月，亦可延续 2~3 个月。主要临床表现为疼痛明显，肩关节功能障碍多不严重。如经积极治疗，可直接进入缓解期。

治疗以推拿、针灸为主，辅以中药、穴位注射、运动疗法等。若疼痛较重可采用吊带制动，使肩关节得以充分休息。肩关节主动功能锻炼有利于促进康复。

2. 粘连期（冻结期）　病程约 2~3 个月。本期肩关节活动明显受限，肩痛减轻。严重者盂肱关节的活动度可能完全消失，只有肩胛骨在胸壁上的活动。病程长者可见肩部肌肉轻度萎缩，压痛轻微或无压痛。治疗重点以恢复关节运动功能为目的。

治疗以推拿、针灸、功能锻炼为主，辅以中药、运动疗法等。坚持肩关节自主功能锻炼有利于促进其康复。在权衡利弊的前提下，严重的功能障碍可采用麻醉下大推拿的方法以解除粘连。在这一阶段，肩关节主动和被动运动是整个治疗过程中极为重要的环节。

3. 缓解期（解冻期）　病程约 2~3 个月。疼痛逐渐消失，肩关节活动范围逐渐加大。病程的长短与疼痛期和冻结期的持续时间有关。僵硬期时间越长，恢复越慢，病程短者几周，长者可达数年，亦有终生不恢复的病例。以继续加强肩关节功能锻炼为原则，增强肌肉力量，恢复失用性萎缩肌肉的正常弹性和收缩功能，从而达到全面康复和预防复发的目的。

治疗以推拿、针灸治疗为主，辅以中药、穴位注射、运动疗法等。坚持肩关节自主功能锻炼有利于促进患者康复。

（二）治疗方法

1. 推拿治疗　各期肩周炎均可运用推拿治疗，且疗效良好，但穴位选择、操作方法及治疗时机的把握是决定疗效的关键。总体来说，急性期手法宜轻柔，常用点按、提拿、揉捏、弹拨等手法以舒筋活血、通络止痛，疼痛缓解后可加主动运动防止软组织粘连。粘连期推拿治疗以改善肩关节活动功能为主，手法可较重，如扳法、摇法、牵法、拔伸法以疏通经络、松解粘连、滑利关节，具体操作方法为：

（1）放松手法：①患者坐位或健侧卧位，治疗师分别以揉法、㨰法放松患者的三角肌、肱二头肌、肱三头肌及肩袖肌群，力度由轻渐重，以患者能耐受为度；②施按揉法于肩井、天宗、肩髃、肩贞、臂臑及阿是等穴，以患者能耐受为度，每穴治疗半分钟左右；③先后以推法和揉法施术于肩周和肩胛部，重点在三角肌和肩关节。上述手法均反复操作 3~5 遍，直至肌肉放松。

（2）肩部疼痛：以舒筋通络、活血化瘀、解痉止痛为原则。治疗部位以三角肌、肱二头肌、肱三头肌和肩袖为主。选择循行于肩部的手三阳经，在放松手法的基本穴位基础上，可加手三里、曲池、秉风、肩内陵等穴。①患者正坐或仰卧位，治疗师依次点按肩井、天宗、肩髃、肩贞、臂臑、手三里、曲池、秉风、肩内陵及阿是等穴，动作应平稳而有节奏。力度以患者能耐受为度，作用力应深达穴位深层组织，并产生相应的感应。②肩关节被动外展50°，点按阿是穴，以有酸麻胀感觉为度。仔细寻找位于结节间沟、肩胛内角的内上方、肩胛内缘的条索状硬结，施予自上而下的横向弹拨手法，以患者能忍受为度。施术时应带动深层肌纤维或肌腱、韧带，不能与皮肤产生摩擦，若条索已不浮动或消失说明其已平复。弹拨完毕后以揉法放松局部。③自上而下用拍法依次拍打冈上肌、肩胛部、三角肌及上臂。上述手法均反复操作3~5遍。

（3）肩部活动障碍：以舒筋通络、松解粘连、滑利关节为原则。治疗部位、经脉和穴位选择参照放松手法。手法加用摇法、抖法、拔伸法等运动类手法。①患者正坐或仰卧位，在肩前部及上臂内侧施推法的同时被动外展、外旋患肩，以肱二头肌长、短头肌腱为重点；②肩关节被动外展50°，自上而下地横向弹拨位于结节间沟、肩胛内角的内上方、肩胛内缘、上臂的肌肉、肌腱和韧带，以患者能忍受为度；③患者肩部放松，治疗师一手托患者肘部，使其前臂自然放在治疗师前臂上，治疗师另一手按住患肩上部，做肩关节环转摇动，然后再做肩关节内收、外展、后伸及内、外旋的扳动，幅度由小到大，以患者能耐受为度；④最后治疗师做抖法、搓法和肩关节拔伸法。上述手法均反复操作3~5遍。

（4）肩部肌力减弱：以疏通经络、行气活血为原则。治疗部位、经脉选择参照放松手法。穴位可加手三里、外关、合谷等。治疗师以揉法、点法、按法在患肩及手三阳经放松局部，再用擦法温通经络，以透热为度。

（5）整理手法：患者正坐或仰卧位，治疗师用摩法、擦法施于肩周及手三阳经，以理法结束。①用搓法从肩部到前臂反复上下搓动3~5遍，以放松肩关节；②治疗师站在患者前外方，双手握住患肢手腕，慢慢向上提起，并同时做牵拉抖动。提抖时要求患肢充分放松，频率要快，幅度逐渐增大。

2.针灸治疗　针灸治疗肩周炎有良好的止痛效果。应注意根据不同证型选择穴位和针刺手法以取得良好的治疗效果。取穴方法主要有局部取穴、辨证取穴和循经取穴，可根据实际情况酌情选择。若以肩前痛为主，后伸痛加剧者，证属太阴经证；以肩外侧痛为主，外展痛加剧者，证属阳明、少阳经证；以肩后侧痛为主，肩内收时痛加剧，则证属太阳经证。

（1）治疗原则：舒筋通络，活血止痛。

（2）选择穴位：肩髃、肩髎、肩前、肩贞、阿是穴、曲池、阳陵泉。

辨证加减：手太阴经证加尺泽；手太阳经证加大杼、昆仑、后溪；手阳明经证加合谷；手少阳经证者加外关；痛在阳明、太阳经加条口透承山；外邪内侵加合谷、风池；气滞血瘀加内关、膈俞；气血虚弱加足三里、气海。

（3）具体操作：肩部穴位要求有较强的针感，凡在远端穴位行针时，均令患者运动肩部，动作由慢到快，忌用力过猛而引起疼痛。肩前、肩贞穴勿向内斜刺、深刺，条口透承山可用强刺激，足三里、气海穴用补法，其余穴位用泻法，局部畏寒可加温针灸或灸法，夜间痛剧者可采用火针疗法，关节活动受限明显可局部多向透刺，肩部针刺后加拔火罐，局部气血瘀滞加用刺络拔罐以祛瘀止痛。还可配合电针、穴位注射、腕踝针。

3.拔罐治疗　拔罐疗法是治疗本病的常用方法，常见操作方法有留罐法、刺血拔罐法。

（1）留罐法：患者取坐位或卧位，取肩贞、天宗、肩髎、阿是穴为施术穴位，使用闪火法将罐吸附在上述穴位上，留置10~15min。隔日1次，6次为一疗程。

（2）刺血拔罐法：取天宗、肩髎、肩贞、肩前、阿是穴等穴位，先用梅花针在上述各穴叩刺3~5遍，以皮肤发红、有少量出血点为度。叩刺后拔罐，留罐10min，以拔出瘀血为宜。隔日1次，10次为一疗程。

4.运动疗法　功能锻炼是治疗肩周炎的重要环节。常用的方法可参考本书"第七章传统运动疗法"相关内容。

5.其他传统康复疗法　包括中药熏蒸、药物外敷、艾灸、刮痧、穴位注射、耳针、腕踝针、针刀等方法。

视频：肩关节周围炎的运动疗法

笔记

四、注意事项

1. 肩周炎是一种自限性疾病,绝大多数患者经过及时正规的治疗可以痊愈,患者应树立战胜疾病的信心。

2. 治疗前应排除其他原因引起的肩部疼痛和活动受限,以免误诊、误治。推拿治疗必须根据患者年龄、体质、病情等灵活运用,急性期应注意避开病灶以防止加重局部炎症,手法宜轻柔缓和。忌用粗暴手法而导致不必要的损伤。粘连期可用较重手法,并配合肩关节被动活动以松解粘连,促进关节功能恢复。因骨折继发的肩周炎,应待骨折完全愈合后,方能进行适量的手法治疗。对合并有心脑血管疾病的患者,手法治疗时应注意询问和观察患者治疗时的反应。

3. 功能锻炼是预防和治疗肩周炎的有效方法。锻炼应循序渐进、持之以恒,不能动作过大而造成新的损伤,锻炼次数与时间以不过度疲劳和加重疼痛为度。

4. 针灸治疗应与推拿、运动疗法、物理因子疗法联合运用,是消除肩痛、早日恢复肩关节功能不可缺少的环节。患者应注意休息和肩部保暖,防止复感风寒使症状加重。

第三节　腰腿痛的传统康复治疗

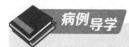

患者,男,40岁。因腰部疼痛半年,加重伴右下肢麻木1d就诊。诉半年前无明显诱因出现腰痛,弯腰及久坐后加重,卧床休息症状可减轻。昨日因搬重物致腰痛加重,不能翻身和坐起,伴右小腿外侧麻木。体检:脊柱腰段稍向右侧弯,腰部活动明显受限,右侧腰肌明显紧张。L_{4-5}右棘旁压、叩痛,并向右下肢放射。右侧环跳、委中、承扶、昆仑穴压痛。屈颈试验阳性,直腿抬高试验:左80°,右30°,加强试验:左阴性,右阳性。舌质紫黯,脉涩。

问题:
1. 患者最有可能的诊断是什么?
2. 该患者的传统康复治疗方案应如何制订?
3. 怎样预防本病的复发?

一、概述

腰腿痛是以腰腿部疼痛为主症的一类病证,为多种疾病的共有症状,属于中医"痹证"范畴。好发于中老年体力劳动者,男性多于女性。值得注意的是,随着现代工作方式的改变,办公室工作人员的腰腿痛患病率也呈多发趋势。本病病因非常复杂,先天因素、外伤、退变、某些内脏疾病,甚至心理因素都可引起腰腿痛,对患者的日常生活和工作造成不良影响。本证常见的有急性腰扭伤、慢性腰肌劳损、退行性脊柱炎、腰椎间盘突出症、腰椎管狭窄症、腰椎滑脱症、梨状肌综合征、腰椎横突综合征等。

二、康复评定

(一)现代康复评定方法

1. 步态　观察患者步态,双下肢活动是否对称,有无跛行,可估计患者疼痛程度。

2. 脊柱形态　包括外观、腰椎生理曲度、脊柱侧弯等内容。检查时患者脱去上衣,双足并拢站立,双下肢直立,双手自然下垂,头胸挺直,目视前方。检查者分别从患者背面和侧面观察其体形是否正常,脊柱有无后凸、前凸、侧弯畸形,双侧骶棘肌是否对称、有无萎缩或痉挛。脊柱侧弯的方向、部位及偏离中线的距离应记明,形状以C形、反C形、S形或反S形表示。注意观察两肩是否等高,双侧髂嵴是否处于同一水平。

3. 脊柱活动度测定　嘱患者做腰部最大幅度的前屈、后伸、左右侧屈和旋转,并记录活动度数。

271

4. 疼痛评定 需注意了解疼痛的部位、性质及疼痛与活动、休息、姿势、腹压、体位、气候、时间等因素的关系。常用的方法有视觉模拟评分法、口述分级评定法、简氏 McGill 疼痛调查表。

5. 肌力测定 准确的肌力评定有助于了解患者病情和治疗效果。临床一般运用徒手肌力测定法分 0~5 级测定。

6. 影像学评定 包括 X 线摄片、CT 和 MRI 检查等。

（1）X 线摄片：腰椎摄片一般包括正位和侧位，根据需要拍照过屈过伸位或左、右斜位片。定量测量腰椎的曲度、侧弯、旋转、稳定性及椎间孔情况。部分患者需测量腰骶角，正常约 30°~40°。具体方法为摄站立位腰骶段 X 线侧位片，第 1 骶椎上缘与水平线的夹角即为腰骶角。如骨盆后倾则腰骶角减小，骨盆前倾腰骶角增大。

（2）CT 或 MRI 检查：可检查腰椎管的大小及其内容物的结构形态变化，对椎间盘突出的形态、大小、部位及与硬膜囊、神经根的关系可作出较明确的诊断。腰椎 MRI 还可分析腰背部肌肉的形态及分布比例，对发现早期结核、肿瘤病灶具有重要的参考价值。

7. 肌电图和神经传导速度测定 可区分神经源性损害与肌源性损害，表面肌电图检查主要反映局部肌肉的疲劳程度。

8. 日常生活及活动能力 包括翻身、起坐、站立、行走、弯腰等内容。

9. 专项评定 日本骨科学会制定的腰痛疾患疗效评定标准已为国际学者接受。该评定标准总评分最高为 29 分，最低为 0 分，分数越低表明功能障碍越明显。

（二）传统康复辨证

1. 病因病机 传统医学认为先天禀赋不足，年老体虚，感受外邪，腰部闪挫、外伤、劳损等，均可使腰腿部经络气血阻滞，从而出现腰腿疼痛、麻木和功能活动受限。

2. 四诊辨证 通过四诊，一般临床将本证分为五型。

（1）寒湿阻络型：腰腿冷痛，酸胀重浊，活动不利，下肢麻木疼痛，每遇寒湿加重，得温痛减，小便利，大便溏，舌质淡，苔白腻，脉沉而迟缓。

（2）湿热阻络型：腰腿困重疼痛，痛处伴有热麻感，或屈伸不利，常于夏季或长夏季节加重，口苦，小便黄赤，舌红，苔黄腻，脉濡数或弦数。

（3）瘀血阻络型：腰腿疼痛，痛有定处，拒按，昼轻夜重，轻者俯仰不便，重者不能转侧，活动、负重则症状加重，舌质紫黯或有瘀斑，脉涩。

（4）气血不足型：腰痛绵绵，下肢麻木疼痛，软弱无力，过劳加重，气短乏力，面色少华，纳果，舌淡苔薄白，脉沉弱无力。

（5）肝肾亏虚型：腰膝酸软疼痛，下肢隐隐作痛，喜按喜揉，遇劳更甚，反复发作。偏于阳虚则手足不温，面色㿠白，少气乏力，舌淡苔白，脉沉细。偏于阴虚则手足心热，心烦失眠，咽干口燥，面色潮红，舌红少苔，脉弦细数。

三、康复治疗

（一）康复策略

由于引起腰腿痛的疾病很多，故在进行康复治疗前应首先排除骨折与脱位、结核、炎症、肿瘤、妇科及其他内外科疾病。腰腿痛的治疗以非手术疗法为主，尤以针灸、推拿、牵引疗法最为有效，也易被患者接受。根据不同的疾病，治疗的侧重点又有所差异。

1. 急性腰扭伤 是腰部肌肉、韧带、筋膜、关节囊等软组织因外力作用突然受到过度牵拉而引起的急性撕裂伤，以腰部疼痛及功能障碍为主要症状的一种疾病。俗称"闪腰""岔气"，是常见的腰痛疾患。重者腰痛剧烈，腰部不能活动，轻者尚能工作，咳嗽、喷嚏、深呼吸时疼痛加重。体检可见腰部肌肉痉挛，甚至局部肿胀、瘀斑，压痛点明确，可有脊柱侧弯和生理曲度改变。肌肉、筋膜损伤可见肌肉收缩或被牵拉时疼痛。腰骶关节、髂腰韧带损伤可见腰部屈伸、侧屈活动受限，过屈过伸时疼痛加剧。椎间小关节损伤则腰椎各方向活动受限明显。骶髂关节损伤表现为伤侧腰部不能负重，弯腰疼痛加重，腰部旋转受限明显，骶髂关节有压痛，骨盆挤压、分离试验和"4"字试验阳性。棘上、棘间韧带损伤则腰部过屈时疼痛明显，压痛点在棘突上或棘突间。X 线检查多无异常发现或仅见腰椎生理曲度变直或肌性侧弯。严重者应拍腰骶部 X 线正、侧、斜位片,排除骨折、脱位等。

急性期应卧床休息,必要时予冰疗或冷敷以减轻局部渗出,配合针灸疗法。症状缓解后可加用推拿、局部中药外敷、刺络拔罐、牵引和物理因子疗法等。如治疗及时恰当,疗效极佳。治疗不当或失治,可致损伤加重而转变成慢性腰痛。

2. 慢性腰肌劳损　是指腰骶部肌肉、筋膜、韧带等软组织的积累性损伤,从而引起腰骶部弥漫性疼痛的一种病症,是慢性腰腿痛的常见疾病,与职业和工作环境有一定关系。主要临床表现有腰骶部酸痛,反复发作,劳累后症状加重,休息后减轻,晨起疼痛明显,稍事活动可缓解,不能久坐久站,须经常变换体位,疼痛可与天气变化有关。体检多在骶棘肌、髂嵴后部、腰椎横突等处有广泛压痛点。轻者压痛多不明显,重者可有一侧或双侧骶棘肌痉挛僵硬。X 线检查多无异常,少数可发现骶椎先天畸形和椎体骨质增生。

治疗以牵引、推拿、针灸为主,辅以物理因子疗法、中药熏蒸、膏药外敷、运动疗法等。由于病程长,须使患者树立信心。强调坚持腰背肌功能锻炼以增强肌力和脊柱的稳定性。

3. 退行性脊柱炎　是以椎体的退行性变和局部无菌性炎症为病理基础,以慢性疼痛为主症的一种病证。退行性变是本病的内因,损伤和劳损是本病的外因。本病好发于中老年,男性多于女性,长期从事体力劳动者易患此病。临床主要表现为腰背酸痛不适,僵硬,不能久坐久站,晨起症状较重,稍加活动后减轻,但过度活动或劳累后加重。腰部屈伸活动不利。急性发作时,腰痛较剧,可牵涉臀部及大腿。体征可见腰椎生理曲度减小或消失,甚至反弓,弯腰活动受限,局部有压痛,一般无放射痛,可有肌肉痉挛。直腿抬高试验一般接近正常。X 线摄片提示腰椎生理曲度改变,椎间隙变窄,腰椎骨质增生,重者可见骨桥形成,同时亦需排除其他骨质病变。

治疗以牵引、推拿、针灸为主,辅以中药熏蒸、膏药外敷、物理因子疗法、运动疗法等。

4. 腰椎间盘突出症　是因腰椎间盘退变,纤维环破裂,髓核突出压迫或刺激神经根、马尾神经而引起的以腰腿痛为主要表现的综合征。本病好发于 30～50 岁的体力劳动者及办公室工作人员,男性多于女性。发病部位以 $L_{4\sim5}$ 和 $L_5\sim S_1$ 节段突出最为多见。临床主要表现为腰痛和/或下肢放射痛。腰部活动受限,重者翻身转侧困难,咳嗽、喷嚏或大便用力时疼痛加重,卧床可减轻。久病或神经根受压严重者有下肢麻木、肌力下降,患肢不温、怕冷;巨大中央型突出可导致马尾综合征,如鞍区麻木、刺痛,二便功能障碍或失禁,男性阳痿等。体征可见腰椎生理曲度消失,可有脊柱侧弯,腰椎活动受限,急性期腰部活动完全受限。突出节段棘突间和棘突旁有明显压痛、叩击痛、放射痛;坐骨神经循行线常有不同程度的压痛。直腿抬高试验及加强试验阳性是确诊本病的重要体征。屈颈试验阳性,挺腹试验阳性,跟、膝腱反射减弱或消失。影像学检查提示腰椎生理曲度消失,甚至后凸,腰椎侧凸,椎间隙变窄、左右不等宽、前窄后宽等,椎体边缘骨质增生。CT、MRI 检查可反映硬脊膜囊及神经根受压情况。

急性期卧硬板床绝对休息,症状缓解后给予腰椎牵引、针灸、推拿、穴位注射、中药熏蒸等治疗,必要时佩戴腰围以保护腰椎,加强腰背肌功能锻炼有助于增强脊柱的稳定性,减少复发。若有马尾神经受压症状,神经损伤症状明显、广泛,甚至继续恶化,或经正规保守治疗无效,需行手术治疗。

5. 梨状肌综合征　因梨状肌损伤、炎症刺激或压迫坐骨神经而引起的以臀腿痛为主的证候群称梨状肌综合征。临床主要表现为臀部钝痛或深在性酸胀痛,伴同侧下肢后、外侧疼痛或麻木,休息时减轻,活动和咳嗽、喷嚏等腹压增加可致疼痛加重。若压迫阴部神经,可出现会阴不适,阴囊、睾丸抽掣疼痛等症状。体征可见梨状肌肌腹压痛,可触及条索状隆起肌束;梨状肌紧张试验阳性,直腿抬高试验小于 60° 时,由于梨状肌紧张,疼痛明显,大于 60° 时疼痛反而减轻。

急性期应卧床休息,症状缓解后以推拿、针灸为主,辅以中药和物理因子疗法。

6. 腰椎横突综合征　发病率较高,多与慢性劳损有关,好发于第 3 腰椎横突。临床主要表现为一侧腰臀部持续酸痛或钝痛,疼痛严重者可放射到大腿的后外侧。腰部活动受限,尤以前屈与侧屈为重。体征有腰椎横突压痛,可触及条索样或结节状物,腰肌紧张,侧卧屈髋试验阳性。X 线摄片提示:少数患者可见生理前曲减少,第 3 腰椎横突较长或有肥大的改变。

急性期卧床休息,恢复期以推拿、针灸为主,辅以中药熏蒸、膏药外敷、物理因子和运动疗法等。

7. 腰椎管狭窄症　是指各种形式的腰椎中央管、神经根管或侧隐窝狭窄,引起其中内容物——马

273

尾、神经根受压而出现相应神经功能障碍的综合征,是造成腰腿痛的主要原因之一。好发于中年以后人群,男性多于女性,以 L_{4-5} 和 $L_5 \sim S_1$ 节段最多见。临床主要表现为长期反复发作的腰腿痛和间歇性跛行。严重者可有尿频或者排尿困难。体征可见椎旁压痛,直腿抬高试验阳性。可有下肢肌萎缩,下肢腱反射减弱。但也有部分患者主诉症状多,但没有任何阳性体征。影像学检查提示:①腰椎 X 线正侧位片提示椎管横径小于20mm,前后径小于15mm,有诊断价值;②脊髓造影见油柱呈节段性狭窄,正位片上有多处油柱中断,断处呈毛刷样不光滑,腰椎屈位时梗阻消失、伸展时梗阻明显是本病的特点;③CT 和 MRI 检查有重要的诊断意义。

急性期应卧床休息,缓解期以推拿、屈曲位腰椎牵引、膏药、针灸为主,辅以物理因子和运动疗法等,必要时需短期佩戴腰围。加强腰背肌功能锻炼,尤其是腹肌和腰椎深层肌肉力量的改善,对增加腰部的稳定性极为重要。若保守治疗3个月无效,症状明显且持续性加重,或出现明显的神经功能损害,特别是马尾神经损害者需手术治疗。

(二)治疗方法

1. 推拿治疗 推拿治疗腰腿痛的疗效肯定,治疗时应遵循"以动为主、动静结合"的原则,运动方式、手法力度及活动幅度是取得疗效的关键。

(1)放松方法:①患者俯卧位,治疗师从上向下按揉腰臀部和下肢,以两侧竖脊肌和坐骨神经循行线的穴位为重点,如环跳、承扶、殷门、委中、承山、悬钟穴。以 $L_3 \sim S_1$ 为中心做有节律地按揉,同时带动患者腰部左右摆动起来。②治疗师双掌重叠,自上而下地沿棘突至骶髂关节进行有节律地垂直按压。③从竖脊肌沿坐骨神经循行线至悬钟,以单手或双手拿揉腰腿部肌肉。④施法于腰背部两侧的竖脊肌。以上手法均反复操作 3~5 遍,力度先轻后重,再由重转轻。

(2)腰腿部疼痛:以舒筋通络、活血化瘀、解痉止痛为原则。选择膀胱经、督脉及它们在腰背部和腿部的穴位,选取环跳、承扶、殷门、委中、承山、悬钟等。治疗部位以背阔肌、腰方肌、竖脊肌等肌肉为主。患者俯卧位,治疗师自上而下先后在棘突间隙、竖脊肌、坐骨神经循行线上的穴位及阿是穴进行点按法和揉法治疗。根据部位的不同可选择单手或双手拇指、前臂、肘尖作为施术部位。在有条索状硬结的部位,应同时加用弹拨法治疗。力度应力求深入,以患者能耐受为度。以上手法均反复操作 3~5 遍。

(3)腰腿部活动功能障碍:以舒筋通络、整复错位、松解粘连、滑利关节为原则。治疗部位、经脉和穴位选择参照腰腿部疼痛手法。在腰腿部疼痛及肌肉痉挛减轻后,可用腰及下肢各关节摇法、抖法、扳法和拔伸法以滑利关节。

(4)腰腿部肌力减弱:以疏通经络、行气活血为原则。治疗部位、经脉和穴位选择参照腰腿部疼痛手法。手法以按法、揉法、擦法、推法、拍法、叩法为主。①患者俯卧位,治疗师自上而下先后以点、按、揉法在患者腰腿部施术,重点在腰腿部的膀胱经、督脉、竖脊肌内外侧、坐骨神经循行线各穴位;②沿督脉自长强至大椎施以捏脊法,自下而上提拿两侧夹脊穴;③在腰腿部施以推法和擦法,治疗路线分别为两侧竖脊肌内侧沿肋间隙至腋中线、自下而上沿脊柱两侧至骶髂关节、坐骨神经循行线,手法应以透热为度;④在腰背部脊柱正中、竖脊肌、坐骨神经循行线自上而下反复施拍法和叩法,以透热为度。以上手法均反复操作 3~5 遍。

(5)整理手法:患者俯卧位,治疗师分别直擦腰部两侧膀胱经及坐骨神经循行线,横擦腰背正中和腰骶部,以透热为度。

2. 针灸治疗 针灸治疗腰腿痛因病因不同,疗效有差异。对腰肌劳损及肌筋膜炎疗效最好,对腰椎病变和腰椎间盘突出者,针灸可明显缓解症状,而对于小关节周围的韧带撕裂伤疗效较差。

(1)治疗原则:寒湿阻络型宜温经散寒,瘀血阻络型宜活血化瘀,湿热阻络型宜清热祛湿,肝肾亏虚型宜益肾壮腰,气血不足型宜益气活血、通络止痛。

(2)操作方法:以肾俞、大肠俞、腰阳关、环跳、委中、阳陵泉、悬钟、承山、阿是穴等为主穴。慢性腰肌劳损或急性腰扭伤加水沟、腰痛穴,脊正中痛加水沟,脊柱两侧疼痛加后溪,腰椎间盘突出症加患椎夹脊。血瘀证加血海、膈俞,针毕刺络拔罐;湿热证加阴陵泉、三阴交;肝肾亏虚加太溪、志室、命门,针灸并用或施以电针疗法。实证用泻法,虚证用补法。急性腰扭伤结合运动针法。此外,可配合拔罐、穴位注射、中药外敷等方法。

3. 牵引治疗 是缓解腰腿痛的一种常用方法。通过牵引可以增大腰椎间隙,放松腰部肌肉,降低椎间盘内压,纠正小关节的病理性倾斜,松解神经根粘连,改变突出物与神经根的相对位置。

（1）慢速牵引:常见的慢速牵引有骨盆牵引、双下肢皮牵引、重力牵引等。此类牵引的共同特点是牵引时间长、牵引力较小。通常牵引力为体重的50%~70%,牵引时间为20~40min。

（2）快速牵引:其特点为设定牵引距离后,牵引距离保持恒定,牵引力量根据腰部肌肉抵抗力大小而发生改变。牵引时间为1~3s,每遍重复2~3次,间隔5~7d牵引1次。

急性腰腿痛一般不急于行牵引治疗。对于侧隐窝狭窄明显、下肢直抬腿高度小于30°的患者,可采用下肢屈曲位慢速牵引,牵引重量从患者体重的10%逐渐增加。慢速牵引1~2次后,若患者症状减轻可行快速牵引。牵引完毕后继续卧床休息10~30min。牵引重量应根据患者年龄、体重、性别、体质和病情的不同而灵活掌握,从小剂量开始逐渐增加,以患者能耐受为度。

4. 传统运动疗法　传统运动疗法中的很多功法对腰腿痛都有一定的防治作用,可选用针对腰腿的某些动作进行练习(参考本书"第七章传统运动疗法"相关内容)。

5. 其他传统康复疗法　包括拔罐、刮痧、中药熏蒸、穴位贴敷、穴位注射、耳针疗法、针刀松解、刺络放血等。

6. 日常生活及活动指导　不良工作和生活习惯可诱发和加重腰腿痛。座椅高度应以坐下膝关节在90°为宜,如有靠背,尽量使臀部靠后以保持腰椎生理前屈。避免久坐,卧具应为硬床。不宜弯腰持重和做腰部剧烈运动,尤其是大幅度屈伸、旋转腰部。避免受凉,宜保暖。平时应注意加强腰背肌功能锻炼。

四、注意事项

1. 腰腿痛急性期应绝对卧硬板床休息或制动,慎用推拿治疗,必要时需配合脱水剂和消炎止痛类药物以缓解症状,疼痛和活动受限减轻后可用轻柔手法,慢性疼痛患者的手法刺激量可较大。手法忌粗暴,运用拔伸法时力度应持续均匀,不可忽松忽紧。实施扳法不能一味追求弹响。腰椎滑脱和腰椎管狭窄症患者治疗时体位应保持腰部屈曲位,手法治疗时不可用力按压脊柱。合并有肌力减退的患者,如有手术适应证应尽早手术治疗。

2. 针灸治疗腰腿痛由于病因不同,疗效常有差异。因脊柱结核、肿瘤等引起的腰痛,不属针灸治疗范围。因椎间盘突出症引起的腰腿痛应配合推拿、牵引等疗法。

3. 腰椎牵引过程要注意观察询问患者反应,如有不适或症状加重者应立即停止牵引,查找原因并调整、更改治疗方案。牵引完毕后应继续卧床休息10~30min,以免加重病情。合并有腰椎不稳或滑脱的患者,牵引体位应保持腰椎屈曲位,牵引完毕后应予以腰围固定。急性发作的腰腿痛患者慎用牵引。

4. 病程长的腰腿痛患者往往合并有腰背肌和下肢肌力下降,症状初步缓解后应尽早开始卧位腰背肌和腹肌功能锻炼,以增加脊柱的稳定性,减少复发。

5. 慢性腰腿痛如慢性腰肌劳损、退行性脊柱炎等,应多种疗法联合应用,如推拿、针灸、物理因子疗法、药物治疗等以加强疗效。

第四节　急慢性软组织损伤的传统康复治疗

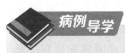

患者,男,18岁。因扭伤致右膝关节肿胀、疼痛1d就诊。诉昨日上体育课时扭伤右膝关节,感膝部疼痛,继而出现肿胀,行走时偶有交锁感。体检:左膝关节肿胀,髌下压痛,关节屈曲活动稍受限,麦氏征、伸膝试验均阳性。

问题:

1. 患者最有可能的诊断是什么?

2. 确诊应完善哪些检查?

3. 该患者的传统康复治疗方案应如何制订?

一、概述

软组织损伤是一种常见病、多发病,是指因急性外伤或慢性劳损等原因造成人体的皮肤、筋膜、肌肉、肌腱、腱鞘、韧带、关节囊、滑膜囊、血管、神经等组织的病理损害。开放性软组织损伤不在本章讨论之列。本病主要临床症状为疼痛、肿胀、功能障碍。其中急性软组织损伤所表现的症状较重,病理改变为局部软组织肿胀、充血渗出等炎症反应;而慢性软组织损伤是一种慢性积累性损伤,亦可因急性软组织损伤后治疗不及时,仍有疼痛、功能障碍的症状,病理改变为局部软组织变性、增生和粘连。软组织损伤好发于活动度较大的关节,如肩、肘、腕、髋、膝、踝等部位。常见的急性软组织损伤因部位不同有以下几种:肩关节扭挫伤、肘关节扭挫伤、腕关节扭挫伤、髋部关节扭挫伤、膝关节扭挫伤、踝关节扭挫伤。

二、康复评定

(一)现代康复评定方法

1. 疼痛评定　包括压痛点的检查和疼痛程度的评估。压痛点往往是损伤导致的病变部位,且多在肌肉、肌腱、韧带的起止点或受力的交叉点。检查时力度应由轻到重,从不痛点到痛点逐步寻找,可在按压的同时做与肌纤维方向垂直的来回滑动,以使痛点更为明显,患侧应与健侧对比。疼痛程度通常采用目测类比法(visual analogism method,VAS)、简化 McGill 疼痛问卷和压力测痛等方法。

2. 关节活动范围评定　急性损伤由于疼痛和肿胀,会导致关节活动范围减小,但肌腱、韧带断裂,则关节被动活动范围增大。慢性软组织损伤造成的关节活动受限程度一般较轻。

3. 步态评定　下肢软组织损伤患者由于疼痛可有步态异常,通常为典型的疼痛步态,表现为患肢支撑期缩短,严重者患肢不能负重。另外,患者可有用手按住疼痛部位的护痛体位。据损伤部位不同,则表现有差异。

4. 心理评定　慢性劳损的患者可能有不同程度的心理问题,可采用抑郁调查表等进行评定。

5. 肌电图和神经传导速度测定　怀疑神经损伤者须做此项评定,以了解是否合并神经损伤及损伤的程度。

6. 影像学评定　包括 X 线、CT、MRI、超声检查等内容。

(1) X 线检查:可排除骨折、脱位和骨病等。轻度和慢性软组织损伤可无异常表现,肿胀重的可见软组织阴影增大,密度增高;肿胀累及关节可见关节囊膨隆。

(2) CT 检查:可详细了解损伤的类型及范围,尤其是三维重建图像可及时检测出 X 线难以发现的骨折、骨病等。

(3) MRI 检查:可准确分辨出软组织出血、渗出情况,较其他检查更易发现肌腱和韧带损伤,用于鉴别诊断具有重要意义。

(4) 超声检查:可发现较深部位的血肿并检测出血量。

(二)传统康复辨证

1. 病因病机　本病属于中医学"伤筋""痹证"等范畴。传统医学认为本病多因剧烈运动、姿势不当、反复劳损、过度牵拉或扭转、跌仆闪挫等,导致筋脉受损、经络不通、气血淤滞,或因感受风寒湿邪,致肌肉筋脉拘挛。

2. 病变特点

(1) 急性软组织损伤:有明显外伤史,病程短。疼痛、肿胀和功能障碍是本病的症状特点,可有肌肉痉挛和皮下瘀斑。压痛点多在损伤部位,即肌肉、韧带的起止点或应力点。严重的损伤肢体常有保护性体位。关节活动范围一般减小,如有肌腱、韧带断裂则活动范围增大。

(2) 慢性软组织损伤:可有急性损伤史,多数患者有慢性劳损史,病程长。疼痛多不重,休息或体位改变可缓解,劳累后加重。肿胀和活动受限不明显。压痛部位一般不明确,可有相对固定的压痛点。

三、康复治疗

（一）康复策略

在进行康复治疗前,软组织损伤首先必须与骨折、脱位、骨结核、骨肿瘤、化脓性关节炎等病相鉴别。肌腱、韧带断裂一般需手术治疗。急性软组织损伤应遵循"RICE"原则进行治疗,"R"(rest)休息:局部制动;"I"(ice)冰敷:伤后24h或48h内局部冰敷;"C"(compression)加压:早期用弹性绷带加压包扎;"E"(elevation)抬高:抬高患部以利于局部血液和淋巴循环,减轻水肿。病情严重者需以弹性绷带、夹板或矫形器固定患部。待局部症状减轻后可采用针灸、推拿、中药及运动疗法等传统康复治疗方法。

1. 肩关节扭挫伤　肩关节作为人体活动度最大的关节,易因外力打击、碰撞、过度牵拉和扭曲等导致其周围软组织损伤。损伤部位多发生于肩部上方或外上方,以闭合性损伤多见,可见于任何年龄。临床主要表现为肩部疼痛、肿胀、功能受限,挫伤部位下常青紫,瘀肿较重。体格检查可见局限性压痛,痛点多在肩部上方或外侧方。X线摄片可排除骨折、脱位等。外伤暴力不大,但肿痛严重者,应排除骨肿瘤、骨结核等病变,必要时需行CT检查。

急性期应遵循"RICE"原则进行治疗,肿痛剧烈者用肩"人"字绷带包扎加三角巾屈肘90°将患肢悬吊于胸前,限制活动1~2周。症状缓解后以推拿、针灸、药物治疗为主,辅以物理因子疗法、运动疗法以及中药内服外用等方法。制动时间不宜过长,需尽早进行功能锻炼。若损伤程度重或范围大,往往转变为慢性过程,继发为肩关节周围炎。

2. 肘关节扭挫伤　肘部因过度扭转或受直接暴力打击可致其周围软组织损伤,好发于青壮年。损伤部位以肘关节囊、桡侧和尺侧副韧带、环状韧带、肌腱和筋膜等部位多见。临床主要表现为肘部弥散性肿胀、疼痛、功能障碍,肘关节处于半屈曲位,可有青紫瘀斑。体格检查可见在肘关节内后方和内侧副韧带附着部有压痛。X线摄片应排除骨折、脱位等。

急性期应遵循"RICE"原则进行治疗,可用三角巾或小夹板、石膏托等将患肘关节固定于功能位1~2周。症状缓解后以推拿、针灸、药物治疗为主,辅以物理因子疗法、运动疗法以及中药内服外用等治疗方法。需预防骨化性肌炎的发生。

3. 腕关节扭挫伤　腕关节是一个活动频繁的关节,故发生扭挫伤的机会较多。临床主要表现为腕部肿胀、疼痛、酸楚无力、功能障碍、手指活动受限。体格检查可见与腕部受力部位或方向相应或相反部位的压痛,纵向挤压局部疼痛。X线摄片一般无异常发现。

急性期应遵循"RICE"原则进行治疗,损伤较重者可用支具将腕关节固定于功能位1~2周。恢复期以推拿、针灸、运动疗法为主,辅以物理因子疗法、中药内服外用等方法。

4. 髋部扭挫伤　髋部在暴力作用下,导致其周围肌肉、韧带的撕伤或断裂,圆韧带、关节囊水肿等软组织损伤称为髋部扭挫伤。临床主要表现为髋部疼痛、肿胀、功能障碍。活动时加重,患肢呈保护性姿态,如骨盆倾斜、跛行、拖拉步态等。体格检查可见患侧腹股沟部、股骨大转子后方有压痛,髋关节被动活动时可出现疼痛加重。X线摄片多无明显异常,少数可见骨盆倾斜。

早期应卧床休息或患肢不负重,伤后24h或48h内局部冰敷,一般不需要制动。症状缓解后以推拿、针灸、运动疗法为主,辅以物理因子疗法、中药内服外用等治疗方法。

5. 膝关节扭挫伤　膝关节是人体最大、结构最复杂的关节。由于自身结构的特点,加上其负重大、活动频繁,在活动中所受的杠杆作用很大,所以膝关节的扭挫伤是临床多发病。常见的有侧副韧带损伤、交叉韧带损伤、外伤性滑膜炎、半月板损伤。临床主要表现为膝关节疼痛、肿胀、功能障碍,甚至患肢不能站立、跛行,膝关节呈半屈曲位,部分患者可见皮下瘀斑。侧副韧带损伤除局部压痛外,侧副韧带应力试验阳性,完全断裂者可有异常内翻或外翻活动。抽屉试验阳性是诊断交叉韧带损伤的重要方法。半月板损伤患者的麦氏征、伸膝试验均阳性,部分患者行走可有膝关节"交锁征"。外伤性滑膜炎患者因渗出明显,浮髌试验阳性。侧副韧带损伤者X线检查在内、外翻应力下可发现相应侧关节间隙增宽;半月板损伤者X线摄片可见膝关节充气造影时半月板破裂。CT、MRI检查有助于发现交叉韧带、半月板和滑膜的病变情况。

急性期应卧床休息并关节制动,伤后24h或48h内局部冰敷,恢复期以推拿、针灸、运动疗法为主,辅以物理因子疗法、中药内服外用等方法。

6. 踝关节扭挫伤 踝关节扭伤包括踝部韧带、肌腱、关节囊等软组织的损伤，主要指韧带损伤，是临床常见损伤疾患之一，可发生于任何年龄。临床主要表现为踝部疼痛、功能障碍。轻者局部肿胀，重者肿胀波及整个关节，有明显瘀斑。体格检查：外侧副韧带损伤在外踝前下方可有明显压痛，足被动跖屈内翻时疼痛加重；内侧副韧带损伤在内踝前下方肿胀、压痛明显，足被动外翻时疼痛加重。X线摄片应排除骨折、脱位，必要时应查CT以进一步明确诊断。

急性期应遵循"RICE"原则进行治疗，恢复期以推拿、针灸、药物治疗为主，辅以物理因子疗法、运动疗法以及中药内服外用等方法。

（二）治疗方法

1. 推拿治疗 推拿治疗急慢性软组织损伤疗效确切，但手法方式、力度及治疗时机的把握是取得疗效的关键，治疗时应根据具体情况灵活运用。

（1）上肢推拿治疗

1）放松手法：①患者正坐位，治疗师先后以滚法、揉法在肩、肘、腕部治疗，肩部主要治疗部位为三角肌、肱二头肌、肱三头肌、肩袖，肘部为肘内外侧，腕部为其前、后侧；②以点按法、揉法施于肩井、肩髃、肩贞、臂臑、曲池、尺泽、小海、少海、手三里、大陵、太渊、内关、外关、鱼际、合谷、劳宫及阿是穴等，力度由轻渐重，以患者能耐受为度；③在肩、肘、腕部周围施推法。以上手法均反复操作3~5遍。

2）上肢疼痛：以舒筋通络、活血化瘀、解痉止痛为原则。治疗重点因损伤部位而有差异。肩部选择手三阳经循行线，取肩井、肩髃、肩贞、臂臑、手三里、曲池及阿是穴。主要治疗部位为三角肌、肱二头肌、肱三头肌、肩袖。肘部选择手三阳经、手三阴经循行线，取曲池、尺泽、小海、少海、手三里。主要治疗部位为旋前圆肌、桡侧腕屈肌、掌长肌、指浅屈肌、尺侧腕屈肌、肱二头肌、肱三头肌。腕部选择手三阴经、手三阳经循行线，取内关、太渊、外关、合谷、劳宫及阿是穴。主要治疗部位为尺、桡侧副韧带。手法可选择按法、揉法、点法、理法、拔伸法、摇法、抖法、擦法、搓法等。在触及有条索状硬结的部位可先以理法放松，再用横向弹拨法治疗，力度应力求深入，以患者能够耐受为度。

3）上肢关节活动障碍：以舒筋通络、松解粘连、理筋整复、滑利关节为原则。治疗部位和穴位选择同上肢疼痛。①患者正坐或仰卧位，治疗师在患处关节周围施以滚法、推法、揉法和弹拨法等。弹拨的部位主要为挛缩的肌腱，如肱二头肌、肱三头肌、肩袖、旋前圆肌、桡侧腕屈肌、尺侧腕屈肌等。②关节活动手法：肩关节应做屈曲、后伸、内收、外展、内外旋活动；肘关节做屈曲、伸直和前臂旋转活动；腕关节做屈曲、背伸、尺侧屈、桡侧屈活动。关节活动手法应循序渐进，活动范围从小到大，在各方向活动终末端应尽量保持1min，勿用暴力手法。③关节拔伸手法，详见本书"第三章推拿技术"。④做肩关节抖法和上肢搓法。⑤在上肢各关节周围施以摩法、搓法、擦法。以上各手法均反复操作3~5遍。

4）上肢肌力减弱：以疏通经络、行气活血为原则。治疗部位和穴位选择同上肢疼痛。①患者坐位，治疗师以按揉法、点法施于肩井、肩髃、肩贞、手三里、曲池、小海、少海、内关、外关、合谷及阿是穴上，力度应渗透到深层，并产生相应的感应；②在前臂施拿法；③直擦肩、肘、腕关节周围及前臂，以透热为度；④行肩部抖法和上肢搓法。以上各手法均反复操作3~5遍。

5）整理手法：①患者正坐位，治疗师自上而下在肩、肘、腕部周围做环形或直线往返摩法；②分别在肩部、肘部、腕部做上下快速往返移动的搓法；③在肩、肘、腕关节周围行擦法，以透热为度。以上各手法均反复操作3~5遍。

（2）下肢推拿治疗

1）放松手法：①治疗师分别用滚法、揉法、拿法施于患侧下肢，重点部位在足三阴经和足三阳经循行线，力度由轻渐重；②以揉法、点按法施于环跳、秩边、血海、阴陵泉、足三里、阳陵泉、昆仑、照海、阿是穴等；③从上至下掌推或擦患侧下肢足三阴经和足三阳经循行线，以透热为度。以上各手法均反复操作3~5遍。

2）下肢疼痛：以舒筋通络、活血化瘀、消肿散结、解痉止痛为原则。治疗重点因损伤部位而有差异。髋部选择足三阳经循行线，主要治疗部位为臀大肌、臀中肌、髂股韧带；膝部选择足三阴经和足三阳经循行线，主要治疗部位为股四头肌、股二头肌、半腱肌、半膜肌、腓肠肌、比目鱼肌、胫骨前肌；踝部选择足三阴经和足三阳经循行线，主要治疗部位为跟、胫前肌及伸趾长肌、第3腓骨肌、胫后肌、趾长屈肌和腓骨长、短肌。下肢疼痛主要取穴有髀关、环跳、血海、膝眼、委中、阳陵泉、阴陵泉、足三里、三阴交、承山、悬钟、解溪、昆仑、照海等穴。①治疗师依次在患肢各关节的足三阳经、足三阴经循行线以稍重的点、按、拨等手法施术,如遇条索状反应物,可加用横向弹拨法治疗,以患者能耐受为度;②持续点按上述各穴位,以患者能耐受为度。上述各手法均反复操作3~5遍。

3) 下肢关节活动障碍:以舒筋通络、活血祛瘀、消肿止痛、滑利关节为原则。治疗部位和穴位选择同下肢疼痛。①患者卧位,治疗师在患处关节周围施以㨰法、推法、揉法和弹拨法等。②关节活动手法:髋关节应做屈曲、后伸、内收、外展、内外旋活动;膝关节做屈曲、伸直活动;踝关节做跖屈、背伸、内翻、外翻活动。关节活动手法应循序渐进,活动范围从小到大,在各方向活动终末端应尽量保持1min,勿用暴力手法。③下肢各关节拔伸手法,详见本书"第三章推拿技术"。④在下肢各关节周围施以摩法、搓法、擦法。以上各手法均反复操作3~5遍。

4) 下肢肌力减弱:以疏通经络、行气活血为原则。治疗部位和穴位选择同下肢疼痛。①患者卧位,治疗师以揉法、推法在患肢后侧沿足三阳经循行线施术,重点推、揉环跳、秩边、承山、阿是穴,以有热感为度;②在足三阴经和足三阳经循行线用擦法和搓法施术,重点在大腿前和小腿后,以透热为度。以上各手法均反复操作3~5遍。

5) 整理手法:上述诸法结束后,再分别以按揉法、擦法、搓法在患肢自上而下施术3~5遍。搓法重点在患肢髋、膝、踝关节,擦法以透热为度。

2. 针灸治疗　针灸治疗软组织损伤安全有效。临证时应根据患者的病情和功能状态,注意针刺手法及穴位配伍,以取得更好疗效。治疗原则为活血化瘀、通络止痛。取穴以受伤局部腧穴为主,并结合损伤部位所处的经络,上下循经取穴。

(1) 上肢软组织损伤:肩部取肩髃、肩贞、肩髎、臂臑、阿是穴;肘部取手三里、曲池、小海、少海、阿是穴;腕部取太渊、后溪、阳池、养老、阿是穴。前臂旋前功能障碍加手三里,前臂旋后功能障碍加尺泽;肘关节尺侧痛加少海,肘关节后部痛加小海。

(2) 下肢软组织损伤:髋部取环跳、秩边、承扶、风市、阿是穴;膝部取膝眼、膝阳关、血海、阳陵泉、足三里、梁丘、阿是穴;踝部取申脉、解溪、昆仑、丘墟、太溪、阿是穴。

操作步骤:急性损伤用泻法,慢性损伤可用灸法。

3. 刺络放血治疗　放血疗法是治疗急慢性软组织损伤常用方法,此法的特点是操作简单、见效快。但有凝血功能障碍或服用抗凝药物的患者应慎用。避免过饥、过饱时进行放血治疗。操作前可嘱患者饮用温开水(或糖水)一杯。治疗时应严格消毒,无菌操作,避免感染。放血量一般控制在50ml以下,根据患者年龄、体质具体决定。

操作方法:在患者病变局部寻找青筋或红血丝,使用活力碘消毒,操作者戴无菌手套,使用三棱针点刺出血,待出血停止或出血颜色由黑紫转为红色时即可结束放血,使用无菌纱布按压局部3min,创可贴覆盖针眼,嘱患者保持治疗部位清洁、干燥。若局部无明显青筋、红血丝则可使用梅花针在局部进行叩刺,出血后拔罐10min。

4. 传统运动疗法　软组织损伤急性期过后,应开始进行关节功能锻炼,并遵循无痛原则,运动量由小逐渐加大。具体方法可参考本书"第七章传统运动疗法"相关内容。

5. 其他传统康复疗法　包括中药、刮痧、穴位注射和耳针疗法等。

四、注意事项

1. 在进行康复治疗前,软组织损伤首先必须与骨折、脱位、骨结核、骨肿瘤、化脓性关节炎等病相鉴别。急性软组织损伤应遵循"RICE"原则进行治疗。局部症状减轻后可采用针灸、推拿、中药及运动疗法等传统康复方法。

2. 推拿手法的轻重需根据病情灵活掌握。急性期应注意避开病灶,中期手法力度可稍重,并注重经穴按摩,后期或陈旧性损伤的推拿时间稍长。在不加重病情和影响固定的情况下,尽早进行邻近关节的主动活动和病变关节的被动活动,以循序渐进为原则,运动幅度由小到大。合并有关节功能障碍的患者在进行关节被动活动时,忌暴力手法,以免加重损伤。

3. 治疗期间,上肢软组织损伤应避免患肢过早持重或用力握物,下肢软组织损伤患肢不可过早负重活动。注意避风寒,局部保暖。重视患肢肌力的保持,为肢体功能恢复创造条件,早期以肌肉等长收缩锻炼为主,后期以等张收缩锻炼为主,如膝关节损伤恢复期可在无负重状态下锻炼股四头肌,提高膝关节的稳定性。急性软组织损伤若治疗不当或失治,可能会致慢性迁延难愈的疼痛。

第五节 实 训

实训一 颈椎病的传统康复治疗

【目的要求】

1. 掌握颈椎病的基本推拿手法、常用穴位及其针刺方法、颈椎牵引和颈部拔罐治疗方法。

2. 熟悉推拿、针灸和颈椎牵引治疗颈椎病的注意事项。

3. 了解颈椎体操的锻炼方法。

【标本教具】

教学光盘、按摩床、滑石粉、记号笔、各种规格的毫针、75%酒精棉球、消毒干棉球、针盘、镊子、枕颌牵引带、牵引绳、牵引砣、牵引架、火罐、梅花针、点火器、模特等。

【实训方式】

讲授、示教:

1. 教师结合光盘讲授。

2. 教师在模特(学生)身上演示各种推拿手法、常用穴位的针刺方法和颈椎牵引治疗方法、留罐法和刺络拔罐法。

3. 学生之间两人一组相互练习推拿、常用穴位的针刺和颈椎牵引、留罐法拔罐和刺络拔罐。

4. 课后模拟练习颈椎体操锻炼。

【实训内容和方法】

1. 颈椎病的推拿治疗

(1) 颈项部疼痛

1) 放松方法:①模特俯卧位,教师沿模特背部两侧竖脊肌自上而下以滚法治疗,力度先轻后重,再由重转轻。②从后枕部开始,沿上述部位用指揉法治疗;以天宗和肩井为中心的肩胛下区和肩胛上区用掌根揉法治疗。③先后沿督脉从风府到至阳;沿夹脊从风池至第7胸椎夹脊;从翳明至肩峰用指揉法由轻而重、由浅入深治疗。④从风池至大椎及双侧肩井以拿法治疗。⑤以掌根分推法在肩背部由内向外至双侧肩峰治疗。以上各手法均反复演示3~5遍。

2) 镇痛方法:①模特俯卧位,教师依次用点法、按法、拨法等稍重手法施术于两侧夹脊、膀胱经、肩井、天宗、后溪、合谷、阿是穴等,以产生酸、麻、胀感为度。其中点按后溪、合谷时应嘱模特缓慢转动头部。②点按阿是穴,尤其是有条索状反应物的部位(肩胛间区、竖脊肌、肩胛内缘),以产生酸、麻、胀感为度。③分别从风池和风府穴开始,自上而下沿双侧竖脊肌和督脉有节律地进行点按。以上各手法均反复演示3~5遍。

3) 整理方法:上述手法结束后,直擦颈背部两侧膀胱经,横擦上背部,以透热为度。

(2) 颈部活动障碍

1) 放松方法:模特俯卧位,教师分别以滚法、揉法、按法、拿法、推法施术于模特两侧斜方肌和头半棘肌。

2) 松解方法:颈项背部肌肉痉挛和疼痛缓解后,用颈项部摇法、拔伸法和扳法以滑利和整复关节。具体内容可参考本书"第三章推拿技术"相关内容。

3) 整理方法:上法结束后,直擦颈背部两侧膀胱经,横擦上背部,以透热为度。

2. 颈椎病的针灸治疗

(1) 教师分别用记号笔在模特身上标记出大椎、后溪、天柱、悬钟、颈夹脊、风池、风门、内关、外关、身柱、肩井、肩外俞、肩前、天宗、曲池、膈俞、肝俞、肾俞、列缺、合谷、百会、太阳、膻中、血海、髀关、阳陵泉、足三里等穴位。

（2）教师用毫针刺入上述各穴。颈椎夹脊穴可将针尖向下,沿颈椎两侧斜刺;大椎、身柱穴进针时可将针尖微微偏向患侧,以求针感向患侧放射;落枕穴行针时令模特活动颈部。

3. 颈椎牵引疗法　模特仰卧位,教师将枕头垫于模特颈枕部,根据假设病变部位调整颈部前屈角度,妥善固定枕颌带,调整牵引架,使牵引绳与颈椎力线平行,同时检查模特上身是否保持在一条直线上,核对牵引重量无误后悬吊牵引砣。

4. 颈椎病的拔罐治疗

（1）留罐法:模特俯卧位,暴露颈肩部,教师用记号笔标记出大椎穴、大杼穴、肩井穴、天宗等穴位,使用闪火法将罐吸附在上述穴位上,留置10min。

（2）刺络拔罐法:模特俯卧位,暴露颈肩部,教师用记号笔标记出需刺络拔罐穴位,先用梅花针在上述各穴叩刺3~5遍,以皮肤发红、有少量出血点为度。叩刺后拔罐,留罐10min,以拔出瘀血为宜。

5. 颈椎体操　双脚站立与肩等宽,两臂自然下垂,双眼平视前方。

（1）与项力争:双手叉腰,颈项伸展,抬头看天,用力保持3~5s,慢慢还原;颈项屈曲,低头看地,用力保持3~5s,慢慢还原。

（2）往后观瞧:双手叉腰,头转向右后方,眼看右后方,用力保持3~5s,慢慢还原;头转向左后方,眼看左后方,用力保持3~5s,慢慢还原。

（3）颈项侧弯:双手叉腰,头颈向右侧弯,保持3~5s,慢慢还原;头颈向左侧弯,保持3~5s,慢慢还原。

（4）前伸探海:双手叉腰,头颈前伸,并转向右前下方,保持3~5s,慢慢还原;头颈前伸,并转向左前下方,保持3~5s,慢慢还原。

（5）回头望月:双手叉腰,头颈向右后上方用力旋转,眼看右后上方,保持3~5s,慢慢还原;头颈向左后上方用力旋转,眼看左后上方,保持3~5s,慢慢还原。

（6）颈椎环绕:双手叉腰,头颈自右向左按顺时针方向缓慢旋转,旋转范围逐渐加大,然后再自左向右逆时针方向缓慢旋转,如旋转时出现头晕可停止该动作。

（7）转项展臂:头颈向右转,眼看右后方,左上肢外展与肩平齐,掌心向上,并后伸呈牵拉状,保持10s,慢慢还原,然后交替行另一侧练习。重复2~3次。

（8）缩颈耸肩:双肩同时向上耸起,头颈部紧缩,保持10s,慢慢放松,重复2~3次。

（9）交叉环抱:双手交叉抱住肩部,头颈用力屈曲,双肩向外伸展,尽量牵伸颈背部肌肉,保持10s,慢慢放松,重复2~3次。

（10）后仰牵拉:双手交叉置于颈后,头部尽量后仰呈牵拉状态,保持10s,慢慢放松,重复2~3次。

【思考题】

1. 治疗颈椎病的基本推拿手法和常用针刺穴位有哪些?

2. 怎样进行颈椎病的推拿和颈椎牵引治疗?

3. 课后模拟进行颈椎体操锻炼。

实训二　肩关节周围炎的传统康复治疗

【目的要求】

1. 掌握肩周炎的基本推拿手法、常用穴位及其针刺方法和拔罐治疗方法。

2. 熟悉推拿、针灸、拔罐治疗肩周炎的注意事项。

3. 了解肩周炎的锻炼方法。

【标本教具】

教学光盘、按摩床、滑石粉、记号笔、各种规格的毫针、75%酒精棉球、消毒干棉球、针盘、镊子、火罐、点火器、模特等。

【实训方式】

讲授、示教:

1. 教师结合光盘讲授。

2. 教师在模特（学生）身上演示各种推拿手法、常用穴位的针刺方法及拔罐治疗方法。

3. 学生之间两人一组相互练习推拿和常用穴位的针刺。

4. 课后模拟练习肩周炎的功能锻炼。

【实训内容和方法】

1. 肩周炎的推拿治疗

（1）放松手法：①模特坐位或健侧卧位，教师分别以揉法、滚法放松模特的三角肌、肱二头肌、肱三头肌及肩袖肌群，力度由轻渐重，以模特能耐受为度；②施按揉法于肩井、天宗、肩髃、肩贞、臂臑及阿是等穴，以模特能耐受为度，每穴治疗半分钟左右；③先后以推法和揉法施术于肩周和肩胛部，重点在三角肌和肩关节。

（2）肩部疼痛：①模特正坐或仰卧位，教师依次点按肩井、天宗、肩髃、肩贞、臂臑、手三里、曲池、秉风、肩内陵及阿是等穴，动作应平稳而有节奏。力度以模特能耐受为度，作用力应深达穴位深层组织，并产生相应的感应。②肩关节被动外展50°，点按阿是穴，以有酸麻胀感觉为度。仔细寻找位于结节间沟、肩胛内角的内上方、肩胛内缘的条索状硬结，施予自上而下的横向弹拨手法，以模特能忍受为度。施术时应带动深层肌纤维或肌腱、韧带，不能与皮肤产生摩擦。弹拨完毕后以揉法放松局部。③自上而下用拍法依次拍打冈上肌、肩胛部、三角肌及上臂。

（3）肩部活动障碍：①模特正坐或仰卧位，在肩前部及上臂内侧施推法的同时被动外展、外旋患肩，以肱二头肌长、短头肌腱为重点；②肩关节被动外展50°，自上而下地横向弹拨位于结节间沟、肩胛内角的内上方、肩胛内缘、上臂的肌肉、肌腱和韧带，以模特能忍受为度；③模特肩部放松，教师一手托模特肘部，使其前臂自然放在教师前臂上，教师另一手按住患肩上部，做肩关节环转摇动，然后再做肩关节内收、外展、后伸及内、外旋的扳动，幅度由小到大，以模特能耐受为度；④最后行抖法、搓法和肩关节拔伸法。

（4）肩部肌力减弱：教师以揉法、点法、按法在患侧肩部及手三阳经放松局部，再用擦法温通经络，以透热为度。

（5）整理手法：模特正坐或仰卧位，教师用摩法、擦法施于肩周及手三阳经，以理法结束。①用搓法从肩部到前臂反复上下搓动3~5遍，以放松肩关节；②教师站在模特前外方，双手握住模特手腕，慢慢向上提起，并同时作牵拉抖动。提抖时要求模特上肢充分放松，频率要快，幅度逐渐增大。

注意：上述手法均反复演示3~5遍。各种手法应由轻渐重，力度以模特能耐受为度。点按作用力应深达穴位深层组织，并产生相应的感应。

2. 肩周炎的针灸治疗

（1）教师分别用记号笔在模特身上标记出肩髃、肩髎、肩前、肩贞、曲池、阳陵泉、尺泽、大杼、昆仑、后溪、合谷、内关、外关、条口、承山、风池、膈俞、足三里、气海等穴位。

（2）教师用毫针刺入上述各穴。肩部穴位要求有较强的针感，凡在远端穴位行针时，均令模特运动肩部，动作由慢到快，忌用力过猛而引起疼痛。肩前、肩贞穴勿向内斜刺、深刺，条口透承山可用强刺激，足三里、气海穴用补法，其余穴位用泻法。

3. 肩周炎的拔罐治疗

（1）留罐法：模特俯卧位，暴露肩背部，教师用记号笔依次标记出肩贞、天宗、肩髎、阿是穴为施术穴位，使用闪火法将罐吸附在上述穴位上，留罐10min。

（2）刺血拔罐法：模特俯卧位，暴露肩背部，教师用记号笔取天宗、肩髎、肩贞、肩前、阿是穴等穴位，先用梅花针在上述各穴叩刺3~5遍，以皮肤发红、有少量出血点为度。叩刺后拔罐，留罐10min，以拔出瘀血为宜。

4. 肩周炎的功能锻炼方法

（1）爬墙练习：患者面向或侧向墙壁站立，患肢扶于墙上，手指沿墙缓缓向上爬动，使上肢尽量高举至最大限度时，在墙上作一记号，再缓慢向下返回原处。反复进行，逐渐增加高度。此法主要锻炼肩关节的外展、前屈功能。

（2）前后摆动：弯腰，患肢放松下垂，做前后摆动练习，幅度逐渐加大。也可持重物（0.5~2.0kg）进行摆动，以不产生疼痛或不诱发肌肉痉挛为宜，重物宜由轻渐重。此法主要锻炼肩关节的后伸、前屈功能。

（3）回旋画圈运动：弯腰垂臂，以肩为中心，甩动患臂，做顺时针或逆时针方向的画圈运动，幅度由小到大。此法主要锻炼肩关节的后伸、前屈、外展、内收功能。

（4）屈肘甩手：上臂屈肘贴身，以肘部作为支点进行外旋活动。此法主要锻炼肩关节的外旋功能。

（5）擦背法：患者立正，将一条长毛巾搭在健侧肩上，双手分别在身前和身后紧抓毛巾两端，以健肢拉动患肢，反复如擦背状，幅度逐渐加大。此法主要锻炼肩关节的前屈、内旋、外旋、内收功能。

（6）拍肩捶腰法：患者站立，双上肢轮换拍肩捶腰，如右手向前拍对侧肩前方，则左手向后捶腰部，速度可逐渐加快，此法主要锻炼肩关节的前屈、内收、内旋、后伸功能。

（7）梳头：患者端坐位，患手握梳或用手指在头部由前向后作梳头动作，逐步由患侧至对侧，最后以手指通过头顶部触摸对侧耳部为佳。此法主要锻炼肩关节的外展、前屈、旋后等功能。

（8）体后拉手：患者端坐位或站立位，两手体后相交，以健手握住患侧手腕部，向健侧和上方牵拉，逐渐上提至最大限度，以能耐受为度。此法主要锻炼肩关节的后伸、内收等功能。

（9）双手抱头：双手在颈后部交叉，肩关节尽量内收及外展，重复数次。本法部分严重患者不能操作，应在肩关节抬起后再操作。此法主要锻炼肩关节的内旋、外旋功能。

（10）后伸下蹲：患者背向站于桌前，双手向后扶于桌边，反复做下蹲动作，此法主要锻炼肩关节的后伸功能。

（11）功能锻炼：展翅（双臂侧平举）、托天（双臂前上举）、摸肩搭背3个动作。

【思考题】

1. 针灸治疗肩周炎的常用穴位有哪些？

2. 怎样进行肩周炎的推拿治疗？

3. 课后模拟进行肩周炎的功能锻炼。

实训三 腰腿痛的传统康复治疗

【目的要求】

1. 掌握腰腿痛的基本推拿手法、常用穴位及其针刺方法和腰椎牵引治疗方法。

2. 熟悉推拿、针灸和腰椎牵引治疗腰腿痛的注意事项。

【标本教具】

教学光盘、按摩床、滑石粉、记号笔、各种规格的毫针、75%酒精棉球、消毒干棉球、针盘、镊子、腰椎牵引带、牵引绳、牵引砣、牵引架、模特等。

【实训方式】

讲授、示教：

1. 教师结合光盘讲授。

2. 教师在模特（学生）身上演示各种推拿手法、常用穴位的针刺方法和腰椎牵引治疗方法。

3. 学生之间两人一组相互练习推拿、常用穴位的针刺和腰椎牵引。

【实训内容和方法】

1. 腰腿痛的推拿治疗

（1）放松方法：①模特俯卧位，教师以两侧竖脊肌和坐骨神经循行线的穴位为重点，从上向下按揉腰臀部和下肢。以 $L_3 \sim S_1$ 为中心做有节律地按揉，同时带动模特腰部左右摆动起来。②教师双掌重叠，自上而下地沿棘突至骶髂关节进行有节律地垂直按压。③从竖脊肌沿坐骨神经循行线至悬钟，以单手或双手拿揉腰腿部肌肉。④施法于腰背部两侧的竖脊肌。

（2）腰腿部疼痛：模特俯卧位，教师自上而下先后在棘突间隙、竖脊肌、坐骨神经循行线上的穴位及阿是穴进行点按法和揉法治疗。根据部位的不同可选择单手或双手拇指、前臂、肘尖作为施术部位。在有条索状硬结的部位，应同时加用弹拨法治疗。

（3）腰腿部活动功能障碍：教师演示腰及下肢各关节摇法、抖法、扳法和拔伸法。

（4）腰腿部肌力减弱：①模特俯卧位，教师自上而下先后以、点、按、揉法在模特腰腿部施术，重点在腰腿部的膀胱经、督脉、竖脊肌内外侧、坐骨神经循行线各穴位;②沿督脉自长强至大椎施以捏脊法,自下而上提拿两侧夹脊穴;③在腰腿部施以推法和擦法,治疗路线分别为两侧竖脊肌内侧沿肋间隙至腋中线、自下而上沿脊柱两侧至骶髂关节、坐骨神经循行线,以透热为度;④在腰背部脊柱正中、竖脊肌、坐骨神经循行线自上而下反复施拍法和叩法,以透热为度。

(5) 整理手法:模特俯卧位,教师分别直擦腰部两侧膀胱经及坐骨神经循行线,横擦腰背正中和腰骶部,以透热为度。

注意:上述手法均反复演示3~5遍。各种手法应由轻渐重,力度以模特能耐受为度。点按和弹拨作用力应深达穴位深层组织,并产生相应的感应。

2. 腰腿痛的针灸治疗

(1) 教师分别用记号笔在模特身上标记出肾俞、大肠俞、膈俞、腰夹脊、腰阳关、环跳、委中、阳陵泉、悬钟、承山、水沟、腰痛穴、后溪、血海、阴陵泉、三阴交、太溪、志室、命门等穴位。

(2) 教师用毫针刺入上述各穴。针灸并用或施以电针疗法。演示急性腰扭伤的运动针法。

3. 腰椎牵引疗法 模特仰卧位,教师分别固定骨盆牵引带和胸肋牵引带,调整模特体位,使其整个身体与牵引绳保持在一条直线,核对牵引重量无误后悬吊牵引砣。

【思考题】

1. 治疗腰腿痛常用的推拿手法和常用针刺穴位有哪些?

2. 怎样进行腰腿痛的推拿和牵引治疗?

实训四 急慢性软组织损伤的传统康复治疗

【目的要求】

1. 掌握治疗软组织损伤的基本推拿手法、常用穴位的针刺方法和刺络放血操作方法。

2. 熟悉推拿和针灸治疗软组织损伤的注意事项。

【标本教具】

教学光盘、按摩床、滑石粉、记号笔、各种规格的毫针、75%酒精棉球、消毒干棉球、针盘、镊子、三棱针、梅花针、火罐、模特等。

【实训方式】

讲授、示教:

1. 教师结合光盘讲授。

2. 教师在模特(学生)身上演示各种推拿手法、常用穴位的针刺方法和刺络放血操作方法。

3. 学生之间两人一组相互练习推拿和常用穴位的针刺。

【实训内容和方法】

1. 上肢软组织损伤的推拿治疗

(1) 放松手法:①模特正坐位,教师先后以擦法、揉法在肩、肘、腕部治疗;②以点按法、揉法施于肩井、肩髃、肩贞、臂臑、曲池、尺泽、小海、少海、手三里、大陵、太渊、内关、外关、鱼际、合谷、劳宫及阿是穴等,力度由轻渐重;③在肩、肘、腕部周围施推法。

(2) 上肢疼痛:选择按法、揉法、点法、理法、拔伸法、摇法、抖法、擦法、搓法等。在触及有条索状硬结的部位可先以理法放松,再用横向弹拨法治疗,力度应力求深入。

(3) 上肢关节活动障碍:①模特正坐或仰卧位,教师在假设患处关节周围施以擦法、推法、揉法和弹拨法等。②关节活动手法:肩关节应做屈曲、后伸、内收、外展、内外旋活动;肘关节做屈曲、伸直和前臂旋转活动;腕关节做屈曲、背伸、尺侧屈、桡侧屈活动。关节活动手法应循序渐进,活动范围从小到大,在各方向活动终末端应尽量保持1min,勿用暴力手法。③关节拔伸手法,详见本书"第三章推拿技术"。④做肩关节抖法和上肢搓法。⑤在上肢各关节周围施以摩法、搓法、擦法。

(4) 上肢肌力减弱:①模特坐位,教师以按揉法、点法施于肩井、肩髃、肩贞、手三里、曲池、小海、少海、内关、外关、合谷及阿是穴上,力度应渗透到深层,并产生相应的感应;②在前臂施拿法;③直擦肩、肘、腕关节周围及前臂,以透热为度;④行肩部抖法和上肢搓法。

（5）整理手法：①模特正坐位，教师自上而下在肩、肘、腕部周围做环形或直线往返摩法；②分别在肩部、肘部、腕部做上下快速往返移动的搓法；③在肩、肘、腕关节周围行擦法，以透热为度。

2. 下肢软组织损伤的推拿治疗

（1）放松手法：①教师分别用擦法、揉法、拿法施于下肢，力度由轻渐重；②以揉法、点按法施于环跳、秩边、血海、阴陵泉、足三里、阳陵泉、昆仑、照海、阿是穴等；③从上至下掌推或擦下肢足三阴经和足三阳经循行线，以透热为度。

（2）下肢疼痛：①教师依次在患肢各关节的足三阳经、足三阴经循行线以稍重的、点、按、拨等手法施术，如遇条索状反应物，可加用横向弹拨法治疗；②持续点按上述各穴位。

（3）下肢关节活动障碍：①模特卧位，教师在患处关节周围施以擦法、推法、揉法和弹拨法等。②关节活动手法：髋关节应做屈曲、后伸、内收、外展、内外旋活动；膝关节做屈曲、伸直活动；踝关节做跖屈、背伸、内翻、外翻活动。关节活动手法应循序渐进，活动范围从小到大，在各方向活动终末端应尽量保持1min，勿用暴力手法。③下肢各关节拔伸手法，详见本书"第三章推拿技术"。④在下肢各关节周围施以摩法、搓法、擦法。

（4）下肢肌力减弱：①模特卧位，教师以揉法、推法在患肢后侧沿足三阳经循行线施术，重点推、揉环跳、秩边、承山、阿是穴，以有热感为度；②在足三阴经和足三阳经循行线用擦法和搓法施术，重点在大腿前和小腿后，以透热为度。

（5）整理手法：上述诸法结束后，再分别以按揉法、擦法、搓法在患肢自上而下施术。搓法重点在患肢髋、膝、踝关节，擦法以透热为度。

注意：上述手法均反复演示3~5遍。各种手法应由轻渐重，力度以模特能耐受为度。点按和弹拨作用力应深达穴位深层组织，并产生相应的感应。

3. 软组织损伤的针灸治疗

（1）教师分别用记号笔在模特身上标记出肩髃、肩贞、肩髎、臂臑、手三里、曲池、小海、少海、太渊、后溪、阳池、养老、尺泽、环跳、秩边、承扶、风市、膝眼、膝阳关、血海、阳陵泉、足三里、梁丘、申脉、解溪、昆仑、丘墟、太溪等穴位。

（2）教师用毫针刺入上述各穴。针灸并用或施以电针疗法。

（3）软组织损伤的刺络放血治疗教师在模特模拟病变局部寻找青筋或红血丝，用活力碘消毒3遍，操作者戴无菌手套，用三棱针点刺出血，待出血停止或出血颜色由黑紫转为红色时即可结束放血，用无菌纱布按压局部3min，创可贴覆盖针眼，嘱患者保持治疗部位清洁、干燥。若局部无明显青筋、红血丝则可用梅花针在局部进行叩刺，出血后拔罐10min。

【思考题】

1. 治疗软组织损伤常用的推拿手法和针刺穴位有哪些？

2. 怎样进行软组织损伤的推拿治疗？

本章小结

运动系统疾病是康复治疗中的常见疾病，应用传统康复技术治疗这类疾病多能取得良好疗效。本章介绍了颈椎病、肩关节周围炎、腰腿痛和急慢性软组织损伤的传统康复治疗方法，治疗前应对患者进行详细的评定，以了解病变的部位、性质和疾病的严重程度，制订合理的治疗方案。评定内容一般包括疼痛的测定、关节活动度评定、肌力评定、日常生活活动能力评定等，如合并有心理障碍，不能忽视心理状态的评估。运动系统疾病常用的传统康复治疗方法有推拿、针灸、牵引、中药内外治法以及传统运动疗法等。治疗应因人制宜，多种手段联合运用以达最佳治疗效果。功能锻炼应尽早开始，并以循序渐进、持之以恒为原则，充分发挥患者的主观能动性，最大限度地解除功能障碍，提高患者生活质量。注意健康教育的宣传，减少复发概率。

（朱小虎　张艳艳）

扫一扫，测一测

思考题

1. 试述颈椎病的分型、各型临床表现及基本传统康复治疗方法。
2. 肩周炎的传统康复治疗的注意事项是什么？
3. 试述腰椎间盘突出症的主要临床表现及常用传统康复治疗方法。
4. 踝关节扭挫伤的主要临床表现及传统康复治疗方法有哪些？

思路解析

笔记

第十一章　内科常见疾病的传统康复治疗

11章 PPT

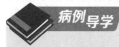

1. 掌握：糖尿病、慢性阻塞性肺疾病、冠心病的康复策略和传统康复技术应用。
2. 熟悉：糖尿病、慢性阻塞性肺疾病、冠心病的病因病机、辨证分型和康复注意事项。
3. 了解：糖尿病、慢性阻塞性肺疾病、冠心病的现代康复评定方法。
4. 具有传统康复治疗基本理论，能进行传统康复技术的操作；能安排合适的康复环境。
5. 能与患者及家属进行有效沟通，开展与康复相关的健康教育，帮助和指导患者进行康复锻炼。

第一节　糖尿病的传统康复治疗

病例导学

患者李某，男，65 岁。平素身体健康，肥胖，饮食量多，嗜食肥甘。近 1 年来常感口渴，多饮，伴头晕乏力等症，在外院检查血常规正常，空腹血糖 11.8mmol/L，经西医对症治疗后，症状无明显缓解。现患者仍感头晕、乏力、口渴，皮肤干燥，瘙痒，视物模糊，手足心热，失眠多梦，舌红少苔，脉细数。

问题：
1. 患者最有可能的诊断是什么？
2. 该患者的康复要点是什么？

一、概述

糖尿病(diabetes mellitus,DM)是一组以血糖水平增高为特征的代谢性疾病群。引起血糖升高的病理机制是胰岛素分泌缺陷或胰岛素作用缺陷。临床上早期可无症状，血糖明显升高时可出现多饮、多食、多尿、消瘦等表现。糖尿病患者长期血糖升高可致器官组织损害，引起脏器功能障碍甚至功能衰竭。常见并发症有酮症酸中毒、非酮症高渗性昏迷、乳酸性酸中毒等急性并发症及糖尿病心脑血管病、糖尿病眼病、糖尿病肾病、糖尿病足等慢性并发症。临床一般分 1 型糖尿病(胰岛素依赖型)、2 型糖尿病(非胰岛素依赖型)、其他特殊类型糖尿病和妊娠糖尿病几种类型。

本病属中医"消渴""消瘅"之范畴。

二、康复评定

（一）现代康复评定

1. 生化指标测定　包括血糖、糖化血红蛋白 A_1、血脂、肝肾功能等。按照世界卫生组织的标准，空腹血糖≥7.0mmol/L(126mg/dL)和(或)餐后2h血糖≥11.1mmol/L(200mg/dL),即可诊断为糖尿病。糖化血红蛋白 A_1 测定可反映抽血前 2~3 个月血糖的总水平,可弥补空腹血糖只反映瞬时血糖值之不足,其正常值为 3.2%~6.4%,糖尿病患者常高于正常值。

2. 靶器官损害程度评定　主要包括视网膜、周围神经及心、脑、肾、足等靶器官功能水平的评定。

3. 运动耐力评估　运动耐力试验的目的是确定糖尿病患者的心脏负荷能力及身体运动耐力以保证康复治疗的有效性和安全性。运动耐力试验的方式多采用运动平板和功率自行车,合并感觉异常、下肢溃疡、足部畸形等可改用上肢功量计。运动试验的具体方法参见本套教材《康复评定技术》"心肺功能评定"章节。

4. 心理状况评定　一般选择相应的量表进行测试评定。

5. 日常生活活动能力评定　可采用改良 Barthel 指数评定量表及功能独立性评定量表(functional independence scale,FIM)。具体评定方法参见本套教材《康复评定技术》"日常生活活动能力评定"章节。

（二）传统康复辨证

1. 病因病机　消渴病的病因比较复杂,禀赋不足、饮食失节、情志失调、劳欲过度等原因均可导致本病发生。病变脏腑主要在肺、胃、肾,尤以肾为关键,三脏之间又常互相影响。其病机主要在于阴津亏损,燥热偏盛,而以阴虚为本,燥热为标,两者互为因果,阴愈虚则燥热愈盛,燥热愈盛则阴愈虚。本病迁延日久,既会阴损及阳,阴阳俱虚,又会病久入络,血脉淤滞。

2. 四诊辨证　以其多饮、多食、多尿三个症状的侧重不同,临床一般将本病分为上、中、下三消共 4 型:

（1）上消:肺热津伤型。口渴多饮,口舌干燥,尿频量多,烦热多汗,舌边尖红,苔薄黄,脉洪数。

（2）中消:胃热炽盛型。多食易饥,口渴,尿多,形体消瘦,大便干燥,苔黄,脉滑实有力。

（3）下消

1）肾阴亏虚型:尿频量多,混浊如脂膏,或尿甜,腰膝酸软无力,头晕耳鸣,口干唇燥,皮肤干燥,瘙痒,舌红少苔,脉细数。

2）阴阳两虚型:小便频数,混浊如膏,甚则饮一溲一,面色憔悴,形寒肢冷,阳痿或月经不调,腰膝酸软,舌质淡,苔白而干,脉沉细无力。

三、康复治疗

（一）康复策略

糖尿病的主要康复目标是:使血糖达到或接近正常水平;纠正代谢紊乱;减轻或消除临床症状,预防或延缓糖尿病并发症的发生;控制体重,维持较好的健康和劳动能力;提高患者日常生活质量,减少糖尿病的致残率和病死率。

糖尿病的传统康复治疗主要包括传统运动、饮食、针灸、推拿、药物治疗等,降糖效果明显,尤其对 2 型糖尿病疗效确切。针对糖尿病阴虚为本、燥热为标的基本病理,糖尿病的康复要以清热润燥、养阴生津为基本康复原则,除阳虚之外尽量少用灸法。针对不同证型采用不同的治法:肺热津伤治宜清热润肺,生津止渴;胃热炽盛治宜清胃泻火,养阴增液;肾阴亏虚治宜滋阴补肾;阴阳两虚治宜滋阴温阳,补肾固摄。

（二）治疗方法

1. 推拿治疗　以调理脏腑、清热养阴为治疗原则。

（1）基本操作:患者俯卧位,指按背部脊柱两侧,时间约 6min,胰俞、阿是穴重点按压;一指禅推膀胱经第一侧线,从膈俞至肾俞往返操作约 8min;以指按揉肺俞、膈俞、胰俞、肝俞、胆俞、脾俞、胃俞、三焦俞、肾俞,胰俞按揉 3min,其余各穴 1min;直擦背部膀胱经第一侧线,横擦肾俞、命门,均以透热为度。患者仰卧位,一指禅推法或以指按揉中脘、梁门、气海、关元、中极,每穴 2min;掌振神阙 1min;掌平推上腹部、小腹部,约 5min;擦两胁肋部,以透热为度。指揉曲池 1min,点按足三里、三阴交,每穴 2min;擦涌泉,以透热为度。

（2）手法加减:上消明显者,以指按揉中府、云门、尺泽、鱼际,每穴 1min;掐少商 1min;拿肩井、上臂、前臂,时间约 3min。中消明显者,以指按揉建里、天枢、期门、章门、血海,每穴 1min。下消明显者,以指按揉志室、命门、水分、太溪、照海,每穴 1min;横擦八髎,以透热为度。

2. 针灸治疗　以清热润燥、养阴生津为治疗原则。

(1)毫针刺法:取穴以相应背俞穴及足少阴、足太阴经穴为主。

主穴:胰俞、肺俞、脾俞、肾俞、三阴交、太溪。

配穴:上消甚加太渊、承浆、廉泉;中消甚加内庭、合谷、中脘、地机;下消甚加复溜、关元、命门。视物模糊加光明;皮肤瘙痒加曲池、血海。

操作:主穴用补法或平补平泻法,配穴按虚补实泻法操作。每日或隔日 1 次,每次留针 20~30min,期间行针 1~2 次。10 次为 1 个疗程。

(2)穴位注射(水针)法:选胰俞、肺俞、脾俞、肾俞、三阴交、太溪。药用维生素 B_{12} 注射液,每次选 2~4 穴,每穴注入药液 0.5~1ml,隔日 1 次,10 次为 1 个疗程。

3. 传统运动疗法　运动可以通过增加机体能量的消耗,减少脂质在骨骼肌细胞、胰腺细胞及肝细胞中的堆积,增加骨骼肌细胞摄取葡萄糖。长期运动有助于修复糖尿病对肌肉线粒体造成的损伤,能促进机体的新陈代谢,减轻精神紧张和焦虑程度,增强机体的抵抗力,对预防糖尿病的慢性并发症有一定作用。具体方法可参考"本书第七章传统运动疗法"相关内容,还可选择步行、慢跑、游泳、有氧体操、球类等活动。

4. 其他传统康复疗法　药膳、药茶等对改善症状、提高患者的生活质量、控制血糖可发挥一定的辅助作用。常用的药膳方:①苦瓜山药烧豆腐,具有补脾益气、清热泻火、生津止渴的作用;②生地黄鸡,具有补益肝肾的作用;③玉竹二参兔肉汤,具有益气养阴的作用;④黄精玉竹猪胰汤,具有益气养阴、护胰的作用;⑤巴戟狗肉煲,具有温补肾阳的作用;⑥鲜奶玉露,具有阴阳双补的作用;⑦虫草羊肉煲,具有益气养阴的作用;⑧猪胰玉米须汤,具有养阴清热的作用。

5. 日常生活及活动指导　告知糖尿病患者该病的基础知识及相关并发症知识,患者需注意自我监测血糖水平、控制血糖水平以及预防相关并发症,必要时及时到医院就诊;饮食宜清淡,节制饮食,忌吃肥甘厚味、辛辣刺激之品,禁食糖类,需低脂低盐高纤维饮食,适当增加蛋白质、高碳水化合物的摄入,坚持少食多餐,定时定量进餐;适当运动,戒烟酒;疏调情志,保持心态平和,制订并实施有规律的生活起居制度;保持足部卫生,局部保暖,每天用温水洗脚,预防糖尿病足的发生。老年糖尿病患者,由于皮肤循环差,含糖量高,抵抗力弱,要注意预防皮肤感染。

四、注意事项

1. 推拿治疗糖尿病主要是以轻度和中度非胰岛素依赖型糖尿病患者为主要治疗对象。对那些血糖控制不够理想的患者,在饮食控制和口服降糖药的基础上加用推拿疗法,有一定疗效。推拿治疗开始时降糖药物不应减量,待推拿见效后可逐渐减少药量,直至全部撤掉。

2. 针刺治疗时注意严格消毒,防止感染,穴位注射取穴宜精少。

3. 运动锻炼要注意运动方式的选择,并结合患者的具体情况制订个性化的运动处方,避免空腹运动。

第二节　慢性阻塞性肺疾病的传统康复治疗

　　患者,男,58 岁,宿痰、咳嗽反复发作 30 余年,近因感寒又作,咳嗽痰多,色白黏腻,气短喘促,稍劳加剧,神疲乏力,纳少,便溏。体格检查:呼吸稍促,桶状胸,两肺底闻及干、湿性啰音,舌淡胖,苔薄腻,脉细滑。

　　问题:

　　1. 患者最有可能的诊断是什么?

　　2. 该患者的康复要点是什么?

一、概述

慢性阻塞性肺疾病(chronic obstructive pulmonary disease,COPD)是一种以持续存在的气流受限为特征的呼吸道病症,包括具有气流阻塞特征的慢性支气管炎以及合并的肺气肿。其气流受限多呈进行性发展,与气道和肺组织对有害气体或有害颗粒的异常慢性炎症反应有关。主要症状表现为慢性咳嗽、咳痰、喘息和胸闷等。

慢性阻塞性肺病是一种常见的慢性呼吸系统疾病,其病程长,易反复发作,久而久之,可导致患者营养不良,进而使呼吸肌尤其是膈肌的能量供应不足而发生萎缩,从而降低肺通气功能,导致呼吸功能衰竭,而且还会影响到机体的免疫系统,使肺和呼吸道防御功能受损,引起肺部的反复感染,导致病情恶化,严重影响患者的预后及生存质量。

本病属中医"哮证""喘证""肺胀"之范畴。

二、康复评定

(一)现代康复评定方法

1. 病史　包括现病史、既往史、个人史,了解患者症状、体征及生活环境、职业史、吸烟史等。

2. 体格检查　包括肺气肿的程度、横膈的活动度、呼吸方式;肺部啰音的分布、性质、强弱以及心脏的大小、心音、杂音;下肢有无水肿等。

3. 营养评价　营养状态对于 COPD 患者既是判断预后的指标又是指导运动疗法的指标。最常用的指标是身体质量指数(body mass index,BMI),BMI 的计算公式为体重(kg)/身高^2(cm^2)。

4. 影像学检查　包括胸部 X 线及胸部 CT 检查。

5. COPD 病程分期

(1)急性加重期:在疾病过程中,短期内咳嗽、咳痰、气短和(或)喘息加重、痰量增多,呈脓性或黏液脓性,可伴发热等症状。

(2)稳定期:患者咳嗽、咳痰、气短等症状稳定或症状轻微。

6. COPD 严重程度分级　具体分级标准见表 11-1。

表 11-1　COPD 临床严重程度分级

分级	分级标准
Ⅰ级(轻度)	FEV$_1$/FVC<70%,FEV$_1$≥80%预计值
Ⅱ级(中度)	FEV$_1$/FVC<70%,50%≤FEV$_1$<80%预计值
Ⅲ级(重度)	FEV$_1$/FVC<70%,30%≤FEV$_1$<50%预计值
Ⅳ级(极重度)	FEV$_1$/FVC<70%,FEV$_1$<30%预计值

注:用力肺活量(forced vital capacity,FVC)指深吸气后用最快速度所能呼出的最大气量;第 1 秒用力呼气量(forced expiratory volume in the first second,FEV$_1$)为尽力吸气后尽最大努力快速呼气,第 1 秒所能呼出的气体容量

7. 主观呼吸功能障碍程度评定　通常采用 6 级制(南京医科大学),见表 11-2。

表 11-2　主观呼吸功能障碍分级(6 级制)

分级	主观症状
0 级	虽存在不同程度的肺气肿,但活动如常人,对日常生活无影响,活动时无气短
1 级	一般劳动时出现气短
2 级	平地步行不气短,速度较快或登楼、上坡时,同行的同龄健康人不觉气短而自己气短
3 级	慢走不到百步即有气短
4 级	讲话或穿衣等轻微活动时即有气短
5 级	安静时出现气短,无法平卧

8. 运动能力评定

（1）活动平板试验或功率车运动试验：采用分级运动试验测定最大摄氧量、最大心率、最大代谢当量（max metabolic equivalent，max MET）值、运动时间等量化指标来评定患者的运动能力，也可通过活动平板运动试验中患者主观劳累程度分级（Borg 分级）等半定量指标来评定患者的运动能力。运动试验的具体方法参见本套教材《康复评定技术》"心肺功能评定"章节。

（2）定量行走评定：让患者行走 6min 或 12min，记录其所能行走的最长距离，以判断患者的运动能力及运动中发生低氧血症的可能性。

（二）传统康复辨证

1. 病因病机　本病的发生多因内伤久咳、支饮等慢性肺系疾患，迁延失治或脾失健运，聚湿成痰，导致痰饮伏肺。每因外邪侵袭、饮食不当、情志刺激、体虚劳倦等诱因引动肺经伏痰，致痰饮阻塞气道，肺气宣降失常而发病。本病的病理性质多属标实本虚，发作期可气阻痰壅，阻塞气道，表现为实证；如反复发作，肺气耗损，久则累及脾肾，多表现虚证。

2. 四诊辨证　本病分稳定期和急性加重期。稳定期患者咳嗽、咳痰、气短等症状稳定或症状轻微，急性加重期时，短期内咳嗽、咳痰、气短和（或）喘息加重、痰量增多，呈脓性或黏液脓性，可伴发热等症状。稳定期以正虚为主分为 3 型，急性加重期以邪实为主多分 2 型。

（1）稳定期

1）肺虚型：偏气虚者易患感冒，自汗怕风，气短声低，或兼见轻度咳喘，痰白清稀；偏阴虚者，多见呛咳，痰少质黏，咽干口燥。

2）脾虚型：偏气虚者常常痰多，倦怠，气短，食少便溏；伴阳虚者，则见形寒肢冷，泛吐清水等症状。

3）肾虚型：平素常短气息促，动则为甚，吸气不利，腰酸膝软。

（2）急性加重期

1）外寒内饮型：咳逆喘满不得卧，气短气急，咳痰白稀、呈泡沫状，胸部膨满，常头痛，恶风寒，或有发热，口不渴，舌苔白滑，脉浮紧或浮弦滑。

2）痰热郁肺型：咳逆喘息气粗，胸满烦躁，目睛胀突，痰黄或白、黏稠难咯；或发热微恶寒，溲黄便干，口渴欲饮，舌质红，苔黄或白厚腻，脉滑数。

三、康复治疗

（一）康复策略

COPD 目前尚无特效的治疗方法，其病程可长达数十年，在缓解期因症状轻微常被患者忽视，若出现并发症，如肺源性心脏病、肺性脑病、呼吸衰竭等往往预后不良。康复治疗的目标主要是改善顽固和持续的功能障碍，提高生活质量，降低住院率、延长寿命、稳定或逆转肺部疾病引起的生理或精神病理学的改变，以期在肺障碍程度和生活条件允许下恢复至最佳功能状态。因此，早期进行康复治疗十分必要。

COPD 应重视稳定期的传统康复治疗。由于稳定期患者气流受限的基本特点仍持续存在，如果不做有效治疗，其病变长期作用的结果必然会导致肺功能的进行性恶化。传统康复治疗主要包括针灸、拔罐、推拿、中药、食疗、运动疗法、情志康复等具有中医特色的治疗手段和方法，根据临床需要并结合患者的具体情况，将多种治疗方法综合运用，方能取得较好疗效。本病的治疗要分清虚实，实证治肺，以祛邪利气为主，多选针刺、拔罐、推拿、药物等治疗；虚证以培补摄纳为主，或补肺、或健脾、或补肾，多用灸法、食疗、运动等治疗方法。COPD 急性加重期病情严重者应住院治疗，采取控制性氧疗、抗感染、舒张支气管、纠正呼吸衰竭等多种治疗方法。

（二）康复治疗

1. 推拿治疗　以宣肺化痰、止咳平喘为原则。

（1）基本操作：患者仰卧位，用一指禅推法从天突推至神阙，往返 3~5 次；用拇指揉天突、膻中、中脘、足三里、丰隆穴，每穴操作 1~2min；以手掌横擦前胸部，以透热为度。患者俯卧位，用一指禅推或用拇指揉大椎、定喘、肺俞、脾俞、肾俞，每穴操作 1~2min；手掌横擦背部和腰部，直擦督脉大椎至腰骶，均以透热为度。

（2）手法加减：风寒袭肺者，用拇指按揉风门、肺俞，每穴 2min，直擦背部膀胱经，以透热为度。痰热郁肺者，用拇指按揉尺泽、曲池、丰隆、脾俞，每穴 2min。咳嗽不止或气短不能平卧者，用拇指按压天突穴 10 次（注意要向胸骨柄内面按压，以有酸胀感为宜）。气喘甚者，用指尖扣打定喘穴，症状常可缓解。呼吸烦闷不畅者，加用宽胸按摩，具体操作如下。①抹胸：两手交替自一侧肩部呈斜线抹至另侧肋下角部，左右各重复 10 遍；②拍肺：两手自两侧肺尖部开始沿胸廓自上而下拍打，左右各 10 次；③击背：两手握空拳，置后背部，呼气时由里向外击打，同时背稍前屈，吸气时由外向里拍打，同时挺胸，重复 10 次；④摩膻中穴：用手掌按于膻中穴，做顺、逆时钟方向按摩，各 36 次。

2. 针灸治疗　治疗本病应分清虚实，实证治宜祛邪肃肺、化痰平喘；虚证以补益肺肾、止咳平喘为原则。

（1）毫针刺法：取穴实证以手太阴经穴及相应背俞穴为主，虚证以相应背俞穴及手太阴、足少阴经穴为主。

1）实证

主穴：肺俞、定喘、膻中、尺泽。

配穴：风寒加风池、风门；痰热加曲池、大椎、丰隆；喘甚加天突。

操作：定喘穴刺络拔罐，余穴用毫针泻法。风寒者加用灸法。每日 1 次，每次留针 20min。

2）虚证

主穴：肺俞、脾俞、肾俞、定喘、膏肓、太渊、太溪。

配穴：偏气虚加足三里；偏阳虚加命门。

操作：定喘穴平补平泻，余穴用毫针补法。可酌用灸法或拔火罐。每日或隔日 1 次，每次留针 30min，10 次为 1 个疗程。

（2）艾灸：主穴取大椎、风门、肺俞、膻中、肾俞、气海。用麦粒灸，每穴每次灸 3~5 壮，10d 灸 1 次，3 次为 1 个疗程。

（3）天灸（穴位贴敷）：选肺俞、定喘、膏肓、膻中、天突穴。肾虚者加肾俞，痰多者加脾俞。用中药白芥子、甘遂、细辛、元胡等共为细末，用生姜汁调药粉成糊状，取适量敷于穴位上，用胶布固定，每次贴敷一般 2~4h，贴药后皮肤有发热感、灼痛感，以能耐受为度。10d 灸治 1 次，3 次为 1 疗程。尤以三伏天施灸效佳。若起泡，处理方法参考本书"第五章灸法技术"相关内容。

3. 传统运动疗法　运动耐力下降是慢性阻塞性肺疾病患者的主要表现之一，因此，运动训练是肺康复中的重要组成部分。常用的传统运动疗法如八段锦、易筋经、少林内功、五禽戏等，具体方法可参考"第七章传统运动疗法"相关内容。

4. 其他传统康复疗法　药膳、药茶等可以提高本病康复治疗的效果，现介绍几种常用的药膳：①紫苏粥：具有祛风散寒、理气宽中的作用；②枇杷饮：具有祛风清热、止咳化痰的作用；③鲫鱼汤：具有健脾益肺的作用；④梨子汤：具有养阴润肺化痰的作用；⑤薏仁杏仁粥：具有补益肺肾、纳气定喘的作用；⑥虫草全鸭：具有补肾益肺、平喘止咳的作用；⑦紫河车汤：具有补肺疗虚的作用。

5. 日常生活及活动指导　平时要戒烟；慎起居，适寒温，防感冒，居室通风少污染，已病则应早期治疗，力求根治，尤需防寒保暖，防止受邪而诱发；节饮食，少食黏腻和辛辣之品，以免助湿生痰动火，注意饮食营养，一般给予低脂、复合碳水化合物饮食，饮食中应避免过多的液体量引起水肿和加重心脏负担；注意节省能量，生活和工作中要尽量节省体力，避免不必要的耗氧，完成更多的活动，必要时可以给予氧疗。

四、注意事项

1. 推拿对肺的通气、换气、肺活量有较大的影响，对于 COPD 患者可提高其肺活量，使其症状得到缓解。病程较长、患者体质较差者取效较慢，要有恒心、决心和信心，并注意巩固性治疗和综合治疗，对病情严重者要慎用。若能配合足部按摩疗效更好，可按揉双脚的支气管和肺、喉、气管、肾脏、输尿管、膀胱、上半身淋巴系统、下半身淋巴系统、胸部淋巴结反射区，每区 2min。

2. 针灸治疗要注意辨证施治，结合患者的虚实寒热选取相应穴位及治疗方法才可保证疗效，穴位贴敷(三伏灸)还要注意施灸时间的选择。

3. 运动锻炼要注意运动方式的选择，并结合患者的情况制订个性化的运动处方。

4. 注意心理及行为的干预，长期的慢性过程常使慢性阻塞性肺疾病患者焦虑、沮丧，不能正确对待疾病。指导患者学会放松肌肉、减压及控制惊慌，有助于减轻呼吸困难及焦虑，鼓励患者参加力所能及的社会交往和活动。

第三节　冠心病的传统康复治疗

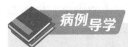 病例导学

患者，男，66 岁，胸闷、胸痛反复发作 20 余年。发作时痛处固定不移，入夜痛甚。心胸憋闷不适，时作时止，可因情志不遂而诱发或加剧。舌质紫暗，脉弦涩。

问题：

1. 患者最有可能的诊断是什么？
2. 该患者的康复要点是什么？

一、概述

冠状动脉粥样硬化性心脏病(coronary atherosclerotic heart disease)，是指冠状动脉发生粥样硬化使血管狭窄或闭塞，和(或)因冠状动脉痉挛，导致心肌缺血缺氧甚至坏死而引起的心脏病，简称冠心病(coronary heart disease，CHD)。主要表现为心绞痛、心律失常、心力衰竭，严重时发生急性心肌梗死或猝死。多发于 40 岁以上中老年人，男性多于女性。其发病的危险因素常见有糖尿病、高血脂、高血压、肥胖、代谢综合征、吸烟等。

本病属中医"心痛""胸痹""厥心痛""真心痛""心悸""怔忡"等范畴。

二、康复评定

（一）现代康复评定

1. 病史　应详细了解心脏病的发病经过、诊疗过程及目前状况。

2. 体格检查　重点是心血管方面的检查，如有无颈静脉怒张、心脏扩大、肺部啰音、奔马律、心脏杂音等。

3. 心功能分级　目前多采用美国纽约心脏病学会(New York Heart Association，NYHA)1928 年提出的分级方案，主要根据患者自觉的活动能力划分为 4 级(表 11-3)。

表 11-3　NYHA 心功能分级

心功能	临床情况
Ⅰ级	患者患有心脏病，但活动量不受限制，平时一般活动不引起疲乏、心悸、呼吸困难或心绞痛
Ⅱ级	心脏病患者的体力活动受到轻度限制，休息时无自觉症状，但一般体力活动下可出现疲乏、心悸、呼吸困难或心绞痛
Ⅲ级	心脏病患者体力活动明显受限，小于平时一般活动即引起上述症状
Ⅳ级	心脏病患者不能从事任何体力活动，休息状态下出现心衰症状，体力活动后加重

4. 心电图　是反映心脏兴奋的电活动过程，是心脏兴奋的发生、传播及恢复过程的客观指标。它在心脏基本功能及其病理研究方面，具有重要的参考价值。

5. 心电运动试验　是通过观察受试者运动时的各种反应，判断其心、肺、骨骼肌等的储备功能和机体对运动的实际耐受能力，是心脏康复训练最常用的评定方法。心电运动试验的具体方法参见本

套教材《康复评定技术》"心肺功能评定"章节。

6. 超声心动图 可以直接反映心肌活动的情况,从而揭示心肌收缩和舒张功能,还可以反映心脏内血流变化情况。

7. 代谢当量测定 代谢当量是以安静、坐位时的能量消耗为基础,表达各种活动时相对能量代谢水平的常用指标。

(二)传统康复辨证

1. 病因病机 本病的发生多与寒邪内侵、饮食失节、情志失调、劳倦内伤、年老体虚等因素有关。其主要病机是心脉痹阻,病位在心,与肝、脾、肾三脏功能失调有关,属本虚标实之证。本虚为气虚、阴虚、阳虚,标实为气滞、寒凝、痰浊、血瘀,且可相兼为病,如气滞血瘀、寒凝气滞、痰瘀交阻等。发作期多标实为主,以血瘀最为突出;缓解期有心、脾、肾气血阴阳之亏虚,以心气虚为主。

2. 四诊辨证 临床一般将本病分为以下6型。

(1)心血瘀阻:可见心胸刺痛,痛处固定不移,入夜痛甚,甚则心痛彻背,背痛彻心,或痛引肩背,伴有胸闷心悸,日久不愈,可因暴怒、劳累而加重,舌质紫黯或有瘀点,脉沉涩。

(2)痰浊闭阻:可见胸闷如窒,气短喘促,肢体沉重,体胖多痰,舌质淡胖,舌苔浊腻,脉滑。

(3)寒凝心脉:可见胸痛彻背,胸闷气短,心悸,喘息不能平卧,多因感寒而发病或加重,伴面色苍白,形寒肢冷,舌苔薄白,脉沉细紧。

(4)心肾阴虚:可见心胸闷痛,心烦不寐,心悸盗汗,腰酸膝软,眩晕,耳鸣,舌红少津,苔薄或剥,脉细数或细涩。

(5)气阴两亏:可见胸闷隐痛,时发时止,心悸气短,倦怠懒言,面白无华,头晕目眩,遇劳即甚,舌质淡红或边有齿印,苔薄白,脉虚细缓或结代。

(6)阳气虚衰:可见胸闷气短,胸痛彻背,心悸自汗,畏寒肢冷,腰酸乏力,面色苍白,舌质淡胖边有齿痕,苔白,脉沉细或沉微欲绝。

三、康复治疗

(一)康复策略

采用传统康复技术治疗,目的是防止冠心病患者动脉粥样硬化的进展,减少冠心病猝死和再梗死的危险,缓解心绞痛,最终达到延长患者寿命、恢复患者的活动和工作能力,使患者恢复到最佳生理、心理、职业状态。

冠心病的传统康复技术有运动、推拿、针灸、饮食、中药、心理康复等多种疗法。针对不同的临床表现选用不同的治疗方法,如心绞痛发作时可选用推拿或药物缓解;心律不齐者可用推拿配合针刺治疗;对无症状而心电图有心肌缺血表现者可用按疗程穴位注射调理,背部有敏感点者阿是穴药物注射效果更佳;虚、寒明显者重用灸法;对严重的心肌梗死或心衰患者必须综合运用多种康复技术,传统与现代康复技术配合使用,及时救治。

针对不同辨证分型也要采用不同的治法。如心血瘀阻治宜活血化瘀、通脉止痛;痰浊闭阻治宜通阳泄浊、豁痰宣痹;寒凝心脉治宜辛温散寒、宣通心阳;气阴两亏治宜益气养阴、活血通脉;心肾阴虚治宜滋阴清火、养心通脉;阳气虚衰治宜温补阳气、振奋心阳。

(二)治疗方法

1. 推拿治疗 冠心病发作时可危及生命,故首先要急救,待病情稳定后再辨证施治。以宣痹通阳、化瘀止痛为治疗原则。多选用一指禅推法、揉法、按法、擦法、拿法等。

(1)基本操作:患者仰卧位,先用双手掌分推胸部至两胁,自正中线向两侧分推至腋中线,由上至下3~5次,再以双手掌自胸骨上向下至剑突下直推操作3~5次;用一指禅推法推膻中穴,时间约3min;用拇指揉内关、神门、合谷、少海、足三里,每穴操作1~2min;以手掌横擦前胸部,以透热为度。患者俯卧位,用一指禅推或用拇指揉心俞、厥阴俞、膈俞、脾俞、肾俞、命门,每穴操作1~2min;手掌横擦背部和腰部,以透热为度。

(2)手法加减:心血瘀阻者,用一指禅推法在心俞、厥阴俞、膈俞穴处,每穴操作约1~2min;痰浊闭阻者按揉丰隆、脾俞各1~2min;寒凝心脉者按揉心俞、命门,每穴约2min,并用掌擦背部,以透热为度;阳虚者,取命门、至阳、肾俞穴各按揉1~2min,并擦肾俞、命门,以透热为度;气阴两虚者,可选用肾俞、心俞、三阴交、太溪、足三里等穴,用推、揉、按等手法。

2. 针灸治疗　以疏通经络、活血化瘀、行气止痛为原则。

(1) 毫针刺法:取穴以手少阴、手厥阴经穴及任脉经穴为主。

主穴:膻中、内关、神门、心俞、厥阴俞、鸠尾、巨阙。

配穴:阴虚加三阴交、太溪;阳虚加至阳、关元;气虚加气海、足三里;心血瘀阻配通里、膈俞;痰浊内阻加丰隆、脾俞;寒凝心脉加肺俞、膈俞。

操作:主穴用平补平泻,配穴按虚补实泻法操作。每次选用4~5穴,交替使用,每日1次,每次留针30min,10次为1个疗程。虚证、寒证者可加灸。

(2) 穴位注射(水针)法:少海、心俞、厥阴俞、膈俞、阿是穴,用丹参注射液或当归注射液,每次选1~2穴,每穴注入药液0.5~1ml,隔日1次,10次为1个疗程。

3. 传统运动疗法　坚持适度而经常性的运动锻炼,可预防冠心病的发生,减少心肌梗死复发和猝死。具体方法可参考本书"第七章传统运动疗法"相关内容。

4. 其他传统康复疗法　药膳、药茶等可以提高本病康复治疗的效果,常用的药膳方:①粳米粥,具有行气宽中、通阳散结的作用;②山楂粥,具有宽胸化痰、消食下气的作用;③何首乌粥,具有滋阴补虚、益气养血的作用;④葛根粥,具有生津止渴的作用;⑤干姜粥,具有温补心脾的作用;⑥红花酒,具有活血通脉的作用;⑦丹参酒,具有活血通脉的作用。

5. 日常生活及活动指导　注意调节饮食,畅达情志。不宜食用生冷、油腻食物,不宜饮食过饱;避免大喜大悲、过于激动,注意保持平静、愉快的心情;宜适当多饮水,避免血液黏稠度增加,劳逸结合,坚持适当的运动。

四、注意事项

1. 冠心病病情危急,发作时可危及生命,必须及时救治,慎重处理。推拿治疗对减轻和缓解心绞痛、心律不齐疗效确切,手法宜轻柔。

2. 针刺治疗选用背部腧穴时,要严格把握针刺角度和深度,注意体位的选择。

3. 运动治疗应注意以下几点:①避免竞技性运动;②寒冷和炎热气候要相对降低运动量和运动强度;③饭后不做剧烈运动;④运动时如出现身体不适、无力、气短、骨关节不适等症状时应停止运动,及时就医;⑤运动锻炼必须持之以恒,如间歇4~7d以上再开始运动时宜稍降低运动强度。

第四节　实　　训

实训一　糖尿病的传统康复治疗

【目的要求】
1. 掌握糖尿病的基本推拿手法、常用穴位的针刺方法。
2. 熟悉推拿和针灸治疗糖尿病的注意事项。

【标本教具】
教学光盘、模特、记号笔、各种规格的毫针、吉尔碘消毒液、消毒棉签、针盘、滑石粉、甘油、凡士林、按摩床等。

【实训方式】
讲授、示教:
1. 教师结合光盘讲授。
2. 教师在模特(学生)身上演示各种推拿手法、常用穴位的针刺方法。
3. 学生之间两人一组相互练习推拿、常用穴位的针刺方法。

【实训内容和方法】
1. 糖尿病的推拿治疗

（1）模特仰卧位，教师指按背部脊柱两侧，时间约 6min，胰俞、阿是穴重点按压；一指禅推膀胱经第一侧线，从膈俞至肾俞往返操作约 8min；以指按揉肺俞、膈俞、胰俞、肝俞、胆俞、脾俞、胃俞、三焦俞、肾俞，胰俞按揉 3min，其余每穴 1min；直擦背部膀胱经第一侧线，横擦肾俞、命门，均以透热为度。

（2）模特俯卧位，教师一指禅推或以指按揉中脘、梁门、气海、关元、中极，每穴 2min；掌振神阙 1min；掌平推上腹部、小腹部，约 5min；擦两胁肋部，以透热为度；指揉曲池 1min，点按足三里、三阴交，每穴 2min；擦涌泉，以透热为度。

2. 糖尿病的针刺治疗

（1）教师分别用记号笔在模特身上标记出肺俞、胰俞、脾俞、胃俞、肾俞、命门、中脘、关元、太溪、复溜、三阴交、地机、血海、内庭、光明、太渊、合谷、曲池、承浆、廉泉等穴位。

（2）教师对穴位皮肤进行消毒后用毫针刺入穴位，施以平补平泻法。背部腧穴注意针刺角度及深度。

【思考题】

1. 对糖尿病患者进行推拿治疗时常用哪些手法？如何操作？

2. 针灸治疗糖尿病的常用穴位有哪些？

实训二　慢性阻塞性肺疾病的传统康复治疗

【目的要求】

1. 掌握慢性阻塞性肺疾病的基本推拿手法、常用穴位的针刺方法和灸法。

2. 熟悉慢性阻塞性肺疾病的推拿和针灸治疗注意事项。

【标本教具】

教学光盘、模特、记号笔、各种规格的毫针、吉尔碘消毒液、消毒棉签、针盘、艾条、火机、中药粉、姜汁、胶布、滑石粉、甘油、凡士林、按摩床等。

【实训方式】

讲授、示教：

1. 教师结合光盘讲授。

2. 教师在模特（学生）身上演示各种推拿手法、常用穴位的针刺方法和灸法。

3. 学生之间两人一组相互练习推拿、常用穴位的针刺和灸法。

【实训内容和方法】

1. 慢性阻塞性肺疾病的推拿治疗

（1）模特仰卧位，教师用一指禅推法从天突推至神阙，往返 3~5 次；用拇指揉天突、膻中、中脘、足三里、丰隆穴，每穴操作 1~2min；以手掌横擦前胸部，以透热为度。

（2）模特俯卧位或坐位，教师用一指禅推或用拇指揉大椎、定喘、肺俞、脾俞、肾俞，每穴操作 1~2min；手掌横擦背部和腰部，直擦督脉大椎至腰骶，均以透热为度。

（3）教师示范宽胸按摩。①抹胸：两手交替自一侧肩部呈斜线抹至另侧肋下角部，左右各重复 10 遍；②拍肺：两手自两侧肺尖部开始沿胸廓自上而下拍打，左右各 10 次；③击背：两手握空拳，置后背部，呼气时由里向外击打，同时背稍前屈，吸气时由外向里拍打，同时挺胸，重复 10 次；④摩膻中穴：用手掌按于膻中穴，做顺、逆时针方向按摩各 36 次。

2. 慢性阻塞性肺疾病的针刺治疗

（1）教师分别用记号笔在模特身上标记出定喘、风门、肺俞、膏肓、脾俞、肾俞、命门、天突、太渊、曲池、尺泽、丰隆、足三里、太溪等穴位。

（2）教师对穴位皮肤进行消毒后用毫针刺入穴位，针刺视穴位选择性使用补泻手法，背部腧穴注意针刺角度和深度。

3. 慢性阻塞性肺疾病的灸法治疗

（1）天灸：模特坐位，选定喘、肺俞、膏肓、膻中穴，教师将备好的中药粉用姜汁调成糊状，取适量敷于穴位上，用胶布固定，至局部红晕微痛为度。

（2）麦粒灸：模特仰卧位，在膻中、气海穴上涂以凡士林，将艾绒制作成麦粒大小黏附于皮肤上，点燃后,当艾炷烧至皮肤有温热或轻微灼痛感时,将未燃尽的艾炷移去,再施第 2 壮,教师也可在穴位及病变部位周围轻轻拍打,每穴灸 3~5 壮;模特俯卧位,选取大椎、风门、肺俞、肾俞进行麦粒灸,每穴灸 3~5 壮,方法同上。

【思考题】

1. 治疗慢性阻塞性肺疾病常用的推拿手法有哪些? 如何操作?

2. 针刺治疗慢性阻塞性肺疾病的常用穴位有哪些?

3. 对慢性阻塞性肺疾病患者施行天灸治疗时常用哪些穴位?

实训三　冠心病的传统康复治疗

【目的要求】

1. 掌握冠心病的推拿治疗手法、常用穴位的毫针刺法及水针疗法。

2. 熟悉冠心病的推拿及针灸治疗注意事项。

【标本教具】

教学光盘、模特、记号笔、各种规格的毫针、5ml 注射器、丹参注射液、吉尔碘消毒液、消毒棉签、针盘、滑石粉、甘油、凡士林、按摩床等。

【实训方式】

讲授、示教:

1. 教师结合光盘讲授。

2. 教师在模特(学生)身上演示各种推拿手法、常用穴位的毫针刺法及水针疗法。

3. 学生之间两人一组相互练习推拿、常用穴位的毫针刺法及水针疗法。

【实训内容和方法】

1. 冠心病的推拿治疗

(1) 模特仰卧位,教师先用双手掌分推胸部至两胁,自正中线向两侧分推至腋中线,由上至下 3~5 次,再以双手掌自胸骨上向下至剑突下直推操作 3~5 次;用一指禅推法推膻中穴,时间约 3min;用拇指揉内关、神门、合谷、少海、足三里,每穴操作 1~2min;以手掌横擦前胸部,以透热为度。

(2) 模特俯卧位,教师用一指禅推或用拇指揉心俞、厥阴俞、膈俞、脾俞、肾俞、命门,每穴操作 1~2min;手掌横擦背部和腰部,以透热为度。

2. 冠心病的毫针治疗

(1) 教师分别用记号笔在模特身上标记出大椎、肺俞、心俞、厥阴俞、膈俞、膻中、鸠尾、巨阙、气海、关元、内关、神门、太溪、三阴交、足三里、丰隆等穴位。

(2) 教师对穴位皮肤消毒后用毫针刺入穴位,针刺用平补平泻手法。在针刺背部腧穴的同时可注意寻找敏感点进行针刺,并注意针刺角度和深度。

3. 冠心病的水针治疗

(1) 教师分别用记号笔在模特身上标记出少海、心俞、厥阴俞、膈俞、阿是穴。

(2) 教师用 5ml 注射器抽取丹参注射液 2ml,在模特身上选取 1~2 个穴位(或敏感点),局部皮肤常规消毒后,将药液注入穴位,每穴注射 0.5~1ml。

4. 冠心病按摩功练习

(1) 按胸胁:右手贴于左胸前,左手按在后胁位置,自上而下,反复按摩,然后再换另一侧,左右各 9 次。

(2) 按命门:两手大拇指置于腰前,四指尖贴于后背,呈反叉腰式,然后两手指用微力上、下按摩 18~36 次。

(3) 叩内关:两手相对,中指、示指、无名指尖叩在腕部三个穴位(内关、神门、列缺)上,来回叩动内关穴约 100 次。

(4) 擦涌泉:先用左手掌擦右足心,再用右手掌擦左足心,各做 18~36 次。

(5) 按摩至阳穴:患者坐位(或侧卧位),垂臂低头,操作者左手扶住患者肩部,右手拇、示二指持 1 角硬币一枚,硬币边缘横放于至阳穴,适当用力按压。心绞痛发作时,按压该穴能迅速缓解疼痛,起效时间多在 5~10s,有效作用持续时间为 20~25min,预防按压 3~6min,可预防心绞痛。

（6）按摩灵道穴:以拇指轻揉该穴 1min,再重压按摩 2min,最后以轻揉 1.5min 结束。

【思考题】

1. 对冠心病患者如何施行推拿治疗?

2. 针灸治疗冠心病的常用穴位有哪些?

3. 课后练习冠心病按摩功。

本章小结

　　内科常见疾病的传统康复治疗主要有推拿、针灸、运动、饮食、心理康复等方法。通过传统康复治疗可以预防或延缓糖尿病并发症的发生、发展,可减少冠心病猝死和再梗死的危险,并缓解心绞痛,改善慢性阻塞性肺疾病的症状,提高患者日常生活质量。在康复治疗中,要针对不同的疾病症状和功能障碍,综合运用多种传统康复治疗方法。功能锻炼应尽早开始,并以循序渐进、持之以恒为原则,充分发挥患者的主观能动性。最终达到延长患者生命、最大限度恢复患者的活动和工作能力的目的。

（刘晓辉 单正根）

扫一扫,测一测

思考题

1. 如何对 COPD 稳定期患者进行传统康复治疗?

2. 如何对冠心病稳定期患者进行传统康复治疗?

思路解析

中英文名词对照索引

B

八段锦　eight-section brocade ·················· 187
拔罐技术　cupping technique ·················· 171

C

传统运动疗法　traditional exercise therapy ·············· 178

D

电针法　electropuncture ·················· 149

G

刮痧　skin scraping ·················· 209
冠状动脉粥样硬化性心脏病　coronary atherosc-
　lerotic heart disease ·················· 293

H

毫针刺法　filiform needle therapy ·················· 140

J

吉兰-巴雷综合征　Guillain-Barre syndrome，GBS ······ 248
脊髓损伤　spinal cord injury，SCI ·················· 242
肩关节周围炎　scapulohumeral periarthritis ·········· 268
经络　channel and collateral ·················· 22
颈椎病　cervical spondylosis ·················· 263
灸法技术　moxibustion technique ·················· 162

K

康复　rehabilitation ·················· 1

L

六字诀　Six character formula ·················· 202

M

慢性阻塞性肺疾病　chronic obstructive pulmonary
　disease，COPD ·················· 290

N

脑卒中　cerebral stroke ·················· 236

S

少林内功　Shaolin skills ·················· 199
腧穴　acupoint ·················· 26
水针疗法　liquid acupuncture therapy ·················· 151

T

太极拳　Taijiquan ·················· 180
糖尿病　diabetes mellitus，DM ·················· 287
特定穴　specific points ·················· 30
头皮针法　scalp-acupuncture therapy ·················· 146
推拿　massage ·················· 83

W

五禽戏　five-animal boxing ·················· 194

X

小儿脑性瘫痪　cerebral palsy ·················· 251

Y

易筋经　classics of tendon changing ·················· 190

Z

针刺感应　needling sensation ·················· 144
针刺技术　acupuncture technique ·················· 138
中国传统康复技术　Chinese traditional
　rehabilitation technique ·················· 1

参 考 文 献

1. 陈健尔,甄德江. 中国传统康复技术. 第 2 版. 北京:人民卫生出版社,2014.

2. 陈健尔,甄德江. 中国传统康复技术. 北京:人民卫生出版社,2010.

3. 陈文松,聂绍通. 中医学基础. 北京:人民卫生出版社,2014.

4. 苏友新,冯晓东. 中国传统康复技能. 北京:人民卫生出版社,2012.

5. 甄德江. 针灸推拿学. 北京:中国中医药出版社,2006.

6. 吕美珍. 中国传统康复技术实训指导. 第 2 版. 北京:人民卫生出版社,2015.

7. 沈雪勇. 经络腧穴学. 第 10 版. 北京:人民卫生出版社,2012.

8. 王德敬. 经络与腧穴. 第 2 版. 北京:人民卫生出版社,2014.

9. 汪安宁. 针灸学. 第 3 版. 北京:中国中医药出版社,2014.

10. 中华人民共和国国家质量监督检验检疫总局,中国国家标准化管理委员会. 腧穴的名称与定位(GB/T12346-2006). 北京:中国标准出版社,2006.

11. 王之虹,于天源. 推拿学. 第 9 版. 北京:中国中医药出版社,2012.

12. 尹宪明,井兰香. 运动学基础. 北京:人民卫生出版社,2014.

13. 章稼,王晓臣. 运动治疗技术. 北京:人民卫生出版社,2014.

14. 邱波,尹红. 中医康复技术. 北京:人民卫生出版社,2008.

15. 吕文亮,徐宜兵. 中医学基础理论. 北京:人民卫生出版社,2008.

16. 张绍岚,何小花. 疾病康复. 第 2 版. 北京:人民卫生出版社,2014.

17. 王玉龙,张秀华. 康复评定技术. 第 2 版. 北京:人民卫生出版社,2014.

18. 宋柏林,于天源. 推拿治疗学. 第 2 版. 北京:人民卫生出版社,2013.

19. 吕明. 推拿学. 北京:中国医药科技出版社,2012.

20. 高树中,杨骏. 针灸治疗学. 第 3 版. 北京:中国中医药出版社,2012.

21. 陈健尔,邹礼梁. 补阳还五汤对大鼠脊髓损伤修复与运动功能康复的作用研究. 云南中医学院学报,2016,39(4):1-5.

22. 陈健尔,邹礼梁. 补阳还五汤改善脊髓损伤微环境的研究进展. 云南中医学院学报,2016,39(5):99-102.

23. 刘莉,叶鹏,Aigner A,等. 脑卒中传统危险因素在年轻人脑卒中发生中的作用. 中华高血压杂志,2017,25(9):873.

24. 孙岩,占达,谭明生. 从疏通督脉论治脊髓损伤. 中国中医骨伤科杂志,2018,26(2):64-66.

25. 偶禹萍. 夹脊电针疗法联合康复训练对不完全性脊髓损伤后双下肢运动功能的影响. 四川中医,2018,36(2):183-185.

26. 郭彦华. 针灸联合康复治疗对脊髓损伤患者神经功能的影响分析. 按摩与康复医学,2018,9(5):15-16.

27. 李梅. 吉兰巴雷综合征预后的相关因素分析. 第二军医大学,2017.

28. 陆忠建. 夹脊电针治疗吉兰-巴雷综合征肢体功能障碍的临床疗效观察. 黑龙江中医药大学,2016.

29. 钟文闻,邹正寿. 中医针灸结合康复手法治疗小儿脑瘫临床疗效观察. 中医药临床杂志,2018,(3):537-539.

30. 贾明杰. 针灸联合康复训练治疗痉挛型小儿脑瘫的临床分析. 医学理论与实践,2017,30(2):208-209.